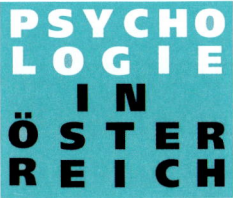

Zum 50-jährigen Bestehen des
Berufsverbands Österreichischer Psychologinnen und Psychologen (BÖP)

Dr. Ernst Hofer zu seinem 80. Geburtstag gewidmet.
Als Dank für seine langjährige Führung und Unterstützung des Berufstandes der
Psychologinnen und Psychologen in Österreich

Gerda Mehta (Hrsg.)

Die Praxis der Psychologie

Ein Karriereplaner

SpringerWienNewYork

Dr. Gerda Mehta
Wien, Österreich

© 2004 Springer-Verlag/Wien
Printed in Austria
Springer-Verlag Wien New York ist ein Unternehmen von
Springer Science + Business Media
springer.at

Datenkonvertierung und Umbruch: H. Meszarics • Satz & Layout • A-1200 Wien
Druck und Bindearbeiten: Druckerei Theiss GmbH, A-9431 St. Stefan
Gedruckt auf säurefreiem, chlorfrei gebleichtem Papier – TCF
SPIN: 10969175

Bibliografische Information Der Deutschen Bibliothek
Die Deutsche Bibliothek verzeichnet diese Publikation in der
Deutschen Nationalbibliografie; detaillierte bibliografische Daten
sind im Internet über <http://dnb.ddb.de> abrufbar.

Mit 11 Abbildungen

ISBN 3-211-20426-1 Springer-Verlag Wien New York

Vorwort

Wie das Berufsfeld für die Psychologie-Praktikerin und für den Psychologie-Praktiker im letzten Jahrhundert expandierte, wird in diesem Vorwort kurz umrissen. Danach beleuchten führende Vertreterinnen und Vertreter der Berufsverbände für Psychologie in den Deutsch sprechenden Ländern einige der Psychologie heutzutage zugrunde liegende Herausforderungen, die sie aufgrund ihrer berufspolitischen Arbeit bewegen. Eines steht fest: Psychologinnen und Psychologen werden nach wie vor für das Wohlbefinden vieler in der Gesellschaft wichtige professionelle Hilfestellung bieten und zeitgemäße Angebote entwickeln, ausbauen, evaluieren und optimieren.

Die Entwicklung einer Profession

Die Psychologie hat eine lange Tradition als wissenschaftliche Disziplin. Willhelm Wundt hat 1879 das 1. psychologische Labor in Leipzig eingerichtet und damit die kontinentale, europäische Psychologie als Wissenschaft begründet. Viele Jahrzehnte der Forschung, zuerst eher über Selbstintrospektion, dann immer mehr über zusätzliche Objektivierungsverfahren und systematische Experimentieranordnungen unter Zuhilfenahme der Auswertungsverfahren der Statistik trugen dazu bei, psychologisches Wissen zu vermehren. Die Beobachtereffekte des Experimentators (das Subjektive im Sinne des Besonderen, des Einzelfalles, des nicht Repräsentativen) und die die Ergebnisse unbemerkt und unkontrolliert beeinflussenden Parameter wurden durch die Verfeinerung der Methodik und Interpretationswerkzeuge immer besser kontrolliert. Der Einsatz von statistischen Auswertungsverfahren unterstützte u. a. das Unterfangen, möglichst objektive, reliable und valide Aussagen über Menschen und Menschengruppen zu machen.

Zusätzlich zu den Laborexperimenten wurden systematische Beobachtungen immer öfter auch in natürlichem Umfeld geplant und durchgeführt. Mit zunehmendem Fortschritt der Wissenschaft wollten immer mehr Psychologinnen und Psychologen die psychologischen Fragestellungen nicht nur beforschen, sondern die Ergebnisse ihrer psychologischen Forschung – und auch generell – im Alltag nutzbringend anwenden. Denn es lag nahe, in das Beforschende auch gerichtet und absichtlich zu intervenieren, weil dies sowieso laufend – auch in der besten Versuchsan-

ordnung – passierte. Damit könnte sogar der „wissenschaftliche Fehler",
die Beeinflussung des „Gegenstandes" durch die Untersuchung und der
Untersucherin, den Untersucher, genützt werden, so dachten die Experi-
mentatoren. Und die Praktikerinnen und Praktiker erkannten, wie hilfreich die direkte und unmittelbare Vermittlung der Ergebnisse für die
Versuchspersonen und deren Entwicklung oder Erweiterung ihres Hand-
lungsrepertoires sein könnten.

Einen wichtigen Impuls für die Expansion des Berufsstandes einer
Angewandten Psychologie gaben die Ausleseverfahren für die Armee im
2. Weltkrieg. Sie erlaubten vielen Psychologinnen und Psychologen ihre
diagnostischen Methoden und Erkenntnisse für die Beantwortung praktischer Fragestellungen von Klienten und Überweisern anzuwenden. Damit war der Durchbruch für die Angewandte Psychologie geschafft.

Nach dem 2. Weltkrieg hatten viele Psychologinnen und Psychologen
durch ihre Initiativen, ihr soziales Engagement und Know-how im Entwickeln und Anbieten von psychologischen Hilfen dazu beigetragen, dass
die Kriegswirren bald überwunden werden konnten und der Neuaufbau
und vor allem die Integration der Schwächeren, Hilfebedürftigen und
Randgruppen immer mehr gelang. Viele Institutionen haben noch heute
Bestand- sie haben sich über viele Jahrzehnte mit ihren Hilfsangeboten
in einer und für eine bunte Gesellschaft bewährt.

Nach dem zweiten Weltkrieg waren nur wenige Psychologinnen und
Psychologen frei praktizierend. Viele waren wahre Impulsgeber und
Initiatoren psychologischer Angebote für die Bevölkerung, im Sinne
einer gesunden Gesellschaft und für spezielle Auftraggeber; manche
wurden Leiterin/Leiter innovativer, neuer Einrichtungen.

In den Folgejahren strebten die meisten nach dem Psychologiestudium
eine Anstellung an, was in den 80er Jahren in Österreich wieder leichter
gelang, weil viele neue Stellen geschaffen wurden: öffentlich subventionierte Familienberatungsstellen, der Auf- und Ausbau der Schulpsychologie, der Studentenberatung, der Jugendwohlfahrt, des Psychosozialen
Dienstes, des Arbeitsmarktservice, der Child Guidance Kliniken und
Einführung der Klinischen Psychologinnen und Psychologen in den Spitälern, Frauenhäusern, Kinderschutzzentren, gerontologischen Abteilungen, Drogenberatungsstellen, Arbeitspsychologinnen und -psychologen
in Betrieben, AIDS-Hilfe, Frauengesundheitszentren, Krebshilfe, Trauma-
zentren, Gesundheitspsychologen im öffentlichen Bereich, um nur einige
öffentliche und öffentlich subventionierte Psychologiestellen zu nennen.

Seit Ende der 90er Jahre lässt sich am Arbeitsmarkt ein inverser Trend
erkennen – viele öffentliche Posten werden nicht mehr nachbesetzt.
Sichere Anstellungen werden durch Outsourcen psychologischer Leistungen ersetzt. Denn der sich inzwischen parallel entwickelte und immer

differenzierter ausgebaute Freie Markt bietet bereits eine breite Palette von psychologischem Know-how in etablierter und bewährter Weise in den Freien Praxen an. Auch die Inanspruchnahme von psychologischer Beratung, psychologischer Behandlung, Psychotherapie und fortlaufender Supervision oder Coaching für Professionisten, die unmittelbar im Beruf mit Menschen und Menschenschicksalen zu tun haben und deshalb in besonderer Weise psychisch belastet sind, wurde zunehmend öffentlich anerkannt. In den letzten Jahren wurde auch die Bedeutung der Notfallpsychologie als Sofortmaßnahme nach tragischen Ereignissen allgemein anerkannt. Mediation wird auch immer häufiger zur Überwindung von Interessenskollisionen und Konflikten in Anspruch genommen. Die interdisziplinäre Kooperation setzt sich immer mehr durch; fächerübergreifende Angebote werden gern in Anspruch genommen.

Seit den 70er Jahren boomt das Psychologiestudium – ein anhaltender Trend ist zu bemerken. Eine Differenzierung zwischen Forscherin/Forscher, Diagnostiker, Konzeptersteller, Implementierer, Intervenierer, Behandler im institutionellen Bereich und der selbstständigen Psychologin und dem Psychologen, die lieber mit Einzelnen in ihrer eigenen Praxis arbeiten, wurde erkennbar. Viele sind in mehreren Bereichen tätig.

Neben Psychologischer Forschung und Psychologischer Diagnostik wurden die Fachbereiche der Psychologischen Beratung, Psychologischen Behandlung, Psychotherapie, Supervision, Coaching, Mediation, Notfallpsychologie und dergleichen immer profilierter, in ihrem Tätigkeitsprofil, in der Methodik und Theorie eigenständiger und deren Dienste immer häufiger gefragt. Das In-Kraft-treten vom Psychologengesetz und vom Psychotherapiegesetz (mit 1. 1. 1991) verhalf dem Berufsstand in Österreich zur neuen Blüte, brachte aber die Differenzierung und eigentlich auch Abspaltung der Psychotherapie von der Psychologie – und der Medizin – zum Ausdruck. Es wurde mit den beiden Gesetzen der Grundstein für zwei unabhängige Berufsgruppen gelegt, auch wenn sich viele Psychologinnen und Psychologen noch lange als Psychotherapeuten verstanden oder noch immer verstehen. Dreizehn Jahre nach dem Inkrafttreten des Psychologengesetzes in Österreich zeichnet sich eine weitere Verfestigung ab. Vielfache Anstrengungen für Kammerregelungen im Gesundheitsbereich und für eine generelle, in Spezialfeldern auch eigenständige Akademisierung, wie die der Psychotherapie, verweisen auf ein weiteres Auseinanderdriften der Berufsfelder im „Dunstkreis" der Psychologie.

Psychologische Leistungen in einer und für eine moderne Gesellschaft

Psychologische Hilfe in Anspruch zu nehmen wurde in der 2. Hälfte des 20. Jahrhunderts zu einer anerkannten Ressource für Menschen mit persönlichen Sorgen, Leidensdruck, Unzufriedenheiten, Hoffnungen, Ängsten, mit für sie offenen persönlichen Fragen, in schwierigen Lebenslagen, mit Problemen oder Unsicherheiten. Psychologinnen und Psychologen sind laut Psychologengesetz eigenständig tätig und müssen ihre/seine Vertrauenswürdigkeit und Handeln nach ethischen Gesichtspunkten garantieren. Sie wurden immer häufiger von privaten Klientinnen und Klienten, die diese psychologischen Leistungen selbst finanzieren, aufgesucht. Die Anerkennung mancher psychologischer Interventionen als Krankenbehandlung ermöglichte ansatzweise Abrechnungen über Krankenkassen (Diagnostikverträge für Vertrags- und Wahlpsychologen, Psychotherapie über Krankenschein). Drittfinanzierung gibt es auch durch öffentlich subventionierte Stellen, von Einrichtungen wie Firmen, Arbeitsamt, Amt für Jugend und Familie, Gericht oder Gefängnis und Fonds von Bundesministerien, was auch Bevölkerungsschichten mit weniger Einkommen psychologische Leistungen, die nicht unmittelbar Krankenbehandlungen sind, in Anspruch nehmen lässt. Psychologische Behandlung zur Wiederherstellung oder Erhalt der Gesundheit harrt jedoch noch immer der finanziellen Abgeltung durch Krankenversicherungen oder durch sonstige öffentliche Subventionen.

Arbeitspsychologie zur Sicherstellung betrieblicher Gesundheitsförderung, Psychologie als Beitrag zur Verkehrssicherheit, Psychologische Beratung zur Unterstützung psychischer Gesundheit, Notfallpsychologie als Soforthilfe nach traumatischen Ereignissen und eine breite Palette von Vortragstätigkeiten, Aufklärungsarbeit, Campagnen und individuellen Beratungen und Behandlungen verschiedenster Form zur Wiedererlangung, Erhaltung und Förderung von Wellness und Empowerment stehen als bewährte, wichtige, schon lange anerkannte psychologische Leistungen der Gesellschaft zur Verfügung.

Das Tätigkeitsfeld der Psychologie beschränkt sich keineswegs auf Klinische Psychologie, Psychodiagnostik, Gesundheitspsychologie oder Psychotherapie, die eine gesetzliche Regelung der Ausbildung und Ausübung des Berufes erfahren haben. Das Studium vom Erkennen, Erleben und Verhalten von Menschen ermöglicht ein weites Spektrum von Berufsausübungen, von denen selbst in diesem Buch auch nur bekanntere Berufsfelder beschrieben werden.

– Mit Interesse an Menschen, an deren Problemen, Sorgen, Plänen und Visionen ausgestattet,

- mit Wissen über das Funktionieren von Wahrnehmung und Gedächtnis, Sprache, Denken und Verhalten, individuellen und sozialen
  Reaktionen,
- mit wissenschaftlich fundiertem Wissen darüber, was Menschen brauchen und was ihnen gut tut, um sich gut entwickeln zu können,
- mit methodischem Know-how ausgestattet,
- im selbst reflektierenden Denken geschult,
- einem ethischen Kodex verpflichtet,
- und in evaluierenden Techniken versiert

können Psychologinnen und Psychologen in vielen Lebensbereichen tätig
werden, diese Tatigkeit evaluieren und ihr Angebot laufend aufgrund der
Evaluationen modifizieren und optimieren, d.h. *nachweislich* gute Dienste
leisten.

Denn Psychologinnen und Psychologen haben sich mit ihrem Studium
ein Wissen angeeignet, das sie befähigt, Probleme, die sich mit Menschen
und zwischen Menschen ergeben, aufzugreifen und sie Auflösungen mit
den Beteiligten und in derem Sinne zuzuführen.

Sie haben ein Handwerkszeug erworben, das sie Probleme erkennen,
diese genau diagnostizieren und analysieren und danach Konzepte entwickeln lässt, wie diesen Problemen begegnet werden und wie diese in
Zukunft vermieden werden können.

Sie haben Wissen darüber erlangt, wie die Konzepte auch implemen-
tierbar werden und begleitend erforscht werden, die Ergebnisse korrigierend für fortlaufende Anpassungen an Bedürfnisse von Menschen
genützt werden, ohne die Aufgabe, das Wesentliche, das eigentliche Ziel
und den eigentlichen Gegenstand aus den Augen zu verlieren.

Gibt es die Psychologin, den Psychologen überhaupt noch? Eine naturwissenschaftliche Ausrichtung, eine philosophische Grundhaltung,
ethische Prinzipien, ein offenes Menschenbild und methodisches Wissen
sind ein vielseitig brauchbares Handwerkzeug. Ein Gebot zur ständigen
Weiterbildung garantiert, dass Psychologinnen und Psychologen ein
zeitgemäßes Spezialwissen haben. Die kontinuierliche Anpassung der
Qualitätsstandards an Weiter- und Ausbildungen garantiert der Bevölkerung, aber vor allem den Hilfe und Rat suchenden Menschen, dass
sie/er professionell beraten und fachmännisch behandelt wird.

Dr. Gerda Mehta
Bis März 2004 Präsidentin des Berufsverbands
Österreichischer Psychologinnen und Psychologen

Psychologie – die Emanzipation einer Disziplin

„Sie sind Psychologe? Wie interessant! Dieses Gebiet hat mich schon immer fasziniert!" Ich merke, wie meinen Gegenüber ein Gefühl der Bewunderung und der faszinierten Neugierde, aber auch der Unsicherheit und des leichten Unbehagens beschleicht. (Es könnte ja sein, dass ich ihn in seinen tieferen inneren Regungen durchleuchte, wenn er die Konversation mit mir fortsetzt). Diese oder ähnliche Reaktionsweisen mögen klischeehaft sein, gleichwohl sind sie nicht untypisch, wenn man als Psychologe im nichtprofessionellen Umfeld auf seine Profession hin angesprochen wird. Es ist das in der Vorstellungswelt vielfach noch verankerte Bild vom Seelendoktor à la Freud, welcher im privaten Zweier-Setting den neurotischen Verwirrungen seines Patienten deutend auf den Grund zu kommen sucht. Es ist aber auch das Nicht- oder Halbwissen darüber, was Psychologinnen und Psychologen eigentlich können, was sie tun, worin ihre Kompetenzen und Funktionen liegen. Diese Feststellung trifft auch dann zu, wenn die Psychologie inzwischen deutlich an medialer Öffentlichkeitswirkung gewonnen hat. Psychologinnen und Psychologen sind heutzutage gern gesehene Gäste in TV-Talkshows, ihre Expertenmeinung ist in den Medien gefragt, ihre Kommentare und Ratschläge zu allen möglichen Fragen menschlichen Lebens und Leidens füllen die Kolumnen der Zeitschriften.

Wo aber steht die Psychologie heute? Was ist sie imstande zu leisten? Was ist ihre gesellschaftliche Funktion und Perspektive? Die vorliegende Schrift verschafft Ihnen einen vorzüglichen Einblick in die vielfältige aktuelle Berufsrealität von Psychologinnen und Psychologen. Längst hat sich diese noch junge Disziplin in theoretischer und praktischer Hinsicht von dem emanzipiert, was sie einmal war. Längst hat sie sich von der rein Individuum orientierten, auf die Einzelperson zentrierten Sichtweise zugunsten einer System orientierten Sichtweise weiterentwickelt, welche den Menschen im Kontext seiner vielfältigen sozialen Beziehungen betrachtet. Längst hat sie sich von einer diagnostizierenden und therapierenden Disziplin zu einer gestaltenden, auf zwischenmenschliche und organisatorische Strukturen einwirkenden Disziplin weiterentwickelt, welche die sozialen und physischen Umfeld- und Organisationsbedingungen zu verändern sucht, in denen Menschen leben und arbeiten. Längst hat sie sich ein fundiertes methodisches Rüstzeug angeeignet, welches den Kriterien wissenschaftlicher Empirie genügt. Psychologen sind mehr als „gute Menschenkenner". Sie verfügen über ein theoriegeleitetes und praxiserprobtes Handlungswissen, welches sie befähigt, geplant, rational begründet und empirisch abgesichert vorzugehen (ohne freilich dabei zu ignorieren, dass sich der Gegenstand ihrer Betrachtung und Einwirkung,

der Mensch, in seiner individuellen Einmaligkeit und irrationalen Mehr-
deutigkeit, einer rein objektivierenden und kausalen Betrachtungsweise
entzieht.)

Längst sind Psychologinnen und Psychologen auch nicht mehr nur im
klinischen Umfeld tätig. Anwendungsfelder wie die Personal- und Organisationsentwicklung, die Werbung und Marktkommunikation, die Un-
ternehmensführung, der Verkehr, der Strafvollzug und die Gerichtsbar-
keit, die Politik, der Sport und die modernen Kommunikationstechno-
logien sind weitere, außerklinische Einsatzgebiete, in denen sich die
Psychologie als Fachdisziplin rasant entwickelt hat und ihre Vertreter
zunehmend als multimethodal geschulte Problemlöser auftreten.

Die Evolution der Psychologie ist damit noch nicht abgeschlossen,
denn eines steht fest: Der Bedarf an professioneller psychologischer
Hilfestellung wird in einer immer komplexer werdenden Welt mit ihrer
ungezügelten Akzelerationsdynamik weiter zunehmen. Es sind nicht
mehr materielle Gründe, die Menschen heute bedrängen und in Not geraten lassen. Vielmehr ist es der Verlust an Halt gebenden Orientie-
rungsmustern, die Vereinsamung in einer zunehmend unpersönlichen
Gesellschaft, die Auflösung von traditionellen Bindungsformen wie
Familie und Ehe und die sich immer schneller drehende Leistungsspirale,
welche Menschen in Krisen- und Überforderungssituationen bringen.
Und hierin liegt – im ethischen Sinne – die vornehmste Aufgabe der
Psychologie, nämlich in der Hinführung des Menschen zu einer gesun-
den, selbst bestimmten, mit sich, seinen Bedürfnissen und Fähigkeiten in
Einklang stehenden Lebensweise.

Ich möchte unserem geschätzten Partnerverband, dem Berufsverband
der Österreichischen Psychologinnen und Psychologen, zu seinem 50-
jährigen Bestehen ebenso wie der Herausgeberin und BÖP-Präsidentin,
Frau Dr. Gerda Mehta, für dieses gelungene Übersichtswerk herzlich gra-
tulieren. Der Leserschaft dieses Werkes wünsche ich einen informativen
Einblick in die vielfältige Praxis der heutigen Psychologie.

Lic.-phil. Christof Becker
Präsident des Berufsbandes der
Psychologinnen und Psychologen Liechtensteins
Schaan, Liechtenstein

Netzwerken im Dienste der Psychologie

Eine beeindruckende Vielfalt an Leistungsbereichen praktisch tätiger
Psychologinnen und Psychologen bietet dieser Band zum 50-jährigen

Jubiläum des BÖP. In dieser Vielfalt ist eine qualitativ hochwertige psychologische Arbeit zu erkennen, die vor allem in den 90er Jahren durch entsprechende Berufsgesetze eine explizite gesellschaftliche Anerkennung erfahren hat. Es gehört zu den zentralen und orientierenden Aufgaben der Interessenvertretung eines akademischen Berufsstandes, die eigenen Handlungskonzepte und berufsständischen sowie fachpolitischen Positionen im Netzwerk der Kollegen und des Faches im In- und Ausland zu reflektieren und weiter zu entwickeln; dies geschieht in Anlehnung an das Beispiel, das wissenschaftlich arbeitende Kollegen und Kolleginnen geben, die in vielen internationalen Gesellschaften die Möglichkeit zum Austausch und zur Weiterentwicklung des Fachs suchen.

Das Netzwerken ist dem BÖP bisher in beeindruckender Weise gelungen. Der BÖP gehörte 1981 zu den Gründungsmitgliedern der Europäischen Föderation der Psychologenverbände (EFPA). Er hat in mehr als zwei Jahrzehnten an der Konturierung der Dienstleistungsqualität der Psychologenschaft in Europa mitgewirkt, zuletzt durch die Organisation des Europäischen Kongresses für Psychologie in Wien im Jahre 2003.

Der BÖP hat auch die Arbeitsgemeinschaft der deutschsprachigen Psychologieverbände (ADP) 1991 zusammen mit den Berufsverbänden aus Deutschland (BDP), Liechtenstein (BPL) und der Schweiz (FSP) mitgegründet, damit in einer geographisch und kulturellen Nachbarschaft die spezifischen Anliegen des Berufstandes und der Kollegenschaft z.B. hinsichtlich von Dienstleistungskonzepten oder Fortbildungsbedürfnissen bearbeitet werden können.

Die europäische Psychologenschaft befindet sich am Wendepunkt einer mehr als 130-jährigen akademischen Geschichte: Ausbildung und Training in Psychologie werden qualitativ und quantitativ hinsichtlich ihrer Nützlichkeit für die europaweite Berufsausübung auf den Prüfstand gestellt. Ein Leonardo-Forschungsprojekt der EU sichtet Trennendes und Gemeinsames in den einzelnen nationalen Regelungen. Vorschläge zu einer Harmonisierung der Ausbildungsstandards werden konkret in der EFPA und mit Bildungsverantwortlichen diskutiert. Es ist zu erwarten, dass die Psychologenschaft in Europa die gemeinsame Berufsplattform ausbauen wird, wie auch eine verbindende Berufsbezeichnung finden wird: „European Diplomate of Psychology". Dahinter werden berufliche Standards stehen, die es den Berufsangehörigen erlauben werden, europaweit qualitativ hochwertige Dienstleistungen anzubieten, ohne rechtlichen Beschränkungen ausgesetzt zu sein.

Das zusammenwachsende Europa wird eine Reihe von neuen Aufgabenstellungen generieren, die sich mit veränderten sozialen Lebenslagen, Berufsbildern und der Mobilität der Menschen befassen werden.

Dem BÖP ist zu wünschen, dass er für die österreichischen Kollegen und Kolleginnen derartige Entwicklungen zum Wohle der Klienten vorab erkennt und aktiv mit zu gestalten hilft.

Dipl.-Psych. Carola Brücher-Albers
Vizepräsidentin Berufsverband
Deutscher Psychologinnen und Psychologen BDP 2002–2004
Generalsekretärin EFPA 1997–2001

Psychologie:
Viel Erfolg – aber auch einige Probleme

Die Psychologie ist, subjektiv betrachtet, eine der wichtigsten Wissenschaften, weil jeder von uns im Alltag feststellen kann, dass psychologische Erkenntnisse eine hohe Priorität besitzen, die sogar die Rätsel der Astronomie und der Physik in den Schatten stellen.

Psychologisches Wissen ist aber auch unschätzbar wichtig für das Wohlbefinden. Psychische Störungen wie Depression, Angstkrankheiten, Alkoholismus usw. verursachen jedes Jahr unvorstellbares Leid und auch einen sehr hohen volkswirtschaftlichen Schaden.

Das Anwendungsspektrum psychologischer Erkenntnisse ist wahrhaftig beeindruckend: Klinische Psychologie, Verkehrspsychologie, Arbeitspsychologie, Gesundheitspsychologie, Neuropsychologie, Notfallpsychologie, forensische Psychologie und Psychotherapie, um einige Beispiele zu nennen. Psychologie ist mit Sicherheit ein sehr erfolgreiches Fach.

Psychologen verlangen häufig von ihren Patienten (oder Klienten), dass sie sich mit dem eigenen Verhalten kritisch auseinandersetzen. Wenn man es schon von den Patienten verlangt, könnte man dies auch von den Psychologen verlangen. Ich möchte drei Bereiche ansprechen, wo dies von Nutzen sein könnte.

Psychologie und Forschung

Zu Beginn des 20. Jahrhunderts fokussierte die Forschung beobachtbare Indikatoren des Verhaltens. So wurde die Psychologie zur experimentellen Wissenschaft. Die Konsequenz war aber, dass wichtige Bereiche wie Aufmerksamkeit, Emotionen oder Gedächtnis mangels experimentellem Zugang nicht oder kaum berücksichtigt wurden. Mit zunehmender Möglichkeit, Hirnaktivität zu beobachten, haben sich heute neue und Erfolg versprechende Wege zu genuin psychologischen Fragestellungen eröffnet. Diese Messverfahren – vom nichtinvasiven optischen

Imaging einer Botenstoffbewegung im menschlichen Gehirn bis hin zum Studium der Wechselwirkung zwischen Neuronen vermittels Kontrolle der Genexpression – sind für Psychologen aber „problematisch" und werden letztendlich (von Psychologen) auch nicht adäquat benützt.

Die Geschichte der Wissenschaft zeigt, dass der wissenschaftliche Fortschritt eines Faches eng mit der Entwicklung und dem Fortschritt der Messverfahren verbunden ist. Die moderne Psychologie, ähnlich wie die Astronomie, erfordert moderne naturwissenschaftliche Ausstattung und deren Verwendung. Die „kognitive Revolution" in der Psychologie hat häufig vergessen, dass die Wurzeln der gesamten experimentellen Psychologie in der biologischen Psychologie liegen. Ohne ihre biologischen Wurzeln wird die Psychologie aber schnell an Bedeutung verlieren.

Wirksamkeit der Psychotherapie

Die Psychotherapie muss in Zukunft ein breit gefächertes Arsenal von geprüften Methoden bereithalten, die auf genau definierte Symptome zugeschnitten sind. Bei jeder psychischen Störung würde es also Indikationen und Kontraindikationen geben.

Die entscheidende wissenschaftliche Rechtfertigung für die Anwendung eines therapeutischen Verfahrens liegt immer darin, dass es den verfügbaren Alternativen überlegen ist. Es ist heute auch selbstverständlich, dass ein Medikament nur dann eine Daseinsberechtigung besitzt, wenn die betreffende Behandlung die Krankheit wirkungsvoller und nachhaltiger bekämpft als ein wirkungsloses Placebo. Es gibt keinen nachvollziehbaren Grund, warum die Psychotherapie von diesem Qualitätsstandard befreit sein soll.

Rechtspsychologie und Treffsicherheit der Gutachten

Das Gutachten dient der Vorbereitung einer Gerichtsentscheidung. Die entscheidende Frage ist, ob mit Hilfe einer psychologischen Begutachtung die auf jeden Fall erfolgende Entscheidung verbessert werden kann. Unter diesem Gesichtspunkt erhält auch der wesentliche Streitpunkt diesbezüglicher Diskussionen, die Frage nach der Berechtigung der Anwendung von nachweislich Fehler belasteten diagnostischen Verfahren, eine andere Bedeutung: Sind die Fehler und deren Auswirkungen im Fall einer Verwendung psychologischer Verfahren geringer als im Fall einer Entscheidung ohne diese Verfahren?

Das zentrale Problem der Begutachtung ist somit ihre Treffsicherheit. Warum enthalten Gutachten aber kaum Angaben darüber? Viel zu häufig konzentriert man sich in der Diskussion um die Standards forensischpsychologischer Gutachten nur auf rein formale Aspekte und nicht auf das eigentlich Wesentliche: die Treffsicherheit.

Dr. Max Dorfer
Präsident der Psychologenkammer der Provinz Bozen
Mitglied des Rates der Nationalen Psychologenkammer – Rom

Überfordert die Psychologie uns oder sich selbst?

Wie Gerda Mehta in ihrem bemerkenswerten Überblick richtig schreibt, hat sich die Psychologie in den ersten hundert Jahren enorm gewandelt: Sie hat sich spezialisiert und hinterfragt, engagiert und zunehmend – aber noch nicht entscheidend etabliert.

Psychologie hat heute viel mehr zu bieten als *Freud und Ödipus* – und zwar für alle Berufsfelder der menschlichen Tätigkeit und für alle Facetten des Seins und des Zusammenlebens von Menschen überhaupt.

Das gesellschaftliche, politische Image und die entsprechende Akzeptanz dürften aber noch deutlich unter jenen z.B. der Ärzteschaft oder der Juristen liegen. Das ist aber keine Schande, wenn man bedenkt, wie jung die Psychologie ist.

Was mir als Verbandsfunktionär, Beobachter der Szene und Nicht-Psychologe auffällt: Die „Zunft" geht untereinander und miteinander oft viel härter und unsensibler ins Gericht als sie es ihrer Klientel je raten, nahe legen, empfehlen würde. Es scheint, als hätten hier öfters die wissenschaftlich fundierten und praxiserprobten Aussagen kaum noch Wirkung.

Vielleicht liegt das einfach daran, dass ich nicht Psychologe bin? Oder eventuell eher daran, dass die Ratschläge und Rezepte der wissenschaftlich fundierten Psychologie so gut, altruistisch und angemessen sind, dass sie das menschliche Ego, unsere Unvollkommenheit permanent überfordern?

Falls dem so wäre, könnte man auch daraus Rückschlüsse auf die Ursachen der noch optimierungsbedürftigen gesellschaftspolitischen Akzeptanz und Stellung der Psychologinnen und Psychologen in Europa ziehen. *Aus der Schweiz wünsche ich dem BÖP und seinen Mitgliedern das Beste bezüglich ihrer berufspolitischen, gesellschaftlichen und verbandsinternen Projekte und Ziele – der aktuelle gesetzliche Ist-Zustand in der Schweiz soll dabei nicht als Maßstab dienen.*

Daniel Habegger
(Historiker, Politologe),
Generalsekretär der Föderation der
Schweizer Psychologinnen und Psychologen FSP

The future of psychology in Europe

Rapid growth and wide application

Psychology as a science emerged in Europe more than 100 years ago. Now is the time for wide and permanent establishment of the profession within European culture and in all European countries. There is a rapid growth in Europe both in terms of number of psychologists and psychology students, and in the variety of psychological services.

The European Federation of Psychologists' Associations (EFPA) today represents about 150 000 psychologists in 31 European countries. However, the total number of individuals with psychologist's training in the EFPA member countries is 287 000 (EFPA survey, spring 2003). It is estimated that the number of professional psychologists in Europe will be about 371 000 in the year 2010. The growth rate would thus be 4% per year, or 29% in total in the period 2003–2010.

Countries with largest number of psychologists are Germany (45 000), Italy (41 000), France (35 000) and Spain (30 000). There are 277 000 psychology students in the EFPA member countries at the present. In many countries, there are many more beginning psychology students than graduating psychologists. In some countries, the membership of psychologists in the national EFPA Member Association is high, e.g. it is 100% for Spain and about 90–95% for the Nordic countries. In some countries, fewer psychologists are represented in the national associations, such as 10–50%.

The EFPA member countries together have 533 million inhabitants. Thus the present ratio of psychologists per inhabitants is 1 psychologist per 1850 inhabitants. It is estimated that by 2010, this ratio would be about 1:1500. There are already some European countries where the ratio is better than 1:1000; these are: Belgium, Croatia, Denmark, Iceland and Netherlands. Reaching the goal of having 1 psychologist per 1000 inhabitants for the entire Europe would require about 550 000 psychologists in the 31 European countries which EFPA covers. Countries which are estimated to reach this situation by 2010 are: Estonia, Finland, Norway, Latvia and Portugal. For many larger European countries this ratio would mean a huge increase in the psychologists. For example: Germany with its 83 million inhabitants would then have 83 000 psychologists.

Legal regulations in European countries

Presently there are national laws and legal regulations protecting the title „psychologist" and/or regulating the profession of psychologists in
   10 European Union Member States and
    8 other European countries.

In addition, a similar law has been prepared and is being processed by the Government in at least 5 more countries.

Thus, there is legal regulation (or legislation in process) in 23 out of 31 EFPA Member countries. The 13 European Union Member States with legal regulations are: Austria, Belgium, Denmark, Finland, France, Germany, Greece, Ireland (legislation in process), Italy, Portugal (legislation in process), Spain, Sweden, United Kingdom (legislation in process). The other 10 European countries are: Croatia, Czech Republic, Estonia, Hungary, Iceland, Malta (legislation in process), Norway, Poland, Slovakia, and Switzerland (legislation in process).

Establishment of the profession at European level

European Commission Directive and the European Diploma in Psychology

The European Commission has issued a Directive proposal concerning the recognition of professional qualifications in March 2002. In the frame of this Directive, professionals like psychologists could be regulated at the European level, through its Article 15. The final decision on the acceptance of this Directive will take place in 2004.

EFPA is developing the European Diploma in Psychology to fit into the structure of the European Commission's Directive proposal. The principal requirement of the Diploma is: university education and training of total duration of 6 years, with at least 5 years of university training and 1 year of supervised practise as a psychologist. The European Diploma in Psychology could be accepted by the European Commission and the Member States of the European Union as a basis for automatic recognition of the national professional qualifications of a psychologist in the EU and other European countries.

Gaining the acceptance by the European Union of the European Diploma in Psychology would be a revolutionary step for the profession. It would guarantee both the mobility and the quality of psychological services provided within Europe. It would also establish the profession of psychology in European culture and societies in a manner which would be permanent and stable.

Unity in diversity – One profession with many activities

The main working fields continue to be (EFPA survey, May 2003):
50% – Health services/clinical psychology
20% – Educational/developmental psychology
15% – Work/organisational psychology
15% – Other areas

National legislation in European countries mostly treats psychology as one profession, and recognises only one title 'psychologist' – and does not divide it into sub-professions. However, regulations concerning reimbursement of private psychological treatment from public funds often require additional health/clinical/psychotherapy specialisation training.

Keeping the profession together is crucial for several reasons. Even the most established areas of applied psychology are vulnerable in their professional practice under the pressure of other professions. In the health/clinical setting, psychologists are often challenged and their authority questioned by psychiatrists and psychotherapists who may not have any psychological basic training. Educational psychologists are often vulnerable in the division of work between them and other professionals helping the students. In some countries special teachers, nurses, social workers and other staff „evaluating" and „treating" the students are doing the job which would require a psychologist's training. Also in business environment, work and organisational psychologists are in many countries outnumbered by organisation, career and recruitment counsellors and consultants with other backgrounds.

Different developments and emphases in different countries

There are quite natural historical reasons why the profession has developed differently in different countries. In countries where the profession has a long tradition, the proportion of psychologists working within the health-care sector is high. For example, almost all psychologists in Italy work within the health-care sector. This percentage is about 80% in Norway, 75% in the United Kingdom, 70% in Austria and Greece, 68% in Germany and 60% in Finland. On the other hand, a relatively small proportion of psychologists is working within the health-care sector in the countries where psychology is still an emerging profession. E.g. Croatia and Estonia (13%), Latvia and Lithuania (18%), Poland (20%) and Slovenia (21%). The data base is always EFPA membership statistics.

In many European countries, one can witness a significant presence of psychologists within the educational system which is reflected in a high proportion of the professionals working within the field. Good examples are Latvia (64%), Iceland (40%), Turkey (38%), Croatia (38%) and Estonia (35%). In some countries the use of psychologists in schools is almost non-existent, such as in Italy. The figures are relatively low also in those countries where the majority of the professionals work in the health-care sector, e.g. in Germany (3%), United Kingdom (13%), Norway (14%), Finland and Sweden (15%).

Work and organisational psychology also has a quite different profile in different European countries, ranging from 6 to 35% of the professionals. Traditionally, countries like United Kingdom (with 29%) and Belgium (with 25%) have relatively high proportion of the professionals working in this field. The proportion is also high in countries where the profession has recently developed quite rapidly, like Estonia (35%), Lithuania (30%), Croatia (28%) and Slovenia (25%).

Other areas of application include research, teaching, planning, leadership etc. On average, about 15% of all European psychologists work within this frame. Many of them do not work under the title „psychologist" but carry other professional titles. This is an area of utmost importance. It is essential that psychologists reach out for leadership positions and positions with responsibility for planning and teaching, and thus making a strong contribution of psychological thinking to the society. The proportion of psychologists in these „other areas" is high in the Czech Republic (32%), Turkey (31%), Switzerland (30%), Slovenia (29%) and Iceland (25%). On the other hand, low figures are evident in Greece (4%), Germany (8%), Belgium (10%) and Finland (10%). It seems that the proportion of psychologists working in the „other areas" is a function of several factors, including working possibilities in the traditional fields such as health care, education or organisations and of this special data base.

The latest European challenges to psychological expertise

Crisis and disaster psychology, forced migration and traffic safety

EFPA was granted a consultative status as a Non-Governmental Organisation (NGO) in relation to the European Council in the autumn of 2003. Interestingly, it seems that the European Council needs psychological expertise in areas which do not fall in the traditional categories of healthcare, educational or organisational psychology. The European Council has to deal with a wide variety of issues, such as those dealing with prevention and handling of crisis and disaster situations, forced migration and refugees, and insufficient traffic safety in Europe. These are areas where psychological expertise is urgently needed to enable European societies cope with these inevitable problems. This requires that psychologists should not only be ready to intervene after problems have occurred but also be prepared to step into the planning, training and handling processes connected with these problems, which are both social and psychological.

This also underlines the necessity of keeping our profession together – and not dividing it into segregated sub-professions. A good example is

disaster and crisis psychology; its scope covers the whole range of traditional fields of health-care, educational and organisational psychology.

Tuomo Tikkanen
PsyL (vocational doctorate), President,
European Federation of Psychologists Associations (EFPA)
Helsinki, Finland

„Die Praxis der Psychologie" – eine „Sonderausgabe" der „Psychologie in Österreich"

Wie vielfältig das Anwendungsspektrum der psychologischen Wissenschaft inzwischen geworden ist, können Sie den vielen Beiträgen dieses
Buches entnehmen. Ursprünglich sollte es „nur" eine Sonderausgabe der
PIÖ (Psychologie In Österreich – die Verbandszeitschrift des BÖP, des
Berufsverbands Österreichischer Psychologinnen und Psychologen) wer-
den, die sich in den 23 Jahren ihres Bestehens zu einer ansehnlichen
Berufszeitung entwickelt hat. Der Berufsverband hat sich dann dazu ent-
schlossen, die in den Beiträgen sichtbare Breite der Anwendungssfelder
einem weiteren Leserkreis zugänglich zu machen und hat mit dem
Springer Verlag einen guten Kooperationspartner gefunden.

Ich danke dem Springer Verlag und insbesondere Frau Mag. Renate
Eichberger und Susanne Mayr für ihr Interesse und ihre Unterstützung.
Ich danke allen Autoren für ihr wertvolles Zusammentragen und für den
profunden Einblick in ihre Spezialgebiete, die es in der Gesamtschau ermöglichen zu sehen, welch reichhaltige psychologische Angebote für das
Funktionieren der Gesellschaft und das Wohlbefinden jedes Einzelnen
bereitstehen. Ich danke den vielen Mitgliedern des Berufverbands Österreichischer Psychologinnen und Psychologen (BÖP), die mir bei der Suche
nach Autoren halfen und vor allem den Mitgliedern des Redaktionsteams
der „Psychologie in Österreich, der PIÖ". Und zusätzlich bedanke ich
mich bei meinem Mann Kishor für seine fortwährende, beinahe grenzenlose Unterstützung und Geduld vor Ort und bei den Agenden als Präsidentin des BÖP, meinem treuen Freund Jürgen Hargens für seinen psychologischen Beistand mit der respektablen Distanz und seinem unerschöpfli-
chen persönlichen und Fachwissen aus Meyn, Norddeutschland und besonders danke ich Ernst Hofer, der mich mit viel Geduld, Einfühlung und
unterstützender Ermunterung (Empowerment im wahrsten Sinne des
Wortes) in die Künste des Führens eines Berufsverbands hinein begleitet
hat. Ihm ist auch das Buch gewidmet, denn mit ihm sind wie mit keinem
anderen die Geschicke des Berufsverbandes österreichischer Psycholo-

ginnen und Psychologen eng verbunden. Es ist zu hoffen, dass diese in
dem Buch zusammengetragene Leistungsschau der Psychologie ein für
ihn passendes Geschenk zu seinem 80. Geburtstag ist.

Gerda Mehta
Bis März 2004 Präsidentin des Berufsverbands
Österreichischer Psychologinnen und Psychologen
Wien, im März 2004

Inhaltsverzeichnis

Autorenverzeichnis

Josef Christian Aigner, Ao. Univ.-Prof. Dr., Institut für Erziehungswissenschaften der Universität Innsbruck, Liebeneggstraße 8, A-6020 Innsbruck

Erika Baldaszti, Dr., Ludwig Boltzmann Institut für Frauengesundheitsforschung, Bastiengasse 36–38, A-1180 Wien

Peter Battistich, Univ.-Lektor, Dr., Rathausstraße 11, A-1010 Wien

Dores Beckord-Datterl, Dr., Amt der Salzburger Landesregierung, Referat Soziale Kinder- und Jugendarbeit, Postfach 527, A-5010 Salzburg

Wolfgang Beiglböck, Dr., Anton-Proksch-Institut, Mackgasse 7–11, A-1237 Wien

Gerhard Benetka, Univ.-Prof. Dr., Sechsschimmelgasse 24/17, A-1090 Wien

Cornel Binder-Krieglstein, Mag. Dr., Bergengasse 6/RH 13, A-1220 Wien

Matthias Brüstle, Mag., Feldkircherstrasse 13, FL-9494 Schaan

Rotraut Erhard, Dr., Heudörfelstraße 47, A-1230 Wien

Sabine Fabach, Mag.ª, Reindorfgasse 29, A-1150 Wien

Senta Feselmayer, Dr., Anton-Proksch-Institut, Mackgasse 7–11, A-1237 Wien

Kilian Franer, Dr., Gumpendorfer Straße 88, A-1060 Wien

Ernst Frise, Dr., Fasangartensiedlung 15/1, A-1130 Wien

Gerald Gatterer, Dr., Geriatriezentrum am Wienerwald, Jagdschlossgasse 59, A-1130 Wien

Brigitta Geissler-Gruber, Mag.ª, Kößlmühlgasse 8, A-4810 Gmunden

Huberta Haider, Mag.ª, Frauengesundheitszentrum F.E.M.Süd, Kundratstraße 3, A-1100 Wien

Clemens Hausmann, Dr., Gaisbergstr 39, A-5020 Salzburg

Hans Hirnsperger, Dr., Institut für Medizinische Psychologie, Severingasse 9, A-1090-Wien

Ute Jordan, Mag.ª, Jugend am Werk, WS Altmannsdorf, Altmannsdorfer Straße 109, A-1120 Wien

Heinz Karlusch, Prof. Dr., Freytaggasse 32, A-1210 Wien

Michael Katzensteiner, Dr., Blindenmarkterstraße 62, A-4600 Wels

Alexander Keul, Univ.-Prof., Egger-Lienz-Gasse 19/8, A-5020 Salzburg

Michael Kierein, Dr., Bundesministerium für Gesundheit und Frauen, Abteilung I/B/6, Radetzkystraße 2, A-1030 Wien

Sonja Kinigadner, Dr., Anton-Krieger-Gasse 140, A-1230 Wien

Erich Kirchler, Univ.-Prof. Dr., Institut für Psychologie, Universität Wien, Universitätsstrasse 7, A-1010 Wien

Ulla Konrad, Mag.ª, Krankenhaus der Barmherzigen Schwestern, Stumpergasse 13, A-1060 Wien

Gerald Kral, Dr., Kaltenleutgebnerstraße 13A, A-1230 Wien

Gerhard Krötzl, Dr., Bundesministerium für Bildung, Wissenschaft und Kultur Abteilung V/4 (Schulpsychologie-Bildungsberatung) Freyung 1, A-1014 Wien

Ilse Kryspin-Exner, o. Univ.-Prof. Dr., Ordinariat Klinische Psychologie am Institut für Psychologie der Universität Wien, Universitätsstraße 7, A-1010 Wien

Klaus D. Kubinger, Univ.-Prof. Dr. Mag., Institut für Psychologie, Universität Wien, Liebiggasse 5, A-1010 Wien

ALFRED LACKNER, Mag., LACKNER & KABAS Organisations-Psychologie & Coaching, Werdertorgasse 4, A-1010 Wien

ANTON-RUPERT LAIREITER, Ass. Prof. Dr. phil., Universität Salzburg, Institut für Psychologie, Hellbrunnerstrasse 34, A-5020 Salzburg

DORIS LUF-MACHACEK, Dr., Psychologischer Dienst des AMS Wien, Neubaugassse 43, 5. Stock, A-1070 Wien

JOACHIM MALY, Ass. Prof. Dr., Neurologische Universitätsklinik Wien, Abt. f. Klinische Neuropsychologie, Währinger Gürtel 18–20, A-1090 Wien

FRIDOLIN MATAUSCHEK, Mag., Familienzentrum NÖ-Süd der Caritas, Psychotherapie und Beratung, Baumkirchner Ring 7, A-2700 Wiener Neustadt

GERDA MEHTA, Dr., Brünner Strasse 133/3/29, A-1210 Wien

BELINDA MIKOSZ, Dr., Leiterin des Psychologischen Dienstes der Stadt Wien, Rüdengasse 11, A-1030 Wien

MARTINA MOLNAR, Mag.[a], human-ware GmbH, Burggasse 88/16, A-1070 Wien

REINHARD NEUMAYER, Dr., Amt der NÖ Landesregierung, Abteilung Jugendwohlfahrt, Landhausplatz 1, A-3109 St. Pölten

KURT PAWLIK, Prof. Dr., Ps. Institut I, Universität Hamburg, Von-Melle-Park 11, D-20146 Hamburg

GERHARD PAWLOWSKY, Dr., Castelligasse 5, A-1050 Wien

ROTRAUD A. PERNER, Prof. Dr., Weihburggasse 14/1/2/9, A-1010 Wien

BARBARA PREITLER, Mag.[a], Hemayat – Verein zur Betreuung von Folter- und Kriegsüberlebenden, Engerthstraße 163/4, A-1020 Wien

BIRGIT REIMANN MEISSER, Dipl. Psych., Amt für Soziale Dienste, Postgebäude, FL-9494 Schaan

RALF RISSER, Univ.-Doz. Dr., Danhausergasse 6/4, A-1040 Wien

BRIGITTE ROLLETT, Prof. Dr., Institut für Psychologie der Universität Wien, Arbeitsbereich Entwicklungspsychologie, Liebiggasse 5/1, A-1010 Wien

UTA ROTHMAYER, Univ.-Lektor Dr., Hockegasse 60, A-1180 Wien

ERWIN RÖSSLER, Dr., Ing.-August-Kargl-Straße 13, A-3435 Zwentendorf

RUDOLF SCHOBERBERGER, Univ.-Prof. Dr., Institut für Sozialmedizin der Universität Wien, Rooseveltplatz 3, A-1090 Wien

GERALD SCHUHFRIED, Mag., GmbH, Hyrtlstraße 45, A-2340 Mödling

MARIA DOROTHEA SIMON, Dr., Hartäckerstrasse 44, A-1190 Wien

SANDRA SKICZUK, Mag.[a], Bundesministerium für Gesundheit und Frauen, Abteilung I/B/6, Radetzkystraße 2, A-1030 Wien

MARGIT SOMWEBER, Mag.[a], Ahornstraße 7, A-5081 Anif

GERNOT SONNECK, o. Univ.-Prof. Dr. med., Institut für Medizinische Psychologie, Severingasse 9, A-1090 Wien

GEORG STEINER, Dr., Ambulatorium Märzstraße, Märzstraße 122, A-1150 Wien

WILHELM STRUBREITHER, Dr., Rehabilitationszentrum Häring der Allgemeinen Unfallversicherungsanstalt AUVA, Schönau 150, A-6323 Bad Häring

NATASCHA TESAR, Mag.[a] Dr. Zentralklinikum St. Pölten, Neurologische Abteilung, Probst-Führer-Straße 4, A-3100 St. Pölten

WOLFGANG TILL, DDr., Wiedner Hauptstraße 114/18, A-1050 Wien

ALFRED UHL, Dr., Alkohol-Koordinations- und InformationsStelle (AKIS) & Ludwig-Boltzmann-Institut für Suchtforschung (LBISucht) am Anton-Proksch-Institut (API), Mackgasse 7–11, A-1230 Wien

CARMEN UNTERHOLZER, Dr., Josefstädterstr. 56/11, A-1080 Wien

MARION VENUS, Mag.[a], Hauptverband d. Österr. Sozialversicherungsträger, Kundmanngasse 21, A-1030 Wien

THOMAS WALTER, Mag., Steinmüllergasse 39/16/1, A-1160 Wien

Dr. HARALD WERNECK, Ass.-Prof. Mag., Institut für Psychologie der Universität
    Wien, Arbeitsbereich Entwicklungspsychologie, Liebiggasse 5/1, A-1010 Wien
HEINZ WILFING, DSA Dr., Freytaggasse 32, A-1210 Wien
CHRISTOPHER WILLIS, MMag. Dr., Anichstraße 35, A-6020 Innsbruck
HILDE WOLF, Mag.ª, Frauengesundheitszentrum F.E.M.Süd, Kundratstraße 3,
    A-1100 Wien
KRISTINA WOLF, Mag.ª, Heiligenstädterstraße 135/5, A-1190 Wien
HEDWIG WÖLFL, Dr., Grünentorgasse 4/12, A-1090 Wien
GOTTFRIED ZOBL, Dr. Dipl.-Soz.-Arb., Elisabethstraße 1, A-4020 Linz
WOLF-DIETRICH ZUZAN, Dr., Dr.-Sylvester-Straße 15, A-5020 Salzburg

Ausbildung, Berufsstand, Berufsvertretung, Gesetzliche Verankerung

Zur Lage von Forschung und Lehre in der Psychologie an österreichischen Universitäten und einige Bemerkungen zur Geschichte. Das Unmögliche versuchen ...

Gerhard Benetka und **Erich Kirchler**

Die österreichischen Universitäten kommen nicht zur Ruhe. Seit über einem Jahrzehnt werden Gesetze der Universitätsorganisation, Dienstrecht, Studienpläne usw. neu geschrieben und, kaum implementiert, schon wieder novelliert. Außer Karriereplänen unter veränderten Rechten und Pflichten und neuen Curricula ändert sich auch die Forschungslandschaft. Von der Organisation der Forschungsförderung mit geplanter staatlicher Lenkungsmöglichkeit, die seit Ende 2002 in Diskussion ist, bis hin zu spezifischer Schwerpunktsetzung an den Instituten, die manchmal als Einschränkung der persönlichen Freiheit in der inhaltlichen Forschungsausrichtung verstanden wird – die Universitäten sind in revolutionärem Umbau. Die Hoffnung auf Steigerung der Effizienz wird durch Verunsicherung getrübt.

In diesem Beitrag werden Forschungsschwerpunkte, wie sie von Institutsvorständen an den Instituten für Psychologie mit Diplom- und Doktoratsstudium Anfang 2003 berichtet wurden, zusammengefasst. Zudem wird ein Überblick über die Studienpläne an den Instituten in Graz, Innsbruck, Klagenfurt, Salzburg und Wien geboten. Weil frei nach Karl Kraus „früher alles – auch die Zukunft – besser war als heute", soll vor der Schilderung der aktuellen Lage ein Rückblick auf die Geschichte der Psychologie an Österreichs Universitäten gegeben werden. Eine gute Übersicht über die Lage der Psychologie in Österreich findet sich auch in den Arbeiten von Rollett (1992, 1996 und 1997).

Erster Studienabschnitt (Erste Diplomprüfung):

	Semester-wochenstunden
a) Allgemeine Psychologie	12–16
b) Methodenlehre	14–18
c) Entwicklungspsychologie	8–12
d) Persönlichkeitspsychologie und differenzielle Psychologie	8–12
e) Biologische Grundlagen der Psychologie	4–6
f) ein Wahlfach	12
g) auf Antrag des Kandidaten eines oder mehrere Freifächer	
h) Humanbiologie	4
Summe	72–80

Vier Semesterwochenstunden waren für ein das alte Philosophicum ersetzende „Vorprüfungsfach" vorgeschrieben, das entweder im ersten oder im zweiten Studienabschnitt absolviert werden konnte.

Die Zweite Diplomprüfung gliederte sich in zwei Teile. Der erste Teil umfasste folgende Prüfungsfächer:

	Semester-wochenstunden
a) Systeme der Psychologie der Gegenwart und ihre wissenschaftstheoretische und methodische Problematik	9–12
b) Psychologische Diagnostik	10–14
c) Angewandte Psychologie mit besonderer Berücksichtigung zweier vom Kandidaten gewählter Teilgebiete	12–16
d) Klinische Psychologie	9 – 12
e) Sozialpsychologie	9 – 12
f) Psychopathologie und Psychiatrie für Psychologen	9 – 12
g) auf Antrag des Kandidaten eines oder mehrere gewählte Freifächer	
Summe	58–78

Die Entwicklung der Psychologie an österreichischen Universitäten

Zur Entstehung der wissenschaftlichen Psychologie

Die Anfänge der Geschichte der wissenschaftlichen Psychologie (vgl. auch Benetka, 2002) fallen mit einer grundlegenden Umgestaltung zusammen, von der die deutschsprachige Wissenschaftskultur in den Dezennien vor und nach der Mitte des 19. Jahrhunderts erfasst wurde. Diese Umgestaltung lässt sich am Bedeutungswandel des Begriffs „Forschung" demonstrieren. Noch am Beginn des 19. Jahrhunderts stand „Forschung" für die systematische begriffliche Durchdringung der Wirklichkeit, für ein fortgesetztes, letztlich niemals zu einem Ende kommendes Suchen nach Wahrheit. Die Philosophie galt als „Königin der Wissenschaft", als *die* Wissenschaft schlechthin. Die „Fakten", die Historiker und Philologen, Physiker und Astronomen zusammentrugen, bedurften der philosophischen Interpretation, der Eingliederung also in ein umfassendes philosophisches Weltbild. Erst philosophisch erfasstes Wissen war wissenschaftliches Wissen.

Unter „Forschung" versteht man heute etwas anderes: nicht mehr die Suche nach Sinn und Ordnung im Aufbau der Welt, sondern die Anwendung der von einer Wissenschaftergemeinschaft akzeptierten, prinzipiell lehr- und lernbaren Verfahren („Methoden") zur Bearbeitung konkreter, von eben dieser Wissenschaftsgemeinschaft als relevant erachteter Problemstellungen. Dieses neue „Forschungsmodell" von Wissenschaft war zunächst von den Geschichtswissenschaften durchgesetzt worden. Der von Leopold Ranke und Gustav Droysen zur Hochblüte gebrachten Historischen Schule ging es darum, Vergangenes so darzustellen, „wie es eigentlich gewesen ist". Die Fragen nach Sinn und Zweck des geschichtlichen Prozesses – traditionelle Domäne der Geschichtsphilosophie – lag jenseits dessen, was mit den Mitteln objektiver wissenschaftlicher „Forschung" (im Falle der positiven Geschichtswissenschaften: durch wertfreie Sichtung und kritische Sicherung von „Quellen") festzustellen war. Mit dem mit der Industrialisierung einhergehenden Aufstieg der Naturforschung ging die Führung in diesem im Namen eines positiven Wissenschaftsideals geführten Kampf gegen das philosophische Spekulieren auf die sich rasch ausdifferenzierenden naturwissenschaftlichen Disziplinen über. Nach der Geschichtsphilosophie geriet nun die Naturphilosophie ins Visier der Forschungswissenschaften. Die von den Naturforschern mit immer mehr Selbstbewusstsein propagierte Unterordnung der Theorie und den Primat der Erfahrung führte um und nach der Mitte des 19. Jahrhunderts schließlich zu dem, was Max Weber später einmal als die „Entzauberung der Welt" durch die Wissenschaften bezeichnen sollte: zur Reduktion von dem was ist, auf das, was für jedermann so und nicht anders zu erfahren ist, zur Reduktion von „Wirklichkeit" auf Faktisches also, das ohne immanenten Sinn und Wert für sich besteht.

Die Philosophie fiel in eine tiefe Identitätskrise. All das, was wenige Jahre zuvor noch Gegenstand zügelloser Spekulationen war, wurde in mühseliger Klein- und Handarbeit einer immer mehr methodisch verfeinerten „Tatsachenforschung" unterworfen. Wozu – außer zur literarischen Erbauung – sollte Philosophie also noch gut sein? Wollte die Philosophie dem drohenden Fall in die wissenschaftliche Bedeutungslosigkeit entgehen, so musste sie selbst etwas von dem neuen Verständnis einer auf Erfahrung gegründeten, methodengeleiteten Forschung in sich aufnehmen. Eine Möglichkeit war, sich an den Geschichtswissenschaften zu orientieren: Wissenschaftliche Philosophie reduzierte sich dann darauf, die Entwicklung philosophischen Denkens historisch korrekt – d.h. mit dem in Geschichtsforschung und Philologie entwickelten Methodeninventar – zu rekonstruieren. Einen anderen Lösungsweg wiesen jene Ansätze, die philosophische Probleme selbst in der Art einer Erfahrungswissenschaft zu behandeln versuchten. Hierzu boten sich vor allem Fragen der philosophischen Erkenntnistheorie an.

Was sind die Möglichkeiten, was die Grenzen menschlichen Erkenntnisvermögens? In diesem Kontext wurden schließlich die Fundamente für die Entwicklung der modernen psychologischen Forschung gelegt: Aus der Frage nach der Erkennbarkeit der Welt wurde die Frage, wie die menschliche Wahrnehmung, wie das menschliche Denken funktioniert. Die moderne Physiologie, die sich selbst gerade erst von der Anatomie emanzipiert hatte, bot durch die Aufklärung von – wie man heute sagen würde – biologischen Grundlagen nicht nur theoretische Ansatzpunkte: Sie gab vor allem auch das Vorbild dafür ab, wie man Probleme der Sinneswahrnehmung mit experimentellen Methoden untersuchen konnte. Was schließlich an dem von Wilhelm Wundt 1879 an der Universität Leipzig gegründeten experimentalpsychologischen Institut betrieben wurde, war – pointiert ausgedrückt – nichts anderes als experimentelle Forschung über philosophische Problemstellungen mit Forschungsmethoden, wie sie in der Physiologie entwickelt und erfolgreich erprobt worden waren. Wundts Konzeption von Psychologie fand in der Folge in Österreich (genauer: auf jenem Gebiet der Donaumonarchie, das heute Österreich umfasst) nur wenige Anhänger. Sein Leipziger Labor aber stand auch hierzulande Modell für Institutsgründungen, wie sie noch vor dem Ende des 19. Jahrhunderts vollzogen werden konnten.

Die Gründung von Psychologie-Instituten in Österreich

In Österreich wurde die für die Entstehung der modernen Psychologie ausschlaggebende Verbindung zwischen Philosophie und Denk- und Forschungsweisen der Naturwissenschaften durch die 1874 erfolgte Berufung von Franz Brentano (1838–1917) an die Universität Wien hergestellt. Obgleich sich Brentano bald schon um die Errichtung eines Instituts für experimentelle Psychologie bemühte, war mit der von ihm vertretenen „empirischen Psychologie" doch etwas anderes gemeint als reine experimentelle Laborforschung. In seinem wenige Wochen vor seinem Amtsantritt in Wien erschienenen Hauptwerk *Die Psychologie vom empirischen Standpunkte* (Brentano, 1874) hatte er das Programm einer (gleich allen übrigen Naturwissenschaften) allein auf Erfahrung gestützten, „deskriptiven" Psychologie entworfen, die durch eine exakte begriffliche Klärung der psychischen Phänomene die Grundlagen für eine neue „wissenschaftliche Philosophie" schaffen sollte. Experimentelle Forschung war ein wichtiger Bestandteil, nicht aber das eigentliche (methodische) Kernstück dieser Konzeption (Benetka, 1999).

Brentanos Bemühungen in Wien war letztlich kein Erfolg beschieden. So blieb es einem ehemaligen Schüler von ihm vorbehalten, das erste experimentalpsychologische Laboratorium in Österreich zu begründen. In wachsender theoretischer Distanz zu den Ansätzen seines Lehrers baute Alexius Meinong (1853–1920) nach seiner Berufung an die Universität Graz im Jahr 1882 Brentanos Lehre von der Intentionalität des Bewusstseins, von der intentionalen Gerichtetheit der Bewusstseinsakte auf einen Inhalt, auf ein Objekt, zu seiner komplexen „Gegenstandstheorie" aus, von der in späteren Jahren wichtige Impulse für die Entwicklung der modernen Logik ausgingen. 1894 gelang es Meinong, in Graz ein kleines Labor einzurichten, an dem seine Mitarbeiter – Stephan Witasek (1870 bis 1915) und Vittorio Benussi (1878–1927) – und auch einige fortgeschrittene Studenten eine vor allem auf experimentalpsychologische Studien über optische Täuschungen beruhende psychologische Theorie der Gestaltwahrnehmungen auszuarbeiten begannen.

1897, zwei Jahre nach der Gründung des Grazer Instituts, konnte der Brentano-Schüler Franz Hillebrand (1863–1926) an der Innsbrucker Universität ein – wenn auch zunächst nur provisorisch bestehendes – experimentalpsychologisches Laboratorium einrichten (vgl. Schweinhammer, 1995). Hillebrand – der sich Zeit seines Lebens als loyaler Verfechter der Ideen Brentanos verstanden hatte – war, was seine Arbeit in der Psychologie betrifft, vor allem durch seinen mehrjährigen Studienaufenthalt bei dem Physiologen Ewald Hering in Prag geprägt. Über seine streng an den methodischen Standards der experimentellen sinnesphysiologischen Forschung ausgerichteten Arbeiten zur Psychologie der Wahrnehmung konnte er sich rasch in die sich im ersten Jahrzehnt des 20. Jahrhunderts um den Herausgeber- und Mitarbeiterkreis der *Zeitschrift für Psychologie* herausbildende Scientific Community der Experimentalpsychologen integrieren. 1910 wurde ihm die Ehre zuteil, den dritten Kongress der seit 1906 bestehenden *Gesellschaft für experimentelle Psychologie* (der Vorgängerorganisation der heutigen *Deutschen Gesellschaft für Psychologie*) an seinem mittlerweile an der Universität gut etablierten Innsbrucker Institut auszurichten.

Nach Vittorio Benussis Abgang nach Italien – für den in Triest geborenen und aus einer italienischen Familie stammenden Benussi war nach 1918 als Universitätslehrer im neuen Deutsch-Österreich kein Platz mehr – und nach Meinongs Tod im Jahr 1920 fand die experimentalpsychologische Forschung an der Universität Graz für viele Jahrzehnte hinaus keine nennenswerte Fortsetzung mehr. Der Innsbrucker Ordinarius Hillebrand starb 1926. Sein Nachfolger Theodor Erismann (1883–1969) versuchte in den Folgejahren den seit Wilhelm Diltheys Angriff gegen eine naturwissenschaftlich orientierte Psychologie (Dilthey, 1894) heftig diskutieren Gegensatz zwischen einer „naturwissenschaftlich-erklärenden" und einer „geisteswissenschaftlich-verstehenden" zu entschärfen. In den 30er Jahren trat Hubert Rohracher (1903–1972) als wissenschaftliche Hilfskraft in das von Erismann geleitete Innsbrucker Institut für experimentelle Psychologie ein. Rohracher war dann von den 40er bis zum Ende der 60er Jahre jene Persönlichkeit, die die Entwicklung der Psychologie in Österreich entscheidend prägte (vgl. Benetka, 1990).

In der Zwischenkriegszeit stand die akademische Psychologie in Österreich aber ganz im Zeichen der Wiener Bühler-Schule. Die mit Karl Bühlers Berufung an die Universität Wien erfolgte Gründung des *Wiener Psychologischen Instituts* im Jahr 1922 war in einem engen Zusammenhang mit den sozialdemokratischen Bemühungen um eine grundlegende Neuordnung des Schulwesens gestanden. Pädagogisches Hauptanliegen der Wiener Schulreformen war es, dass die strukturelle Organisation und inhaltliche Gestaltung des Schulunterrichts „kindgemäß", d.h. auf den körperlichen und psychischen Entwicklungsstand der Schüler abgestimmt werden sollte. Einer als Erfahrungswissenschaft auftretenden Psychologie begegnete man daher mit großem Interesse: Anstatt abstrakter Spekulationen versprach sie konkrete empirische Untersuchungen, die „wirkliche" Einblicke in das „Seelenleben" des Schulkindes erwarten ließen.

Um Bühlers Berufung an die Wiener Universität, die an der Frage der Einrichtung eines psychologischen Instituts zu scheitern drohte, zu ermöglichen, kam zwischen dem sozialdemokratischen Stadtschulrat und dem christlichsozialen Unterrichtsministerium ein – angesichts des gespannten politischen Klimas – erstaunlicher Kompromiss zustande. Die Stadt Wien stellte der Universität Wien ein seit 1913 an der Niederösterreichischen Lehrerakademie bestehendes und mit der Trennung Wiens von Niederösterreich in ihren Besitz übergegangenes psychologisches Laboratorium zur Mitbenutzung zur Verfügung. Im Gegenzug erklärte sich Karl Bühler dazu bereit, am neu errichteten *Pädagogischen Institut der Stadt Wien* – der pädagogischen Zentrale der sozialdemokratischen Schulreform – für angehende Grundschullehrer Kurse aus Psychologie abzuhalten.

Das Wiener Institut für Psychologie „gehörte" also nicht der Universität, sondern der Gemeinde Wien. Für Räumlichkeiten – das Institut war bis 1934 im Gebäude des Stadtschulrates für Wien am Ring untergebracht –, Ausstattung mit Apparaten, Betriebskosten, Institutsdiener, ja selbst für das Gehalt von Karl Bühlers Frau Charlotte Bühler kam die Stadtverwaltung auf. Diese ungewöhnliche Konstruktion – Gemeinde- und Universitätsinstitut in einem – erwies sich für das Ehepaar Bühler als äußerst vorteilhaft: Das enge Naheverhältnis zur Stadtverwaltung machte es möglich, dass Schulen, Kindergärten und – für die Arbeit von Charlotte Bühler (1893–1974) von großer Bedeutung – die *Städtische Kinderübernahmsstelle* zu einem Ort der psychologischen Forschung werden konnten (vgl. Benetka, 1995).

Studium der Psychologie

Bis in die Zeit des Nationalsozialismus bildeten im deutschen Sprachraum Philosophie-Ordinariate die institutionelle Basis für die Entwicklung der Psychologie als einzelwissenschaftliche Fachdisziplin. Studierende der Psychologie studierten eigentlich Philosophie – d.h. sie studierten bei einem Professor der Philosophie, der an der jeweiligen Universität zu seinem Nominalfach auch die Psychologie vertrat und das Psychologische Seminar oder Institut leitete. Die Anforderungen, die die Studenten und Studentinnen erfüllen mussten, um ein Dissertationsthema aus dem Gebiet der Psychologie zugewiesen zu bekommen, wurden von dem jeweiligen Professor zumeist individuell festgelegt: Sie verlangten den Besuch bestimmter Vorlesungen, die Teilnahme an bestimmten Seminaren etc.

An der Universität Wien hatten Karl und Charlotte Bühler aber bereits ab der Mitte der Zwanziger damit begonnen, dem Studium eine hierarchische Struktur zu geben, aus der sich schließlich eine Art „Curriculum für Psychologie" entwickeln konnte. Das folgende Zitat stammt aus einem 1928 erschienenen „Studienführer für die philosophische Fakultät der

Universität Wien": „Eine gewisse Sonderstellung unter den philosophischen Disziplinen nimmt das Studium der Psychologie ein. [... Es] soll mindestens umfassen: a) den Besuch der vierstündigen Psychologievor-
lesung, b) einer zweistündigen Spezialvorlesung (Kinder-, Jugend-, So-
zial-, Sprach-, Denk-, Kunstpsychologie oder dergl., c) des experimentalpsychologischen Einführungskurses, d) die Mitarbeit im psychologischen
Praktikum und e) im psychologischen Kolloquium. Der psychologische
Einführungskurs (c) und die beiden Vorlesungen (a, b) können im ersten
Semester gleichzeitig absolviert werden und sind Voraussetzung für die
Aufnahme in das Praktikum, das abermals Voraussetzung für die Teilnahme am Kolloquium ist. Für die Wahl der Dissertation ist die Bewährung
des Studierenden im psychologischen Praktikum ausschlaggebend. Je
nach seiner Eignung und seinen Interessen wird ihm aufgrund der Ge-
währung im Praktikum eine theoretische oder experimentelle Arbeit vorgeschlagen." (Meister, 1928)

Dieses „Curriculum" galt in Wien – an anderen österreichischen oder
deutschen Universitäten galten zumeist weit weniger offiziös ausformu-
liert andere Regelungen. Eine Vereinheitlichung der Psychologie-Aus-
bildung an den deutschsprachigen Universitäten brachte erst die im April
1941 erlassene Diplomprüfungsordnung für Psychologie.

Die Entwicklung der Diplomprüfungsordnung stand in engem Zusammenhang mit der Einbindung von Psychologen in die Offiziersauslese der
Deutschen Wehrmacht. Schätzungen zu Folge sollen 1942 – kurz bevor
die Wehrmachtspsychologie aufgelöst wurde – etwa 450 Psychologen-
stellen bei Heer, Luftwaffe und Marine bestanden haben. Um die von
ihr beschäftigten Psychologen ordnungsgemäß verbeamten zu können,
drängte die Wehrmacht auf die Einführung eines den allgemeinen rechtlichen Anforderungen für den Eintritt in die Laufbahn des höheren
Dienstes entsprechenden staatlichen Examens. Die Psychologen wussten
die Gunst der Stunde zu nutzen: Unter der Federführung des Vorstands
der Deutschen Gesellschaft für Psychologie arbeitete eine Kommission
einen Entwurf zu einer Prüfungsordnung aus, der das künftige Fach-
studium ganz auf die Bedürfnisse der Diagnostik in der Wehrmacht ab-
stellen sollte (vgl. Geuter, 1984).

Das Studium gliederte sich nun in ein Vor- und in ein Hauptdiplom: Im
Vordiplom wurden Allgemeine Psychologie, Entwicklungspsychologie,
Charakterkunde und Erbpsychologie sowie Ausdruckskunde, ferner
Philosophie und Weltanschauung und biologisch-medizinische Hilfswis-
senschaften geprüft. Um das letzte Prüfungsfach entstand ein heftiger
Streit mit den Medizinern. 1942 wurde aus den „biologisch-medizini-
schen" „biologische Hilfswissenschaften in den für das Studium der
Psychologie bedeutsamen Ausschnitten". Die Ausbildung von Studie-

renden der Psychologie in klinisch-medizinischen Fächern war damit gestrichen.

Das Hauptdiplom umfasste die Fächer Psychologische Diagnostik, Angewandte Psychologie, Pädagogische Psychologie und Psychagogik, sowie Kultur- und Völkerpsychologie. Diplomarbeit gab es keine. Zum Abschluss des Vordiploms musste allerdings eine schriftliche Hausarbeit (in einem Arbeitsumfang von acht Wochen) verfasst werden. Während der Studienzeit waren zudem drei sechswöchige Praktika zu absolvieren.

Nach der Befreiung Österreichs wurde die Prüfungsordnung wie alle anderen Gesetze und Verordnungen, die im Bereich des Hochschulwesens während der NS-Zeit erlassen worden waren, außer Kraft gesetzt. Das Studium war jetzt wieder nach der alten Doktoratstudienordnung der Philosophie (vgl. weiter unten im Text) geregelt. Hubert Rohracher, der dem 1938 aus dem Universitätsdienst entlassenen Karl Bühler auf jenem Lehrstuhl für Philosophie nachgefolgt war, der an der Universität Wien der Vertretung der Psychologie vorbehalten war, blieb bei der Entwicklung des Lehrangebots zunächst am Vorbild seines Vorgängers orientiert: Er selbst las eine vierstündige, sich über vier Semester erstreckende Hauptvorlesung „Allgemeine Psychologie". Parallel dazu kündigte er gemeinsam mit seinem Assistenten Walter Toman ein zweistündiges Experimentalpsychologisches Praktikum an und hielt dazu noch Übungen zu Problemen und Methoden der physiologischen Psychologie ab. Dem praktischen Einsatz der Psychologie im Bereich der Arbeitsmarktverwaltung wurde durch ein Praktikum zur „Eignungs- und Berufspsychologie" Rechnung getragen, das ab der Mitte der 50er Jahre vom damaligen Leiter des Wiener Arbeitsamtes geleitet wurde. Auch das ehemals von Karl und Charlotte Bühler begründete „Psychologische Kolloquium", das als Ort der Diskussionen für MitarbeiterInnen, DissertantInnen und geladenen aus- und inländischen WissenschafterInnen gedacht war, fand eine Fortsetzung. Vorlesungen und Übungen zur Kinder- und Jugendpsychologie wurden im Rahmen des Pädagogischen Seminars von Sylvia Klimpfinger (1907–1980) angeboten: Sie hielt eine zweistündige Vorlesung über „Entwicklungspsychologie" und begleitend dazu ein vierstündiges „Kinderpsychologisches Begutachtungspraktikum". Eine wesentliche Erweiterung erfuhr das Curriculum zu Beginn des Studienjahres 1949/50, als Rohrachers Assistenten Walter Toman (geb. 1920) und Erich Mittenecker (geb. 1922) drei neue Lehrveranstaltungen für Studierende der höheren Semester anzubieten begannen: Übungen im Gebrauch von (am Vorbild der US-amerikanischen Papier- und Bleistifttests orientierten) Persönlichkeitstests, Übungen zur Anwendung statistischer Auswertungsverfahren (Mittenecker hat für diese Lehrveranstaltung ein eigenes Lehrbuch (Mittenecker, 1952) – das

erste über Statistik im deutschen Sprachraum – geschrieben) und – für die
frühe Rezeption der amerikanischen Psychologie am Wiener Institut für
Psychologie von außerordentlicher Bedeutung – ein Seminar für auslän-
dische Fachliteratur.

Es ist wichtig, zu betonen, dass die am Wiener Institut für Psychologie
im Vergleich mit dem übrigen deutschen Sprachraum rasch vollzogene
Rezeption der amerikanischen Psychologie sich nicht zuletzt auch der
Wiedereinführung der alten Rigorosenordnung verdankte: Das Studium
war – anders als nach der Diplomprüfungsordnung von 1941 – primär auf
eine wissenschaftliche, nicht auf eine berufspraktische Ausbildung ausgerichtet und bot daher sowohl für die Studierenden als auch für die lehrenden Assistenten Freiraum für die Beschäftigung mit Neuem sowie die
Möglichkeit zu einer frühen Schwerpunktsetzung und erleichterte damit
auch den Einstieg in eine wissenschaftliche Laufbahn. Das ist insofern von
Bedeutung, als im Zuge der raschen Expansion des deutschen Hochschul-
systems ab den 60er Jahren eine große Zahl von AbsolventInnen des
Studiums am Wiener Institut für Psychologie auf Lehrstühle für Psychologie in die Bundesrepublik berufen wurde.

Studienorganisation nach 1945

Die alte Rigorosenordnung sah eine Mindeststudiendauer von acht
Semestern vor. Es gab weder eine Studienordnung, noch Studienpläne,
sondern nur – von Institut zu Institut eben verschieden – interne Regelungen darüber, welche Vorlesungen, Übungen und Seminare als Voraussetzung für die Zuweisung eines Dissertationsthemas zu absolvieren
waren. Im Vergleich zu Wien war das Lehrangebot an den anderen Universitätsinstituten (Innsbruck, Graz, später dann auch in Salzburg) weit
weniger umfangreich und ausdifferenziert. Der Dissertation kam ein
höheres Gewicht zu als heutigen Abschlussarbeiten. Das galt natürlich
auch für die Abschlussprüfungen, die Rigorosen: Es gab ein zweistündiges Hauptrigorosum mit zwei Prüfern aus der Psychologie und einem
Prüfer aus der Philosophie und ein einstündiges Nebenrigorosum mit zwei
Prüfern aus dem so genannten Nebenfach. Umfang und Art der von den
KandidatInnen als Voraussetzung für die Zulassung zum Nebenrigorosum
zu erbringenden Prüfungen wurden von den jeweiligen Prüfern – ebenso
wie im Hauptfach – individuell festgelegt. Haupt- und Nebenrigorosen
hatten den Charakter von Gesamtfach-Prüfungen und waren – was den
Lernaufwand zur Vorbereitung betraf – entsprechend umfangreich.

Hubert Rohracher hatte bereits während des Krieges die durch die
Diplomprüfungsordnung herbeigeführte – wie er fand – einseitige Ausrichtung des Psychologiestudiums auf berufspraktische Zwecke kritisiert.

An einer Wiedereinführung der Diplomprüfungsordnung war er daher zunächst – unmittelbar nach Kriegsende – nicht interessiert. Er änderte allerdings seine Meinung, als in den westlichen Besatzungszonen im benachbarten Deutschland bald schon wieder nach einer revidierten Fassung der 1941 erlassenen Prüfungsordnung studiert wurde, weil er befürchtete, dass es zu Anrechnungsproblemen für österreichische Studienabschlüsse in Deutschland kommen könnte. Seit etwa der Mitte der 50er Jahre begann Rohracher daher auch die Möglichkeiten einer Wiedereinführung des Diplomstudiums in Österreich auszuloten und – in Absprache mit den Institutsvorständen in Graz (Ferdinand Weinhandl [1896–1973]) und Innsbruck (Ivo Kohler [1915–1985]) – konkrete Pläne dafür zu entwickeln. Die Realisierung dieses Vorhabens erlebte er nicht mehr. Erst kurz nach seinem Tod wurde das Studium der Psychologie durch die 1973 erlassene „Studienordnung für die Studienrichtung Psychologie" gesetzlich neu geregelt. Die Mindeststudiendauer betrug 10 Semester; der erste Studienabschnitt umfasste vier, der zweite sechs Semester. Folgende Prüfungsfächer waren vorgesehen (vgl. Rollett, 1992):

Der zweite Teil der Zweiten Diplomprüfung bestand in einer kommissionellen Prüfung aus dem Teilgebiet der Diplomarbeit und einem weiteren Teilgebiet des ersten oder zweiten Prüfungsabschnittes. Im zweiten Studienabschnitt wurde zudem ein sechswöchiges Fachpraktikum verlangt.

Die Studienordnung war eine Art Rahmenlehrplan, der von den einzelnen Instituten in individuelle Regelungen („Studienplänen") umgesetzt werden musste. Die neuen Studienpläne traten mit dem Studienjahr 1980/81 in Kraft, also erst sieben Jahre nach Erlass der Studienordnung.

Psychologie kann gegenwärtig an fünf verschiedenen Instituten studiert werden: In Wien, Graz und Innsbruck, in Salzburg (das Institut an der Universität Salzburg wurde 1964 gegründet) und seit dem Studienjahr 1999/2000 auch in Klagenfurt.

Aktuelle Forschungsschwerpunkte

Tagungen der Österreichischen Gesellschaft für Psychologie

Mit der 1993 erfolgten Gründung der *Österreichischen Gesellschaft für Psychologie (ÖGP)*, die vor allem wissenschaftlich tätige Kolleginnen und Kollegen an österreichischen Universitäten vereint, wurde die Regionalsektion in der *Deutschen Gesellschaft für Psychologie (DGfPs)* aufgelöst. Spätestens seit diesem Zeitpunkt beginnt sich ein eigenständiges Forschungsprofil der Psychologie in Österreich zu entwickeln. Die wissenschaftlichen Tagungen, die im Namen der ÖGP ausgerichtet werden, stellen eine Plattform zur Präsentation der vielfältigen Arbeiten dar. Die erste Tagung wurde von Herbert Janig (Universität Klagenfurt) 1994 ausgerichtet. Im ersten Tagungsband informieren knapp 50 Beiträge über wissenschaftliche Studien in Österreich (Janig, 1994). Die zweite Tagung, organisiert von Birgitte Rollett und MitarbeiterInnen in Wien, fand ein Jahr später statt. Im Tagungsband mit über 60 Beiträgen, sind Arbeiten zur allgemeinen und kognitiven Psychologie, Entwicklungspsychologie, Sozialpsychologie, Methodenentwicklung, kognitiven Psychophysiologie, differenziellen und Persönlichkeitspsychologie, Diagnostik und Testentwicklung, pädagogischen Psychologie, klinischen Psychologie und Psychotherapie, Gesundheits-, Arbeits-, Organisations- und Wirtschaftspsychologie zusammengefasst (Jirasko, Glück und Rollett, 1996). Weitere Tagungen folgten 1997 in Salzburg (organisiert von Heinz Wimmer, Glück, Vitouch, Jirasko und Rollett, 1998) und zwei Jahre später, 1999, in Graz (organisiert von Wolfgang Kallus). Kallus gab erstmals den Kongressband mit über 60 Beiträgen in englischer Sprache heraus (Kallus, Posthumus und Jiménez, 2001). Der fünfte Kongress fand in Wien (organisiert von Ilse Kryspin-Exner) statt. Allein im Abstract-Band finden sich über 100 Präsentationen und 35 Posters (Kryspin-Exner und Schabmann, 2002). Die sechste Tagung wurde 2004 in Innsbruck von Eva Bänninger-Huber und MitarbeiterInnen ausgerichtet und die siebte Tagung wird 2006 von Oliver Vitouch in Klagenfurt organisiert.

Forschungsschwerpunkte an den Instituten

Im Jänner 2003 richteten wir an alle Vorstände der psychologischen Institute in Österreich die Frage nach den aktuellen Schwerpunkten in der Lehre und Forschung.

Professor Wolfgang Kallus, Institutsvorstand in Graz, betonte in einer E-Mail vom 12. 03. 2003 die *emprisch-naturwissenschaftliche Ausrichtung* der Psychologie an dem von ihm geleiteten Institut: Einen Markstein in der mehr als 100-jährigen Geschichte der Psychologie in Graz stellt die Gründung eines Psychologischen Laboratoriums durch Alexius von Meinong im Jahr 1894 dar. In dieser Tradition ist die heutige Forschung und Lehre am Institut für Psychologie durch eine empirisch-naturwissenschaftliche Orientierung geprägt. Die Schwerpunktbildung lässt sich mit dem Stichwort Psychologie in der Arbeitswelt charakterisieren ... Das Forschungsprofil ist gekennzeichnet durch eine experimentell biopsychologische Ausrichtung der Bereiche Biologische Psychologie, Klinische und Gesundheitspsychologie, Differenzielle Psychologie und Arbeitspsychologie, eine empirisch-experimentelle Ausrichtung im Bereich der Allgemeinen Psychologie und empirisch sozialwissenschaftliche Forschung in den Bereichen Sozialpsychologie, Organisationspsychologie, Umweltpsychologie und Geschlechterforschung. In den einzelnen Bereichen werden schwerpunktmäßig besonders folgende Themen bearbeitet: Wissen, e-learning, Stress, Erholung und Zufriedenheit bei der Arbeit, Lateralitätsforschung, emotionale Intelligenz, kardiovaskuläre Reaktivität, Suizid, Psychologie des Typ 1 Diabetes, geschlechtsspezifische Gesundheitspsychologie, Gerechtigkeitsforschung, Geschlechtsrollenforschung. Das Forschungsprofil entwickelt sich derzeit in Richtung einer profilierten Schwerpunktbildung zur Psychologie in der Arbeitswelt unter besonderer Berücksichtigung der Bereiche Stress und Kompetenz: Intelligenz, Wissen und e-learning.

Professor Eva Bänninger-Huber, Institutsvorstand in *Innsbruck*, berichtete (E-Mail 05. 02. 2003) vor allem zwei Forschungsbereiche: Im Schwerpunkt *Angewandte Psychologie* konzentrieren sich die Forschungsaktivitäten auf Fragestellungen der Arbeits- und Organisationspsychologie, unter Einbeziehung sozial- und wirtschaftspsychologischer Konzepte. Vom Leiter des Fachgebiets Angewandte Psychologie wurde das bislang in der Deutsch-Schweiz durchgeführte Drittmittel-Projekt SONET (Evaluierung eines sozialorientierten Netzwerks für den interorganisationalen Ideentausch) akquiriert. Weitere Forschungsthemen sind: prosoziales Handeln in Unternehmen, Partizipation und organisationale Demokratie, personbezogene Dienstleistungsarbeit, Weiterentwicklung von Methoden der Arbeitsanalyse, Analyse populärer Managementkonzepte nach Kriterien humaner Arbeits- und Organisationsgestaltung.

Ein Schwerpunkt im Bereich der *klinischen Psychologie* ist die videogestützte Untersuchung emotionaler Prozesse in sozialen Interaktionen und in der Psychotherapie. Weiter befindet sich eine psychotherapeutische Ambulanz im Aufbau. Diese wird einerseits eine praxisbezogene Lehre in der klinischen Psychologie sowie eine wissenschaftlich fundierte Dienstleistung für die Region erlauben. Außerdem wird diese Einrichtung eine verstärkte Forschungstätigkeit im Bereich der Psychotherapieforschung möglich machen.

Zudem ist das Gebiet der *Notfallpsychologie* am Institut für Psychologie gut ausgebaut. Zahlreiche Forschungsarbeiten befassen sich im Rahmen der Arbeitsgruppe „Notfallpsychologie" mit Fragestellungen aus der Psychotraumatologie und der Krisenintervention. NotfallpsychologInnen des Instituts arbeiten auch am K+Zentrum „Alpine Sicherheit und Naturgefahren", das im Oktober 2002 gegründet worden ist, mit.

Das *Klagenfurter* Institut, das seit 1999 das Vollstudium Psychologie anbietet, ist bestrebt, ein eigenständiges Lehrprofil zu entwickeln (siehe

unten). Bezüglich der Forschungsschwerpunkte wurden vom Institutsvorstand, Professor Mayring vor allem Projekte zur Methodenforschung
(qualitative Methoden, mixed methodologies, Evaluation) *Traumatherapie, Psychogerontologie, Gesundheitspsychologie, Gruppendynamik,
Spielforschung und Wirtschaftspsychologie* angeführt. Das Institut wurde
im Frühjahr 2003 um eine Professur für Allgemeine Psychologie und
Kognitionsforschung erweitert und setzte in der Folge eine differenzierte
Abteilungs-Neugliederung um (siehe www.uniklu.ac.at/psy), die auch
neue Forschungsperspektiven eröffnet (E-Mail von Oliver Vitouch vom
21. 1. 2004).

An der Universität Salzburg werden aktuell größere Forschungsvorhaben mit erheblicher Drittmittelfinanzierung in folgenden Forschungs-
bereichen durchgeführt: *Entscheiden und Urteilen, kognitive Elektro-
physiologie, Erwerb mentalistischer Konzepte beim Kind, Lernstörungen
(Lese-, Rechtschreibschwäche, Dyskalkulie), klinische Gerontologie: Übergang ins Seniorenheim, Adipositas: Therapie, Nonverbale Kommunikation.* Weitere Forschungsthemen von MitarbeiterInnen sind sexueller
Missbrauch von Kindern, psychologische Ästhetik, Geschichte der Psychologie, Kulturpsychologie, Psychologie der Freizeit und des Tourismus,
soziales Netzwerk und soziale Unterstützung, autobiographisches Gedächtnis als Depressions-Prädikator, introspektive Zugänge zum präna-
talen Erleben, Supervision/Coaching, klientenzentrierte Psychotherapie.
Gemeinsam mit der Christian-Doppler-Klinik wurde ein Zentrum für *neu-
rokognitive* Forschung eingerichtet, das psychologische Fragestellungen
mit funktioneller Kernspin-Tomographie (MRI) untersucht. Aktuell wird
eine fMRI-Studie zu Legasthenie und zu einer bewusstseinspsychologi-
schen Fragestellung durchgeführt (e-mail vom 27. 01. 2003).

Am psychologischen Institut der Universität *Wien* wurde „in einem
Diskussionsprozess, in den alle wissenschaftlichen Mitglieder des Instituts
eingebunden waren, auf Basis der Kriterien internationaler Forschungs-
orientierung der Psychologie und benachbarter Disziplinen, der „Stärken" des Instituts in der Forschung und Bedarf an psychologischen
Forschungsleistungen in Wirtschaft und Gesellschaft ein Forschungsprofil
des Instituts erarbeitet. Dieses Forschungsprofil ist die Basis für vielfältige Vernetzungsmöglichkeiten innerhalb des Instituts und für interdisziplinäre wissenschaftliche Kooperationen. Es umfasst folgende fünf
Schwerpunkte: *(a) Entwicklung und Bildung über die Lebensspanne,
(b) Mensch in Wirtschaft und Organisationen, (c) Gesundheit: Prävention,
Intervention und Rehabilitation, (d) Kognitionswissenschaften und Neuroscience und (e) Methodenentwicklung und Psychometrie.*" (E-Mail vom
7. März 2003).

Lehre

Die Aufgaben der an den Universitäten wissenschaftlich tätigen Personen lassen sich den Bereichen Forschung, Lehre und Verwaltung zuordnen. Nachdem an Österreichs Universitäten keine Aufnahmebegrenzung für Studierende besteht und vor allem in der Psychologie die Zahl der Studierenden in den letzten zwei Jahrzehnten gegenüber jener der wissenschaftlichen MitarbeiterInnen überproportional gestiegen ist, nimmt die Lehre wohl an allen Instituten den größten Aufwand an Zeit in Anspruch. Am Psychologischen Institut in Wien waren im Studienjahr 2002/03 über 5700, davon 1200 erstmalig immatrikulierte HörerInnen registriert. Der Personalstand am Institut war im Verhältnis dazu unverantwortlich gering: von neun ProfessorInnen-Planstellen waren sieben besetzt; von insgesamt 33 Universitäts- und VertragsassistentInnen waren nur 23 ganztags, 10 halbtags angestellt. Im Durchschnitt betrug die Relation wissenschaftliche Mitarbeiter zu Studierenden also 1:140.

Im Studienjahr 2002 hatten knapp 350 Studierende das Studium abgeschlossen und drängten auf den Arbeitsmarkt. Bei Gleichverteilung der Anzahl der DiplomandInnen und Abschlussprüfungen auf die betreuen den ProfessorInnen und DozentInnen heißt das, dass von einer Person jährlich etwa 15 bis 20 Diplomarbeiten betreut werden. Die entsprechenden Zahlen für die anderen österreichischen Institute für Psychologie sind nicht wesentlich besser.

Weitere Statistiken zur Dramatik der Lage liefert Rollett (1996), die das Verhältnis von extrem hohen Studierendenzahlen aufgrund des freien Hochschulzuganges und Professorenstellen weltweit als einmalig sieht. In allen Vergleichen – zwischen Studierendenanzahl und ProfessorInnenstellen, wissenschaftlichen MitarbeiterInnen, Bibliotheksetats usw. – schneidet das Fach in Österreich weit schlechter ab als in Deutschland, der Schweiz und in anderen europäischen Ländern.

In einer Grundsatzentscheidung gab der Vorstand der Österreichischen Gesellschaft für Psychologie Empfehlungen für eine Grundausstattung an Professuren ab und bemühte sich bei den zuständigen ministeriellen Stellen um Ressourcen. Sparmaßnahmen und die Delegation der Entscheidungskompetenz über Budgets in die Autonomie der Universitäten haben jedoch die Verhandlungslage verändert. Hinzu kommt, dass das neue Dienstrecht zumindest in der Psychologie Schwierigkeiten mit sich bringt, die den Lehrbetrieb gefährden. Beispielsweise können MitarbeiterInnen im ersten Anstellungsverhältnis (mit Magisterium) in den ersten zwei Jahren nicht eigenständig lehren; für Karenzvertretungen unter vier Jahren ist es zur Zeit rechtlich nicht möglich, Personen ohne

Doktorat oder gleich zu haltender Qualifikation anzustellen, obgleich kaum PsychologInnen mit Doktorat für kurze Arbeitsverträge am Arbeitsmarkt verfügbar sind. Rechtliche Anpassungen sind über kurz oder lang zu erwarten.

Studienpläne

Im Studienjahr 2002/03 wurden an allen fünf Universitäten, an denen das Studium der Psychologie angeboten wird, neue Studienpläne wirksam.

Das Regelstudium der Psychologie dauert zehn Semester und umfasst außer der Diplomarbeit – mit einem Arbeitsumfang von sechs Monaten – und einem Fachpraktikum Lehrveranstaltungen im Ausmaß von 150 Semesterwochenstunden. Aus dem Lehrangebot der Psychologie sind insgesamt 135 Wochenstunden zu absolvieren; die restlichen 15 Semesterwochenstunden entfallen auf freie Wahlfächer. Mit 150 Semesterwochenstunden ist das Studium der Psychologie im Vergleich zu den früher geltenden Curricula (siehe oben) gekürzt worden.

Erstmals konnten an den fünf Standorten autonom Curricula entwickelt werden. Unterschiedliche Schwerpunktsetzungen sind besonders zwischen den Instituten in Graz, Innsbruck, Salzburg und Wien einerseits und Klagenfurt andererseits sichtbar. Während im ersten Studienabschnitt generell, aber in unterschiedlicher Intensität, nach einer Einführung in die Psychologie Lehrveranstaltungen aus Allgemeiner Psychologie, Entwicklungs-, Sozial- und Differenzieller Psychologie, sowie Methodenlehre und biologischer Psychologie angeboten werden, bietet die Universität Klagenfurt auch Veranstaltungen zur klinisch-psychologischen Intervention und Psychotherapie und wahlweise zur Gruppendynamik an. Erstmals wurde das Prüfungsfach Sozialpsychologie, internationalen Regelungen folgend, in den ersten Studienabschnitt eingeordnet.

Noch deutlicher werden die Unterschiede im zweiten Studienabschnitt: An allen Instituten sind Veranstaltungen zur Forschungs- und Lehrevaluation sowie Methodik und zur psychologischen Diagnostik vorgesehen, Ausmaß und inhaltliche Ausrichtung sind aber verschieden. In den Anwendungsfächern dominieren die Klinische Psychologie und Gesundheitspsychologie, die Arbeits-, Organisations- und Wirtschaftspsychologie (und die Umweltpsychologie in Graz) sowie (außer in Innsbruck) die Bildungs- und Pädagogische Psychologie. Klagenfurt bietet auch Lehrveranstaltungen zur Kulturpsychologie, Psychotherapie und Gruppendynamik an. Weil die Universität Klagenfurt erst seit 1999 einen eigenständigen Diplomstudiengang Psychologie anbietet und das im

Aufbau begriffene Institut ein Lehrangebot entwickelt hat, das sich recht deutlich von dem der übrigen Institute abhebt, sei ein längerer Auszug aus dem von der dortigen Institutskonferenz beschlossenen und vom Institutsvorstand, Professor Philipp Mayring übermittelten Profil mitgeteilt:

An keiner österreichischen und an wenigen ausländischen Universitäten ist Psychotherapie/Psychoanalyse so stark in der Psychologie verankert wie in Klagenfurt. Die Klagenfurter Psychologie pflegt auch die Kontakte zu psychologischen Anwendungsbereichen. Dies betrifft die Forschung, sowie institutionelle Kontakte. An keiner deutschsprachigen Universität werden qualitative Forschungsansätze so ausführlich wie in Klagenfurt thematisiert und in einer „Methodenwerkstatt" handlungsorientiert unterrichtet. Auch in der Methodenforschung wird dabei die Integration mit quantitativen Ansätzen gesucht. Das zweite Wahlfach (neben Psychotherapie) im Psychologiecurriculum stellt Gruppendynamik auf organisationspsychologischem Hintergrund dar. Der Bereich pädagogische Psychologie/Entwicklungspsychologie hat in der Tradition der Klagenfurter Psychologie besondere Bedeutung. In den genannten Profilbereichen zeigen sich zwei Querschnittsschwerpunkte: Kulturwissenschaftliche Orientierung der Psychologie im Gegensatz zu oftmals einseitig naturwissenschaftlicher Verankerung (Kulturpsychologie, Ehtnopsychoanalyse, qualitative Forschung, kritisch-psychologische Ansätze); Alpen-Adria-Kontakte: Aufbau und Pflege eines Netzwerkes Alpen-Adria-Psychologie (e-mail von Prof. Dr. Philipp Mayring, 28. 01. 2003).

Aufgrund der Arbeitsmarktlage ist es sinnvoll, dass die Anwendungsfächer Klinische Psychologie und Gesundheitspsychologie, Wirtschaftspsychologie und Bildungspsychologie vielerorts angeboten werden. Leider können in einem kleinen Land wie Österreich Schwerpunkte in der Verkehrspsychologie, Rechtspsychologie, Gemeindepsychologie usw. kaum realisiert werden.

An der Universität Wien wurde die „Angewandte Psychologie" als ein umfassendes Gesamtfach aufgrund der inhaltlichen Vielfalt der darunter zu subsumierenden Teilgebiete fallen gelassen und erstmals die jetzt selbstständigen Fächer „Wirtschaftspsychologie" und „Bildung und Evaluation" geführt. In Wien ist es möglich, einen oder zwei Schwerpunkte im zweiten Studienabschnitt und damit einen klaren Spezialisierungsakzent zu setzen. Regelmäßig angebotene Schwerpunkte sind in den Bereichen Klinische- und Gesundheitspsychologie, Bildung, Evaluation und Training, Wirtschaftspsychologie, Angewandte Sozialpsychologie, Angewandte Kinder- und Jugendpsychologie und in der Psychologischen Diagnostik möglich. Weitere Schwerpunkte kann die Studienkommission auf Zeit einrichten.

Mit der Regelung der verpflichtenden Wahlfächer ist es beispielsweise am Institut in Wien möglich, einen Großteil des Studiums im klinisch-
gesundheitspsychologischen Bereich auszurichten. Wer ein Profil als
Wirtschaftspsychologe anstrebt, kann über 33 Prozent des Studien-
angebotes danach auswählen: Mit den verpflichtenden acht Semesterwochenstunden Wirtschaftspsychologie im zweiten Studienabschnitt,
dem verpflichtenden Wahlfach von 16 Stunden, Lehrveranstaltungen aus
dem Wahlfachbereich der Diplomarbeit, Pflichtpraktikum, der einschlägigen Belegung von wirtschaftsbezogenen Fächern im Freifach (15 Std.)
und entsprechender Auswahl von Lehrveranstaltungen aus der Bildungs-
forschung und Diagnostik, können über 50 Semesterwochenstunden und
damit mehr als ein Drittel der vorgesehenen Lehrveranstaltungen wirt-
schaftspsychologischen Inhalts gewählt werden. Auf ECTS-Punkte um-
gerechnet und unter Einbeziehung der Diplomarbeit und des Pflicht-
praktikums ist es möglich, beinahe 50 Prozent des Studiums der Psychologie im Bereich der Arbeits-, Organisations-, Markt- und ökonomischen
Psychologie zu absolvieren. In ähnlicher Weise können auch in anderen
Anwendungsbereichen deutliche Schwerpunkte gesetzt werden.

In der folgenden Tabelle wird ein Überblick über die Curricula an den
fünf österreichischen Studienorten geboten.

Curricula an den fünf österreichischen Instituten für Psychologie

Fächer	Graz	Innsbruck	Klagenfurt	Salzburg	Wien
1. Studienabschnitt	65	65	70	65	60
Einführung in die Psychologie (in Klagenfurt sind Einführungs-Lehrveranstaltungen aus anderen Teilgebieten integriert)	4	5	12	7	4
Allgemeine Psychologie	10	12	6	12	10
Methodenlehre	11	16	8	11	14
Entwicklungspsychologie	6	8	6	8	8
Differenzielle Psychologie und Persönlichkeitspsychologie	8	8	6	8	8
Biologische Psychologie	8	8	6	11	8
Sozialpsychologie	8	8	6	8	8
Klinisch-psychologische Intervention und Psychotherapie			6		
Auswahl von Lehrveranstaltungen aus oben angeführten Fächern	10				

(Fortsetzung von Seite 20)

Fächer	Graz	Innsbruck	Klagenfurt	Salzburg	Wien
Wahlfach I: Klinisch-psychologische Interventionen und Psychotherapie Wahlfach II: Gruppendynamik			14		
2. Studienabschnitt	*70*	*70*	*60*	*70*	*75*
Methodenvertiefung bzw. Forschungs- und Evaluationsmethoden	7	6	4	8	8
Psychologische Diagnostik	13	10	10	11	14
Anwendungsfächer: Gesundheit, klinische Psychologie (Therapie)	12	16	14	min. 14	12
Arbeit und Organisation, Wirtschaft (Umwelt)	10	16	4	min. 8	8
Bildung, pädagogische Psychologie	6		4	min. 7	8
Kulturpsychologie			6		
Psychopathologie	6				
Auswahl von Lehrveranstaltungen aus oben angeführten Fächern	9			6	
Wahlpflichtfach: Grundlagenvertiefung	6	10		8	
Wahlpflichtfach: Anwendungsvertiefung	6	6		8	
Wahlfach I: Klinisch-psychologische Interventionen und Psychotherapie Wahlfach II: Gruppendynamik			14		
Verpflichtende Wahlfächer: Klinische- und Gesundheitspsychologie Bildung, Evaluation und Training Wirtschaftspsychologie (Arbeit, Organisation, Markt, Ökonomie) Angewandte Sozialpsychologie Angewandte Kinder- und Jugendpsychologie Spezielle Psychologische Diagnostik					Auswahl von 16 oder 10+6 Semester-Wochenstunden aus einem bzw. zwei Wahlblöcken
Wahlfachbereich der Diplomarbeit					6

(Fortsetzung von Seite 21)

Fächer	Graz	Innsbruck	Klagenfurt	Salzburg	Wien
Supervision des Pflichtpraktikums Pflichtpraktikum im Umfang von 6 Wochen	1		4		3
Freifächer	*15*	*15*	*20*	*15*	*15*

Die Ausführungen über die Lehre an Österreichs Instituten für Psychologie bezogen sich ausschließlich auf die Diplomstudiengänge Psychologie. Nicht angeführt wurden die Doktoratsstudien mit natur- beziehungsweise geisteswissenschaftlicher Ausrichtung und die sicher relevanten Lehrangebote aus Psychologie an den Universitäten Linz und an der Medizinischen Universität in Wien. Zu erwähnen sind auch die zahlreichen Universitätslehrgänge und Lehrgänge mit universitärem Charakter, die an Instituten für Psychologie entwickelt wurden und von den MitarbeiterInnen realisiert werden. Beispielsweise bietet die Universität Salzburg Hochschullehrgänge „Therapie der Leserechtschreibschwäche" und „Supervision" an. In Graz, Klagenfurt und Wien gibt es Lehrgänge zum „Psychologischen Propädeutikum". Wien hat zudem seit Jahren einen Lehrgang „Klinischer Psychologe und Gesundheitspsychologe" sowie „Supervision und Coaching" im Programm. Die Arbeits- und Organisations- sowie Wirtschaftspsychologen in Graz, Innsbruck und Wien gründeten jüngst eine eigene Plattform und arbeiten daran, eine Postgraduiertenausbildung für ihren Arbeitsbereich zu konzipieren.

Resumée

Die österreichische Hochschullandschaft verändert sich. An den Instituten für Psychologie entsprechen die personellen und materiellen Ressourcen auch nicht annähernd den Forderungen, die an einen modernen Lehr- und Forschungsbetrieb zu stellen sind. Die Lage ist inakzeptabel.

Die Autonomie der Universitäten, die Deregulierung der Curricula, der Druck nach Schwerpunktsetzung in der Forschung und die Evaluation der Institute und Arbeitsbereiche vor allem auf der Basis des Forschungsoutputs bringen eine Dynamik mit sich, die viele verunsichert. Vielleicht können die Veränderungen aber auch als Chance erkannt und genutzt werden. Wenn es gelingt, die administrative Arbeit zu reduzieren, und

durch eine deutliche Verbesserung der Relation wissenschaftliche Mitar-
beiterInnen/Studierende auch Möglichkeiten für hochwertige Forschung
zu schaffen, dann wird die österreichische Psychologie im internationalen
Fachzusammenhang deutlicher sichtbar werden. Der Präsident der DGfPs
Rainer Silbereisen, schreibt 2003 zur „Lage der Psychologie" – auf
Deutschland bezogen –, dass die Psychologie noch nie in einer besseren
Situation gewesen sei als heute. Dies gelte im Bezug auf das Interesse von
Studienanfängern für das Fach, auf den Arbeitsmarkt und auf die Öffentlichkeit und deren Nachfrage nach psychologischen Erkenntnissen. Als
weitere Schritte hin zu einer Internationalisierung der Psychologie fordert
Silbereisen für die Zukunft mehr Flexibilität, Sachorientiertheit, Quali-
tätskontrollen und Interdisziplinarität ein und gleichzeitig einen Abbau
an Bürokratie.

Die optimistische Einschätzung, dass die Lage gut sei, ist auf die
Verhältnisse in Österreich zur Zeit nicht zu übertragen. Gerade weil die
Nachfrage nach psychologischem Know-how in allen Lebensbereichen
steigt und längst allgemein anerkannt ist, dass gut ausgebildete
AbsolventInnen der Psychologie bei der Lösung von Aufgaben vielfältiger Art effizient tätig und fundierte wissenschaftliche Arbeiten gesellschaftlich relevant und nutzbar sind, gilt es, Bedingungen zu erwirken,
um internationalen Standards gemäß forschen und lehren zu können.

Literatur

Benetka G (1990) Zur Geschichte der Institutionalisierung der Psychologie in
Österreich. Die Errichtung des Wiener Psychologischen Instituts. Geyer-Edi-
tion, Wien

Benetka G (1995) Psychologie in Wien. Theorie- und Sozialgeschichte des Wiener
Psychologischen Instituts 1922–1938. WUV, Wien

Benetka G (1999) „Die Methode der Psychologie ist keine andere als die der
Naturwissenschaft ..." Die „empirische Psychologie" Franz Brentanos. In:
Slunecko T u.a. (Hrsg) Psychologie des Bewusstseins – Bewusstsein der
Psychologie. Giselher Guttmann zum 65. Geburtstag. S 157–175, WUV, Wien

Benetka G (2002) Denkstile der Psychologie. Das 19. Jahrhundert. WUV, Wien

Brentano F (1874) Psychologie vom empirischen Standpunkte. Duncker und
Humblot, Leipzig

Dilthey W (1894/1957) Ideen über eine beschreibende und zergliedernde
Psychologie. In: Dilthey W (Hrsg) Gesammelte Schriften, Band V. Teubner,
1957, Stuttgart, S 139–240

Geuter U (1984) Die Professionalisierung der deutschen Psychologie im Nationalsozialismus. Suhrkamp, Frankfurt am Main

Glück J, Vitouch O, Jirasko M, Rollett, B (Hrsg) (1998) Perspektiven psychologischer Forschung in Österreich. Band 2. WUV, Wien

Janig H (Hrsg) (1994) Psychologische Forschung in Österreich. Bericht über die
    1. Wissenschaftliche Tagung der Österreichischen Gesellschaft für Psycho-
    logie. Carinthia, Klagenfurt
Jirasko M, Glück J, Rollett B (Hrsg) (1996) Perspektiven psychologischer For-
    schung in Österreich. WUV, Wien
Kallus KW, Poshumus N, Jiménez P (eds) (2001) Current Psychological Research
    in Austria. Proceedings of the 4th Scientific Conference of the Austrian
    Psychological Society (ÖGP). Akademische Druck- und Verlagsgesellschaft,
    Graz
Kryspin-Exner I, Schabmann A (Hrsg) (2002) 5. Wissenschaftliche Tagung der
    Österreichischen Gesellschaft für Psychologie. Abstract Band. WUV, Wien
Meister R (1928) Studienführer für die philosophische Fakultät der Universität
    Wien. Österreichischer Bundesverlag für Unterricht, Wissenschaft und Kunst,
    Wien
Mittenecker E (1952) Planung und statistische Auswertung von Experimenten.
    Eine Einführung für Psychologen, Biologen und Mediziner. Deuticke, Wien
Rollett B (1992) Aus-, Fort- und Weiterbildung in Psychologie in Österreich. Report
    Psychologie 17 (9): 14–20
Rollett B (1996) Zur Lage der Psychologie in Österreich. In: Jirasko M, Glück J,
    Rollett B (Hrsg) Perspektiven psychologischer Forschung in Österreich, WUV,
    Wien, S 15–20
Rollett B (1997) Psychology in Austria. World Psychology 3-4: 289–309
Schweinhammer S (1995) Die Geschichte des Instituts für Experimentelle
    Psychologie an der Universität Innsbruck. Die Anfangsphase: 1897 bis 1926,
    Universität Wien, unveröffentlichte Diplomarbeit
Silbereisen R (2003) Zur Lage der Psychologie – neue Herausforderungen für
    Internationalität und Interdisziplinarität. Psychologische Rundschau 54: 2–11

Der Berufsverband für Österreichische Psychologinnen und Psychologen (BÖP) – ein Brückenbauer zwischen Wissenschaft und Praxis

Gerda Mehta

Ein kurzer Blick auf die Entwicklung des Berufsstandes der Psychologie seit 1945

Die Psychologie als Beruf stand in Österreich 1945 vor einem völligen Neubeginn (Mattes, 1985, S. 201). Nach dem Krieg unterrichteten in Wien Hubert Rohracher, Silvia Bayr-Klimpfinger, Walter Toman, Lambert Bolterauer und Erich Mittenecker, in Innsbruck Theodor Erismann, dem Ivo Kohler 1956 als Institutsleiter folgte und in Graz unterrichtete nach einer Zeit der Vakanz Ferdinand Weinhandl am Institut für Psychologie. Vor allem war es aber Rohracher in Wien, der die Ausrichtung der Psychologie am meisten prägte. Er wurde 1963 mit dem Ehrenkreuz für Wissenschaft 1. Klasse ausgezeichnet und verstarb 1973.

Zur Erlangung eines Studien*abschlusses* (Doktorat) war bis in die 80er Jahre eine Vorlage einer wissenschaftlichen Abhandlung und die Ablegung zweier strenger Prüfungen (Rigorosen) erforderlich. Von Ende 1945 bis Juli 1953 wurden in Wien 122 Psychologen promoviert (davon waren 62 weiblich) und 85 arbeiteten an ihrer Dissertation (Schallert, 2001, S. 33). Durch die generelle neue Studienordnung im Hochschulbetrieb in den 80er Jahren in Österreich (Erlass von 1973, der im Studienjahr 1980/81 in Kraft getreten ist) wurde der Titel des Magisters eingeführt (der Berufsverband setzte sich für den Titel Diplompsychologe analog zu Deutschland ein, wurde aber überstimmt – laut mündlicher Mitteilung des damaligen Präsidenten Hofer). Das Doktorat konnte ab dann erst nach Erlangung des Magisters erworben werden. Das Magisterium schaffte für viele Psychologen Erleichterungen, denn, wenn eine Dissertation nicht gelungen ist – und alle waren wissenschaftlich nicht so versiert und interessiert an dieser zu arbeiten und sie auch schreiben zu wollen und können – hatte man gar keinen Studienabschluss. Die Ausbildung selbst wurde in den letzten Jahrzehnten zunehmend klarer und strukturierter.

Der Zusammenschluss der europäischen Länder war eine neuerliche Weichenstellung in der Ausbildungs- und Ausübungsfrage, die einen Prozess der Abstimmungen der Länderregelungen untereinander in Gang setzte, der 2004 noch lange nicht abgeschlossen ist. Aufgrund des Bolognaabkommens von 1999 zur Vereinheitlichung der Studiengänge in Europa ist ein B.A. als erste Stufe des Ausbildungsabschlusses diskutiert, was eventuell größere Veränderungen der Ausbildungszugänge, der Ausbildungsinhalte während dieser Anfangsjahre auf der Universität und für berufliche Möglichkeiten und Anrechenbarkeiten des Studiums nach einem Abschluss mit sich bringen würde als dies die Einführung des Magisters mit sich brachte. Man wird sehen, welche Auswirkungen die ins Auge gefassten B.A.-Abschlüsse auch für die Aufbaustudien mit sich bringen.

Nach dem Krieg waren Psychologen für Erziehungshilfe, berufliche Eignungsuntersuchungen und einige auch im klinischen Dienst beschäftigt. Von 74 *öffentlich angestellten* Fachpsychologen waren 41 in der Arbeitsverwaltung, andere beim Stadtschulrat, in der Jugendgerichtshilfe, in Kinderheimen und in Strafanstalten, in der Universitätsklinik, beim Bundesheer und beim Kuratorium für Verkehrssicherheit tätig (Schallert, 2001), die vor allem wegen ihrer diagnostischen Kompetenz geschätzt wurden.

Über freiberuflich tätige Psychologen war in jener Zeit bis auf Ausnahmen wenig allgemein bekannt. Aufklärung und Öffentlichkeitsarbeit über psychologische Aspekte des Zusammenlebens und der Lebensführung, wie generelle Erziehungs- und Gesundheitsmaßnahmen vermittelten u.a. die besonders bekannt gewordenen Vertreter Victor Frankl und Heinz Eppel (mit „Hier spricht der Kinderpsychologe", erklang Eppels Stimme regelmäßig im Radio) für Erziehung und Jugend in den 50er und 60er Jahren, die wichtige Ressourcen für die Gesundung und Erholung der Bevölkerung von den Kriegs- und Nachkriegswirren darstellten. Viel Beachtung fand auch das Buch von Herbert Schiff „Elternfehler – Kinderschicksal". Einzelne Psychologen boten in Freier Praxis ihre Dienste an, wie Heinz Eppel in Wien, und Kurt Baresch hatte in Linz seine 1. Praxis für Praktische Psychologie eröffnet (persönliche Mitteilung). Später hatten Ernst Hofer und Werner Mann zum Thema „Wege und Abwege der Psychologie" im Radio Doppelkonferenzen eingeführt, die der Zuhörerschaft wissenschaftliche Ergebnisse über Psychologie im Dialog näher brachten. Durch diese und unzählige andere Initiativen von Psychologen konnte die Verbreitung von psychologischem Wissen in der Bevölkerung rasch voranschreiten. Denn in den letzten 50 Jahren war die Arbeit mit den Klientinnen und Klienten, die allgemeine Verbreitung wissenschaftlicher Erkenntnisse im Sinne einer Erziehung und Aufklärung und die Erforschung psychologischer Inhalte eng miteinander verzahnt, was übrigens bis heute so geblieben ist.

Erich Mittenecker regte 1953 die Gründung eines Berufsverbandes an, um den aufkommenden Bestrebungen pseudopsychologischer Gruppierungen entgegenwirken zu können. Die konstituierende Generalversammlung fand unter dem Vorsitz von Bayr-Klimpfinger am 24. 10. 1953 im Hörsaal des psychologischen Instituts in der Liebiggasse 5, in Wien statt. Ziel war die Sicherung des Ansehens der wissenschaftlichen Psychologie in Forschung und praktischer Anwendung und der Schutz der Allgemeinheit vor Missbrauch psychologischer Tätigkeit (Hofer 2001, S. 46). Die Tätigkeit an den psychologischen Instituten war stark geprägt von einer engen Zusammenarbeit mit dem Berufsverband und dies blieb bis heute mehr oder minder so.

Zu den Grundsätzen gehörte es, dass der Verband eine gesamtösterreichische Vereinigung ist, strenge Überparteilichkeit zu wahren hat und bezüglich der verschiedenen Richtungen der Psychologie neutral sein muss. Dem ersten Präsidium (damals Geschäftsführender Ausschuss genannt) gehörten Ernst Hofer, Herbert Palme und Otto Pawlik an. Pawlik war bis 1973, bis zu seinem tragischen Tode, de facto Präsident. Bis zum Inkrafttreten des Psychologengesetzes 1990 leitete dann Hofer als Präsident den Verband.

Das Arbeitsprogramm des 1. Vorstands umfasste:

Meldung von Missbrauch der Psychologie: konkrete Angaben, ev. Wahrung der Anonymität des Anzeigers durch den Vorstand. Ergreifen gemeinsamer Schritte (Intervention des BÖP, Presse, ev. rechtliche Schritte).

Kodifizierung der ethischen Berufsnormen: Formulierung der Standesverpflichtung des Psychologen.

Festlegung jener Tätigkeiten, die als *psychologische Praxis* im Sinne der Statuten Bedingungen zum Erlangen der ordentlichen Mitgliedschaft sind.

Ausbildungsfragen: Wiedereinführung des Diploms. Praktizierungs- und Hospitationsmöglichkeiten. Vereinheitlichung in Österreich usw.

Berufssituation des Psychologen im Angestelltenverhältnis: Überblick; aktueller Stand, Verbesserungsmöglichkeiten. Öffentliches Besoldungsschema, Anstellungserfordernisse, Berufsbezeichnung, Arbeitsumstände.

Berufssituation der selbstständig tätigen Psychologen: Freier Beruf (heraus aus der allgemeinen Innung), Bezeichnung, Bezeichnung der Praxis, Schwierigkeiten um den Begriff Therapie usw.

Publikumsaufklärung: seriöse Veröffentlichungen (Referate, Presse, Radio).

Werbung: Kollektivwerbung, „Zensur", Hinweis auf Verbandszugehörigkeit, Telefonbuch, Hausschild usw.

Zusammenarbeit mit der Gesellschaft für Psychologie.

Wege zum Psychologengesetz: Studium der Möglichkeiten, Vorfühlen, Ausarbeiten von Vorschlägen unter juristischer Hilfe.

Organ des BÖP: Für Mitteilungen und Veröffentlichungen (nach Schallert, 2001, S. 85, 86).

Im Wesentlichen sind all die zur Gründung des Berufsverbands festgelegten Aufgaben noch immer wichtige Berufsverbandsanliegen, die je nach psychosozialer Lage und professioneller Landschaft in Österreich immer wieder neue Umsetzungsstrategien mit sich bringen.

Der BÖP und seine derzeitige Struktur

Der Berufverband bestand und besteht aus einer ständig steigenden Anzahl engagierter Psychologinnen und Psychologen mit abgeschlossenem Hochschulstudium, die sich für die Psychologie, die Kollegenschaft und die Versorgung der Bevölkerung mit qualitätsvollen psychologischen Leistungen einsetzte und weiterhin einsetzt. Anfänglich waren es 107 Mitglieder, 1981 waren es bei der jährlich stattfindenden Generalversammlung 737 stimmberechtigte Mitglieder, 1993 1120 Mitglieder, 1997 1700 Mitglieder, 2000 2119 Mitglieder, Anfang 2003 2700 und am 4. 8. 2003 meldete sich das 2800. Mitglied an.

Schon bald gab es Zweigstellen in den Bundesländern, da der Verein von Anfang an ein gesamtösterreichischer Verein sein wollte. Heute gibt es *9 Landesgruppen und 9 Sektionen* (Psychotherapie, Kinder-, Jugend und Familie, Klinische und Gesundheitspsychologie, Organisations-, Wirtschafts- und Arbeitspsychologie, Verkehrspsychologie, Forensische Psychologie, Pädagogische Psychologie, Sportpsychologie, Umweltpsychologie). Ein *Schiedsgericht* nimmt sich ethischer, rechtlicher und größerer interner Streitigkeiten im Verband und von Mitgliedern untereinander und Beschwerden von Klientinnen und Klienten über Mitglieder an. Erfahrene Kollegen, auch im Führen des Verbandes, unterstützen das jeweils für 3 Jahre gewählte Leitungsteam des Verbandes. Sie bilden den *Weisenrat. Zwei Rechnungsprüfer* achten auf die korrekte finanzielle Abwicklung und gute Finanzgebarung der Mitgliedsbeiträge.

Der *Vorstand* (das Leitungsteam) bestand über viele Jahre aus 11 Mitgliedern. Im Jahr 2000 wurde er auf 7 Mitglieder reduziert. Der Vorstand wird von allen Mitgliedern in geheimer Briefwahl gewählt, wie auch die Leitungsteams der Sektionen, Landesgruppen, Rechnungsprüfer und

Schiedsgericht. Aus diesem Leitungsteam wählen die Vorstandsmitglieder ein die Geschäfte ausführendes und nach außen auftretendes Präsidium von 3 Kollegen, dem der/die Präsident/in vorsteht, die beiden anderen halten die Funktionen des Kassiers und Schriftführers inne. Ein Sekretariat mit Personal steht den Mitgliedern und den Funktionären für Serviceleistungen und für operative und verwaltungstechnische Anliegen beiseite. Die letzte Wahl erfolgte im April 2003. Gerda Mehta hat die Präsidentschaft inne, Christoph Kabas (Kassier) und Ulla Konrad (Schriftführerin) sind Vizepräsident und Vizepräsidentin.

Aufnahme in den Berufsverband finden nur Psychologinnen und Psychologen mit abgeschlossenem Psychologiestudium. Studienplätze für Psychologie gab es vor 50 Jahren in Wien, Innsbruck und Graz. In Salzburg konnte man ab 1964 und in Klagenfurt erst ab dem Studienjahr 2001/2002 das Psychologiestudium abschließen. Durch das rege Interesse und Andrang der Studenten konnte ein fortlaufender Ausbau der psychologischen Institute erfolgen. Eine *Studentenplattform* im BÖP dient den Psychologiestudenten für ihre speziellen Anliegen. Sie werden durch einen sehr reduzierten Mitgliedsbeitrag und verschiedene Serviceleistungen gefördert und können überall mitgestalten. Sie haben allerdings in den Gremien kein Stimmrecht. Eine Internetstudentenplattform (Verein Psychoforum) wird vom BÖP gesponsert.

Zum *Informieren der Mitglieder* gibt der BÖP seit 1981 eine Zeitschrift 3–5-mal jährlich heraus – die PIÖ (Psychologie in Österreich). Ab 1991 wurde zusätzlich die Mitgliederinformation regelmäßig ausgeschickt, in der verbandsinterne Angelegenheiten mit den Mitgliedern kommuniziert werden, um Informationen den Mitgliedern rascher als es die Produktion einer Zeitung erlaubt, zukommen zu lassen. Seit ein paar Jahren wird dieser aufgrund technischer Veränderungen und Vernetzung vieler Mitglieder den meisten Kollegen elektronisch geschickt. Eine vom BÖP gewartete Homepage ermöglicht den Mitgliedern und Interessierten einen raschen Zugriff zu Informationen über den Verein, seine Mitglieder und seine Angebote. Interne Mailinglisten und Foren bilden die technische Voraussetzung für einen unmittelbaren Informationsaustausch unter Mitgliedergruppen.

Eine *Fortbildungsakademie* wurde eingerichtet, die Seminare und postgraduelle Ausbildungen in Klinischer und Gesundheitspsychologie und Curricula bzw. Weiterbildungen in unterschiedlichen Anwendungsgebieten der Psychologie, wie Supervision und Coaching, Arbeitspsychologie, Notfallpsychologie, forensischer Psychologie, Neuropsychologie, Personal- und Organisationsentwicklung, Drogenberatung, Kinder- und Jugendpsychologie, Mediation und dergleichen anbietet. Die Seminare und Curricula werden hauptsächlich in Wien, aber auch in anderen

Bundesländern abgehalten. Eine Serviceorganisation versorgt die Mitglieder mit verschiedenen Leistungen, wie Versicherungsangebote, For-
mulare und dergleichen.

Eine *Helpline* steht potenziellen Klientinnen und Klienten, Kolleginnen
und Kollegen und Überweisern zur Verfügung. Ein *Psychnet* lässt den
richtigen Psychologen oder die richtige Psychologin in räumlicher Nähe,
mit sonstigen Besonderheiten im Angebot und mit dem notwendigen
Spezialwissen und Erfahrung effizient und rasch finden.

Der BÖP führte seine Geschäfte ursprünglich im Psychologischen
Institut der Universität Wien im ersten Bezirk in der Liebiggasse aus. 1984
mietete der Verband sein *1. BÖP- Lokal* im 13. Bezirk in der Hietzinger
Hauptstraße an. Über den Salzgrieß in Wien 1, die Kegelgasse in Wien 3
zog der BÖP 1994 in die *Garnissongasse* in Wien 9 ein, wo bereits ein Büro
von ansehnlicher Größe installiert werden konnte, das Mitarbeiter be-
herbergte, wo Arbeitstreffen, Sitzungen, Veranstaltungen und Fort-
bildungskurse abgehalten werden konnten, eine Helpline eingerichtet
und Organisationstreffen und Feiern abgehalten werden konnten. Es bot
vielfältig Heimat für Funktionäre und Mitglieder. 2001 zog der Verband
in das derzeitige Lokal im 4. Stock am Möllwaldplatz 4, im 4. Bezirk in
Wien.

Wichtige Meilensteine und Errungenschaften im letzten halben Jahrhundert

Die Passage über das Psychologengesetz wurde mir dankenswerter-
weise von Ernst Hofer zur Verfügung gestellt.

Das Psychologengesetz

Von Anfang an wurden vom Verband Anstrengungen unternommen,
ein *Psychologengesetz* zu erwirken. In einer Arbeitstagung am 29. und
30. 10. 1955, an der 130 Psychologen teilnahmen, wurden die Grundzüge
des Gesetzes diskutiert. Der 1. Gesetzesentwurf wurde 1956 von Hofer,
Mittenecker und Pawlik erstellt und im Dezember dieses Jahres dem
Bundeskanzleramt übergeben. Zum Vergleich: in USA wurde bereits 1948
ein erstes Psychologengesetz erlassen und 1977 hatte der letzte Bundes-
staat auch ein Landesgesetz dazu erlassen. Die DDR schützte ab 1976 den
Berufstitel, Holland folgte 1971, Portugal 1972, Norwegen 1973, Schwe-
den 1978, Griechenland und Spanien 1979 (Hockel, 1984, S. 3).

Die Schwierigkeiten, ein Psychologiegesetz in Österreich zu beschließen, lagen zum einen darin, dass ein Bundesgesetz aufgrund der Geset-

zeslage nur mit großen Hürden möglich war, da sich die Psychologie auf viele verschiedene Anwendungsbereiche erstreckt und deshalb viele Ministerien und auch die einzelnen Bundesländer, und nicht nur der Bundesgesetzgeber (die Bundesregierung), für Berufsregelungen zuständig sind. Zum anderen gab es vor allem bei Bereichen der Behandlung Berufsgruppen, die Einspruch erhoben und Abgrenzungsschwierigkeiten äußerten (vor allem Ärzte und später auch Psychotherapeuten). Mit viel persönlichem Einsatz, wenig finanziellen Ressourcen und ohne parteipolitisches Bekenntnis versuchte man immer wieder Mittel und Wege, zu einem einheitlichen Berufsgesetz zu kommen.

1975 ergaben Kontakte mit Verfassungsjuristen (Hofer, Höfner), dass unter Umständen doch eine bundeseinheitliche Regelung des Berufes möglich wäre. Der BÖP holte daraufhin eine Expertise zur Rechtsstellung der Psychologen ein, die als Grundlage für weitere Verhandlungen diente. 1976 wurden Gespräche mit maßgeblichen Abgeordneten aller im Parlament vertretenen politischen Parteien geführt. Der BSA-Bundestag fasste den Beschluss, ein Psychologengesetz zu initiieren; auch Abgeordnete der anderen Parteien sagten ihre Unterstützung zu. 1976 und 1977 wurde in mühevoller Arbeit der Entwurf eines Psychologengesetzes fertig gestellt, im Vorstand im Detail diskutiert und letztlich beschlossen. Im Juli 1977 wurde der Entwurf Frau Minister Firnberg überreicht. Sie sagte zu, die Bearbeitung voranzutreiben. Daraufhin wurde der Verfassungsdienst des Bundeskanzleramtes mit der Ausarbeitung eines offiziellen Entwurfes befasst, der nach einigen Verhandlungsrunden mit Beteiligung des BÖP im Jahre 1978 fertig gestellt war. Im Sommer 1978 wurde der Gesetzesentwurf zur offiziellen Begutachtung vom Bundeskanzleramt ausgesendet. Die Stellungnahmen waren stark polarisiert und teilweise von Unterstellungen beeinflusst. In der öffentlichen Diskussion kam es teilweise zu heftigen Auseinandersetzungen mit irrationalem Hintergrund.

Die offizielle Bearbeitung wurde daraufhin – es standen Wahlen bevor – eingestellt. Nach vielen Interventionen des Präsidiums (Hofer, Sonnleitner, Zuzan) und auch von vielen Psychologengruppen verlangte 1980 das Bundeskanzleramt vom Berufsverband eine Dokumentation über den Missbrauch mit Psychologie. Trotz fast unüberwindlich erscheinender Schwierigkeiten für ein solches Unterfangen gelang es doch, eine entsprechende Dokumentation auszuarbeiten, die 1982 dem Verfassungsdienst übergeben werden konnte.

1982 wurde in einer interministeriellen Besprechung im Bundeskanzleramt offiziell festgestellt, dass an der Notwendigkeit eines Psychologengesetzes nicht mehr zu zweifeln sei. In diesem Jahr verstärkten sich die teilweise kontroversiellen Diskussionen im Zusammenhang mit einem

Psychotherapiegesetz, die auch weiter andauern sollten. 1984 erstellte der Verband in vielen Sitzungen einen neuen Gesetzesentwurf, der alle akzeptablen Einwendungen des Begutachtungsverfahrens 1978 berücksichtigte. Die Realisierung scheiterte hauptsächlich wieder an der Kompetenzverteilung zwischen Bund und Ländern.

Ein prominenter Verfassungsrechtler riet dem BÖP, das Psychologengesetz als Kammergesetz zu konstruieren; dafür hätte der Bundesgesetzgeber die Kompetenz. Die diesbezügliche sehr komplizierte Umarbeitung wurde, wie schon beim Vorentwurf, in Zusammenarbeit mit unserem juristischen Berater 1985 fertig gestellt. Die Entwürfe 84 und 85 konnten Minister Steyrer übergeben werden, der öffentlich erklärt hatte, ein Psychologengesetz für seinen Kompetenzbereich zu unterstützen. Durch den bald folgenden Ministerwechsel im Gesundheitsressort war trotz Interventionen eine Weiterbearbeitung nicht zu erreichen. Priorität im Ressort hatten damals auch die Aktivitäten im Zusammenhang mit dem Weinskandal und mit dem Reaktorunfall in Tschernobyl.

Nach den Nationalratswahlen 1986 wurden Kanzleramtsministerien geschaffen. Dies war ein Vorteil für berufspolitische Belange. Im Frühjahr 1987 wurde den BÖP-Vertretern im Büro des Gesundheitsministers mitgeteilt, dass die bisher offene Frage der Ministerienkompetenz für ein Psychologengesetz kein Problem mehr sei; sie läge beim Bundeskanzleramt. Am 22. 3. 1988 erklärte Minister Löschnak (den Termin besorgte Christine Butschek) den politischen Willen für die Schaffung eines Psychologengesetzes und seine Absicht, eine Regierungsvorlage sobald als möglich vorzubereiten. Im Oktober 1988 war der politische Auftrag offiziell erteilt. Minister Neisser – als einer der beiden Kanzleramtsminister – stand unserem Anliegen positiv gegenüber und unterstützte die Aktivitäten seines Ministerkollegen.

Am 2. 11. 1988 begannen im Bundeskanzleramt die Detailverhandlungen. Vorher gab es schon zwei Verhandlungsrunden in einem größeren Kreis, die nicht effektiv genug waren. Deswegen drängten das Präsidium auf Detailverhandlungen, die im Februar 1989 – so wurde angenommen – abgeschlossen gewesen wären. Durch den Ministerwechsel im Gesundheitsressort trat jedoch eine Unterbrechung ein; der neue Minister brachte zum Teil neue Vorschläge ein. Minister Ettl unterstützte voll das Gesetz und erteilte im April die endgültige Zusage zur Weiterbearbeitung. Die Detailverhandlungen konnten abgeschlossen werden.

Am 30. 5. 1989 wurde der Entwurf des Psychologengesetzes offiziell zur Begutachtung ausgesendet. Der Entwurf stellte, vor allem bezüglich der Bestimmungen über den Erwerb des notwendigen Erfahrungswissens vor der Berechtigung zur selbstständigen Berufsausübung einen Kompromiss zwischen den BÖP-Forderungen und den anderslautenden politischen

Vorgaben dar. Die Lage nach dem Begutachtungsverfahren und die politischen Vorgaben zwangen zu einer wesentlichen Umarbeitung des Gesetzesentwurfes, wenn noch in der laufenden Legislaturperiode ein Psychologengesetz erreicht werden sollte. Vor allem die Berufsabgrenzung musste in anderer Form erfolgen, weil gegen irrationale Einwendungen selbst die präzisesten Formulierungen nicht ankommen können.

Die folgende im September 1989 vorgeschlagene Problemlösung (Hofer) bezüglich des Entwurfes des Psychologengesetzes fand im Kanzleramt und bei den meisten Kritikern des Begutachtungsentwurfes Zustimmung:

– Volles Berufsausübungsrecht unter Beibehaltung der bisherigen Berufsbeschreibung (einschließlich psychologischer Behandlung). Eine Einschränkung ergibt sich aus der Kompetenzverteilung zwischen Bund und Länder, d.h. es kann vorläufig nur ein Berufsausübungsrecht für den Bereich des Gesundheitswesens geregelt werden.

– Ersatzloser Entfall der Strafbestimmungen wegen unbefugter Berufsausübung. Andere Berufe können also Psychologie für ihre Zwecke anwenden bzw. können sich in keiner Weise mehr beeinträchtigt fühlen.

– Voller Schutz der Berufsbezeichnung, und zwar nicht nur für den Bereich Gesundheitswesen, sondern auch für psychologische Berufstätigkeit auf allen anderen Gebieten.

– Festschreibung der Freiberuflichkeit.

– Statt einer Körperschaft öffentlichen Rechts Einrichtung eines Psychologenbeirates beim Bundeskanzleramt.

Zusammenfassend handelt es sich um ein Berufsausübungsrecht ohne Exklusivität, jedoch mit vollem Schutz der Berufsbezeichnung Psychologe/Psychologin. Die Lage nach dem Begutachtungsverfahren ergab auch, dass eine reale Chance nur bei einer parallelen Bearbeitung von Psychologengesetz und Psychotherapiegesetz bestand. Diese Tatsache war zu akzeptieren. Um die Jahreswende kam auch der Entwurf des Psychotherapiegesetzes in die offizielle Begutachtung. Im Jänner 1990 begann die Umarbeitung entsprechend den beschriebenen Änderungsvorschlägen, die im März fertig verhandelt war und vom Legistiker mit außerordentlich hohem Einsatz in die erforderliche Fassung gebracht wurde. Seit Ende 1984 hatten die Verbandsvertreter neben einer Unzahl von Gesprächen, Interventionen und Verhandlungen in den verschiedensten Institutionen allein 15 Besprechungen mit Ministern. Am meisten Zeit erforderten die Verhandlungen im Bundeskanzleramt: von März 1988 bis April 1990 fanden in zwei Sessionen insgesamt 22 vielstündige Verhandlungsrunden statt. (Mit Butschek, Hofer, oft Wimmer-Puchinger und gelegentlich anderen Kolleginnen und Kollegen).

Am 11. 4. 1990 einigten sich Vertreter der Koalitionsparteien unter der

Führung von Minister Ettl und Minister Busek (Wissenschaft und Forschung), beide Gesetze – für Psychologie und Psychotherapie – noch in
dieser Legislaturperiode einzubringen.

Am 17. 4. 1990 wurde das Psychologengesetz wie auch das Psychotherapiegesetz im Ministerrat als Regierungsvorlage beschlossen. Anfang
Mai kam die Vorlage zur parlamentarischen Bearbeitung. Jede Verzögerung hätte in diesem kritischen Zeitabschnitt eine Rückstellung für die
nächste Legislaturperiode bedeutet. Um etwa auftretenden Schwierigkeiten im Voraus zu begegnen, fand zur Koordination kurz vor der entscheidenden parlamentarischen Ausschusssitzung ein Gespräch zwischen Vertretern des Dachverbandes Psychotherapeutischer Vereinigungen und des BÖP statt.

Am 1. 6. 1990 beriet der zuständige Ausschuss mit uns Experten in sehr
konstruktiver Atmosphäre die Regierungsvorlage. Am Nachmittag des
gleichen Tages beschloss der Gesundheitsausschuss im Plenum die Annahme der Gesetzesvorlagen zu empfehlen.

Am 7. Juni 1990 wurde das Psychologengesetz im Nationalrat in
3. Lesung einstimmig beschlossen. Der Beschluss erfolgte um 12.57 Uhr.
Zufällig stimmten die Ordnungsnummer der Regierungsvorlage (1257)
und die Uhrzeit des Beschlusses überein. Gemeinsam mit dem Psychologengesetz wurde ein Psychotherapiegesetz für die inzwischen langsam
profilierende Psychotherapie vom Parlament verabschiedet.

Die Ausübung des psychologischen Berufes umfasst laut Gesetz die
klinisch-psychologische Diagnostik, die Anwendung psychologischer Behandlungsmethoden und die Entwicklung gesundheitsfördernder Maßnahmen und Projekte (Artikel II, S. 16, 17). Die selbstständige Ausübung
kann freiberuflich oder im Rahmen eines Arbeitsverhältnisses ausgeführt
werden, vorausgesetzt
- er/sie darf die Berufsbezeichnung Psychologe führen
- hat den Erwerb der fachlichen Kompetenz nachgewiesen (160 Stunden
  Theorie und Praxiserwerb von 1480 Stunden unter 120 Stunden
  Supervision)
- die zur Erfüllung der Berufspflichten erforderliche gesundheitliche
  Eignung und Vertrauenswürdigkeit nachgewiesen
- und für bestimmte Tätigkeiten: ist in die Liste der Klinischen und
  Gesundheitspsychologen im Bundesministerium eingetragen.

Die Realisierung eines Psychologengesetzes in Österreich ist auch international sehr beachtet worden. In unseren Bemühungen haben uns die
Europäische Föderation Psychologischer Berufsverbände, der Berufsverband Deutscher Psychologen, die Deutsche Gesellschaft für Psychologie und die Föderation der Schweizer Psychologen tatkräftig unterstützt.

Im Entwurf von 1978 BKA-VD-GZ600637/9-VI/3/78 heißt es: „Die berufliche Ausübung der Psychologie umfasst alle Tätigkeiten, die im Zusammenhang mit der Untersuchung, Auslegung, Änderung und Vorhersage des Verhaltens und Erlebens von Menschen als Individuum und als Gruppe stehen, soweit bei diesen Tätigkeiten Erkenntnisse und Methoden der wissenschaftlichen Psychologie unmittelbar angewendet werden."

Der Schutz der Berufsbezeichnung ist gelungen, nicht der der Tätigkeiten, weil die Strafbestimmungen für unbefugte Ausübung des Berufes fallengelassen wurden. Dies ermöglichte jedoch das Zustandekommen des Gesetzes: 1990 wurde das Psychologengesetz gemeinsam mit dem Psychotherapiegesetz für die inzwischen sich langsam auch gesondert profilierende Psychotherapie vom österreichischen Parlament in 3. Lesung verabschiedet (Regierungsvorlage Nr. 1257). Darin ist ein Titelschutz für die Psychologen allgemein erreicht worden.

Die Bedeutung des Psychologengesetzes ist hoch einzuschätzen. Wir haben mit ihm den Schutz der Berufsbezeichnung für alle Gebiete der Psychologie und in spezieller Form für die Berufsausübung im Bereich des Gesundheitswesens erreicht. Für die Tätigkeit der klinischen Psychologen sowie der Gesundheitspsychologen ist ein volles Berufsausübungsrecht mit Rechten und Pflichten festgeschrieben.

Obwohl Psychologen in einigen Gesetzen schon seit langer Zeit erwähnt sind, sind wir mit dem Psychologengesetz erstmals als Berufsgruppe in die Rechtsordnung integriert. Dies ist aus zwei Gründen von entscheidender Bedeutung: erstens müssen die in einem sehr weit zu interpretierenden Anwendungsbereich freiberuflich tätigen Psychologen nicht mehr im rechtsfreien Raum mit allen damit verbundenen Unsicherheiten arbeiten und zweitens besteht ein gesicherter Ausgangspunkt für die weitere Verbesserung der Rechtssituation für psychologische Tätigkeit. Unter den gegebenen Umständen stellte das beschlossene Psychologengesetz im Hinblick auf die aufgesplitterte Gesetzgebungskompetenz den optimalen Teilerfolg dar, der erzielt werden konnte. Dazu muss erwähnt werden, dass für diesen Erfolg die Solidarität auch derjenigen Psychologen, die nicht im Gesundheitswesen tätig sind, von ausschlaggebender Bedeutung war.

Im Bundeskanzleramt wurde eine Expertengruppe der Bundesregierung aufgrund einer Entschließung des Nationalrates gebildet, die viele aktuelle Probleme des Gesundheitswesens zu beraten und darüber der Regierung zu berichten hatte. Neben vielen im Vordergrund stehenden Problemkreisen wurde über Anregung des BÖP (der Verband war durch Hofer und Wimmer-Puchinger vertreten) auch die Frage der Arbeitsbedingungen und Kompetenzen der Psychologen beraten. In der

Empfehlung an den Nationalrat wird u.a. im Kapitel „Legistischer Handlungsbedarf" die Schaffung rechtlicher Rahmenbedingungen für die
Tätigkeit von Psychologen in Krankenanstalten empfohlen, wobei es
auch heißt, dass „der im Krankenhaus tätige Psychologe in fachlicher
Hinsicht einem Konsiliararzt vergleichbar sein muss". Weiters wird ausführlich auf die Notwendigkeit von Supervision eingegangen. Die Inhalte
der erwähnten Regierungsempfehlung haben die Beratungen und Verhandlungen über das Psychologengesetz selbstverständlich positiv beeinflusst.

Das Psychologengesetz garantiert einen Titelschutz für die Psychologie allgemein und ein volles Berufsausübungsrecht für den Bereich der
Klinischen Psychologie und Gesundheitspsychologie ohne medizinische
Delegationsregelung. Es regelt die postgraduelle Ausbildung für den
Klinischen und Gesundheitspsychologen. Für Psychotherapeuten gibt es
ein in vielen Teilen analog ausformuliertes Gesetz, wobei für Psychotherapeuten nicht ein Psychologiestudiumsabschluss Voraussetzung ist, sondern ein Propädeutikum und eine Zulassung durch das Bundesministerium, falls Kandidaten nicht Quellenberufe, wie Psychologie, Sozialarbeit, Lehrfach, Theologie und dergleichen, haben. Beide Ausbildungen
erfordern laut Gesetz neben fachlichen Kenntnissen auch einen großen
Teil praktischen Erfahrungserwerb in Form von klinischen Praktika und
Praktika im Gesundheitsbereich und selbstständiges Arbeiten unter Supervision. De facto sind viele Psychologen auch als Psychotherapeuten
und davon auch noch viele als Klinische und Gesundheitspsychologen
eingetragen; sie haben alle viele Jahre Ausbildungen absolviert, die sie
in den allermeisten Fällen selbst finanziert haben und die Praxis sogar in
unbezahlten Praktika größtenteils geleistet haben.

Das Zustandekommen eines Psychologengesetzes konnte nur gelingen, weil über die Jahrzehnte hinweg eine große Anzahl von engagierten Kolleginnen und Kollegen viele Landesgruppen und Sektionen,
Psychologen in verschiedenen Institutionen immer wieder eine Regelung
verlangten, in der Öffentlichkeit dafür eintraten und bei den Formulierungen oft entscheidend halfen (auf dieser Basis konnte das jeweilige
Präsidium erst zielgerichtet agieren); ihr Einsatz verlangt besonderen
Dank.

Derzeit wird überlegt, ob das Psychologengesetz „nur" novelliert werden sollte oder eine Neufassung angestrebt werden soll. Vorschläge liegen dem Parlament bereits zur Begutachtung vor. Die Mitarbeit von BÖP-
Mitgliedern im Psychologenbeirat (5 Sitze) ermöglicht Mitbestimmung
bei qualitätssichernden Richtlinien, inhaltlichen Weichenstellungen,
wichtigen Gesetzesfragen und berufspolitischen Entscheidungen. Überlegungen zu einer Psychologenkammer, die gewisse Selbstverwaltung,

Listenführung und Zuerkennung der Erteilung der Berufsberechtigung der Berufskollegen mit sich brächten, aber auch eine Zwangsmitgliedschaft nach sich zieht, werden seit dem Inkrafttreten des Psychologengesetzes immer wieder diskutiert und mehr oder minder stark gefordert. Derzeit ist eine politische Willensbildung in diese Richtung nicht vorherrschend.

Die psychologische Tätigkeit ist darüber hinaus in vielen anderen Gesetzen auch verankert, so im Krankenanstalten- und Kuranstaltengesetz, in der Strafprozessordnung 1975, Novelle 1993, Ausbildungsvorbehaltsgesetz, Krankenanstalten-Arbeitszeitgesetz, Waffengesetz – Durchführungsverordnung, Führerscheingesetz, Gesundheitsverordnung, Jugendwohlfahrtsgesetz, Suchtmittelgesetz, Fortpflanzungsmedizingesetz, Zivilrechtsmediationsgesetz, ArbeitnehmerInnenschutz-Reformgesetz und EWR-Psychologengesetz.

Europaweit wird diskutiert, ob es ein allgemeines Diplom für Angewandte Psychologie (Diploma for Applied Psychology) geben soll und dazu auch verschiedene Fachbereichszertifikate oder Diplome für die verschiedenen Anwendungsgebiete (advanced diplomas). Die 1981 gegründete European Association of Psychology Associations (EFPA) hat dazu wichtige Arbeit geleistet. Das Engagement in jenem Gremium erleichtert die Voraussetzungen für die gegenseitige Anerkennung und Angleichung der Berufsausbildungen innerhalb Europas zu schaffen. Die Diskussion der Spezialisierung versus allgemeines Diplom in Psychologie steht anhand der sehr verschiedenen Arbeitskontexte von Psychologen und der vielen zusätzlichen Qualifikationen, die in vielen europäischen Ländern, so auch in Österreich, privat finanziert werden müssen, an. Dies ist vor allem anderen Berufen gegenüber ungerecht, die ihre Ausbildung in den oft staatlich finanzierten Einrichtungen zur Gänze erwerben können und auch für den Erwerb von Praxis Möglichkeiten zu geregelten Anstellungsverhältnissen vorfinden. Diese Frage steht auch in der bereits vorbereiteten Novellierung des Psychologengesetzes und in der eventuell noch notwendigen Überarbeitung in Österreich zur Debatte.

Zeitgemäße Fort- und Weiterbildung zur laufenden Qualitätssicherung psychologischer Leistungen und Vermittlung neuerer psychologischer Erkenntnisse

Die postgraduelle Fortbildung und zeitgemäße Qualitätssicherung der psychologischen Leistungen und psychologischen Kompetenz war dem Berufsverband immer schon ein großes Anliegen. Eine kontinuierliche Weiterbildung ist auch im Psychologengesetz im Mindestausmaß von einer Woche jährlich vorgeschrieben.

Das 1. Fortbildungsseminar des BÖP fand im Mai 1959 statt. Kurt Pawlik, der später die Psychologie und Psychologenverbände weltweit mitgestaltet hat, führte über 3 Tage in die Statistik ein und ein Jahr später hielt er wieder ein überaus erfolgreiches Seminar zur Persönlichkeitsdiagnostik – ein kompetenter erster Input für die berufsbegleitende Fortbildung. Seither werden laufend fachpsychologische Kongresse zu aktuellen Themen abgehalten, die von Mitgliedern gut besucht und geschätzt werden.

Seit 1980 fanden Kongresse zu folgenden Themen statt:

- 1980 in Salzburg: Erstkontakt – Prägender Beginn einer Entwicklung
- 1982 in Linz: Die Psychologie im Gespräch mit Nachbardisziplinen – Gemeinsame Anliegen und spezifische Aufgaben
- 1983 in Wien: Angst – Stress – Unfall. Psychologie der Belastung
- 1985 in Innsbruck: Diagnostik
- 1987 in Graz: Der Psychologe als Gutachter
- 1991 in Feldkirch: Gesundheitspsychologie. Neue Modelle der Psychologie in den Bereichen Gesundheit, Sozialwesen und Wirtschaft
- 1992 in Klagenfurt: Wie viel Geschichte verträgt der Mensch? Die Auswirkungen radikaler politischer Veränderungen auf die soziale und psychische Situation des Menschen (mit gleichzeitiger Gründung des Referats für interkulturelle Beratung und Betreuung)
- 1993 ADP-Tagung in Wien: Völkerwanderung 2000. Fremdenangst und Flüchtlingsnot – eine Herausforderung für Politiker und Psychologen
- 1993 in Wien: Psychologie im Spannungsfeld von Theorie und Praxis. Tagung anlässlich 40 Jahre Berufsverband Österreichischer Psychologinnen und Psychologen
- 1994 in Wien: Scheidungsmediation – Möglichkeiten und Grenzen
- 1995 in Wien: Psychologische Behandlung – ein altes oder neues Arbeitsfeld?
- 1996 in Wien: Love, Sex & Psychology – anlässlich des 10-jährigen Bestehens der FBA,
- 1997 in Salzburg: Chronisch krank. Ängste, Hoffnungen, Perspektiven
- 1998 in Feldkirch: Neue Herausforderungen für die Psychologie
- 1999 in Wien: Bindung und Interaktion. Dimensionen der professionellen Beziehungsgestaltung
- 2000 in St. Pölten: Katastrophen und Gewalt. Auswirkungen auf Mensch, Organisation und Gesellschaft – psychologische Interventionen
- 2000 in Wien: Das psychologische Gutachten. Eine Standortbestimmung aus psychologischer, juristischer und psychiatrischer Sicht
- 2001 in Wien: Gesundheitspsychologie & Wellness. Partnerschaften für die Zukunft

- 2002 in Wien: Psychologie und Politik. Eine Annäherung
- 2002 in Wien: Klinisch-psychologische Behandlung im Krankenhaus. Jahrestagung der Sektion Klinische Psychologie und Gesundheitspsychologie
- 2002 in Graz: Klinisch-psychologische Behandlung
- 2003/ Juli in Wien: EFPA- Kongress Networking. Psychologie im Dialog mit angrenzenden Disziplinen
- 2003 in Wien: PSYCHOlogische einBLICKE in 50 Jahre Berufsverband Österreichischer Psychologinnen und Psychologen

Weiters hat sich der BÖP an den Brixener Tagen – einem Tagungszyklus der *Deutschsprachigen Berufsverbände* (ADP) – beteiligt, die 2002 zum 10. und vorläufig letzten Mal (Thema: Kommunikation der Zukunft – Zukunft der Kommunikation) durchgeführt wurden. Zur Abstimmung berufspolitischer Fragen und zur Förderung des fachlichen Austausches hatten sie sich auf anfängliche Initiative von Rechtsanwalt Gerd Pulverich seit 1989 regelmäßig getroffen. Die Brixener Tage und eine gemeinsame 2003 wieder aufgelöste Testconsult Firma waren die sichtbarsten Zeichen dieser Kooperation. Die fortschreitende Öffnung nach Europa und Intensivierung der Beteiligung der Deutsch sprechenden Vertreter in der EFPA (2 sind ins aus 3 Personen bestehende Steering Comitee gewählt – Katharina Althaus aus der Schweiz und Rainer Silbereisen aus Deutschland) hat den Zusammenschluss nicht mehr so notwendig erscheinen lassen.

Auf *europäischer Ebene* ist der BÖP als Gründungsmitglied seit den Anfängen der European Federation of Psychology Associations (EFPA) 1981 vernetzt. Drei Jahre später, 1984, wurde eine EFPA-Konferenz in Wien abgehalten. Den 8. europäischen Kongress für Psychologie im Juli 2003, zu dem zirka 1000 Tagungsgäste gekommen sind, konnten wir ebenso nach Wien bringen. Der BÖP ist Mitglied der Weltorganisation IUPS.

Methodenvielfalt war vom Berufsverband von Anfang an gewünscht und wurde gefördert, wenn auch in den frühen Jahren des BÖP der Schwerpunkt bei den Fortbildungsseminaren auf den Gebieten statistischer Auswertungsverfahren und Lerntheorie lag, weil hier ein Nachholbedarf für ältere Psychologen bestand. Erwähnt muss werden, dass der BÖP in seinen Seminaren die Verhaltenstherapie und Gesprächspsychotherapie nach Österreich brachte und Intensivausbildung für Verhaltenstherapie organisierte. In der 1964 gegründeten Universität Salzburg fanden mit W. Revers und Igor Caruso Tiefenpsychologie und Psychoanalyse im Studium Eingang. Mit all dem wurde ein sich ständig erweiternder Trend zur Anwendungsbezogenheit in Ergänzung zur psychologischen Forschung, Theorienbildung und Psychodiagnostik sichtbar. In den 70er

Jahren begann sich generell eine Methodenvielfalt der Psychotherapieangebote auszubreiten. Der BÖP ist der größte Anbieter für Curricula in Klinischer und Gesundheitspsychologie in Österreich.

1986 wurde die Fortbildungsakademie (FBA) des BÖP gegründet – Dank der Initiative und Vorausschau von Wolf-Dietrich Zuzan. Die ersten Seminare waren zum Thema Intelligenzdiagnostik des Kindes- und Jugendalters anhand eines neuen Testverfahrens und Computerunterstütztes Testen. Diese FBA bot eine Organisationsstruktur, die es ermöglichte, neue fachliche Erkenntnisse den Mitgliedern und Interessenten nahe zu bringen und die immer zahlreicher werdenden frei beruflich tätigen Kollegen für die Freie Praxis „fit" zu machen. Sie schuf auch eine Plattform mit professioneller Struktur, dass Kollegen ihre Erkenntnisse und Erfahrungen anderen zuteil werden lassen konnten und damit auch Einschulungen und Weiterbildungen für Kollegen in freier Praxis für spezielle Zielgruppen und für spezielles methodisches Vorgehen gewährleisten. Am 15. 5. 1987 wurde ein Fortbildungsbeirat, ein beratendes Fachgremium mit erfahrenen Kollegen aus Praxis und Lehre, gegründet, dessen Leiterin Senta Feselmayer über lange Jahre blieb. Ein wissenschaftlicher Beirat unterstützt die Agenden der FBA immer noch.

1997 wurden die im April 1997 gegründete Serviceorganisation und die Fortbildungsakademie in eine BÖP-GesmbH eingegliedert, die damit eine eigene Firmenstruktur bekam. Diese GesmbH erlaubt neue Flexibilitäten und stellt eine Infrastruktur und Firmenorganisation zur Verfügung, auf deren Basis psychologische Leistungen, Fortbildungen und Initiativen, psychologische Serviceleistungen für die Bevölkerung und natürlich vor allem für die Fachkollegenschaft ausgebaut werden können.

Die FBA ermöglichte auch den BÖP die durch das Psychologengesetz gesetzlich geregelten postgraduellen Ausbildungen in Klinischer und Gesundheitspsychologie anzubieten. 15 Monate dauernde Kurse im Umfang von 172 Stunden werden in Wien, Salzburg, Graz, Innsbruck, Linz und Klagenfurt angeboten. Ausbildungskandidaten müssen zur Berechtigung der Aufnahme in die Liste im Bundesministerium für Gesundheit und Frauen zusätzlich 1480 Praxisstunden nachweisen. Diese können sie sehr oft leider nicht in einem Angestelltenverhältnis absolvieren, da viele Dienststellen dazu übergegangen sind, diese postgraduelle Ausbildung als Anstellungsvoraussetzung zu verlangen. Damit tragen viele Ausbildungskandidaten mit ihren Gratisleistungen zur psychischen Gesundheit der Bevölkerung dankenswerter Weise bei.

Lehrgänge zum Personal- und Organisationsentwickler (über 3 Jahre oder 630 Stunden), für Teamsupervision und Coaching (über 3 Jahre bzw. 600 Stunden), für Notfallpsychologie um 140 Stunden nach Abschluss einer Ausbildung in Klinischer und Gesundheitspsychologie, für Sportpsychologie, Neuropsychologie und Forensische Psychologie werden angeboten. Curricula für Drogenberater und Mediatoren sind in Planung. Für die Psychotherapeuten konnte eine nicht so durchstrukturierte postgraduierte Ausbildung angeboten werden; diese werden in anderen privaten Vereinen Propädeutikumsabsolventen (von in etwa 2 Jahre Dauer) angeboten, die einen der vielen schulenspezifischen Methodenschwerpunkte lehren (über mindestens 4 Jahre). Fortbildungsseminare verschiedener psychotherapeutischer Schulen werden auch immer wieder in der FBA angeboten. Kurzcurricula und Seminare für Kinder- und Jugendlichendiagnostik, -beratung und -therapie, psychologische Behandlungstechniken, forensische Psychologie, Verkehrspsychologie, Raucherentwöhnung, Essstörungen, Mobbing und Burnout sind immer wieder sehr gefragt. Kollegen, die auch schon länger in der Praxis stehen, besuchen Seminare nicht zuletzt, weil sie die vom Gesetz geforderten kontinuierlichen Fortbildungsstunden (mindestens eine Woche jährlich) absolvieren müssen oder Fachkompetenz in zusätzlichen Bereichen erwerben oder vertiefen wollen. Die FBA trägt somit wesentlich zur Qualitätssicherung der psychologischen Leistungen in Österreich bei. Praxisgründungsseminare sind besonders beliebt und für die Kollegen, die sich selbstständig machen wollen, äußerst hilfreich.

Vertragsverhandlungen und -abschlüsse für frei praktizierende Psychologinnen und Psychologen

Die generelle Anerkennung und Inanspruchnahme von frei schaffenden Psychologen, die seit den 70er Jahren ständig zunahmen (Honffy, 2001), bekam durch die gesetzliche Verankerung der Psychologie weiteren Aufschwung. Ihre Qualitätssicherung wird durch eine fundierte postgraduelle Ausbildung und zahlreiche Weiterbildungen nach wie vor gesichert – die Kollegen sind bereit, großen finanziellen Aufwand für eine umfangreiche „Einschulung" für den Freien Markt auf sich zu nehmen, der – leider muss man sagen – immer weniger in Institutionen geleistet wird. Es steht wieder an, auch hier Pionierarbeit zu leisten, indem Kollegen für diese Zeit des Praxiserwerbs für ihren hohen Einsatz nicht nur zahlen und arbeiten müssen, sondern auch gezahlt bekommen! Ob dieses Vorhaben schneller gelingen wird als die Gesetzeswerdung? Auf alle Fälle garantieren die fundierten langen Ausbildungen, dass die Bevölkerung dem Berufsstand generell und den einzelnen Psychologen/der Psychologin im Besonderen bezüglich guter fachlicher Behandlung und Beratung vertrauen kann. (Die kontinuierliche Weiterbildung, Einhaltung ethischer Prinzipien, die psychische und physische Gesundheit und die generelle Vertrauenswürdigkeit der Psychologin, des Psychologen sind Voraussetzung zur Berufsausübung).

Der BÖP hat seit vielen Jahren versucht, *psychologische Leistungen* im ASVG (Allgemeines Sozialversicherungsgesetz) zu verankern. Die Anerkennung der *psychologischen Behandlung* als Kassenleistung haben viele Leitungsteams angestrebt, aber auch dieser Weg war und ist noch immer steinig. Bereits 1991 wurde avisiert, dass die psychologische Behandlung 1994 in den Leistungskatalog aufzunehmen ist, was bis 2003 leider noch nicht geschah. Nach 2,5 Jahren Verhandlungen wurde jedoch die Psychodiagnostik als 1. psychologische Leistung in den Leistungskatalog der Krankenversicherung aufgenommen. Der Gesamtvertrag bez. *Klinisch psychologischer Diagnostik* zwischen dem Hauptverband der Sozialversicherungsträger und dem BÖP kam am 2.12.1994 zur Wirkung. 40 Kolleginnen und Kollegen unterschrieben im Dezember 1994 ihre Einzelverträge und erhielten 600 ATS pro Stunde – eine Summe, die nach 7 Jahren für Psychotherapeutische Abrechnungen noch immer kaum erhöht wurde.

Für die *Psychotherapiekassenverrechnungen* gab es jahrelange Verhandlungen und unterschiedliche Regelungen. Derzeit sind keine Gesamtlösungen außer mit der Psychologischen Diagnostik möglich. Vereinslösungen sind in den verschiedenen Bundesländern üblich, die geringfügig unterschiedliche Aufnahmebedingungen haben, um mit der Krankenkasse psychotherapeutische Leistungen direkt zu den Bedingungen der Krankenkasse rückverrechnen zu können. Die Gründung des dem BÖP nahe stehenden Vereins für ambulante Psychotherapie (es gibt auch viele andere Vereine, die Verrechnungen bez. psychotherapeutischer Leistung mit den Krankenkassen abwickeln) ermöglicht seit Dezember 2000 vielen Kolleginnen und Kollegen in Wien Psychotherapie auf Krankenschein abzurechnen – und Patienten auf der Suche nach einer/ einem PsychotherapeutIn haben es durch die zentrale Vermittlung leichter, jemanden geeigneten zu finden. Seit Juni 2003 wickelt auch ein dem BÖP nahe stehender Verein für Niederösterreich die psychotherapeutischen Kassenleistungen ab. Es soll aber auch erwähnt werden, dass viele Klienten psychotherapeutische Hilfen privat bezahlen und davon nur wenige einen allgemeinen geringen Kostenersatz bei krankheitswertigen Störungen von der Krankenkasse rückverrechnen. Der Richtwert des Honorars liegt auch weit über den Krankenkassensatz.

Der BÖP gründete gemeinsam mit dem Kuratorium für Schutz und Sicherheit den *Verein Koordinationsstelle für psychologische Begutachtung gemäß Waffengesetz.* Dieser ermöglicht den hier eingetragenen Psychologen die Begutachtung von Antragstellern, die nicht Inhaber von

Jagdkarten sind, und die ein Gutachten beizubringen haben, ob sie dazu neigen, insbesondere unter psychischer Belastung mit Waffen unvorsichtig umzugehen oder sie leichtfertig zu verwenden (§8 Abs. 7 Satz 2 Waffengesetz, das seit 1. Juli 1997 in Kraft ist) – eine wichtige, schwierige, gesellschaftlich verantwortungsvolle Aufgabe, zur Sicherheit der Bevölkerung gewissenhaft mit fachlicher Begutachtung beizutragen.

Im Krankenanstaltsgesetz von 1993 wurde festgehalten, dass grundsätzlich jeder Patient das Recht auf psychologische Betreuung im stationären Setting habe. So ist laut Wiener Krankenanstaltsgesetz (§ 22a) eine ausreichende klinisch psychologische und gesundheitspsychologische Betreuung sowie eine ausreichende psychotherapeutische Versorgung vorzusehen, besonders jedoch für onkologische und psychiatrische Patienten, Patienten mit psychosomatischen Erkrankungen und Patienten mit besonders belastender Krankheits- bzw. Lebensproblematik und langen Aufenthalten in Krankenanstalten. Dienstposten sind für psychologische und psychotherapeutische Tätigkeiten in jedem Krankenhaus, in den Schwerpunktkrankenhäusern sogar mindestens 2 Dienstposten vorzusehen. Diese Zahl ist leider noch immer nicht flächendeckend erreicht (ÖBIG 2001). Im leistungsorientierten Krankenhausfinanzierungssystem sind seit 1997 definierte psychologische Einzelleistungen in den Kategorien Orientierung/ psychologische Diagnostik, Psychologische Behandlung, Psychologische Prävention und Rehabilitation anzugeben.

Im *Suchtmittelgesetz* (in Kraft seit 1. 1. 1998) wurde die klinisch psychologische Beratung und Betreuung als gesundheitsbezogene Maßnahme in das Gesetz aufgenommen. Im Rahmen von gerichtlichen Verfahren besteht die Möglichkeit – bei geeigneter Qualifikation (Zertifizierung durch das Bundesministerium laut §15 SMG) – Psychologische Behandlung anzubieten. 2003 wurde von ÖBIG eine Studie über Ausbildungsrichtlinien der in diesen Einrichtungen tätigen Berufsgruppen fertiggestellt, wobei hier auch für Psychologen spezifische Inhalte als Zusatzqualifikation gefordert werden.

In der Novelle des ArbeitnehmerInnenschutzgesetzes von 2002 (ASCHG) wurden erstmals in Österreich die Arbeitspsychologen als Präventivfachkräfte gesetzlich verankert. Im Unterschied zum Klinischen und Gesundheitspsychologen und Psychotherapeuten gibt es für die Arbeitspsychologen keine gesetzlich festgelegte Regelung, die die postgraduelle Ausbildung und Qualifikation festlegt. Der Berufsverband führt seit 2002 eine Zertifizierung der Arbeitspsychologen zur Qualitätssicherung, und auch zur Aufwertung dieser Experten durch, um die auch Nichtmitglieder des BÖP ansuchen. Der vermehrte Einsatz von Arbeitspsychologen in Unternehmen für die Sicherstellung betrieblicher Gesundheitsförderung wird den Anforderungen und Auswirkungen der vie-

lerorts notwendigen und passierten Veränderungen in der Arbeitswelt ge-
recht (Umstrukturierungen, Veränderungen der Produkte und Aufgaben,
Teamflexibilität, Mobilisierungen, Stressbewältigung, Alkoholprobleme,
Psychohygiene generell, Arbeitszufriedenheit). Dies trägt nicht zuletzt zur
Profilierung der Arbeitspsychologie und ihres Beitrags in der Arbeitswelt
bei.

Helpline, Flüchtlingshilfe, Notfallpsychologie

Bereits 1992 waren Psychologen in der *Flüchtlingshilfe* umfassend
tätig und gründeten das Referat für interkulturelle Beratung und
Betreuung. Eine weitreichende und über Jahre anhaltende Bosnienhilfe,
später auch für Flüchtlinge aus Kroatien und Kosovo und auch aus vielen
anderen Ländern konnten Dank großem politischen Einsatz, Spenden-
aufrufen und Vernetzung von Einsatzkräften und Betreuungspersonen
durch Psychologen unter der Leitung und Patronage von Barbara
Farkasch-Erlacher wichtige Unterstützung leisten. Im Sommer 2003 wurden Restbestände der Spenden einem Flüchtlingsheim überwiesen und
damit die über Jahre genützte und nützliche Struktur der Flüchtlingsbetreuung wieder aufgelöst.

Die Etablierung der *Notfallpsychologie* haben engagierte Funktionäre
im BÖP in Österreich sehr vorangetrieben. Inzwischen ist dies ein gut
durchstrukturierter, von der Öffentlichkeit sehr anerkannter und genütz-
ter Bereich der Psychologie. Eine Entwicklung einer eigenen Organisa-
tionsform, auch im BÖP, eventuell auch eine gesonderte Vereinsgrün-
dung, steht an. Schon seit Februar 1999 bietet die FBA systematisch
Schulungen in verschiedenen Stufen des Critical Incident Stress Management sowie in Notfallpsychologie und Psychotraumatologie an. Seit
November 1999 gibt es eine Plattform Notfallpsychologie, die sich mit
Kriseninterventionsteams und Angeboten der Akutbetreuung, mit Ausbildung und Zertifizierung und mit Konzepten und Aufbau von Strukturen
für konkrete Einsätze beschäftigen. Durch die zahlreichen Katastrophen
beschleunigt kam es bereits 2000 zur Gründung des Notfallpsychologischen Dienstes in Österreich (NDÖ-BÖP). Eine spannende Weiterentwicklung ist zu erwarten.

Seit Anfang des BÖP gab es zahlreiche Anfragen nach *psychologischer Auskunft*. Durch die Errichtung einer Helpline (Tel. 01-4072672,
Email: helpline@boep.or.at) am 2. März 1995 wurde die Vermittlung von
Auskünften professionalisiert: unzählige fachspezifische Anfragen werden kostenlos, vertraulich und professionell beantwortet. Getragen wurde diese Initiative anfangs ehrenamtlich von engagierten Kollegen. Seit
April 2000 ist dafür auch eine Anstellung von BÖP- Mitarbeiter erfolgt und

seit Juni 2003 dafür auch eine Ausbildungsstelle für Klinische Psychologie eingerichtet.

Im Zuge der Schaffung der BÖP-Helpline gab es eine größere Erhebung der Arbeitsschwerpunkte der niedergelassenen Psychologen, sodass sich die Helpline zu einer interessanten Drehscheibe sowohl als Service für die Klienten als auch als Werbedrehscheibe für die Mitglieder des BÖP entwickeln konnte. Eine Ausweitung der Erreichbarkeit der Helpline von bis dahin 6 Stunden in der Woche auf rund 30 Stunden wurde finanziell abgesichert mit der Schaffung des dem BÖP nahestehenden Vereins für ambulante Psychotherapie in Wien und in Niederösterreich und der Zusammenlegung mit deren Patiententelefon.

1987 hatte der Berufsverband erstmals ein Verzeichnis der Mitglieder herausgegeben, die freiberuflich oder nebenberuflich als Psychologen tätig waren, dem im Dezember 1988 ein weiteres folgte, in dem bereits das differenzierte Leistungsangebot der frei praktizierenden Psychologinnen und Psychologen ersichtlich wurde. Inzwischen werden *Psychologenverzeichnisse* in vielen Bundesländern herausgegeben. Das letzte Verzeichnis wurde in Wien 2000 großflächig verschickt. Seit einigen Jahren ist zusätzlich über Internet eine ständig aktualisierte Datenbank abfragbar.

Aktuelle Entwicklungen der letzten zwei Jahre bewirkten die Neuerstellung des Folders der Helpline, die Neuerhebung der Daten und Arbeitskontexte und Arbeitsschwerpunkte der Mitglieder für die Vermittlung durch die Helpline, sowie für die Internetversion der Helpline – das *„Psychnet"*. Generell ist zu bemerken, dass Helpline-Anfragen immer mehr per Email (Helpline@boep.or.at) erfolgen. Dies erfordert ein Umdenken bezüglich des Beratungsansatzes und stellt uns gleichzeitig vor ganz neue Herausforderungen, auch organisatorischer Natur. Die Beantwortung der Mails bedeutet einen weit höheren Zeitaufwand als das Abklären telefonischer Anfragen. Die weitere Entwicklung der BÖP Helpline zu verfolgen wird interessant sein, da sie auch ein Barometer für die Veränderungen der wechselseitigen Beziehung zwischen Gesellschaft, psychologischer Leistung und Psychologie in Österreich ist.

Seit 1. 11. 1997 können Kollegen, Klienten und Kunden auf der BÖP-*Homepage* (www.boep.or.at), die seit 1995 existiert, wichtige Informationen über die Mitglieder und ihre Praxen, wie Öffnungszeiten, Spezialgebiete, u.a. online abfragen. Das *Psychnet* ist die neueste Errungenschaft des Berufsverbandes der Österreichischen Psychologinnen und Psychologen. Es ist unter www.psychnet.at in Betrieb. Gespeist wird diese Suchmaschine von der Datenbank des Berufsverbandes und den darin eingetragenen Mitgliedern, die einer Weitervermittlung über das Psychnet zugestimmt haben. Dazu gibt es unterschiedliche Suchkategorien, wie

Name, Ort, Bundesland, Schwerpunkte, Zusatzausbildungen. Als zusätzliches Plus ist zu erwähnen, dass es möglich ist, Psychologen zu selektie-
ren, die über besondere Praxisausstattung verfügen (Rollstuhl gerecht,
Blinden gerecht, usw.) oder Unterstützung in speziellen Sprachen (Ge-
bärdensprache, Spanisch etc.) anbieten können.

Das fortlaufend erscheinende Aushängeschild: Die Berufsverbandszeitung PIÖ

Die *PIÖ*, die Psychologie in Österreich (initiativ waren Josef Egger,
Ernst Hofer und Wolf-Dietrich Zuzan; Namensgeber war Josef Egger),
dient seit 23 Jahren Mitgliedern und vielen zusätzlichen Leserinnen und
Lesern und Abonnenten der Informationsvermittlung über Weiterentwicklungen auf dem Gebiet der Psychologie, deren Anwendungen und
angrenzender Bereiche und der Diskussion und Information berufspolitischer Anliegen. Auf sehr bequeme Art liefert sie – 3–5-mal pro Jahr ein
Publikationsorgan ins Haus, wo Psychologinnen und Psychologen die
Neuentwicklungen der berufspolitischen Szene, theoretische Ansätze,
Erfahrungen mit Methoden und Strukturen laufend nachlesen können
und ihre eigenen Erkenntnisse und Ergebnisse Kollegen zur Diskussion
stellen können. Es gibt auch einen Serviceteil, der in seinen Rubriken den
jeweiligen Anfragen und Notwendigkeiten in der Berufswelt der Psychologie und der angrenzenden Gebiete angepasst ist. Eine alle Ausgaben überdauernde Rubrik bildet die „Für Sie gelesen" – eine interessante Auswahl und Kommentierung wichtiger Neuerscheinungen auf
dem Büchermarkt.

Neuigkeiten des Vereinslebens und berufspolitische Aktivitäten können in den Ausgaben der ersten 10 Jahre nachgelesen werden. Diese
Aspekte bekamen dann ein rascher erscheinendes, einfacher gestaltetes
Medium. Ein Informationsblatt wurde den Mitgliedern zusätzlich zuge-
schickt – die Mitgliederinformation. Während in den ersten 15 Jahren die
verschiedenen Anwendungsfelder der Psychologie möglichst in jedem
Heft vertreten waren, wurden ab 1996 Schwerpunkthefte eingeführt.
Diese brachten den Mitgliedern Einblick, Überblick und gleichzeitig auch
kontroverse Beiträge in einem Heft ins Haus, das animierte selber Stellung
zu beziehen.

Die Schwerpunkte der einzelnen Hefte waren u.a. Arbeits- und Orga-
nisationspsychologie, Wirtschaftspsychologie, Pädagogische Psychologie,
Psychologie in Europa, Psychologie weltweit, Gerontopsychologie,
Psychologie des Kindes, Jugend und Familie, Institutionen für Kinder und
Familien, Theoretische Psychologie, Klinische Psychologie, Psychothera-

pie, Berufspolitik im In- und Ausland, Psychologie in Europa, Psychologie und Sexualität, Umweltpsychologie, Notfallpsychologie, 10 Jahre Psychologengesetz, Verkehrspsychologie, Psychologie der Geschlechter – Gender Studies, Wellness, Neuro-/Biopsychologie, Sportpsychologie, Psychologische Diagnostik, Mediation, Psychologie und Internet und zuletzt der Abstractband des 8. europäischen Kongresses für Psychologie. Eine graduelle Zunahme des Seitenumfangs, die Vergrößerung des Formats und die Verkleinerung der Schriftgröße ist zu bemerken – eine Folge davon, dass sich die Redaktion sehr bemüht hat, umfassende Darstellungen zustande zu bringen. Seit langem entsprechen einzelne Ausgaben dem Umfang von repräsentativen Büchern.

Eine neue Konzeptualisierung steht an. Das Internet bietet unmittelbaren und bequemen Zugang zu Informationen, die man gerade braucht. Ab 2004 kann auch eine Psychologie in Österreich – die *PiÖ – Online* Version – eingesehen werden; eine zeitgemäße Form, damit Beiträge in Zukunft einfach und bequem abrufbar sind und deren viele neue Möglichkeiten wir erst erkunden müssen (unter www.boep.or.at).

Eine der möglichen Standortbestimmungen. Und ein Blick nach vor

Die Etablierung des freiberuflichen Psychologenstandes ist weitgehend gelungen, wenn auch die Bedingungen und Honorierungen den Wünschen der Betroffenen und dem geleisteten Aufwand noch lange nicht entsprechen. Persönliches Engagement am Arbeitsplatz und für jeden einzelnen Klienten, Bereitschaft sich fortlaufend professionelles Spezialwissen und Methoden anzueignen, für die notwendigen Voraussetzungen zur Berufsausübung vor Ort zu sorgen und bürokratisches, finanztechnisches und marktwirtschaftliches Knowhow zu besitzen sind beinahe selbstverständliche Bestandteile der Professionalität geworden. Die Aus- und Weiterbildung für den postgraduellen Bereich wurde systematisch ausgebaut. Die Schaffung von Zertifikaten, Zeugnissen, Anerkennungslisten und Gütesiegel brachte einen hohen Qualitätsstandard und Qualitätssicherung für die psychologische Hilfe in Anspruch Nehmenden in freier Praxis. Die Folge daraus ist aber auch: für Anstellungsverhältnisse in Institutionen gibt es leider immer mehr Zugangsvoraussetzungen.

Gesundheitspsychologen haben zur Bewusstwerdung und Beachtung psychischer Gesundheit wesentlich beigetragen. Raucherberatungen, Beratungsstellen für Essstörungen, Wellnessprogramme, Karriereplanungen, Personalauslese, Teamentwicklungen, Coaching, Kriseninterventio-

nen und vieles mehr sind Bestandteil der professionellen Angebotsland-
schaft, die von Psychologen oft federführend initiiert und betrieben werden. Die Etablierung der Notfallpsychologie, das Schaffen von Strukturen
für die unmittelbare psychologische Hilfe für Betroffene und deren
Angehörige nach Katastrophen hat nicht nur in den Medien, sondern auch
bei der Bevölkerung große Anerkennung gefunden, ja sie scheint als
selbstverständliche Leistung in Anspruch genommen zu werden. Immer
mehr sehen Einsatzkräfte die Notfallpsychologie als wichtige Begleithilfe
an, wie Supervision schon seit längerem eine berufsbegleitende Notwendigkeit für Professionelle im psychosozialen Bereich wurde.

Während der Klinische und Gesundheitsbereich im Rampenlicht standen, haben sich andere Bereiche der Angewandten Psychologie ebenso
am freien Markt etabliert: Supervision, Coaching, Mediation, Sportpsychologie, Verkehrspsychologie, Arbeitspsychologie, Wirtschaftspsychologie, Wellnessberatungen und viele mehr). Der BÖP hat zur Anerkennung in vielen Anwendungsbereichen Mitglieder und die Kollegenschaft generell nicht nur politisch unterstützt, strukturelle Implemen-
tierungen in den Ministerien erreicht, sondern auch durch Fortbildung zur
Qualitätssicherung beigetragen. Die Psychologen haben sich mit viel
Engagement und Bereitschaft zur auch kostspieligen Fort- und Weiterbildung hohe Kompetenz angeeignet. Die gesetzlich geregelten Fortbil-
dungserfordernisse aller praktizierenden Psychologen (mindestens eine
Woche pro Jahr) werden durch rege Kongresstätigkeiten, Workshops,
Arbeitskreise, Vorträge und Intervisionsgruppen erfüllt.

Die Einführung des B.A. für Psychologie stellt den Arbeitsmarkt vor
neue Herausforderungen. Eine Differenzierung in den einzelnen Arbeits-
gebieten steht an. Ein europaweit anerkanntes „General Diploma of
Psychology" könnte den Erhalt der Vielfältigkeit in der Grundausbildung
und die vielfältige Einsetzbarkeit von Psychologen unterstützen – gegen
den Trend der zunehmenden Spezialisierung. Spezialisierungen würden
dann erst sehr spät in der Ausbildung oder auch erst nach der Ausbildung
zum Tragen kommen. Es gibt aber auch andere Stimmen, die die Psychologie eher in Subdisziplinen unterteilen wollen. In Österreich hat sich die
Psychotherapie ja bereits durch das Psychotherapiegesetz und durch
eine weitere Akademisierung der Ausbildung, wie es ab 2004 versucht
wird, mehr und mehr eigenständig und weg von der psychologischen
Fundierung entwickelt. So könnte es auch mit anderen Anwendungsfeldern passieren, wenn wir nicht strukturell, berufspolitisch und mit unserer Identifikation dafür sorgen, dass der Erhalt eines gemeinsamen
Berufsbildes gefördert wird.

Die staatlichen Leistungen zum Allgemeinwohl werden auch in Österreich zunehmend umstrukturiert, individualisiert, privatisiert. Verantwor-

tung für die eigene Absicherung, auch in schlechten Zeiten, liegt immer mehr beim Einzelnen. Dies bedeutet einen Rückgang der Arbeitsplätze für Psychologen in öffentlichen Institutionen. Es bedeutet mehr Privatisierung, d.h. individuelle, direkte Bezahlung der Leistungen durch die Klienten. Öffentliche Serviceleistungen werden häufig nicht mehr gratis angeboten oder sind nicht mehr anonym und frei zugänglich. Eine Kostenübernahme durch Versicherungsträger muss hartnäckig weiterhin verfolgt werden.

Die Psychologie und die Psychologenschaft sind vermehrt aufgerufen, den bekanntlich negativen Effekten von Globalisierung, Privatisierung, Stigmatisierungen und Ghettoisierungen entgegenzusteuern. Wellnesskonzepte zu vertreten ist das eine, für integrierende Maßnahmen in der Gesellschaft zu sorgen ein zweites. Es braucht besondere Serviceangebote und soziale Staffellungen. Psychologen können für integrierende Strukturen sorgen und ständige Mahner bleiben, dass nicht erst Herausfallen aus der Gesellschaft eine Reintegration notwendig macht, die bekannter Weise dann schwer zu leisten ist – für Betroffene, Helfer und die Gesellschaft! Denn Psychologen sind und sollen weiterhin sowohl präventiv, wie auch kurativ denken und tätig sein! Nicht nur heilende sondern auch Leid und negative Konsequenzen vermeidende Interventionen fallen in das Arbeitsfeld der Psychologie!

Forschung, Aufklärung, Gesundheitsförderung und -Planung sind nach wie vor wichtige Aufgabenfelder. Psychologen können vielfältige Konzept- und Entwicklungsarbeit leisten und ihr Knowhow zur Entwicklung von professioneller Hilfe und guten Bedingungen für psychische Gesundheit zur Verfügung stellen. Der Berufsverband koordiniert, verhandelt und unterstützt dabei.

Bereits 1981 hat Karlusch in PIÖ 1–2 die Frage aufgeworfen, ob zunehmende Etablierung, Auseinandersetzung und Entfaltung der Psychologie im Praxisfeld ordnende Konturen braucht, um Zersplitterung zu verhindern. Braucht es derzeit wieder eine vermehrte Suche nach Standortbestimmung und Identität, um im gesellschaftlichen Raum wirksam zu bleiben? „Hau ma'uns auf a Pack'l!", wurde in der ersten PiÖ-Ausgabe als Motto verkündet.

Psychologen haben ihre Identität inzwischen verfestigt, wenn sie auch fraktioniert und bunt blieb, wie eh und je. Wir haben uns als „Packl" bewährt. Es wird in Zukunft auch nötig sein, sowohl für unseren Berufstand, als auch für Umweltbedingungen einzutreten, die sich aus dem psychologischen Verständnis ableiten. Wie die Umweltexperten für eine ökologisch gesunde Umwelt eintreten, ist von uns gefragt, für eine humane Umwelt einzutreten, auf Probleme aufmerksam zu machen, die eine psychisch gesunde Entwicklung gefährden, und auf solche Aspekte hinzuweisen, die sie fördern können, nicht zuletzt auch, was uns selber betrifft. Denn nur, wenn wir gut für uns selber sorgen, können wir auch gut für andere sorgen.

Der Egoist in der kapitalistischen Gesellschaft vereinsamt seelisch und moralisch. Geschwisterlichkeit – Fraternité – gehört zum entfalteten Selbst eines als gelungen zu bezeichnenden sozialisierten Menschen und in eine demokratische Gesellschaft. Ohne solidarische Verbundenheit mit Mitmenschen bleibt das Individuum sozial arm, psychisch und intellektuell beschränkt. Die Auffassung von Individualität, die in der Ellenbogengesellschaft gefördert wurde, ist mit der Vorstellung einer langfristig gelungenen Persönlichkeit unvereinbar, meinte Iring Fetscher 1995 und der Berufsverband wird auch in Zukunft die Psychologie, die Psychologenschaft, die Menschen und Gesellschaft als Ganzes mit ihren Lebens- und Entwicklungsbedingungen im Auge behalten und nötige Aufgabenstellungen bis zu einer gelungenen Umsetzung verfolgen.

Literatur

Fetscher I (1995) Neugier und Furcht. Versuch mein Leben zu verstehen. Suhrkamp, Frankfurt am Main

Hockel M (1983) Was ist und was kann ein Psychologe? Psychologie in Österreich 3, 4, 3–9

Hofer E (1990) Das Psychologengesetz – Geschichte, Bedeutung, Zukunftsaspekte. Psychologie in Österreich 10 (1): 2–6

Honffy M (2002) Entwicklung einer psychologischen Privatpraxis. Kinderpsychologische und kinderpsychotherapeutische Behandlung in Tirol von 1970–2001. PIÖ 22 (5): 237–252

Hofstätter P (1984) Zwischen Erkenntnis und Kult. Hogrefe, Göttingen

Karlusch H (1981) Zur Identität der Psychologen. Psychologie in Österreich 1, 1/2, 4

Karlusch H (1993) Kongresssplitter. 40 Jahre BÖP. PIÖ 14 (5/93): 135–136

Mattes P (1985) Psychologie im westlichen Nachkriegsdeutschland – fachliche Kontinuität und gesellschaftliche Restauration. In: Ash M, Geuter U (Hrsg) Geschichte der deutschen Psychologie im 20. Jahrhundert. Westdeutscher Verlag, Oppladen S 201–224

ÖBIG (2001) Stationäre psychologische und psychotherapeutische Versorgung. Wien

Rohracher H (1947) Gegenwart und Zukunft der Psychologie. Wiener Zeitschrift für Philosophie, Psychologie und Pädagogik 1 (1): 13–22

Kierein M, Pritz A, Sonneck P (1991) Das Psychologengesetz. Das Psychotherapiegesetz. Orac Verlag, Wien

Schallert S (2001) Die Entstehung des Berufsverbands österreichischer Psychologinnen und Psychologen. Unveröffentl. Diplomarbeit, Universität Wien, Wien

Suter AS (1997) Die Entstehungsgeschichte des Psychologengesetzes. Unveröffentl. Diplomarbeit, Universität Wien, Wien

Was die Psychologie aus ihrer Geschichte lernen kann

Kurt Pawlik

Arten von Psychologie-Geschichte

Lehrbücher und Nachschlagewerke zur Geschichte der Psychologie orientieren sich in der Mehrzahl an *Personen* und *Institutionen,* die das Fach getragen haben. Quellensammlungen zur akademischen Fachgeschichte und zur Berufsgeschichte (Geuter, 1986, 1987) folgen typischerweise einem solchen mehr *archivarischen* oder *narrativen Ansatz.* Er ist anschaulich, illustrativ und häufig sehr detailreich, muss aber im notgedrungen episodischen Ansatz weniger ergiebig bleiben für induktive Generalisierungen, wie sie hier gesucht sind.

Wohl auch deswegen ist dieser personen- und institutionenorientierte Ansatz psychologischer Geschichtsschreibung bereits in klassischen Texten wie jenen von Edwin G. Boring (1929) mit einem dazu orthogonalen zweiten verknüpft: einer *Methodologie-* und *Theoriegeschichte* (Koch und Leary, 1992). Nach diesem Ansatz wird beispielsweise ein Forschungsparadigma wie Gestaltpsychologie oder Behaviorismus „quer" über Forscherpersönlichkeiten und Institutionen zu rekonstruieren gesucht. Diese zweite Form der Psychologie-Geschichtsschreibung ist stärker interpretativ und damit auch potenziell induktiv fruchtbarer als eine rein archivarische (s. auch Gundlach, 1991, zu einer vergleichbaren Unterscheidung psychologischer Historiographie; ferner Pawlik, 1986, und zu einer weiter differenzierten Systematik Sprung und Sprung, 2001).

Am wenigsten weit entwickelt ist in der Psychologie bis heute ein dritter Ansatz: die *Begriffs-* und *Rezeptionsgeschichte,* erst gar unter kulturübergreifend internationaler Perspektive. Zentrale Kernbegriffe wie „Bewusstsein", „Intelligenz" oder „Emotion" sind in unserem Fach erst in der neueren kulturvergleichenden Forschung so historisch neu angegangen worden. Spätestens bei der Herausgabe des *International Handbook of Psychology* (Pawlik und Rosenzweig, 2000) wurde mir überdeutlich, wie sehr eine solche kulturübergreifend konzipierte Begriffsgeschichte in unserem Fach noch fehlt. Der zzt. unter den Auspizien der *International Union of Psychological Science* vorbereitete Herausgeberband „Psychological concepts: an international historical perspective" (Pawlik und d'Ydewalle, 2005) unternimmt dazu mit einem internationalen Psychologen-Panel einen ersten Versuch. Für das wissenschaftsgeschichtliche Selbstverständnis der Psychologie, ihrer forschenden Wege und Irrwege, sollte sich ein solcher begriffsgeschichtlicher Ansatz besonders fruchtbar erweisen.

Was heißt „Aus der Geschichte lernen"?

Diese – nicht erst seit Hegel – alte Fragestellung hat bis heute keine einfache, und schon gar nicht allseits überzeugende Antwort gefunden. Ich will sie hier – unter bewusster Weglassung geschichts-theoretischer Überlegungen – auf die einfache Frage reduzieren, ob (und ggf. welche) historisch unstreitigen Abläufe in der Entwicklung unseres Fachs mit Bedingungen zusammenhängen, die nicht grundsätzlich einmalig sind, so dass generalisierende Schlussfolgerungen möglich werden können. (Denn aus der Geschichte kann eben nur lernen, wer nicht die grundsätzliche Einmaligkeit historischer Kontextbedingungen, Antezedenzien und Folgen unterstellt!)

Dabei ist freilich Vorsicht geboten: Selbst wenn bestimmte Voraussetzungen und Umfeldbedingungen als solche nicht einmalig sind, kann es noch immer ihr jeweiliges Zusammenwirken sein. Daher werden aus historischen Abläufen in aller Regel keine Regeln oder „Rezepte", keine Anweisungen für die Zukunft ableitbar sein. Vielmehr kann es sich nur vergleichend-historisch *instruktive Lehrbeispiele* handeln, die Lernmöglichkeiten bis Lernerfordernisse für die weitere Entwicklung der Psychologie als Fach und Beruf darstellen mögen. Ich will für solche vergleichend-historisch instruktiven Lehrbeispiele den Begriff *Präzept* (von lat. *praeceptum* = Lehre, Weisung, Rat) einführen.

Zum Beispiel: Die Psychologie nimmt unter den Erfahrungswissenschaften eine sensible Sonderstellung ein: Sie erfährt als Fach und weitgehend auch als Beruf Niedergang, wo immer geistige Freiheit eingeschränkt oder unterdrückt wird (Pawlik, 1994). Wie Mittenecker (1984) belegte, kam die Psychologie zur Zeit der Nazidiktatur in Deutschland und Österreich fast vollständig zum Erliegen – durch Holocaust und Emigration, durch den Krieg und durch Dominanz von Ideologie (die sich im Fach übrigens schon ab den 1930er Jahren anzukündigen begann). Wie Mittenecker belegt, ist die Zahl deutschsprachiger psychologischer Veröffentlichungen von jährlich etwa 1000 in den 1930er Jahren auf unter 50 zu Ende des Zweiten Weltkriegs abgefallen.

Oder: An der Universität Wien ist das Fach Psychologie, nach einer bis dahin glanzvollen Entwicklung, nach der Emigration von Egon Brunswik,

Else Frenkel und Paul Lazarsfeld und schließlich der Entlassung von Karl Bühler mit seiner Frau Charlotte unter den Nazionalsozialisten völlig zusammengebrochen (s. dazu Pawlik, 1985). An der Universität Hamburg wurde im April 1933 nach der verlogen als „Gesetz zur Wiederherstellung des Berufsbeamtentums" bezeichneten Nazi-Verordnung William Stern von einem Tag auf den anderen aus dem Dienst entlassen, der Begründer nicht nur des nach ihm benannten Intelligenzquotienten, sondern vor allem eines ganzen Teilfachs der Differenziellen Psychologie und Persönlichkeitsforschung, und Wegbereiter einer grundlagenwissenschaftlich fundierten psychologischen Berufspraxis. Vom gleichen Schicksal waren mit ihm auch seine Ehefrau Clara Stern, Martha Muchow und Heinz Werner, um nur einige zu nennen, betroffen (Probst, 1995). Der anschließende Verfall des Fachs an der Universität Hamburg ist beispielhaft: Der aktive Nationalsozialist Gustav Deuchler, Direktor des Erziehungswissenschaftlichen Instituts, kündigte bereits im folgenden Wintersemester 1933/34 in Psychologie Veranstaltungen an, die schon allein vom Titel her als nationalsozialistisch erkennbar sind. Die Psychologie war in Hamburg zum Erliegen gekommen, und es sollte hier wie andernorts in Deutschland und Österreich nach Kriegsende bis in die 1950er/1960er Jahre dauern, bis das Fach in einem neuen Aufbau stehen wird.

Und es gibt weitere Beispiele: Unter Stalin war das Fach Psychologie in der damaligen Sowjetunion überhaupt verboten; gleiches galt sogar für die Wortbezeichnung „Psychologie". Einige wenige Forscherpersönlichkeiten, darunter der herausragende Alexander Romanowitsch Luria, der den Neurowissenschaften zugezählt wurde, konnten unter anderer Bezeichnung Psychologie etwas weiterführen. Ivan Pawlow und sein Werk wurden von Stalin gröblichst politisch vereinnahmt (Ushakova, 1997; Brushlinsky, 1997). Und es war nicht vor dem Regierungsantritt von Nikita Chruschtschow, dass Psychologie in der damaligen Sowjetunion als Fach wieder zugelassen war und in Folge – unter der Leitung von Boris Lomov – erstmals auch ein Institut für Psychologie an der damaligen Sowjetischen Akademie der Wissenschaften in Moskau eingerichtet wurde. Im *European Psychologist* ist dokumentiert, wie schließlich, zur Zeit von *Glasnost* und *Perestroijka*, die Psychologie auch in der Sowjetunion – und noch lange vor der Zeit des Internet – erstmals auch weltweite internationale wissenschaftliche Vernetzung auf E-Mail-Basis realisieren konnte (Nissim-Sabat, Cole und Belyaeva, 1977).

Und noch ein drittes Beispiel: In der spät-maoistischen chinesischen Kulturrevolution war die Psychologie das mit Abstand am stärksten nicht nur gefährdete, sondern in ihren Vertretern gezielt getroffene Fach (Jing, 1994). Es begann mit der Diffamierung des damals zur Führung der chinesischen Psychologie zählenden, national und international hoch ange-

sehenen Psychologen Chen Li in Hangzhou, gefolgt von der Zwangsver-
schickung führender Mitglieder des Instituts für Psychologie an der
Academia Sinica, der Chinesischen Akademie der Wissenschaften, z.B.
Jing Qicheng, zu landwirtschaftlicher Kolchosearbeit. Auch in diesem Fall
sollte es bald zweieinhalb Jahrzehnte dauern, bis sich das Fach (mit der
Durchführung der ersten nach-revolutionären Psychologiekonferenz mit
internationaler Beteiligung, unter der Ägide der Academia Sinica im
Dezember 1981 in Beijing) wieder konstituieren konnte

In der Zusammenschau dieser historischen Evidenz lässt sich ein *Präzept* sehen, nämlich das vergleichend-historisch instruktive Lehrbeispiel,
das die Entwicklung von Psychologie auch ein Indikator für geistig-ideo-
logisch-politische Freiheit bzw. Unfreiheit in einem Land ist. Offenbar er-
achten Ideologien die rational-systematische Erforschung des menschlichen Bewusstseins, Erlebens und Verhaltens als potenziell gefährdend.
Zugleich darf daraus für die Psychologenschaft selbst eine besondere
Faszination für das Fach und den Beruf erwachsen!

Präzepte aus der Entwicklung der Psychologie als Wissenschaft

Hier wie im folgenden Abschnitt will ich mich jeweils auf einige wenige, besonders instruktiv erscheinende Beispiele beschränken.

Sonderstellung der Psychologie als Brückenwissenschaft

Wie manche andere Einzelwissenschaft ist auch *die* Psychologie be-
kanntlich eher von der Methode und vom heuristischen Ansatz als vom
Gegenstand her zu definieren (Herrmann, 1979). Nicht wenige andere
Wissenschaften beschäftigen sich gleichfalls mit menschlichem Erleben,
Verhalten und Handeln, so die (Neuro)Physiologie, die Anthropologie/
Ethnologie, die Soziologie oder die moderne Kognitionswissenschaft.
Unter all diesen nimmt die Psychologie aber eine Sonderstellung ein, in-
dem sie biologische *und* sozialwissenschaftliche Methodik, Konzeptbil-
dung und Modellierung zusammenbringt, nicht selten innerhalb ein und
derselben Studie.

Ein erstes und vorrangiges Präzept aus der Entwicklung der Psychologie als Wissenschaft ist wohl, dass diese *Interdisziplinarität innerhalb der Disziplin,* diese Fähigkeit zum humanwissenschaftlichen Brückenschlag zwischen Natur- und Sozialwissenschaften, die Psychologie
zu hoher Anwendungsflexibilität instand gesetzt hat und den vielfachen
Rekurs begründet, mit dem andere Wissenschaften (die Erziehungs-

wissenschaft, die Soziologie und Politologie, aber auch die Kulturwissenschaften, Rechtwissenschaft und Medizin) auf Psychologie als Quellwissenschaft zurückgreifen. Wie die augenblickliche Forschungsentwicklung belegt, qualifiziert die Aufrechterhaltung dieser methodologisch-theoretischen Breite die Psychologie zu einem produktiven Partner ersten Ranges in der modernen Neurowissenschaft und den Kognitionswissenschaften und erst recht in der psychotherapeutischen Forschung und Praxis. Und daraus folgt als Zweites: Würde die Psychologie diese brückenschlagende methodische Sonderstellung als biologische *und* Sozialwissenschaft des menschlichen Verhaltens aufgeben, liefe sie zwangsläufig Gefahr, in einer ihrer Konkurrenzdisziplinen aufzugehen (und damit als eigenständiges Fach unterzugehen!) – je nach gewähltem „Reduktionsvorschlag" in der Neurophysiologie, in der Kulturanthropologie oder etwa der Soziologie. Möge dies eifrigen Reduktionisten ins Stammbuch geschrieben sein!

Dem Erfolg der Psychologie als Wissenschaft steht nun ein erstaunlich gegensätzlicher zweiter Befund gegenüber:

Die bescheidene wissenschaftliche Selbsteinschätzung vieler Psychologen

Führt man sich die Fülle des über die letzten 100 bis 150 Jahre akkumulierten psychologischen Faktenwissens vor Augen, die von der Psychologie geleisteten Methodenentwicklungen (etwa in Psychodiagnostik und psychologischer Therapie) und die Fortschritte in der Theorieentwicklung zum menschlichen Erleben und Verhalten, dann verblüfft die – gerade im Vergleich zu anderen biologischen und Sozialwissenschaften – bescheidene Selbsteinschätzung der psychologischen Wissenschaftler. Woran liegt dies? Ich suche einige Antworten in Frageform:

– Nehmen diese Forschungsresultate, Methoden und Theorieentwicklungen des Faches zu wenig Raum im Selbstverständnis des Faches ein?

– Hat sich die Psychologie selbst zu früh und zu hoch gesteckt auf einen wissenschaftlichen Erklärungsanspruch eingelassen, der an sich selbst verzagt, wenn er nicht alle und jede Erlebnis- und Verhaltensvariation erklärend aufschlüsseln und vorausschauend spezifizieren kann?

– Wurde übersehen, dass ein besonderer Forschungsanreiz am Gegenstand des menschlichen Erlebens und Verhaltens gerade in seiner Natur als offenes System liegt, so dass – jedenfalls in einer freien Gesellschaft – menschliches Erleben und Verhalten grundsätzlich nur innerhalb dieser offenen Systemgrenzen vorhersagbar (und damit auch im Rückblick erklärbar) sein kann?

– Wurde vergessen, dass hundertprozentige Vorhersagevalidität eines
   Tests zur Voraussetzung hätte, dass es über den Zeit- und Erlebnis-
   abstand zwischen Testung und Kriteriumserhebung keine individuell-
   spezifische Entwicklung, kein individuell-spezifisches Lernen, keine
   freie Entfaltung des Handelns geben darf, also voll-determinierte (Or-
   wellsche) Unfreiheit vorherrschen müsste? Wurde solcher (statistischer) Determinismus gegen besseres psychologisches Erfahrungswis-
   sen zum ehrgeizigen methodischen Ziel?

Man darf hierin wohl ein zweites wichtiges Präzept aus der Entwicklung der Psychologie als Wissenschaft sehen: die oftmals gerade faus-
tische Unterbewertung von Kenntniswissen im Fach, weil wir einfach
„noch nicht alles wissen", durch eine realistischere Selbsteinschätzung
abzulösen, auch im Vergleich zum Wissens- und Methodenstand anderer
Sozialwissenschaften oder der Medizin. Gemessen am Erfolg der Psychologie als Wissenschaft, auch im Rahmen bestehender nationaler und internationaler Wissenschaftsprogramme wie dem International Council
of Science (ICSU) und dem International Social Science Council (ISSC)
(s. dazu Platt, 2002; Rosenzweig, Holzman, Sabourin und Bélanger, 2000),
stellt dies ein wichtiges zweites Lehrbeispiel aus der Fachgeschichte dar.

Der Primat der Empirie

Nachdenken über menschliches Erleben und Verhalten ist mindestens
so alt wie die Schriftgeschichte. Doch auch von den höchstentwickelten
intuitiv-psychologischen Theorien (wie bei Aristoteles; s. auch O'Donahue und Kitchener, 1996) war es ein mehr als zweitausendjähriger Weg,
bis sich das Fach um die Mitte des 19. Jahrhunderts als eines der letzten
als neue Einzelwissenschaft von der Philosophie emanzipierte. Daran ist
natürlich (auch) das in einer Kultur gewachsene implizite (subjektive)
„Wissen" um menschliches Erleben und Verhalten, seine scheinbaren
„Gesetzmäßigkeiten" und das alltägliche Verständnis unserer Selbst, des
menschlichen Wesens und Miteinanders beteiligt (wie wir es beispielsweise in einander oftmals auch widersprechenden Sprichwörtern nieder-
gelegt finden; schon Aristoteles betrieb übrigens Sprichwortforschung!).
So bedurfte es einer besonderen rational-systematischen Anstrengung,
die Psychologie als empirische (in vielen Bereichen sogar im engeren
Sinne des Wortes: experimentelle) Wissenschaft abzuheben von den in
einer Kultur als Vorauswissen tradierten Einschätzungen zum menschlichen Erleben und Verhalten und den mit ihnen transportierten
Stereotypien, Vorurteilen und Mutmaßungen.

Hierzu hat die Geschichte der Psychologie, etwa am Beispiel der sogenannten Ganzheitspsychologie der Leipziger Schule der 20er Jahre

(s. etwa Krueger, 1953) oder der spekulativen Trieb- und Instinktsystematiken wie bei McDougall (1908), überdeutlich gemacht, dass derartige „armchair psychology" und nicht-validiertes Vor-Wissen häufig Wahrheitskriterien einer kritischen Empirie nicht standhält. Die sog. Eidetik eines Erich Jaensch etwa, der – nationalsozialistischem Gedankengut der 1930er Jahre vorauseilend – die deutsche Entdeckung einer besonderen Form visueller Vorstellungen reklamierte, brach nach dem Krieg in den sorgfältigen Kontrolluntersuchungen, die Heinrich Düker im selben Siedlungsraum wie Jaensch (nämlich in Marburg und Umgebung) durchführte, vollends zusammen (Düker, 1965).

Die Psychologie hat es geschafft, in Gestalt des Faches Methodenlehre einen lernbaren Kanon von Kriterien zu entwickeln, an denen Aussagen über menschliches Erleben und Verhalten an Maßstäben rational-empirischer Beweisführung überprüft und so Befunde von Spekulationen abgehoben werden können. Dabei zeigte sich schon früh, dass theoretische Ergiebigkeit einer Forschung nie besser sein kann als ihre methodische Fundierung. Auch dazu ein gut belegtes Beispiel: Unbeschadet ihrer anschaulichen Nachvollziehbarkeit konnte die frühe Charakterologie, wie sie in Deutschland von Ernst Kretschmer vertreten wurde, gegenüber den schon damals in Großbritannien und den Vereinigten Staaten wesentlich weiter entwickelten multivariaten statistischen Methoden zur Analyse individueller Unterschiede keinen Bestand haben (vgl. Amelang und Bartussek, 1990). Es waren diese Methoden (von Spearmann, Burt, Thurstone oder Cattell), die dazu verhalfen, dass der typologische Ansatz der Persönlichkeitsforschung, der psychischer Individualität nur wenig Raum ließe, als ineffizient und unnötig vergröbernd zurückgewiesen wurde. Dabei verlief die Forschung alles andere als „linear", wie die Wiederentdeckung der „Big Five" (oder „Big Six" oder neuerdings „Big Seven"; Becker, 1999), die schon Mitte der 1960er Jahre als Fragebogendimensionen gesichert waren (Comrey, 1962; Pawlik, 1968), eindrucksvoll belegt.

Fälschliche Trennung von Grundlagen- und Anwendungswissenschaft

Bis in unsere Tage lebt diese Trennung zum Beispiel in universitären Studien- und Prüfungsordnungen fort, so auch in der neuesten Fassung 2002 der bundesdeutschen Rahmenprüfungsordnung für Psychologie. Mag sie hier noch organisatorisch nützlich sein, ist sie unter wissenschaftshistorischen Gesichtspunkten in der Psychologie sicher unfruchtbar. Nichts ist bekanntlich so praktisch wie eine gute Theorie. Auch nicht wenige Forschungsergebnisse gerade aus dem angewandten Kontext haben sich in der Folge auch als grundlagenwissenschaftlich bedeutsam herausgestellt. Dazu einige Beispiele:

Ergebnisse zur unterschiedlichen Effektivität neuropsychologischer Behandlungsmethoden von Neglect (links-halbseitiger Aufmerksam-keitsschwäche bei meist rechtshemisphärisch parietaler Hirnschädigung; s. die Metaanalyse bei Rustenbach, Pawlik und Wein, 2000) haben die neuropsychologische Theorie von Aufmerksamkeitsleistungen wesent-lich vorangebracht. Oder: Die ursprünglich im Rahmen der Konsum- und Werbepsychologie entwickelten Methoden zur Blickbewegungsregist-rierung sind heute aus der modernen Aufmerksamkeits- und Wahrneh-mungs-Grundlagenforschung nicht mehr wegzudenken. Zwei Beispiele in „umgekehrter Richtung": Bekanntlich erwiesen sich schon die klassi-schen Ergebnisse von Pawlow zur externen und internen Inhibition des bedingten Reflexes und später die Arbeiten von Skinner und seiner Schule zur experimentellen Extinktion operanten Verhaltens grundle-gend für effektive Paradigmen der Verhaltenstherapie etwa von phobi-schen Reaktionen (Wolpe, 1958). Und die Arbeiten von Baddeley zum *working memory* (Baddeley, 2002) oder von Tulving (1985) zur Prozess-struktur von episodischem, semantischem und prozeduralem Gedächtnis sind heute für die Planung neuropsychologischer Intervention bei Ge-dächtnisdefiziten nicht mehr wegzudenken. Und als ein letztes Beispiel: Die Differenzielle Psychologie und Persönlichkeitsforschung war seit den Tagen von Binet und Spearman stets eng an Entwicklungen in der praktischen Psychodiagnostik gebunden, wie umgekehrt die Entwick-lung von Testverfahren Innovationen in der differenziell-psychologischen Methodologie und Theoriebildung zur Voraussetzung hatten (s. dazu bei Amelang und Bartussek, 1990) – eine symbiotische Interaktion von Grundlagen- und Anwendungsforschung!

Nicht-Beachtung dieser engen Verschränkung hat sich in der Ver-gangenheit nicht nur in der Ausbildung als unfruchtbar herausgestellt, sondern war auch hinderlich für den Wissensfortschritt. Der Herkunft einer Fragestellung (nämlich: aus der Systematik des Faches oder einer anwendungsbezogenen Problemstellung) haftet weder ihre Nützlichkeit (oder gar „Relevanz") an noch der theoretische, methodische oder prak-tische Verwertungsradius ihrer Ergebnisse.

Die Psychologie und ihr heuristischer Maßstab

Zu Recht, und erst gar historisch zu Recht, steht in der Psychologie der Einzelne, das Individuum, der einzelne Organismus als Funktionseinheit in Fragestellung, Methodologie und Theorieentwicklung im Zentrum. Darin unterscheidet sich die Psychologie bekanntlich auch von der

Physiologie, die regelhaft von einzelnen Organeinheiten und -funktionen innerhalb des Organismus ausgeht, oder von der Soziologie, die auf der Ebene inter-personeller Prozesse ansetzt. Gleichzeitig hat sich die Psychologie als Wissenschaft ebenso wie als Anwendungsfach eine wichtige Extrapolation erschwert: den Übergang vom individuum-bezogenen Maßstab zu einer sozial-wissenschaftlichen Maßstäblichkeit, wie sie in Phänomenen wie der demographischen Entwicklung, dem sozialen Wandel, Migrationsbewegungen oder erst gar in internationalen Aufgabenstellungen (auf die ich später zu sprechen komme) nötig wird. Zu selten noch lässt sich die Psychologie, so scheint mir, auf den Übergang von der Ebene herkömmlich sozialpsychologisch bearbeitbarer Gruppenprozesse auf die größere Maßstabsebene von Sozietät, Staat oder Region ein – obwohl auch den Verhaltensmustern auf dieser Ebene die bekannten Grundmuster intra-psychischer Erlebnis- und Verhaltens-Regulation mit zugrunde liegen!

Die Konsequenz dieser Entwicklung wird im Fach auch (noch) zu wenig rezipiert: dass die Psychologie zu wenig Wissen einbringt oder wissenschaftliche Aufgaben anvertraut erhält, wenn es um die Behandlung makro-sozialer Phänomene geht. Die Zahl der Psychologinnen und Psychologen, die in Forschungsvorhaben zum sozialen, ökonomischen und Klimawandel beteiligt sind, zum demographischen Wandel oder zu Fragen des Migrationsverhaltens, ist (auch international) noch immer abzählbar klein. Das Fach begibt sich damit nicht nur wichtiger Aufgabenstellungen, sondern es lässt die anderen Wissenschaften ungerechtfertigt „allein", ohne die dringend gebotene psychologische Expertise in der Bearbeitung solcher einschneidender gesellschaftlicher Entwicklungen. Ich sage dies aus der Erfahrung vieljährigen internationalen Bemühens in verschiedenen Regionen dieser Welt, auf Kongressen, Tagungen und in Fachpublikationen (Pawlik, 1991), die Psychologie für eine Erweiterung der heuristischen Maßstäblichkeit zu öffnen.

Präzepte aus der Entwicklung der Psychologie als Beruf

Auch hier beschränke ich mich auf einige wenige, beispielhaft herausgegriffene Punkte.

Der Zeitgang vom Wissen in die Praxis

In vielen Erfahrungswissenschaften bemisst sich der Zeitgang von der Erarbeitung neuen Wissens bis zu seinem Niederschlag in der Praxis in

Jahren bis Jahrzehnten. In der Psychologie ist das nicht anders. Von der Begründung der Psychologie als neuer, selbstständiger Wissenschaft bis zu ersten Professionalisierungen zu Ende des vorletzten und Anfang des letzten Jahrhunderts dauerte es 2 bis 4 Jahrzehnte. Und von dieser ersten Professionalisierung bis zur (rechtlich usw.) etablierten professionellen Selbstständigkeit weitere ca. fünf Jahrzehnte (in den USA) bis zehn Jahrzehnte (in Deutschland und Österreich).

Glücklicherweise haben wir heute Anzeichen dafür, dass die Professionalisierung von Wissen in der Psychologie bereits schneller voranschreitet. Ein gutes Beispiel aus neuerer Zeit ist die Umsetzung neuropsychologischer Forschungserkenntnisse in die klinisch- neuropsychologische Praxis (Bodenburg, 2001). Dessen ungeachtet bleibt die Psychologie gut beraten, den Zeitgang und die Voraussetzungen des Wissenstransfers von der Forschung in die Praxis – und auch umgekehrt! – zu reflektieren. Dieser Transfer ist auch in der Psychologie nicht losgelöst vom Generationenwechsel zu sehen, der allein, ohne berufsbegleitende Weiterbildung, nicht hinnehmbare Verzögerungen in der Größenordnung von 3 bis 4 Jahrzehnten nach sich ziehen würde! Dies ist nun vor dem Hintergrund von Studien zur sog. Halbwertszeit psychologischen Wissens zu sehen (s. dazu bereits Dubin, 1972). Diese belegen, dass das zu einem Zeitpunkt X als Kenntnisstand der Psychologie geltende Wissen je nach Fachgebiet bereits nach 6 bis 8 Jahren zur Hälfte durch neues Wissen ersetzt bzw. überholt ist. Nach Ablauf dieser Zeitspanne ist nur mehr die Hälfte des eingangs als gesichert geltenden Wissensbestandes noch als gesichert repräsentiert. Eine etwa 40-jährige Berufszeit (nach Studienabschluss) entspricht dem Fünf- bis Siebenfachen dieser Halbwertszeit. Oder anders ausgedrückt: Um die Mitte dieser Berufszeit ist größenordnungsmäßig nur mehr etwa ein Achtel des mit dem Studienabschluss erworbenen Wissens rezenter Wissensstand, zu Ende der Berufszeit gar nur mehr ein Vierundsechzigstel (oder 1,6%)!

Danach kann es in der Psychologie grundsätzlich keine für die volle Lebensarbeitszeit qualifizierende einmalige Ausbildung geben. Will man keine zeitliche Limitierung der mit dem Studienabschluss erlangten Berufsberechtigung, unterstreichen die Zahlen die Verpflichtung zur Fort- und Weiterbildung und die besondere Aufgabenstellung, die dabei den Universitäten und Fachgesellschaften wie dem BÖP erwächst. Aber nicht nur die Weiterbildung ist hier angesprochen, sondern gleichermaßen auch die universitäre Grundausbildung in Psychologie selbst. Sie muss bereits bei den Studierenden die nötigen Voraussetzungen für einen derart schnellen Wissenswechsel *innerhalb* einer Generation von Berufsrepräsentanten, innerhalb einer Lebensarbeitszeit schaffen. Ich bin nicht sicher, ob das immer so gesehen wird.

Daneben gibt es weitere Möglichkeiten, die Zeitcharakteristik des Wissenstransfers von der Forschung in die Praxis und umgekehrt zu verbessern. Ich denke hier insbesondere an die bei uns (jedenfalls in der Psychologie in Deutschland) viel zu selten in Anspruch genommene hochschulrechtliche Möglichkeit, Hochschullehrerstellen (zeitbefristet oder unbefristet) als *joint appointments* zwischen Universität und Berufspraxis einzurichten. (In den USA beispielsweise wird diese Möglichkeit seit langem intensiv genutzt.) So könnte die Leiterin/der Leiter einer klinisch-psychologischen Ambulanz in Teilzeit eine beamtete Dozentur oder Professur an einem Psychologischen Hochschulinstitut wahrnehmen und auf diese Weise – buchstäblich tagtäglich – Wissenstransfer von der Praxis in die Forschung und umgekehrt befördern und selbst leisten. Solche *joint appointments* wären auch innerhalb der Universität, beispielsweise mit Medizinischen Kliniken, Wirtschaftswissenschaftlichen oder Pädagogischen oder Juristischen Instituten, wünschenswert. Dagegen binden die augenblicklich gehandhabten Lehraufträge an „externe Praktiker" diese viel zu wenig in zentrale Ausbildungsfunktionen ein und meist überhaupt nicht in die Forschung oder Prüfung (ganz zu schweigen von ihrer meist geringen finanziellen Attraktivität und vielerorts aus hochschulrechtlichen Gründen auch strikt zeitbegrenzten Bestellbarkeit).

Die Weiterentwicklung der Psychologie als Beruf wird von der Intensivierung und Beschleunigung dieses Wissenstransfers wesentlich mitbestimmt sein.

Vom Geben und Nehmen psychologischen Wissens

Die Geschichte der Psychologie als Beruf ist überreich an Beispielen für großzügiges *„giving without returns"*. Es waren Psychologen, die in den 50er und 60er Jahren des vorigen Jahrhunderts aus der experimentellen Konditionierungsforschung Paradigmen für die verhaltenstherapeutische Behandlung von neurotischen Störungen entwickelten. Und es waren Psychologen, die diese Verfahren in der Folgezeit um kognitive Module erweiterten und zu den heute verfügbaren integrierten kognitiv-verhaltenstherapeutischen Verfahren ausbauten (Grawe, Donati und Bernauer, 1994; Nathan, Skinstad und Dolan, 2000). Zunächst ohne Ausbildung in Psychologie (und in den Voraussetzungen und Grenzen dieser Behandlungsmethoden!) hat der medizinische Berufsstand schnell zugegriffen und diese Behandlungsmethoden in das medizinische Leistungsangebot, den medizinischen Kompetenzanspruch und das Abrechnungssystem der Gebührenordnung für Ärzte übernommen. In Deutschland lag es in den 1980er/1990er Jahren an den Psychologen, in gesundheitspolitisch schwieriger Verhandlung aus der „geistigen Vaterschaft" an diesen

Verfahren und der originären Kompetenz in ihnen im Rahmen des neuen Psychotherapiegesetzes die rechtliche Mitnutzer-Genehmigung rückzuerstreiten.

Oder: Eine der Erfolgsgeschichten psychologischer Forschung und Praxis ist unstreitig die Psychologische Diagnostik, sind Test- und andere Untersuchungsverfahren in Klinik, Betrieb, Schule und Beruf. Nur mühsam und oft auch wenig herzhaft schaffen es Psychologen, den am Markt lukrativ-erfolgreichen kommerziellen, oft nicht-psychologischen Anwendern psychologischer Tests in der Personalauswahl, in der allgemein-ärztlichen Sprechstunde oder auf schulischem Sektor entgegenzutreten – allesamt Anwendungen, die häufig ohne Kenntnis der Grundlagen, geschweige denn Grenzen dieser Methoden getätigt werden. Selbstverständlich ist wissenschaftlicher Fortschritt als solcher Gemeingut. Nur: Geben und Nehmen zwischen Professionen dürfen nicht von der Kenntnis der Grundlagen und Grenzen der Methoden Abstand nehmen lassen, die diesem „Austausch" anheim gegeben werden. So ist – trotz einiger Zurückhaltung in Einzelpunkten – die Einrichtung der neuen DIN-Norm 33430 (Hornke und Winterfeld, 2004) in der Bundesrepublik Deutschland zu begrüßen, die zumindest für die Anwendung psychodiagnostischer Tests im Personalbereich stringente Wissens- und Erfahrungsvoraussetzungen beim selbstständigen Testanwender vorschreibt. Im Zeitalter wachsender Verbreitung rechnergestützter, und damit sich selbst administrierender Verfahren, oftmals einfach über Internet-Download, kommt einer solchen Regelung größte Bedeutung zu.

Es ist ein wichtiges weiteres Präzept aus der Entwicklung der Psychologie als Fach und Beruf, die „Außenhandelsbilanz" im Transfer von Wissen und anwendungsreifen Verfahren zu reflektieren und stärker als bisher unerlässliche Eingangskompetenzen auf Anwenderseite und Grenzen der Anwendung psychologischer Verfahren durch Nicht-Psychologen zu definieren.

Die „more research is needed" – Falle

Es war bereits die Rede vom menschlichen Erleben und Verhalten als einem offenen System und davon, dass in der Freiheit des Einzelnen – notwendigerweise – auch eine begrenzte Vorhersagbarkeit seines künftigen Verhaltens begründet ist. Dann kann es nicht überraschen und schon gar nicht entmutigen, wenn die längerfristige Kriteriumsvalidität eines psychodiagnostischen Testverfahrens deutlich unter der aus seiner Reliabilität berechenbaren höchstmöglichen Gültigkeit bleibt. Während für die Zuverlässigkeit (Reliabilität) eines psychodiagnostischen Verfahrens gegen 1.00 gehende Werte nicht Utopie, sondern psychometrische Zielvorgabe darstellen (müssen), kann dies für die Gültigkeit (Validität) in den meisten Anwendungsfeldern grundsätzlich nicht der Fall sein.

Außer am offenen Verhaltenssystem liegt dies schon allein an der Mehrdimensionalität vieler Außenkriterien, aber auch an der Tatsache, dass die Merkmalstruktur relevanter Prädiktormerkmale auf der Testseite sich oftmals erst im Laufe des Vorhersageintervalls selbst herausbildet, etwa im Gefolge von prägenden Erfahrungen oder Lernvorgängen im Laufe dieses Zeitraums. Gegenüber einer reinen Statusdiagnostik ist hier Verfahren der Prozessdiagnostik, der längsschnittlich-entwicklungsbegleitenden Verlaufsdiagnostik der Vorzug zu geben (s. dazu bei Pawlik, 1982).

Daraus folgt zumindest zweierlei: Erstens gilt es, in der Psychodiagnostik Vorhersagen auf psychologisch eben noch sinnvolle und psychodiagnostisch leistbare zeitliche und inhaltliche Intervalle zu beschränken (über die eine stabile Merkmalsstruktur noch erwartet werden kann) und häufig punktuelle eben durch sequenzielle Diagnoseparadigmen zu ersetzen. Aber es kommt ein Zweites hinzu: Wir müssen in der Psychologie besser lernen, Vorhersagen, Einschätzungen und Beratungsvorschläge auf begrenzter Informationsbasis, *under uncertainty*, zu generieren. Das heißt nicht, dem Konfabulieren und Spekulieren das Wort reden. Es heißt aber wohl, bereits in der Ausbildung und dann in der Berufspraxis Techniken der sich selbst laufend evaluierenden Informationsverarbeitung unter vorgegebener Urteilsunsicherheit zu üben, zu praktizieren und weiter zu entwickeln. Zumindest hierin ist uns die medizinische Diagnostik und Beratung häufig meilenweit voraus. Wir verfügen über psychometrisch hoch entwickelte entscheidungstheoretische Paradigmen des schlussfolgenden Umgehens mit Information unter Unsicherheitsbedingungen, tragen die aber nur als Kalküle, als Unterrichtsstoff vor, statt ihre praktische Umsetzung einzuüben und weiter zu verbessern. Bis heute kommt der diagnostischen Inferenz in der Psychodiagnostikausbildung noch ein zu geringer Stellenwert zu.

Die *"more research is needed"* - Falle, hier am Beispiel der Psychologischen Diagnostik illustriert, lässt sich ebensogut für Fragestellungen im Rahmen der psychologischen Therapie, der Lebensberatung, der Unternehmensberatung oder in der gerontopsychologischen Betreuung darstellen. Es steht zu hoffen, dass die heute verfügbaren rechnergestützten Verfahren zur erfahrungsgeleiteten Bearbeitung solcher Aufgabenstellungen (sog. *evidence-based assessment, evidence-based psychotherapy design*) einen Weg in eine diesbezüglich bessere Berufspraxis eröffnen werden. Dazu müssen freilich auch Voraussetzungen im Rahmen der Ausbildung, namentlich in empirie-basierter Inferenz und Entscheidungstheorie für Diagnostik und für Indikationsstellung bei Behandlung, noch eingerichtet werden. Bei der Komplexität des Psychischen kann und wird eben grundsätzlich nie zu erwarten sein, für alle und jede Frage im Einzelfall auf repräsentative Vorstudien rückgreifen zu können.

Was folgt daraus als weitergehende „Empfehlungen"?

Neben den bereits genannten sollen abschließend noch drei weitergehende Überlegungen angesprochen werden:

Eine Lanze für psychologischen Forschungsfortschritt

Die Psychologie darf aus ihrer Geschichte lernen, dass Wissen auch zu Fragen fortschreiten kann, die über lange Zeitstrecken als unbeforschbar galten. Die neuropsychologische Aufklärung von Bewusstsein, bei Rohracher (1946) noch ein weit gestecktes Fernziel, heute international ein Front- und Wachstumsthema der Grundlagenforschung (Marcel und Bisiach, 1988; Gazzaniga, 1996) kann dafür als erstes Beispiel dienen. Ein weiteres dürfte bald die moderne Entwicklungs-Verhaltensgenetik sein, die auf der Referenzgrundlage des Human-Genom-Projekts in nicht zu ferner Zukunft imstande sein sollte, Erbe-Umwelt-Wechselwirkungen, von denen in der Vergangenheit vielfach nur abstrakt-statistisch gehandelt werden konnte, explizit zu studieren. Und funktionell-bildgebende Verfahren zur Darstellung regionaler Hirnaktivität geben schon heute die Grundlage für ein besseres Verständnis neuropsychologischer Defizite und die Planung neuropsychologisch-rehabilitativer Intervention.

Psychologie als Wissenschaft und Psychologie als Beruf

Vom benachbarten Fach und Berufsfeld Medizin kann die Psychologie auch lernen, dass universitäre Lehre und Forschung auf der einen und ausübende Berufspraxis auf der anderen Seite nicht konkurrierende Kräfte, sondern arbeitsteilige Realisationen desselben Faches sind. Die Geschichte der Psychologie lehrt, dass ein Auseinanderstreben beider zum Nachteil beider sich auswirkt. So ging z.B. in Deutschland von der Föderation deutscher Psychologenvereinigungen, die die Deutsche Gesellschaft für Psychologie und der Berufsverband Deutscher Psychologen vor bald einem halben Jahrhundert eingingen, eine gerade in Krisenzeiten wirkungsvolle Bindungskraft in der Außenvertretung und im Innenverhältnis aus – sehr zum Vorteil auch für die über alle Jahre gemeinsam getragene Weiterentwicklung des Studiengangs Psychologie.

Und das jüngste Beispiel dafür sehen wir in Europa selbst, wenn die *European Federation of Professional Psychogists' Associations* (EFPPA) vor zwei Jahren beschloss, Psychologie in Europa künftig auch als Wissenschaft (z.B. gegenüber den Einrichtungen der Europäischen Union) repräsentieren zu wollen, und dazu das eine P in ihrer Abkürzung strich (jetzt: *European Federation of Psychologists' Associations*: EFPA).

So wie die Trennung von Grundlagen- und Anwendungswissenschaft in der Psychologie historisch und fachsystematisch nicht haltbar ist, hat sich auch eine auseinanderstrebende Entwicklung von Psychologie als Wissenschaft und Beruf nach meiner Kenntnis zu keiner Zeit und an keinem Ort anders als zu beiderseitigem Nachteil ausgewirkt. Nicht nur psychologische Tests bedürfen der externen Kriteriumsvalidierung, auch Forschungsergebnisse (der Entwicklungspsychologie, der Sozialpsychologie, aber auch der Allgemeinen Psychologie) bedürfen einer externen Kontextvalidierung an der psychologischen Lebensrealität. Darauf hat bereits Brunswik vor über 50 Jahren in seiner Unterscheidung zwischen *representative and systematic design* (der experimentellen Versuchsplanung) hingewiesen (Brunswik, 1952). Gleichermaßen und im Gegenzug ist die Berufspraxis auf eine Fortschreibung der Legitimierung angewiesen, die sie aus dem wissenschaftlichen Fortschritt des Faches erfährt.

Neuaufgaben in der Internationalen Psychologie

Anders als andere Natur- und Sozialwissenschaften ist die Psychologie bis heute bei den Vereinten Nationen und ihren Unterorganisationen, allenfalls ausgenommen die Weltgesundheitsorganisation, als Fach und mit ihrer Expertise nicht vertreten. Das gilt für die UN-Hauptverwaltung in New York City, das Kabinett des UN-Generalsekretärs und selbst für den vielfach mit im engeren Sinn verhaltenswissenschaftlichen Themen befassten Wirtschafts- und Sozialrat (*Economic and Social Council*, ECOSOC) der Vereinten Nationen. Wo bleiben Psychologen als Sachberater in den aktuellen ECOSOC-Vorhaben zur alternden Gesellschaft, zu Erziehungsfragen, zur Früherkennung von ethnisch begründeten Regionalkonflikten, um nur einige Beispiele zu nennen? Was können, was müssen wir auf den Weg bringen, um Psychologie und Psychologen für diese Aufgaben im Dienst der Völkerverständigung und internationalen Diplomatie zu öffnen?

Auf dem 27. Internationalen Kongress für Psychologie (im Jahre 2000 in Stockholm) fand, in Zusammenarbeit mit dem Schwedischen Außenministerium, erstmals auf einem Weltkongress der Psychologie eine mehrtägige Symposiumreihe zum Themenkomplex „Psychologie und Diplomatie" statt (*The Dag Hammarskjöld Memorial Seminar on Diplomacy and Psychology;* International Union of Psychological Science, 2000), in der eindrucksvoll die Relevanz psychologischen Wissens für Frieden schaffende und friedenserhaltende Maßnahmen ebenso dargestellt wurde wie die Bedeutung psychologischer Kompetenz für die Früherkennung und Minderung inter-ethnischer Konflikte. Es bedarf dringend eines Plädoyers, es mit als Aufgabe der Psychologie als Wissenschaft und als Berufsstand zu verstehen, die Kompetenz des Faches auch jenseits der vertrauten Maßstäblichkeit von Individuen in den Dienst verbesserter gesamtgesellschaftlicher Entwicklungen einzubringen. Die Möglichkeiten dafür sind überzahlreich und Türen stehen grundsätzlich offen, wenn es erst mal gelingt, Psychologen dazu zu bewegen, sie zu durchschreiten! Entsprechendes gilt für psychologie-bezogene Fragestellungen auf Regionalebene, etwa im Rahmen der Europäischen Union, aber auch auf nationaler und binnenstaatlich-regionaler Ebene.

Als Zweites wird auch wachsende Bereitschaft auf psychologischer Seite zu wecken sein, psychologische Kompetenz in internationale Großforschungsprogramme einzubringen, die menschliches Erleben und Verhalten mit thematisieren bzw. auf solche Kooperation sogar zentral angewiesen sind. Auch dazu ein Beispiel: Im Rahmen des interdisziplinären internationalen Großforschungsprogramms IHDP (International Human Dimensions Program on Global Change, IHDP; http://www.uni-bonn. de/ihdp), realisiert unter den Auspizien des International Council of Science (ICSU) und des International Social Science Council (ISSC), ist es trotz vieljähriger Bemühung (und bester Anfangserfolge) bis heute nicht gelungen, ein psychologisches Teilprogramm mit Kontinuität einzurichten. Dabei ist allseits evident, dass umweltbezogenes menschliches Verhalten und die es leitenden Einstellungen maßgeblich und unersetzbar einen Schlüssel zum Erfolg von Maßnahmen zur Verbesserung umweltgerechten Verhaltens (des Einzelnen, auf der kommunalen und auf der regionalen Ebene) darstellen.

Ohne Frage ist zur Vorbereitung der Psychologinnen und Psychologen von morgen auf die Wahrnehmung von Aufgaben in der Internationalen Psychologie die Einrichtung eines entsprechenden neuen Anwendungsfaches in den universitären Ausbildungsplänen erforderlich. Dies zu erreichen, sollte auch hier als Aufgabe in dem Bestreben angenommen werden, *„to give psychology a way"*.

Literatur

Amelang M, Bartussek D (1990) Differentielle Psychologie und Persönlichkeitsforschung (3. Aufl) Kohlhammer, Stuttgart

Baddeley AD (2002) Is working memory still working? European Psychologist 7: 85–97

Becker P (1999) Beyond the Big Five. Personality and individual differences 26: 511–530

Bodenburg S (2001) Einführung in die Klinische Neuropsychologie. Huber, Bern

Boring EG (1929) A history of experimental psychology. Appleton-Century-Crofts, New York

Brunswik E (1952) The conceptual framework of psychology. International Encyclopedia of Unified Science, Band 1, Nr. 1. University of Chicago Press, Chicago

Brushlinsky A (1997) The „Pavlovian" Session of the two Academies. European Psychologist 2: 102–105

Comrey AL (1962) A study of thirty-five personality dimensions. Educational and psychological measurement 22: 543–552

Dubin SS (1972) Obsolescence or lifelong education: A choice for the professional. American Psychologist 27: 486–498

Düker H (1965) Hat Jaenschs Lehre von der Eidetik heute noch Bedeutung? Psychologische Beiträge 8: 238

Gazzaniga S (Hrsg) (1996) The cognitive neurosciences. MIT Press. Cambridge, Mass

Geuter U (1986) Daten zur Geschichte der deutschen Psychologie. Band 1. Hogrefe, Göttingen

Geuter U (1987) Daten zur Geschichte der Deutschen Psychologie. Band 2. Hogrefe, Göttingen

Grawe K, Donati R, Bernauer F (1994) Psychotherapie im Wandel. Von der Konfession zur Profession. Hogrefe, Göttingen

Gundlach H (1991) Theorien der Historiographie? In: Lück HE, Miller R (Hrsg) Theorien und Methoden psychologiegeschichtlicher Forschung. Hogrefe, Göttingen, S 14–19

Herrmann Th (1979) Psychologie als Problem. Herausforderungen der psychologischen Wissenschaft. Klett, Stuttgart

Hornke LF, Winterfeld U (Hrsg) (2004) Eignungsbeurteilungen auf dem Prüfstand: DIN 33430 zur Qualitätssicherung. Spektrum Verlag, Heidelberg

International Union of Psychological Science (2000) Abstracts of the XXVII International Congress of Psychology. International Journal of Psychology 35 (3/4): 1–451

Jing Q (1994) Development of psychology in China. In: Pawlik K (Hrsg) The origins and development of psychology: Some national and regional perspectives, Special Issue: International Journal of Psychology 29: 667–675

Koch S, Leary DL (Hrsg) (1992) A century of psychology as a science. American Psychological Association, Washington D.C.

Krueger F (1953) Zur Philosophie und Psychologie der Ganzheit. Springer, Heidelberg

Marcel AJ, Bisiach E (1988) Consciousness in contemporary science. Clarendon Press, Oxford

McDougall W (1908) Social psychology. Methuen, London

Mittenecker E (1984) Die Wiederentwicklung der deutschsprachigen Experimentellen Psychologie nach dem Krieg – ein persönlicher Rückblick. In: Pawlik K (Hrsg) Lehr- und Forschungstexte Psychologie, Band 5: Fortschritte der Experimentalpsychologie. Springer, Berlin Heidelberg, S 4–19

Nathan PE, Skinstad AH, Dolan SL (2000) Clinical psychology II: Psychological treatments: Research and practice. In: Pawlik K, Rosenzweig MR (Hrsg) The international handbook of psychology. Sage, London, S 429–451

Nissim-Sabat D, Cole M, Belyaeva AV (1997) Telecommunications in the former Soviet Union: Activities in psychology. European Psychologist 2: 52–58

O'Donahue W, Kitchener RF (Hrsg) (1996) The philosophy of psychology. Sage, London

Pawlik K (1968) Dimensionen des Verhaltens. Huber, Bern

Pawlik K (Hrsg) (1982) Diagnose der Diagnostik (2. Aufl). Klett-Cotta, Stuttgart

Pawlik K (1985) Das Wiener Psychologische Institut: Historische und persönliche Reflexionen zur „Wiener Schule". In: Albert D (Hrsg) Bericht über den 24. Kongress der Deutschen Gesellschaft für Psychologie 1984 in Wien, Band 1. Hogrefe, Göttingen, S 104–110

Pawlik K (1986) Psychology and its historical perspective. In: Klix F, Hagendorf H (Hrsg) Human memory and cognitive capabilities, p 3–11. Elsevier Science Publishers, Amsterdam, North-Holland

Pawlik K (1994) Psychology in Europe: Origins and development of psychology in German-speaking countries. In: Pawlik K (Hrsg) The origins and development of psychology: Some national and regional perspectives, Special Issue: International Journal of Psychology 29: 677–694

Pawlik K, d'Ydewalle van Outrive G (Hrsg) (2005) Psychological concepts: An international historical perspective. Psychology Press, Howe, UK

Pawlik K, Rosenzweig MR (Hrsg) (2000) The international handbook of psychology. Sage, London

Platt J (2002) Fifty years of the International Social Science Council. International Social Science Council, Paris

Probst P (1995) Das Hamburger Psychologische Institut (1911–1994) – vom Psychologischen Laboratorium zum Fachbereich Psychologie: Ein geschichtlicher Überblick. In: Pawlik K (Hrsg) Bericht über den 39. Kongreß der Deutschen Gesellschaft für Psychologie 1994 in Hamburg. Hogrefe, Göttingen, S 923–934

Rohracher H (1946) Einführung in die Psychologie. Urban & Schwarzenberg, Wien

Rosenzweig MR, Holtzman WH, Sabourin M, Bèlanger D (2000) History of the International Union of Psychological Science (IUPsyS). Psychology Press, Howe, UK

Rustenbach SJ, Pawlik K, Wein Ch (2000) Effektivität experimenteller und rehabilitativer Interventionen bei visuellem Neglect. Eine Metaanalyse. Zeitschrift für Neuropsychologie 11: 23–51

Sprung L, Sprung H (2001) Grundzüge der historischen Methodenlehre. Psychologische Rundschau 52: 215–223

Tulving E (1985) Memory and consciousness. Canadian Psychology 26: 1–12

Ushakova TN (1997) Pavlov's theory and Russian psychology. European Psychologist 2: 97–101

Wolpe J (1958) Psychotherapy by reciprocal inhibition. Stanford University Press, Stanford, Cal.

Entwicklung und Weiterentwicklungen des Psychologengesetzes

Michael Kierein und **Sandra Skiczuk**

Einleitung und Rückschau

Das Bundesgesetz über die Führung der Berufsbezeichnung „Psychologe" oder „Psychologin" und über die Ausübung des psychologischen Berufes im Bereich des Gesundheitswesens (Psychologengesetz), BGBl 1990/360[1], das mit 1. Jänner 1991 in Kraft trat, reicht in seiner Entstehungsgeschichte bereits viele Jahre zurück. Mit seiner Beschlussfassung im Jahre 1990 hat der Gesetzgeber legistisch nachvollzogen, was faktisch schon seit geraumer Zeit bestanden hat.[2]

Gespräche über eine Regelung gehen bereits in das Jahr 1955 zurück. Im Juli 1978 wurde erstmals ein vom Bundeskanzleramt-Verfassungsdienst ausgearbeiteter Entwurf eines Psychologengesetzes im Begutachtungsverfahren der Öffentlichkeit vorgestellt. Die Auswirkungen blieben allerdings auf dieses Stadium beschränkt. Im Juni 1989 wurde erneut ein diesmal vom Bundeskanzleramt-Volksgesundheit ausgearbeiteter Entwurf eines Psychologengesetzes zur Begutachtung ausgesandt. Ziel dieses Entwurfes war die umfassende Regelung des gesamten psychologischen Berufsstandes, d.h. sowohl für den angestellten als auch für den freiberuflich beispielsweise auf dem Gebiet der Wirtschafts-, Werbe-, Schul-, Verkehrs- oder Klinischen Psychologie tätigen Psychologen[3]. Damit verbunden war die Schaffung einer ausdrücklichen Verfassungsbestimmung zur kompetenzrechtlichen Abstützung der umfassenden Regelung des Berufsstandes sowie die Errichtung eines kammerähnlichen Selbstverwaltungskörpers. Dieses Modell wurde jedoch von den Ländern aus föderalistischen Erwägungen – bei grundsätzlicher Zustimmung zur sachlichen Zweckmäßigkeit der in Aussicht genommenen Regelung – unter Hinweis auf die verfassungsrechtliche Kompetenzverteilung abgelehnt. Diese verfassungsrechtliche Ausgangslage führte nun dazu, dass ein Psychologengesetz aber zumindest jene Bereiche erfassen sollte, die sich auf den Kompetenztatbestand „Gesundheitswesen" stützen. Hierbei war die rechtliche Verankerung eines faktisch bereits bestehenden Gesundheitsberufes, der sich sowohl mit kranken Menschen als auch mit

Aufgaben der Gesundheitsvor- und Gesundheitsnachsorge auseinander-
setzt, vorrangig zu betrachten.[4]

Das Jahr 1990 war bekanntlich ein fruchtbares für psychosoziale
Interventionen überhaupt. So brachte es neben dem Psychologengesetz
auch das *Psychotherapiegesetz*[5] sowie eine Regelung zum Schutz der
Persönlichkeitsrechte psychisch kranker Personen im Falle einer
Unterbringung durch das *Unterbringungsgesetz* (UbG)[6] hervor.

Das Konzept des Psychologengesetzes

Das Psychologengesetz (in der Folge abgekürzt mit PG) regelt in § 1
die Berechtigung zur Führung der Berufsbezeichnung „Psychologe" oder
„Psychologin" für Universitätsabsolventen der Studienrichtung Psychologie und schafft damit einen Titelschutz und Bezeichnungsvorbehalt für
die genannte Personengruppe.

Weiters enthält das PG insbesondere Regelungen über die Berufsumschreibung (§ 3), die Reglementierung der Ausbildung (§§ 4–8)[7], die Voraussetzungen für die Ausübung des Berufes (§ 10), die Berufsbezeichnung samt Titelschutz (§ 12) sowie die Berufspflichten (insbesondere
§§ 13, 14 und 15).

Zentral für die Berufsausübung der klinischen Psychologen und
Gesundheitspsychologen ist die Berechtigung, sei es freiberuflich oder
auch angestellt, eigenverantwortlich handeln zu dürfen, wobei der Gesetzgeber auf jegliche Delegation bzw. Anordnungsbefugnis durch Dritte,
etwa Ärzte, verzichtet hat. Somit handelt es sich bei der Ausübung der
klinischen Psychologie und Gesundheitspsychologie um so genannte freie
Gesundheitsberufe.

Das Berufsbild des klinischen Psychologen und des Gesundheitspsychologen ergibt sich aus der Berufsumschreibung des § 3 PG. Demnach
umfasst die Ausübung des psychologischen Berufes im Bereich des Gesundheitswesens insbesondere die klinisch-psychologische Diagnostik
hinsichtlich Leistungsfähigkeit, Persönlichkeitsmerkmalen, Verhaltensstörungen, psychischen Veränderungen und Leidenszuständen sowie sich
darauf gründende Beratungen, Prognosen, Zeugnisse und Gutachten,
weiters die Anwendung psychologischer Behandlungsmethoden zur Prävention, Behandlung und Rehabilitation von Einzelpersonen und Gruppen oder die Beratung von juristischen Personen sowie die Forschungs-
und Lehrtätigkeit auf den genannten Gebieten und die Entwicklung gesundheitsfördernder Maßnahmen und Projekte.

Die *Klinische Psychologie* befasst sich im Wesentlichen mit der Diagnostik, Erforschung und Behebung von krankheitsfördernden psychischen Beeinträchtigungen und psychischen Störungen, die von seelischen, körperlichen, sozialen, ökologischen und sonstigen Faktoren verursacht werden.

Klinisch-psychologische Behandlung ist die Anwendung psychologischer Behandlungsmethoden zur Prävention, Behandlung und Rehabilitation von Einzelpersonen und Gruppen. Darunter fallen alle wissenschaftlich-psychologischen Methoden, die dazu dienen, Krankheiten zu vermeiden, Leidenszustände zu lindern oder zu beseitigen sowie kranke Menschen zu unterstützen, ihre Krankheit besser bewältigen zu können (u.a. durch Krisenintervention, Entspannungsmethoden, psychologische Trainingsmethoden, konfliktorientierte Methoden, Methoden zur Korrektur von Körperfunktionsstörungen und durch supportive Methoden).

Die *Gesundheitspsychologie* hingegen beschäftigt sich hauptsächlich mit der Erforschung der Entstehungsbedingungen von Gesundheit und Krankheit sowie mit der Erstellung theoretischer Konzepte und der Schaffung konkreter Maßnahmen, um eine gesundheitsförderliche Umgebung zu installieren.

Dies umfasst insbesondere psychologische Diagnostik und Beratung im Zusammenhang mit Prävention und Gesundheitsförderung einschließlich der Vermeidung von Schadensfolgen. Auch die Konzeption und Durchführung von der Gesundheitsförderung dienenden Projekten in den Bereichen Arbeitswelt, Familie, Schule, Freizeit, Umwelt, Institutionen des Gesundheitswesens, Verkehrswesen, Rechtswesen und Bildungswesen sowie die diesbezügliche Beratung von Personen fallen in das weite Spektrum der Gesundheitspsychologie.

Ein weiterer Aspekt der Konzeption des PG ist, dass der Gesetzgeber von der Errichtung einer gesetzlichen Interessenvertretung (einer Psychologenkammer) Abstand genommen hat, sodass die fachlichen und rechtlichen Angelegenheiten vom jeweiligen Gesundheitsressort, derzeit vom Bundesministerium für Gesundheit und Frauen, wahrgenommen werden. Dies betrifft insbesondere die Verwaltung der Liste der Gesundheitspsychologen und klinischen Psychologen, die zentral für ganz Österreich geführt wird und im Internet unter der Adresse ipp.bmgf.gv.at kostenlos abrufbar ist, sodass der gesetzlichen Verpflichtung zur Öffentlichkeit der Liste im besonderen Maße entsprochen wird.[8]

Im Wesentlichen enthält die Liste der klinischen Psychologen und Gesundheitspsychologen die Daten über Berufssitz und Dienstort. Grundsätze für die Listenführung sind Aktualität und Richtigkeit. Diese Grundsätze sind durch verpflichtende schriftliche Meldungen über jede Änderung des Namens, des Berufssitzes oder des Dienstortes, jeden dauernden oder zeitweiligen Verzicht auf die Berufsausübung sowie jede Einstellung, wenn sie voraussichtlich mehr als drei Monate übersteigen wird, abgesichert.

Damit die konkrete klinisch-psychologische und gesundheitspsychologische Leistung von Patienten und Klienten überhaupt in Anspruch genommen wird und tatsächlich erfolgreich sein kann, bedarf es entsprechender Schutzbestimmungen. Die wahrscheinlich wichtigste davon ist die Absicherung des Vertrauensverhältnisses in der Beziehungsarbeit durch eine umfassende und lückenlose Verschwiegenheitspflicht.

Darüber hinaus hat der Gesetzgeber weitere Berufspflichten vorgesehen, die umgekehrt auch als Patientenrechte verstanden werden können. Dies betrifft etwa das Verbot der Zwangsbehandlung bzw. das Recht auf Selbstbestimmung (etwa die Durchführung einer psychologischen Behandlung nur freiwillig und nach Zustimmung). Weiters wären die Aufklärungspflicht, die Dokumentationspflicht und die Fortbildungspflicht zu nennen. Von Bedeutung ist, dass diese Berufspflichten unter Verwaltungsstrafsanktion stehen.

Das PG behält die Berufsbezeichnungen „klinischer Psychologe" und „klinische Psychologin" sowie „Gesundheitspsychologe" und „Gesundheitspsychologin" ausschließlich den in der Liste der klinischen Psychologen und Gesundheitspsychologen eingetragenen Personen vor. Gleichzeitig sind irreführende oder verwechslungsfähige Bezeichnungen verboten. Auch diese Bestimmungen werden durch Verwaltungsstrafbestimmungen geschützt.

Eine besondere Stellung im klinisch-psychologischen und gesundheits-psychologischen Kontext nehmen die vom Bundesministerium für Gesundheit und Frauen herausgegebenen Richtlinien, die jeweils auf einem Gutachten des Psychologenbeirates beruhen, ein.

Im Laufe der Jahre wurden folgende Richtlinien für die klinisch-psychologische und gesundheitspsychologische Berufsausübung erstellt:
– Ethikrichtlinien für klinische Psychologinnen und klinische Psychologen und Gesundheitspsychologinnen und Gesundheitspsychologen
– Fort- und Weiterbildungsrichtlinie für klinische PsychologInnen und GesundheitspsychologInnen
– Gutachterrichtlinie

Diese Richtlinien haben Empfehlungscharakter und stellen eine Handlungsanleitung für sorgfältige und dem Stand der Wissenschaft entsprechende klinisch-psychologische und gesundheitspsychologische Arbeit dar. Es handelt sich somit um die Zusammenstellung des jeweils aktuellen Sorgfaltsmaßstabes, der insofern Verbindlichkeit entfaltet, als im Falle eines behördlichen oder gerichtlichen Verfahrens im Nachhinein regelmäßig die gutachterliche Frage gestellt wird, wie sich in der konkreten Situation ein pflichtgetreuer Angehöriger des Verkehrskreises der klinischen Psychologen und Gesundheitspsychologen zu verhalten gehabt hätte. Prüfmaßstab werden dann die jeweiligen Richtlinien sein.

Im Hinblick auf den vorhin erwähnten Psychologenbeirat, der zur ministeriellen Beratung in allen Angelegenheiten des PG gesetzlich eingerichtet ist, sei auf die diesbezügliche besondere Stellung des Berufsverbandes der Österreichischen Psychologinnen und Psychologen hingewiesen. Der Gesetzgeber hat im Gegenzug zum Verzicht auf die Schaffung einer eigenen gesetzlichen Interessensvertretung der bereits bei der Gesetzwerdung des PG maßgeblichen Bedeutung des Berufsverbandes der Österreichischen Psychologinnen und Psychologen Rechnung getragen, indem dieser mit fünf Mitgliedern im Psychologenbeirat vertreten ist und somit jene Interessensgruppe mit dem stärksten Stimmgewicht darstellt.

Auswirkungen des Psychologengesetzes auf andere Rechtsmaterien

Im Folgenden wird ein Überblick über die wichtigsten gesetzlichen Vorschriften gegeben, die als Auswirkung der Schaffung des Psychologengesetzes angesehen werden können. In den Endnoten finden sich die entsprechenden Gesetzesstellen, wobei diese im Hinblick auf den Umfang dieses Aufsatzes gegebenenfalls geringfügig verkürzt oder adaptiert wiedergegeben werden.

Mit Wirkung vom 1. Jänner 1992 wurde die klinisch-psychologische Diagnostik als Pflichtleistung der sozialen Krankenversicherung im Rahmen des § 135 Abs 1 *Allgemeines Sozialversicherungsgesetz* (ASVG)[9, 10] sowie der entsprechenden Begleitgesetze verankert.

Gleichzeitig wurde in § 349 Abs 2 ASVG[11] die Grundlage dafür geschaffen, dass der Berufsverband Österreichischer Psychologinnen und Psychologen nach bescheidmäßiger Anerkennung durch den zuständigen Bundesminister als Vertragspartner des Hauptverbandes der österreichischen Sozialversicherungsträger mit diesem einen Gesamtvertrag über klinisch-psychologische Diagnostik abschließen kann, um für die Versichertengemeinschaft im Wege von freiberuflich tätigen Kassenpsychologen klinisch-psychologische Diagnostik auf Krankenschein anbieten zu können.

Ein solcher Gesamtvertrag für klinisch-psychologische Diagnostik als Pflichtleistung der sozialen Krankenversicherung ist im Jahre 1995 zwischen dem Berufsverband Österreichischer Psychologinnen und Psychologen und dem Hauptverband der österreichischen Sozialversicherungsträger zustande gekommen.

Für das Jahr 1992 ist noch zu erwähnen, dass am 1. Juli 1992 das *Fortpflanzungsmedizingesetz* (FMedG)[12] in Kraft trat, das u.a. im Rahmen der medizinisch unterstützten Fortpflanzung auch eine psychologische Betreuung vorsieht.[13]

Von wesentlicher Bedeutung für die institutionelle klinische Psychologie und Gesundheitspsychologie war die Novelle BGBl 1993/801 zum *Krankenanstalten- und Kuranstaltengesetz* (KAKuG)[14], das mit Wirkung vom 27. November 1993 u.a. die grundsatzgesetzliche Anordnung traf, eine ausreichende klinisch-psychologische und gesundheitspsychologische Betreuung in den auf Grund des Anstaltszwecks und des Leistungsangebots in Betracht kommenden Krankenanstalten zu verankern.[15] Zwischenzeitlich sind in allen Bundesländern die entsprechenden Landes-Ausführungsgesetze erlassen worden.

Ein bedeutsames Datum war auch der 1. Jänner 1994. Seit diesem Zeitpunkt dürfen Behörden und öffentliche Dienststellen, die den Verdacht einer von Amts wegen zu verfolgenden strafbaren Handlung haben, gemäß der *Strafprozeßordnung 1975* (StPO)[16] in der Fassung der Novelle BGBl 1993/526[17] u.a. auf eine Anzeige an die Sicherheitsbehörde (Polizei, Gendarmerie) oder Staatsanwaltschaft verzichten, wenn die Anzeige eine amtliche Tätigkeit beeinträchtigen würde, deren Wirksamkeit eines persönlichen Vertrauensverhältnisses bedarf. Damit sollte vor allem die psychosoziale Tätigkeit in Jugendämtern und anderen Einrichtungen besonders abgesichert werden, um durch eine möglichst lückenlose Zusicherung von Vertraulichkeit überhaupt erst die Möglichkeit schaffen zu können, Rat und Hilfe in Anspruch zu nehmen.

Gleichzeitig wurde durch die erwähnte Novelle der StPO für Psychologen das höchstpersönliche Recht auf Zeugnisbefreiung in gerichtlichen Strafverfahren über alles, was ihnen in ihrer Eigenschaft als Psychologe bekannt geworden ist, verankert. Dieses Zeugnisbefreiungsrecht gilt auch für alle Hilfspersonen und Ausbildungskandidaten.[18]

Im Jahre 1996 kam es für alle Gesundheitsberufe durch die Erlassung des Ausbildungsvorbehaltsgesetzes[19,20], welches am 1. August 1996 in Kraft trat, zu einer nicht unwesentlichen Neuerung. Seit diesem Zeitpunkt ist durch dieses Gesetz ausdrücklich statuiert, dass das Anbieten von Ausbildungen zu Tätigkeiten, die durch die entsprechenden Berufsgesetze im Bereich des Gesundheitswesens geregelt sind, ausschließlich den dafür gesetzlich vorgesehenen und behördlich anerkannten Ausbildungseinrichtungen obliegt. Eine entsprechende Verwaltungsstrafdrohung in der Höhe von bis zu EUR 36.000 bezieht sich im Übrigen auch auf die Durchführung von Werbemaßnahmen für nicht anerkannte Ausbildungseinrichtungen.

Seit 1. Jänner 1997 sind klinische Psychologen, Gesundheitspsychologen und Psychologen im Rahmen des Erwerbs praktischer fachlicher Kompetenz in der klinischen Psychologie und der Gesundheitspsychologie als Dienstnehmer vom *Krankenanstalten-Arbeitszeitgesetz* (KA-AZG)[21] erfasst.[22]

Für das Jahr 1997 gilt es außerdem zu erwähnen, dass durch die

1. Waffengesetz-Durchführungsverordnung (1. WaffV)[23], welche mit

21. Juni 1997 in Kraft trat, für Begutachtungen nach dem *Waffengesetz 1996 (WaffG)*[24] der Berufsverband der Österreichischen Psychologinnen und Psychologen neben den österreichischen Universitäten und dem Kuratorium für Verkehrssicherheit als Veranstalter für Fortbildungen anerkannt wurde.[25]

Zudem wurden für Verkehrspsychologen im Jahre 1997 durch die *Führerscheingesetz-Gesundheitsverordnung* (FSG-GV)[26] auf Grundlage des *Führerscheingesetzes* (FSG)[27] eigene Ausbildungsvorschriften erlassen, die mit 1. November 1997 in Kraft traten. Die Ausbildung umfasst demnach mindestens 160 Stunden Theorie, die Durchführung von mindestens 100 Explorationsgesprächen im Beisein eines Verkehrspsychologen und die Erstellung von insgesamt 150 verkehrspsychologischen Stellungnahmen.[28]

Am 1. Jänner 1998 trat das *Suchtmittelgesetz* (SMG)[29] in Kraft. Von besonderer Bedeutung war die Verankerung von klinisch-psychologischer Beratung und Betreuung als gesundheitsbezogene Maßnahme bei Suchtgiftmissbrauch.[30]

Das *Jugendwohlfahrtsgesetz 1989* (JWG)[31] in der Fassung der Novelle BGBl I 1999/53 brachte mit Wirkung vom 1. Juli 1999 durch die Regelung des § 37 Abs. 2[32] eine gravierende Änderung für die Verschwiegenheitspflicht von klinischen Psychologen und Gesundheitspsychologen, ebenso aber auch für Psychotherapeuten:

Die Änderung besteht darin, dass die in der Jugendwohlfahrt tätigen oder die von der Jugendwohlfahrt beauftragten klinischen Psychologen und Gesundheitspsychologen bei Verdacht, dass die von ihnen betreuten Minderjährigen misshandelt, gequält, vernachlässigt oder sexuell missbraucht worden sind, dem Jugendwohlfahrtsträger darüber Meldung zu erstatten haben, sofern dies zur Verhinderung einer weiteren erheblichen Gefährdung des Kindeswohles erforderlich ist.

Somit geht seit dem 1. Juli 1999 die Bestimmung des § 37 Abs. 2 JWG der Verschwiegenheitsbestimmung des § 14 PG als speziellere und jüngere Norm vor. Unter den genannten Voraussetzungen (vgl. insbesondere Verhinderung einer weiteren erheblichen Gefährdung des Kindeswohls) darf also die Weitergabe von Informationen zum Wohl des Kindes nicht durch den Hinweis auf die berufsrechtliche Verschwiegenheitspflicht verhindert werden.

Im Gegensatz zu den Angehörigen von medizinischen Gesundheitsberufen (wie etwa Ärzte, Angehörige des Dienstes für Gesundheits- und
Krankenpflege und Angehörige des medizinisch-technischen Dienstes)
besteht jedoch für alle klinischen Psychologen und Gesundheitspsychologen (sowie Psychotherapeuten), die außerhalb des Rahmens der Jugendwohlfahrt tätig sind, keine Meldepflicht gemäß § 37 Abs. 2 JWG.

Schließlich ermächtigt § 37 Abs. 3 JWG[33] in der Jugendwohlfahrt tätige oder beauftragte Personen, die einer berufsrechtlichen Verschwiegenheitspflicht unterliegen, Informationen über sonstige Gefährdungen des
Kindeswohls, die der Abwendung oder Beseitigung derselben dienen, an
den Jugendwohlfahrtsträger weiterzugeben. Auch in diesem Fall tritt für
klinische Psychologen und Gesundheitspsychologen die Verschwiegenheitspflicht des § 14 PG hinter § 37 Abs. 3 JWG zurück.

Weiters ist auch auf das *EWR-Psychologengesetz*[34] hinzuweisen, durch
das mit Wirkung vom 23. Juli 1999 die ausdrückliche Möglichkeit geschaffen wurde, die klinisch-psychologische und gesundheitspsychologische Ausbildungsqualifikation von EWR-Staatsbürgern, die sich in Österreich als klinische Psychologen oder als Gesundheitspsychologen nieder-
lassen bzw. im Rahmen des freien Dienstleistungsverkehrs tätig werden
wollen, zu überprüfen und auch entsprechende Ausgleichsmaßnahmen
bei Minderqualifikation auszusprechen.

Durch die *EWR-Psychologenverordnung*[35], die mit 22. Oktober 1999 in
Kraft trat, werden insbesondere das Verfahren zur Überprüfung der
Gleichwertigkeit der fachlichen Qualifikation sowie die Ablegung einer
Eignungsprüfung und eines Anpassungslehrganges näher geregelt.

Das Jahr 2002 kann für den Bereich der Arbeitspsychologie als
Wendepunkt bezeichnet werden, wurde doch durch das *Arbeitnehmer-
schutz-Reformgesetz* (ANS-RG)[36] im *ArbeitnehmerInnenschutzgesetz*
(AschG)[37] der Begriff des „Arbeitspsychologen" explizit verankert.

So müssen ab 1. Jänner 2002 Arbeitspsychologen – in Abhängigkeit
von der jeweiligen gesundheitlichen Gefährdungssituation in Arbeitsstätten – vom Arbeitgeber im Rahmen der gesetzlich vorgeschriebenen
Präventionszeiten herangezogen werden.[38]

Das Jahr 2003 brachte mit dem *Zivilrechts-Mediations-Gesetz*
(ZivMediatG)[39], die derzeit für Psychologen letzte relevante rechtliche
Neuerung. Das ZivMediatG, mit dem nunmehr ein eigenes Berufsgesetz
für die Ausübung der Mediation in Zivilrechtssachen geschaffen wurde,
bietet die gesetzlichen Grundlagen für die außergerichtliche Konfliktregelung im Bereich des Zivilrechtswesens und zielt dabei vor allem
auf Qualitätssicherung ab. Geregelt werden in diesem Sinn die
Voraussetzungen und das Verfahren für die Eintragung von Mediatoren
in eine vom Bundesministerium für Justiz zu führende Mediatorenliste,

aber auch die Anerkennung von Ausbildungseinrichtungen und Lehrgängen für Mediatoren.

Durch dieses Gesetz wird auch ein Beirat für Mediation beim Bundesministerium für Justiz eingerichtet, in dem auch der Berufsverband Österreichischer Psychologinnen und Psychologen durch ein Mitglied Sitz und Stimme hat.[40]

Die Eintragung in die Liste der Mediatoren setzt unter anderem den Nachweis der fachlichen Qualifikation voraus. Bei deren Beurteilung sind neben anderen Professionen insbesondere auch klinische Psychologen und Gesundheitspsychologen ausdrücklich genannt, sodass die im Rahmen ihrer Ausbildung und ihrer Berufspraxis erworbenen Kenntnisse und Erfahrungen jedenfalls zu berücksichtigen sind.[41]

Im Hinblick auf das In-Kraft-Treten des ZivMediatG ist darauf hinzuweisen, dass die Bestimmungen über den Beirat für Mediation am 7. Juni 2003 in Kraft getreten sind. Die Bestimmungen über die Ausbildungseinrichtungen und Lehrgänge treten mit 1. Jänner 2004, die übrigen Bestimmungen mit 1. Mai 2004 in Kraft.

Durch die 1. Novelle zum *EWR-Psychologengesetz* BGBl. I 2003/67 wird das Abkommen zwischen der Europäischen Gemeinschaft und ihren Mitgliedstaaten einerseits und der Schweizerischen Eidgenossenschaft andererseits über die Freizügigkeit umgesetzt, sodass hinkünftig das EWR-Psychologengesetz auch auf Schweizerische Staatsbürger anwendbar sein wird. Darüber hinaus werden die Bestimmungen der Richtlinie 2001/19/EG des Europäischen Parlaments und des Rates (SLIM-Richtlinie) umgesetzt, mit der eine weitere Erleichterung der Mobilität im Rahmen der Niederlassungs- und Dienstleistungsfreiheit erreicht werden soll. In weiterer Folge wird auch die 1. Novelle zur EWR-Psychologenverordnung erlassen werden.

Ausblick

Nach mehr als 12 Jahren seit In-Kraft-Treten des Psychologengesetzes ist nunmehr auch dessen Novellierung in Aussicht genommen, um den zwischenzeitlichen Entwicklungen in der Klinischen Psychologie und Gesundheitspsychologie Rechnung tragen zu können.

Im Blickpunkt der Diskussion stehen etwa die Verdeutlichung und stärkere Abgrenzung der Berufsbilder des Klinischen Psychologen und des Gesundheitspsychologen, eine klare Trennung der Ausbildungscurricula für Klinische Psychologie und Gesundheitspsychologie, die Einführung von Lehrpraxen zum Erwerb praktischer fachlicher Kompetenz,

Bestimmungen über die klinisch-psychologische und gesundheitspsychologische Dokumentation, die Einführung eines Tätigkeitsvorbehaltes und eine getrennte Listenführung für Klinische Psychologen und Gesundheitspsychologen.

Ein intensiver Meinungsaustausch wird auch über eine mögliche Schaffung einer gesetzlichen Interessensvertretung zu führen sein, bei dem der Berufsverband Österreichischer Psychologinnen und Psychologen eine maßgebliche Rolle einnehmen wird.

Übersicht über zitierte Gesetze und Verordnungen in ihrer jeweiligen Stammfassung

– Bundesgesetz über die Führung der Berufsbezeichnung „Psychologe" oder „Psychologin" und über die Ausübung des psychologischen Berufes im Bereich des Gesundheitswesens *(Psychologengesetz)* BGBl 1990/360
– Bundesgesetz vom 7. Juni 1990 über die Ausübung der Psychotherapie *(Psychotherapiegesetz)* BGBl 1990/361
– Bundesgesetz vom 1. März 1990 über die Unterbringung psychisch Kranker in Krankenanstalten *(Unterbringungsgesetz – UbG)* BGBl 1990/155
– Bundesgesetz vom 9. September 1955 über die Allgemeine Sozialversicherung *(Allgemeines Sozialversicherungsgesetz – ASVG)* BGBl 1955/189
– Bundesgesetz, mit dem Regelungen über die medizinisch unterstützte Fortpflanzung getroffen *(Fortpflanzungsmedizingesetz – FMedG)* sowie das allgemeine bürgerliche Gesetzbuch, das Ehegesetz und die Jurisdiktionsnorm geändert werden BGBl 1992/275
– Bundesgesetz über Krankenanstalten und Kuranstalten *(Krankenanstalten- und Kuranstaltengesetz – KAKuG)* BGBl 1957
– *Strafprozeßordnung 1975* (StPO) BGBl 1975/63
– Bundesgesetz, mit dem die Ausbildung zu Tätigkeiten, die durch Rechtsvorschriften auf dem Gebiet des Gesundheitswesens geregelt sind, hiezu nicht berechtigten Einrichtungen untersagt wird *(Ausbildungs-vorbehaltsgesetz)* BGBl 1996/378
– Bundesgesetz, mit dem ein Arbeitszeitgesetz für Angehörige von Gesundheitsberufen in Kranken-, Pflegeanstalten und ähnlichen Einrichtungen geschaffen *(Krankenanstalten-Arbeitszeitgesetz – KA-AZG)* und das Arbeitszeitgesetz geändert wird BGBl I 1997/8
– Bundesgesetz, mit dem das Waffengesetz 1996 erlassen und das Unter-

bringungsgesetz, das Strafgesetzbuch sowie das Sicherheitspolizeigesetz geändert werden *(Waffengesetz 1996)* BGBl I 1997/12
- Erste Verordnung des Bundesministers für Inneres über die Durchfüh-
rung des Waffengesetzes (*1. Waffengesetz-Durchführungsverordnung
– 1. WaffV*), BGBl II 1997/164
- Verordnung des Bundesministers für Wissenschaft und Verkehr über
die gesundheitliche Eignung zum Lenken von Kraftfahrzeugen (*Füh-
rerscheingesetz-Gesundheitsverordnung – FSG-GV*) BGBl 1997/322
- Bundesgesetzes über den Führerschein (*Führerscheingesetz – FSG*)
BGBl I 1997/120
- Bundesgesetz über Suchtgifte, psychotrope Stoffe und Vorläuferstoffe
(*Suchtmittelgesetz – SMG*) BGBl I 1997/112
- Bundesgesetz vom 15. März 1989, mit dem Grundsätze über die Mut-
terschafts-, Säuglings- und Jugendfürsorge aufgestellt und unmittel-
bar anzuwendende Vorschriften in diesem Bereich erlassen werden
(*Jugendwohlfahrtsgesetz 1989 – JWG*) BGBl 1989/161
- Bundesgesetz über die Niederlassung und die Ausübung des freien
Dienstleistungsverkehrs von Psychologen aus dem Europäischen
Wirtschaftsraum *(EWR-Psychologengesetz)* BGBl I 1999/113
- Verordnunq der Bundesministerin für Arbeit, Gesundheit und Soziales
über Ausgleichsmaßnahmen im Rahmen der Berufszulassung von kli-
nischen Psychologen und Gesundheitspsychologen aus dem EWR
(EWR-Psychologenverordnung) BGBl II 1999/408
- Bundesgesetz, mit dem das Arbeitsinspektionsgesetz 1993, das Arbeit-
nehmerInnenschutzgesetz und das Bauarbeitenkoordinationsgesetz
geändert werden (*Arbeitnehmerschutz-Reformgesetz – ANS-RG*)
BGBl I 2001/159
- Bundesgesetz über Sicherheit und Gesundheitsschutz bei der Arbeit
(*ArbeitnehmerInnenschutzgesetz – AschG*) BGBl 1994/450
- Bundesgesetz über Mediation in Zivilrechtssachen (*Zivilrechts-Media-
tions-Gesetz – ZivMediatG*) sowie über Änderungen des Ehegesetzes,
der Zivilprozessordnung, der Strafprozessordnung, des Gerichtsgebührengesetzes und des Kindschaftsrechts-Änderungsgesetzes 2001
BGBl I 2003/29

Anmerkungen

[1] Im Folgenden werden die Langtitel der zitierten Gesetzesvorschriften samt
BGBl. Nr. der besseren Lesbarkeit wegen in den Endnoten angegeben.
[2] *Kierein/Pritz/Sonneck*, Psychologengesetz – Psychotherapiegesetz, Kurzkommentar (1991) 31.

3 Personenbezogene Bezeichnungen werden geschlechtsneutral verwendet.

4 *Kierein/Pritz/Sonneck*, Psychologengesetz – Psychotherapiegesetz, Kurzkommentar (1991) 36f.

5 Bundesgesetz vom 7. Juni 1990 über die Ausübung der Psychotherapie BGBl 1990/361.

6 Bundesgesetz vom 1. März 1990 über die Unterbringung psychisch Kranker in Krankenanstalten BGBl 1990/155.

7 Derzeit bestehen für den Erwerb der theoretisch fachlichen Kompetenz fünf Anbieter, für den Erwerb der fachlich-praktischen Kompetenz in einer facheinschlägigen Einrichtung des Gesundheitswesens sind mit Stand 18. August 2003 328 Ausbildungseinrichtungen, für den Erwerb der fachlich praktischen Kompetenz in einer Einrichtung des Gesundheits- oder Sozialwesens 342 Ausbildungseinrichtungen in der Liste der Ausbildungseinrichtungen gemäß § 8 Abs. 4 PG ausgewiesen.

8 Mit Stand 1. Jänner 2004 sind insgesamt 3824 klinische Psychologen (davon 2851 weiblich und 973 männlich) und 3789 Gesundheitspsychologen (davon 2803 weiblich und 986 männlich) in die Liste der klinischen Psychologen und Gesundheitspsychologen eingetragen.

9 Bundesgesetz vom 9. September 1955 über die Allgemeine Sozialversicherung BGBl 1955/189.

10 Gemäß 135 Abs 1 Z 2 leg cit. ist im Rahmen der Krankenbehandlung (§ 133 Abs. 2) der ärztlichen Hilfe gleichgestellt: „2. eine auf Grund ärztlicher Verschreibung oder psychotherapeutischer Zuweisung erforderliche diagnostische Leistung eines klinischen Psychologen (einer klinischen Psychologin) gemäß § 12 Abs. 1 Z 2 des Psychologengesetzes, BGBl.Nr. 360/1990, der (die) zur selbständigen Ausübung des psychologischen Berufes gemäß § 10 Abs. 1 des Psychologengesetzes berechtigt ist." (50. Novelle zum ASVG, BGBl 1991/676).

11 § 349 Abs. 2 ASVG lautet: „Die Beziehungen zwischen den Trägern der Krankenversicherung und den freiberuflich tätigen klinischen Psychologen bzw. den freiberuflich tätigen Psychotherapeuten werden durch je einen Gesamtvertrag mit beruflichen Interessenvertretungen der klinischen Psychologen, deren Leistungsfähigkeit bezüglich der psychosozialen Versorgung unter Bedachtnahme auf ein Gutachten des Psychologenbeirates (§ 20 Abs. 1 Z 8 des Psychologengesetzes), sowie beruflichen Interessenvertretungen der Psychotherapeuten, deren Leistungsfähigkeit bezüglich der psychosozialen Versorgung unter Bedachtnahme auf ein Gutachten des Psychotherapiebeirates (§ 21 Abs. 1 Z 9 des Psychotherapiegesetzes) vom Bundesminister für Gesundheit und Frauen mit Bescheid festgestellt worden ist, geregelt. Hiebei finden die §§ 341, 342 und 343 Abs. 1 bis 3 mit der Maßgabe sinngemäß Anwendung, dass an die Stelle der Ärztekammer die jeweilige freiwillige berufliche Interessenvertretung tritt. Stehen keine Gesamtverträge in Geltung, können für die Träger der Krankenversicherung vom Hauptverband Einzelverträge mit freiberuflich tätigen klinischen Psychologen bzw. mit freiberuflich tätigen Psychotherapeuten nach einheitlichen Grundsätzen abgeschlossen werden. Diese Einzelverträge bedürfen der Zustimmung des Trägers der Krankenversicherung, für die sie abgeschlossen werden." (50. Novelle zum ASVG, BGBl 1991/676).

12 Bundesgesetz, mit dem Regelungen über die medizinisch unterstützte Fortpflanzung getroffen sowie das allgemeine bürgerliche Gesetzbuch, das Ehegesetz und die Jurisdiktionsnorm geändert werden BGBl 1992/275.

13 § 5 Abs. 1 FMedG lautet: „Der ärztliche Leiter einer Krankenanstalt, in der die Durchführung anderer medizinisch unterstützter Fortpflanzungen beabsichtigt ist, hat beim Landeshauptmann die Zulassung hiefür zu beantragen. Die Zulassung ist zu erteilen, wenn auf Grund der personellen und sachlichen Ausstattung eine dem Stand der medizinischen Wissenschaft und Erfahrung entsprechende Durchführung der medizinisch unterstützten Fortpflanzungen gewährleistet ist. Weiters muss die Möglichkeit zu einer ausreichenden psychologischen Beratung und einer psychotherapeutischen Betreuung gegeben sein."

§ 7 Abs. 2 FMedG lautet: „Der Arzt hat eine psychologische Beratung oder eine psychotherapeutische Betreuung der Ehegatten oder Lebensgefährten zu veranlassen, sofern diese eine solche nicht ablehnen."

14 Bundesgesetz über Krankenanstalten und Kuranstalten BGBl 1957.

15 § 11b KaKuG lautet: „Die Landesgesetzgebung hat sicherzustellen, dass in den auf Grund des Anstaltszweckes und des Leistungsangebots in Betracht kommenden Krankenanstalten eine ausreichende klinisch-psychologische und gesundheitspsychologische Betreuung und eine ausreichende Versorgung auf dem Gebiet der Psychotherapie angeboten wird."

16 BGBl 1975/631.

17 § 84 Abs. 1 bis 3 StPO lautet: „(1) Wird einer Behörde oder öffentlichen Dienststelle der Verdacht einer von Amts wegen zu verfolgenden strafbaren Handlung bekannt, die ihren gesetzmäßigen Wirkungsbereich betrifft, so ist sie zur Anzeige an eine Staatsanwaltschaft oder Sicherheitsbehörde verpflichtet.

(2) Keine Pflicht zur Anzeige nach Abs. 1 besteht,

1. wenn die Anzeige eine amtliche Tätigkeit beeinträchtigen würde, deren Wirksamkeit eines persönlichen Vertrauensverhältnisses bedarf, oder

2. wenn und solange hinreichende Gründe für die Annahme vorliegen, die Strafbarkeit der Tat werde binnen kurzem durch schadensbereinigende Maßnahmen entfallen.

(2a) Die Behörde oder öffentlichen Dienststelle hat jedenfalls alles zu unternehmen, was zum Schutz des Verletzten oder anderer Personen vor Gefährdung notwendig ist; erforderlichenfalls ist auch in den Fällen des Abs. 2 Anzeige zu erstatten.

(3) Die Anzeigepflicht der Sicherheitsbehörden bleibt unberührt."

18 § 152 Abs. 1 bis 5 StPO lautet: „(1) Von der Verbindlichkeit zur Ablegung eines Zeugnisses sind befreit:

1. Personen, die sich durch ihre Aussage der Gefahr strafgerichtlicher Verfolgung aussetzen würden oder die im Zusammenhang mit einem gegen sie geführten Strafverfahren Gefahr liefen, sich selbst zu belasten, auch wenn sie bereits verurteilt worden sind;

2. Personen, die im Verfahren gegen einen Angehörigen (§ 72 StGB) aussagen sollen oder deren Aussage die Gefahr strafgerichtlicher Verfolgung eines Angehörigen mit sich brächte, wobei die durch eine Ehe begründete Eigenschaft einer Person als Angehöriger aufrecht bleibt, auch wenn die Ehe nicht mehr besteht;

2a. Personen, die durch die dem Beschuldigten zur Last gelegte strafbare Handlung in ihrer Geschlechtssphäre verletzt worden sein könnten, sofern die Parteien Gelegenheit hatten, sich an einer vorausgegangenen gerichtlichen Vernehmung zu beteiligen (§§ 162a, 247);

3. Personen, die zur Zeit ihrer Vernehmung das vierzehnte Lebensjahr noch

nicht zurückgelegt haben und durch die dem Beschuldigten zur Last gelegte strafbare Handlung verletzt worden sein könnten, sofern die Parteien Gelegenheit hatten, sich an einer vorausgegangenen gerichtlichen Vernehmung zu beteiligen (§ 162a, 247);

4. Verteidiger, Rechtsanwälte, Notare und Wirtschaftstreuhänder über das, was ihnen in dieser Eigenschaft bekannt geworden ist;

5. Psychiater, Psychotherapeuten, Psychologen, Bewährungshelfer, Mitarbeiter anerkannter Einrichtungen zur psychosozialen Beratung und Betreuung sowie Mediatoren, die im Sinne des Art. XVI Kindschaftsrechts-Änderungsgesetz 2001 zwischen, wenngleich bloß möglichen, Parteien eines Pflegschaftsverfahrens oder ihren gesetzlichen Vertretern oder im Sinn des § 99 Abs. 1 Ehegesetz zwischen Ehegatten vermitteln, über das, was ihnen in dieser Eigenschaft bekannt geworden ist;

6. Jedermann darüber, wie er sein Wahl- oder Stimmrecht ausgeübt hat, wenn dessen Ausübung gesetzlich für geheim erklärt ist.

(2) Den in Abs. 1 Z 4 und 5 erwähnten Personen stehen deren Hilfskräfte und jene Personen gleich, die zur Ausbildung an der berufsmäßigen Tätigkeit teilnehmen.

(3) Das Recht der in Abs. 1 Z 4 und 5 sowie in Abs. 2 erwähnten Personen, sich des Zeugnisses zu entschlagen, darf bei sonstiger Nichtigkeit nicht umgangen werden.

(4) Steht eine als Zeuge vorgeladene Person nur zu einem von mehreren Beschuldigten in einem der vorstehend erwähnten Verhältnisse, so kann sie sich des Zeugnisses hinsichtlich der anderen nur dann entschlagen, wenn eine Sonderung der Aussagen, die die anderen betreffen, nicht möglich ist. Gleiches gilt, wenn sich der Grund für die Zeugnisentschlagung nur auf einen von mehreren Sachverhalten bezieht.

(5) Der Untersuchungsrichter hat die in den Abs. 1 und 2 erwähnten Personen vor ihrer Vernehmung oder sobald der Grund für die Zeugnisbefreiung bekannt wird, über ihr Entschlagungsrecht zu belehren und ihre darüber abgegebene Erklärung in das Protokoll aufzunehmen. Hat der Zeuge auf sein Recht, sich des Zeugnisses zu entschlagen, nicht ausdrücklich verzichtet, so ist seine Aussage nichtig."

[19] Bundesgesetz, mit dem die Ausbildung zu Tätigkeiten, die durch Rechtsvorschriften auf dem Gebiet des Gesundheitswesens geregelt sind, hiezu nicht berechtigten Einrichtungen untersagt wird BGBl 1996/378.

[20] § 1 Abs. 1 Z 7 und Abs. 2 AusbVG lautet: „Die Ausbildung zu Tätigkeiten, die durch das Bundesgesetz über die Führung der Berufsbezeichnung ‚Psychologe' oder ‚Psychologin' und über die Ausübung des psychologischen Berufes im Bereich des Gesundheitswesens (Psychologengesetz), BGBl. Nr. 360/1990, geregelt sind, obliegt ausschließlich den nach diesem Bundesgesetz dafür vorgesehenen Einrichtungen. Das Anbieten oder Vermitteln solcher Ausbildungen durch andere Personen oder Einrichtungen ist verboten.

(2) Der Versuch ist strafbar. Werbung gilt als Versuch."

§ 2 AusbVG lautet: „Wer durch Handlungen oder Unterlassungen gegen § 1 Abs. 1 verstößt, begeht, sofern die Tat nicht den Tatbestand einer in die Zuständigkeit der Gerichte fallenden strafbaren Handlung bildet, eine Verwaltungsübertretung und ist hiefür mit Geldstrafe bis zu 36 300 Euro zu bestrafen."

[21] Bundesgesetz, mit dem ein Arbeitszeitgesetz für Angehörige von Gesundheitsberufen in Kranken-, Pflegeanstalten und ähnlichen Einrichtungen geschaffen und das Arbeitszeitgesetz geändert wird BGBl I 1997/8.

22 § 1 Abs. 1 und 2 KA-AZG lautet: „Dieses Bundesgesetz gilt für die Beschäftigung von Dienstnehmer/innen, die in allgemeinen Krankenanstalten, Sonderkrankenanstalten, Heimen für Genesende, die ärztlicher Betreuung und besonderer Pflege bedürfen, Pflegeanstalten für chronisch Kranke, die ärztlicher Betreuung und besonderer Pflege bedürfen, Gebäranstalten und Entbindungsheimen, Sanatorien, selbstständigen Ambulatorien insbesondere Röntgeninstituten und Zahnambulatorien, Anstalten, die für die Unterbringung geistig abnormer oder entwöhnungsbedürftiger Rechtsbrecher/innen bestimmt sind, Krankenabteilungen in Justizanstalten und Kuranstalten als Angehörige von Gesundheitsberufen tätig sind oder deren Tätigkeit sonst zur Aufrechterhaltung des Betriebes ununterbrochen erforderlich ist.
(2) Als Angehörige von Gesundheitsberufen im Sinne dieses Bundesgesetzes gelten
...7. Gesundheitspsychologen/Gesundheitspsychologinnen und klinische Psychologen/Psychologinnen gemäß § 12 Abs. 1 des Psychologengesetzes, BGBl. Nr. 360/1990, sowie Psychologen/Psychologinnen im Rahmen des Erwerbs praktischer fachlicher Kompetenz gemäß § 6 Abs. 1 des Psychologengesetzes, BGBl.Nr. 360/1990."

23 Erste Verordnung des Bundesministers für Inneres über die Durchführung des Waffengesetzes BGBl II 1997/164.

24 Bundesgesetz, mit dem das Waffengesetz 1996 erlassen und das Unterbringungsgesetz, das Strafgesetzbuch sowie das Sicherheitspolizeigesetz geändert werden BGBl I 1997/12.

25 § 2 Abs. 1 1. WaffV lautet: „Das Kuratorium für Verkehrssicherheit hat nur Sachverständige heranzuziehen, die über eine für die Erstellung solcher Gutachten erforderliche Ausbildung und über mindestens fünf Jahre einschlägige Berufserfahrung verfügen, und die
1. über Aufforderung der Behörde oder des Bundesministers für Inneres an einer Evaluation der Untersuchungsergebnisse mitwirken;
2. jährlich an einer mindestens achtstündigen, fachspezifischen Fortbildung, die entweder von einer österreichischen Universität, vom Berufsverband österreichischer Psychologinnen und Psychologen oder vom Kuratorium für Verkehrssicherheit abgehalten wird, teilnehmen;
3. einmal jährlich an einer entweder vom Kuratorium für Verkehrssicherheit, vom Berufsverband Österreichischer Psychologen oder einer österreichischen Universität abgehaltenen Supervisionsveranstaltung teilnehmen."

26 Verordnung des Bundesministers für Wissenschaft und Verkehr über die gesundheitliche Eignung zum Lenken von Kraftfahrzeugen BGBl 1997/322.

27 Bundesgesetzes über den Führerschein BGBl I 1997/120.

28 § 20 FSG-GV lautet:
„(1) Als Verkehrspsychologen tätig werden dürfen Personen, die 1. gemäß § 1 Psychologengesetz, BGBl. Nr. 360/1990, zur Führung der Berufsbezeichnung „Psychologin" oder „Psychologe" berechtigt sind und 2. besondere Kenntnisse und Erfahrungen Verkehrspsychologie und dem Bereich der Unfallforschung durch eine mindestens 1600 Stunden umfassende Tätigkeit im Rahmen der Ausbildung in einer verkehrspsychologischen Untersuchungsstelle, insbesondere in einer solchen, die gleichzeitig als Einrichtung gemäß § 6 Abs. 1 Psychologengesetz vom Bundesminister für Arbeit, Gesundheit und Soziales in der Liste gemäß § 8 Abs. 4 leg. cit. geführt wird, nachweisen.
(2) Die Ausbildung zum Verkehrspsychologen hat mindestens 160 Stunden Theorie der Verkehrspsychologie (wie insbesondere Gefahrenlehre, Verkehrs-

erziehung, Verkehrsrecht, Verkehrskonflikttechnik und Interaktion im Straßenverkehr, Diagnostik) zu enthalten sowie die Durchführung von mindestens
100 Explorationsgesprächen im Beisein eines Verkehrspsychologen. Für den
Abschluss der Ausbildung ist die Erstellung von insgesamt 150 verkehrspsychologische Stellungnahmen unter der Verantwortung des ausbildenden Verkehrspsychologen gemäß Abs. 3 erforderlich. Dieser Ausbildung gleichgesetzt
ist eine mindestens dreijährige Forschungstätigkeit im Fachgebiet der Verkehrspsychologie im universitären Bereich sowie die Erstellung von mindestens 150 verkehrspsychologischen Stellungnahmen im Rahmen dieser Tätigkeit.
(3) Zur praktischen Ausbildung von Verkehrspsychologen befugt sind Verkehrspsychologen, die im Rahmen einer verkehrspsychologischen Untersuchungsstelle seit mindestens vier Jahren selbstständig verkehrspsychologische abgegeben haben. Die Namen der befugten Ausbildner sind dem Bundesministerium für Wissenschaft und Verkehr bekanntzugeben.
(4) Verkehrspsychologen sind verpflichtet, jährlich 1. mindestens 8 Stunden
Weiterbildung auf dem Gebiet der Verkehrspsychologie nachzuweisen, 2. im
Rahmen von Intervision zumindest einen Fall pro Jahr detailliert zu besprechen sowie 3. sich einmal jährlich innerhalb der verkehrspsychologischen
Untersuchungsstelle, in der sie tätig sind, einer gemeinsamen Supervision zu
unterziehen."

29 Bundesgesetz über Suchtgifte, psychotrope Stoffe und Vorläuferstoffe BGBl I
    1997/112.
30 § 11 Abs. 1 und 2 SMG lautet: „Personen, die wegen Suchtgiftmissbrauchs oder
    der Gewöhnung an Suchtgift gesundheitsbezogener Maßnahmen gemäß
    Abs. 2 bedürfen, haben sich den notwendigen und zweckmäßigen, ihnen nach
    den Umständen möglichen und zumutbaren und nicht offenbar aussichtslosen
    gesundheitsbezogenen Maßnahmen zu unterziehen. Bei Minderjährigen ha-
    ben die Eltern oder anderen Erziehungsberechtigten im Rahmen ihrer Pflicht
    zur Pflege und Erziehung dafür zu sorgen, dass sie sich solchen Maßnahmen
    unterziehen.
    (2) Gesundheitsbezogene Maßnahmen sind
    1. die ärztliche Überwachung des Gesundheitszustands,
    2. die ärztliche Behandlung einschließlich der Entzugs- und Substitutions-
    behandlung,
    3. die klinisch-psychologische Beratung und Betreuung,
    4. die Psychotherapie sowie
    5. die psychosoziale Beratung und Betreuung durch qualifizierte und mit
    Fragen des Suchtgiftmissbrauchs hinreichend vertraute Personen."
31 Bundesgesetz vom 15. März 1989, mit dem Grundsätze über die Mutter-
    schafts-, Säuglings- und Jugendfürsorge aufgestellt und unmittelbar anzu-
    wendende Vorschriften in diesem Bereich erlassen werden BGBl 1989/161.
32 § 37 Abs. 2 JWG lautet: „Ergibt sich für in der Begutachtung, Betreuung und
    Behandlung Minderjähriger tätige Angehörige eines medizinischen Gesund-
    heitsberufes sowie für in der Jugendwohlfahrt tätige oder beauftragte Per-
    sonen, die auf Grund berufsrechtlicher Vorschriften zur Verschwiegenheit ver-
    pflichtet sind, der Verdacht, dass Minderjährige misshandelt, gequält, ver-
    nachlässigt oder sexuell missbraucht worden sind, haben sie, sofern dies zur
    Verhinderung einer weiteren erheblichen Gefährdung des Kindeswohles er-
    forderlich ist, dem Jugendwohlfahrtsträger Meldung zu erstatten."
33 § 37 Abs. 3 JWG lautet: „Soweit die Wahrnehmungen der in der Jugendwohl-

fahrt tätigen oder beauftragten Personen, die auf Grund berufsrechtlicher Vorschriften zur Verschwiegenheit verpflichtet sind, drohende oder sonstige bereits eingetretene Gefährdungen des Kindeswohles betreffen, sind diese zur Mitteilung an den Jugendwohlfahrtsträger berechtigt, soweit die Wahrnehmungen Minderjährige betreffen und die Information der Abwendung oder Beseitigung der Gefährdung dient. Weitergehende Ausnahmen von bestehenden Verschwiegenheitspflichten bleiben unberührt."

[34] Bundesgesetz über die Niederlassung und die Ausübung des freien Dienstleistungsverkehrs von Psychologen aus dem Europäischen Wirtschaftsraum BGBl I 1999/113.

[35] Verordnung der Bundesministerin für Arbeit, Gesundheit und Soziales über Ausgleichsmaßnahmen im Rahmen der Berufszulassung von klinischen Psychologen und Gesundheitspsychologen aus dem EWR BGBl II 1999/408.

[36] Bundesgesetz, mit dem das Arbeitsinspektionsgesetz 1993, das ArbeitnehmerInnenschutzgesetz und das Bauarbeitenkoordinationsgesetz geändert werden BGBl I 2001/159.

[37] Bundesgesetz über Sicherheit und Gesundheitsschutz bei der Arbeit BGBl 1994/450.

[38] § 82a Abs. 5 ASchG lautet: „Der Arbeitgeber hat pro Kalenderjahr die Sicherheitsfachkräfte im Ausmaß von mindestens 40 v H und die Arbeitsmediziner im Ausmaß von mindestens 35 v H der gemäß Abs. 2 und 3 ermittelten Präventionszeit zu beschäftigen. Zumindest im Ausmaß der restlichen 25 v H der jährlichen Präventionszeit hat der Arbeitgeber je nach der in der Arbeitsstätte gegebenen Gefährdungs- und Belastungssituation gemäß § 76 Abs. 3 bzw. § 81 Abs. 3 beizuziehende sonstige geeignete Fachleute, wie Chemiker, Toxikologen, Ergonomen, insbesondere jedoch Arbeitspsychologen, oder die Sicherheitsfachkräfte und/oder die Arbeitsmediziner zu beschäftigen."

[39] Bundesgesetz über Mediation in Zivilrechtssachen sowie über Änderungen des Ehegesetzes, der Zivilprozessordnung, der Strafprozessordnung, des Gerichtsgebührengesetzes und des Kindschaftsrechts-Änderungsgesetzes 2001 BGBl I 2003/29.

[40] § 4 Abs. 1 und 2 ZivMediatG lautet: „Zur Beratung des Bundesministers für Justiz in Angelegenheiten der Mediation ist ein Beirat für Mediation einzurichten.

(2) Die Mitglieder und Ersatzmitglieder des Beirats hat der Bundesminister für Justiz für die Dauer von fünf Jahren zu ernennen. Eine wiederholte Ernennung ist möglich. Zur Vorbereitung der Ernennung hat der Bundesminister für Justiz Vorschläge einzuholen

1. für zwölf Mitglieder (Ersatzmitglieder) von repräsentativen Vereinigungen auf dem Gebiet der Mediation,

2. für je ein Mitglied (Ersatzmitglied)

a) vom Berufsverband Österreichischer Psychologinnen und Psychologen, vom Österreichischen Bundesverband für Psychotherapie sowie der Vereinigung der österreichischen Richter,

b) von der Bundesministerin für Bildung, Wissenschaft und Kultur, der Bundesministerin für Gesundheit und Frauen, vom Bundesminister für soziale Sicherheit, Generationen und Konsumentenschutz sowie vom Bundesminister für Wirtschaft und Arbeit,

c) von der Bundesarbeitskammer, der Wirtschaftskammer Österreich, der Österreichischen Notariatskammer, dem Österreichischen Rechtsanwaltskammertag, der Kammer der Wirtschaftstreuhänder sowie von der Bundeskammer der Architekten und Ingenieurkonsulenten;

3. für zwei Mitglieder (Ersatzmitglieder) aus dem Bereich der wissenschaftlichen Lehre und Forschung auf dem Gebiet der Mediation von der Österreichischen Rektorenkonferenz."

41   § 10 Abs. 1 und 2 ZivMediatG lautet: „Fachlich qualifiziert ist, wer auf Grund einer entsprechenden Ausbildung (§ 29) über Kenntnisse und Fertigkeiten der Mediation verfügt sowie mit deren rechtlichen und psychosozialen Grundlagen vertraut ist. Die Ausbildung ist tunlichst in Lehr- und Praxisveranstaltungen solcher Einrichtungen, einschließlich der Universitäten, zu absolvieren, die der Bundesminister für Justiz in die Liste der Ausbildungseinrichtungen und Lehrgänge für Mediation in Zivilrechtssachen eingetragen hat.

(2) Bei Beurteilung der fachlichen Qualifikation sind jene Kenntnisse und Fertigkeiten, die Angehörige bestimmter Berufe, insbesondere Psychotherapeuten, klinische Psychologen und Gesundheitspsychologen, Rechtsanwälte, Notare, Richter, Staatsanwälte, Wirtschaftstreuhänder, Ziviltechniker, Lebens- und Sozialberater, Sozialarbeiter, Unternehmensberater oder Hochschullehrer aus einem einschlägigen Fach, im Rahmen ihrer Ausbildung und ihrer Berufspraxis erworben haben und die ihnen bei Ausübung der Mediation zustatten kommen, zu berücksichtigen."

Klassische Anwendungsfelder der Psychologie

Psychologische Diagnostik – heute

Klaus D. Kubinger

Einleitung

Zunächst sei daran erinnert, dass es vor 50 Jahren überhaupt, aber insbesondere deutschsprachig, kaum Grundlagen- bzw. Übersichtswerke oder gar Lehrbücher gab, die jene formalen Voraussetzungen dem Interessenten vermitteln konnten, wie sie heute Standard sind. Weder Mitteneckers Statistik-Lehrbuch war damals schon erschienen noch Lienerts Testtheorie-Buch, auch nicht Pawliks Buch über Faktorenanalyse; erst recht nicht Fischers Buch über die Probabilistische Testtheorie – alles Klassiker in der Zeit danach, die seither mannigfache und deutlich mehr anwenderorientierte Alternativen am Markt erhalten haben. Überhaupt gab es praktisch nur Gulliksens Buch „Theory of mental tests". Nicht ganz so extrem stellt sich die Situation in Bezug auf die damals und heute verfügbaren psychologisch-diagnostischen Verfahren dar: Der (theoretisch) 50 Jahre lang praktizierende Psychologe kann heute genauso – wenn auch zum Teil mit revidierten Fassungen – z.B. auf den MMPI, den 16-PF, den MMQ (jetzt: EPP-D), den IST, den TAT und das Rorschach-Form-Deute-Verfahren zurückgreifen. Bei wenig fortschrittlichen Praktikern kann also – geht man nicht exakt um 50 Jahre zurück (1956 erschienen etwa HAWIE und HAWIK) – durchaus der Eindruck entstehen, das Verfahrensinventar ist gleich.

Abgesehen davon, dass ganz entgegen dieses Eindrucks das Verfahrensinventar seit 50 Jahren enorm bereichert wurde, und zwar insbesondere auch mit neuen „Genres" psychologisch-diagnostischer Verfahren (Assessment-Center; [Computer-] Simulationsverfahren; Objektive Persönlichkeitstests, Lerntests), sind grundlegend neue Zielsetzungen und Strategien, Einsatzmöglichkeiten und Ansprüche an psychologisches Diagnostizieren entstanden.

Jäger und Kubinger (2001; S. 157f.) fassen jüngst in ihrer Standortbestimmung zusammen: „Das Fach Psychologische Diagnostik erlebt seit geraumer Zeit einen Boom und das ist der Fall, nachdem es in den 70er Jahren innerhalb der deutschsprachigen Psychologie derart an Stellenwert verloren hatte, dass in einer größeren Anzahl deutscher Universitäten die Psychologieausbildung das Fach Psychologische Diagnostik nicht einmal mehr als Prüfungsfach vorsah. ... Diese Renaissance wird begleitet zum Beispiel vom virulenten Verlangen der Wirtschaft nach den jeweils besten Kräften, bei einer zugleich großen Konkurrenz zwischen verschiedenen Firmen um die gleiche Bewerbergruppe. Aber auch andere brisante Fragestellungen dokumentieren das aktuelle Interesse der Öffentlichkeit daran, mittels psychologischen Diagnostizierens zum Teil gravierende Entscheidungen zu treffen bzw. vorzubereiten. Zu nennen ist hier der Einsatz der Psychologischen Diagnostik im Zusammenhang mit Sorgerecht, Arbeitsrecht und Verkehrsrecht, in der forensischen Begutachtung (etwa in Bezug auf Glaubwürdigkeit oder in Bezug auf eine Waffenbesitzberechtigung), bei Versicherungsfragen (etwa zur Identifizierung von Simulanten) oder zur Festlegung von Maßnahmen bei neurologischen Funktionsbeinträchtigungen (etwa Teilleistungsstörungen). Hierzu geben Kubinger und Teichmann (1997) eine repräsentative Auswahl solcher Fragestellungen samt Aufarbeitung anhand von Fallbeispielen."

Wichtige Weichenstellungen in der Entwicklung

Zwei Momente sind in Bezug auf wesentliche Beiträge zur Entwicklung der Psychologischen Diagnostik hervorzuheben: Zum einen die „Entdeckung" des Rasch-Modells bzw. die Erkenntnis der Tragweite des Modells für wissenschaftlich abgesichertes psychologisches Diagnostizieren; zum anderen die technische Verfügbarkeit von Computern.

Vielfach wurde darauf hingewiesen (z.B. bei Kubinger, 2000), dass Tests, die als Testwert lediglich verrechnen, wie viele Antworten eine Testperson in bestimmter Richtung gibt (zumeist: Anzahl gelöster Aufgaben), notwendigerweise – und zwar empirisch belegt – dem Rasch-Modell entsprechen müssen! Sämtliche Tests, bei denen ein solcher Beleg fehlt, liefern regelmäßig Testwerte, die die einzelnen Testpersonen eben nicht in faire Relationen setzen in Bezug auf die zu messen beabsichtigte Eigenschaft, sondern, ganz einfach ausgedrückt: bestimmte Testpersonen (Angehörige bestimmter Personengruppen) systematisch und deutlich benachteiligen! Dass das Verfahrensinventar der Psychologischen Diagnostik nach wie vor im überwiegenden Ausmaß Verfahren enthält, die so gesehen verrechnungsunfair sind, ändert nichts daran, dass ihr Einsatz in der Fallbehandlung nach wissenschaftlichen Erkenntnissen unverantwortlich ist. Immerhin gibt es einige Verfahren, die den betreffenden testtheoretischen Ansprüchen gerecht werden: U.a. AID 2, AMT, 3DW, INKA, MTP, WMT, WET, WST.

Das neue Medium, der Computer innerhalb der Psychologischen Diagnostik, hat in Bezug auf seine mediumsgerechte Nutzung hohe innovatorische Bedeutung erlangt. Sieht man einmal von der Möglichkeit des adaptiven „tailored" Testens ab – welches auch eng in Zusammenhang mit dem Rasch-Modell zu sehen ist –, so sind es vor allem die sog. „Simulationsverfahren", die zumindest in Zukunft neue Eigenschaftskonzepte bzw. Handlungsdispositionen erfassen werden können oder auch immer schon interessierende Eigenschaften eher valide, eher zumutbar und weitgehend unverfälschbar messen: Sie versuchen ähnlich zu den frühen „Arbeitsproben", das Verhalten der Testperson in möglichst (berufs-) realistisch nachgeahmten komplexen Aufgabenstellungen zu erfassen. Weil, wie auch andere Ansätze, noch nicht voll ausgereift, eignet sich zwar ILICA (Mösender und Ebenhöh, 1996) nicht für eine Fallbehandlung, illustriert aber hervorragend das Prinzip von Simulationsverfahren – hier soll die „Selbstverwaltungsfähigkeit" erfasst werden, indem die Testperson mit bestimmten Handlungsoptionen, gewissen Erfüllungsaufträgen sowie mit diversen Situationsüberraschungen während der Gestaltung eines freien Tages konfrontiert wird.

Eng mit der nunmehrigen Verfügbarkeit des Computers sind auch die Entwicklungen im Zusammenhang mit sog. „Objektiven Persönlichkeitstests" verknüpft. Sie begründen ursprünglich eine Neuorientierung in der Persönlichkeitsdiagnostik, nämlich das Bestreben, sozial erwünschte Reaktionen bei der Bearbeitung eines psychologisch-diagnostischen Verfahrens zu verhindern.

Neuorientierung

Während die umfangreiche Literatur eindeutig bestätigt, dass herkömmliche Persönlichkeitsfragebogen nicht nur grundsätzlich durchschaubar sind, sondern auch tatsächlich systematisch in Richtung sozialer Erwünschtheit bzw. in Richtung persönlichen Vorteils beantwortet werden (vgl. generell etwa Seiwald, 2002, und in Bezug auf den Einsatz in klinisch-psychologischen Fragestellungen Franke, 2002), gibt es deutlich gegenteilige Befunde für Objektive Persönlichkeitstests: Mit ihnen wird versucht, persönliche Stil-Merkmale aus dem beobachtbaren Verhalten bei bestimmten (Leistungs-)Anforderungen zu erschließen. Hofmann und Kubinger (2001) dokumentieren deren deutlich geringere Durchschaubarkeit, Benesch (2003) dokumentiert als Konsequenz davon deren deutlich weniger zum persönlichen Vorteil verfälschbaren Testwerte. Ein Beispiel stellen die zwischenzeitlich schon relativ weit verbreiteten Arbeitshaltungen (Kubinger und Ebenhöh, 1996) dar, eine

Computertestbatterie zur Erfassung von „Impulsivität/Reflexivität", „Anspruchsniveau", „Frustrationstoleranz" und „Leistungsmotivation". Bisherige Befunde zeigen auch, dass Objektive Persönlichkeitstests zusätzliche bzw. andere Persönlichkeitsdimensionen erfassen als es die Differenzielle Psychologie bisher mit Hilfe von Persönlichkeitsfragebogen festschrieb (Kubinger, Hofmann und Litzenberger, 2002).

Neuorientierung in anderer Weise bedeuten die sog. „Lerntests", bei denen durch Feedbacks und Denkhilfen weniger der Status der Fähigkeit einer Testperson gemessen werden soll als vielmehr, im Sinne von testing the limits, das Potential, aus gemachten Erfahrungen und Hilfestellungen zu profitieren (vgl. z.B. bei Guthke und Wiedl, 1996): Zumeist erweisen sich Tests erst bei ihrer zweiten Vorgabe als diskriminativ; d.h., während bei der ersten Vorgabe zwischen Testpersonen bzw. zwischen Gruppen von bestimmten Testpersonen oft kaum aussagekräftige Unterschiede bestehen, zeigen sich solche deutlich bei der Wiederholungstestung (insbesondere wenn dazwischen Hilfestellung geboten wird).

Eine „strukturelle" Neuorientierung hat die Psychologische Diagnostik gerade deutschsprachig mit Betrachtungen zum diagnostischen Prozess vollzogen. Neue Lehrbücher zur Psychologischen Diagnostik kennzeichnen diesen einheitlich dadurch, dass er – beginnend mit der Klärung der Fragestellung – mit dem Festsetzen einer Intervention, zumindest mit einem Maßnahmenvorschlag endet: „... mit dem Bezug zur ‚Intervention' ist impliziert, dass keine Diagnose ohne einen (der Fragestellung entsprechenden) Maßnahmenvorschlag erfolgt" (Kubinger, 1996, S. 1). Damit distanziert sich das Fach Psychologische Diagnostik eindeutig und endgültig vom herkömmlichen, klinisch-psychologischen Klassifizieren etwa gemäß ICD 10 oder DSM IV, mit dem nicht primär Interventionen bzw. Maßnahmenvorschläge intendiert sind.

Klinisch-psychologisches Klassifizieren etwa gemäß ICD 10 oder DSM IV kann im Zuge des diagnostischen Prozesses relevant sein. Ziel des diagnostischen Prozesses ist es nicht. Werden Psychologen lediglich zu solchem Klassifizieren in einer Fallbehandlung beigezogen, kann das psychologische Ergebnis auch bloß ein Befund, kein psychologisches Gutachten sein (vgl. vor allem Götsch, 1997; aber zum Beispiel auch Kubinger, 2003). Insofern wäre es angezeigt, in Zukunft gleich immer von (psychologischer) Klassifikation statt von psychologischem Diagnostizieren zu sprechen, wenn eigentlich (bloß) das Klassifizieren gemeint ist – im Englischen gibt es den Begriff „psycho-diagnostics" praktisch nicht, sodass der im Deutschen nunmehr als „Klassifizieren" akzentuierte Begriff „diagnostics" (z.B. im „D" von DSM) kaum mit dem hier gemeinten psychologischen Diagnostizieren („assessment") konfundiert wird! Allerdings ist zu bemängeln, dass das Angebot von Interventionen derzeit zu wenig facettenreich, zu wenig systematisch aufbereitet und zu wenig wissenschaftlich abgeklärt ist – Psychotherapie allein, befriedigt nicht einmal alle klinisch-psychologischen Fragestellungen. Hier sind die Anwendungsfächer gefordert.

Im Zusammenhang mit fundierten Betrachtungen zum diagnostischen Prozess steht auch eine Grundlagenforschung zur psychologischen Anamnese und zum psychologischen Gutachten, wie sie nicht einmal noch vor 10 Jahren systematisch angedacht wurde. U.a. Westhoff, Terlinden-Arzt und Klüber (2000) zeigen typische Fehler bei der Abfassung psychologischer Gutachten auf und leiten daraus wichtige Richtlinien ab; analog arbeiten Kubinger und Deegener (2001) Richtlinien zu Anamneseerhebung aus und Wiesflecker (2003) demonstriert mit einem Experiment die deutliche Überlegenheit eines strukturierten Gesprächsleitfadens gegenüber unstrukturierten, „intuitiv" geführten Gesprächen. Solche wissenschaftlich hergeleiteten Richtlinien und Belege werden in naher Zukunft essenziell für die Fallbehandlung sein.

Unabhängig davon nämlich, dass die vor kurzem in Kraft getretene DIN 33430 nur für Deutschland unmittelbar rechtskräftig ist, sich nur auf die berufsbezogene Eignungsdiagnostik beschränkt und nur für diejenigen zunächst gilt, welche in angekündigter Weise nach DIN vorgehen: Diese DIN 33430 ist die jeweils „nächste Rechtsnorm" und wird daher in Streitfällen von Gerichten herangezogen werden! Wissenschaftlich nicht nachvollziehbare Begutachtungen laufen dementsprechend in Zukunft Gefahr, gerichtlich aufgehoben zu werden (vgl. ein Beispiel dazu bei Rode, 1999).

Universitäre Ausbildung und Bezug zur Berufswelt

Betrachtungen über die Entwicklung der universitären Ausbildung und die dabei erfolgte Bezugnahme auf die Anforderungen der Berufswelt sind im Folgenden auf das Wiener Institut für Psychologie zentriert; an den anderen österreichischen Standorten gibt es keine vergleichbar günstige Infrastruktur bzw. Tradition. Allerdings zeigt sich auch deutschsprachig international, dass die Ausbildung im Prüfungsfach Psychologische Diagnostik regelmäßig „mitübernommen" wird durch hauptamtlich für Differenzielle Psychologie oder Methodenlehre bestellte Professoren – exklusiv für das Prüfungsfach Psychologische Diagnostik festgelegte Professuren gibt es im deutschsprachigen Raum kaum mehr als 5 bis 8.

Im Sinn der im Trend liegenden Prämisse „Stärken stärken" besteht das für alle verpflichtende, umfangreiche Programm im Prüfungsfach

Psychologische Diagnostik seit Inkrafttreten des neuen Studienplans (2002/03) an der Universität Wien aus zwei einführenden Vorlesungen samt Übungen, einer Spezialvorlesung zum psychologischen Diagnostizieren bei Kindern, Demonstrationen psychologisch-diagnostischer Fallbeispiele sowie einem Praxisseminar zum psychologischen Diagnostizieren vor Ort – jede Lehrveranstaltung im Ausmaß von 2 Semesterwochenstunden.

Da das Praxisseminar als Praktikum zur Fallbegutachtung unter Anleitung am Dienstort der Lehrveranstaltungsleiter(innen) abgehalten wird, spiegelt diese Lehrveranstaltung das Berufsfeld psychologischen Diagnostizierens wider: Rehabilitationsdiagnostik bei Erwachsenen; Entwicklungsdiagnostik und Erziehungsberatung bei Klein- und Vorschulkindern; Förderungsdiagnostik bei sozialpsychiatrischen Patienten; Diagnostik im Personalwesen des Öffentlichen Dienstes; Serviceorientierte Diagnostik bei Arbeitslosen; Klinisch psychologische Diagnostik bei Kindern mit Stoffwechselerkrankungen; Diagnostik beim Change Management im Öffentlichen Dienst; Diagnostik bei Generationskonflikten; Klinisch psychologische Diagnostik in der pädiatrischen Onkologie; Leistungsproblematik bei Jugendlichen; Ausbildungs- und Berufsberatung bei Pflichtschulabgängern; Schulpsychologische Diagnostik bei Jugendlichen; Sportpsychologische Diagnostik bei Jugendlichen in Leistungszentren; Diagnostik bei Sprachstörungen; Leistungsdiagnostik bei jugendlichen Behinderten; Berufsförderungsorientierte Diagnostik bei Arbeitslosen (alphabetisch nach den Leitern gereiht).

Zusätzlich können Studierende (zu 6, 10 oder 16 Semesterwochenstunden) das Wahlfach „Spezielle Psychologische Diagnostik" belegen, das ist eines von insgesamt sechs Wahlfächern. Das Angebot dabei bezieht sich auf insgesamt acht Proseminare: Einführung und Demonstration zu Familiendiagnostik, Teilleistungsstörungsdiagnostik, Arbeitspsychologische- und Teamdiagnostik, Verkehrspsychologische Diagnostik, Assessment Center als psychologisch-diagnostisches Verfahren, Psychologisches Diagnostizieren bei englischsprachiger Klientel, Neuropsychologische- und Simulantendiagnostik bei Versicherungsfragen, Rechtspsychologische Diagnostik. Diplomanden besuchen darüber hinaus ein Fachliteraturseminar sowie zwei Forschungsseminare für Fortgeschrittene zur Psychologischen Diagnostik. – Inwieweit die Ausbildungsqualität mit einer neuerlichen Studienplanänderung zum Bakkalaureat aufrecht erhalten werden kann, wird sich zeigen.

Die gesellschaftliche Bedeutung

Die gesellschaftliche Bedeutung der Psychologischen Diagnostik lässt sich allein aus der Existenz der DIN 33430 ableiten; sieht man vom Post-graduierten-Ausbildungsgang zum Klinischen- und Gesundheitspsychologen ab, gibt es keine normativen Regelungen zu anderen Disziplinen der Psychologie – und selbst in diesem Ausbildungsgang und erst recht im Ausbildungsgang zum/zur Psychotherapeuten/in ist das Fach Psychologische Diagnostik fest verankert. Psychologisches Diagnostizieren von Klinischen Psychologen ist sogar über Krankenkassen abrechenbar. Nicht zu vergessen sind österreichische Verordnungen, die verkehrspsychologische Untersuchungen und die sog. „Verlässlichkeitsprüfung" im Zusammenhang mit dem „Waffengesetz" in Bezug auf den Einsatz bestimmter psychologisch-diagnostischer Verfahren regeln.

Die Akzeptanz psychologischen Diagnostizierens bzw. darüber hinaus, der gegenwärtige Boom des Interesses an psychologischen Tests in der Öffentlichkeit lässt sich etwa mit der RTL-Show „Der große IQ-Test" feststellen. Wesentlich für die Zukunft wird es sein, der Öffentlichkeit noch deutlicher als bisher zu machen, dass über den Spaß mit und dem Interesse an psychologischen Tests hinaus, diese oft genug, selbst bei Fragestellungen im Zusammenhang mit verschiedensten Arten von Leistungsversagen, Wege der Hilfestellung auftun.

Skeptisch ist allerdings zu beurteilen, ob Auftraggeber den Aufwand wissenschaftlich seriösen psychologischen Diagnostizierens und erst recht den Aufwand von Testentwicklungen abschätzen können; ersteres mutet Laien inbesondere wegen der mannigfachen Testmöglichkeiten gratis im Internet sehr einfach an, zweiteres können heutzutage Psychologieverlage allein kaum mehr finanzieren. Für Testentwicklungen sind also Forschungsförderungsfonds und vor allem die Wirtschaft gefordert.

Im Übrigen wird der gesellschaftliche Stellenwert der Psychologischen Diagnostik für die Zukunft davon abhängen, inwieweit es ihr (auch in Österreich) gelingt, dem Zug der Zeit zur Europäisierung und Globalisierung Rechnung zu tragen: Das weiter oben genannte Proseminar Psychologisches Diagnostizieren bei englischsprachiger Klientel ist ein Anfang, die derzeit in Entwicklung befindliche türkische Version der Intelligenz-Testbatterie für Kinder und Jugendliche AID 2 ein kleiner Beitrag. Hier sind jedoch mehr Aktivitäten zu fordern.

Literatur

Benesch M (2003) Zur Verfälschbarkeit von Persönlichkeitsfragebögen und Objektiven Persönlichkeitstests. Diss.Univ.Wien, Wien

Franke GH (2002) Faking bad in personality inventories: Consequences for the clinical practice. Psychologische Beiträge 44: 50–61

Götsch G (1997) Qualitätssicherung psychologischer Diagnostik bei Befundung und Begutachtung. Aus der Sicht des Hauptverbands der allgemein beeideten gerichtlichen Sachverständigen Österreichs. Psychologie in Österreich 17: 23–26

Guthke J, Wiedl KH (1996) Dynamisches Testen. Hogrefe, Göttingen

Hofmann K, Kubinger KD (2001) Herkömmliche Persönlichkeitsfragebogen und Objektive Persönlichkeitstests im „Wettstreit" um Unverfälschbarkeit. Report Psychologie 26: 298–304

Jäger RS, Kubinger KD (1996) Psychologische Diagnostik: Standortbestimmung und Perspektive. In: Perspektiven der Psychologie (ohne Hrsg). PVU, Weinheim, S 101–118

Kubinger KD (1996) Einführung in die Psychologische Diagnostik (2. Aufl). PVU, Weinheim

Kubinger KD (2000) Kommentar (Replik auf Jürgen Rost „Was ist aus dem Rasch-Modell geworden?"): Und für die Psychologische Diagnostik hat es doch revolutionäre Bedeutung. Psychologische Rundschau 51: 33–34

Kubinger KD (2003) Psychologisches Gutachten. In: Kubinger KD, Jäger RS (Hrsg) Schlüsselbegriffe der Psychologischen Diagnostik. Beltz/PVU, Weinheim, S 187–195

Kubinger KD, Deegener G (2001) Psychologische Anamnese bei Kindern und Jugendlichen. Hogrefe, Göttingen

Kubinger KD, Ebenhöh J (1996) Kurze Testbatterie: Arbeitshaltungen. Test: Software und Manual. Swets, Frankfurt/M.

Kubinger KD, Hofmann K & Litzenberger M (2002) Die Bedeutung einer multimethodischen Persönlichkeitsdiagnostik zur Wahrung der „Dimensionalität" des Menschen. Psychologie in Österreich 22: 60–66

Mösender D & Ebenhöh J (1996) ILICA, Ein Simulationstest zur Erfassung des Entscheidungsverhaltens. Swets, Frankfurt/M.

Rode I (1999) Glaubhaftigkeitsgutachten: Urteil des Bundesgerichtshofs. Report Psychologie 24: 799

Seiwald BB (2002) Replicability and generalizability of Kubinger's results: Some more studies on faking personality inventories. Psychologische Beiträge 44: 17–23

Westhoff K, Terlinden-Arzt P & Klüber A (2000) Entscheidungsorientierte psychologische Gutachten für das Familiengericht. Springer, Berlin Heidelberg New York Tokyo

Wiesflecker S (2003) Psychologische Anamneseerhebung mit Hilfe von Gesprächsleitfäden – Zur Effizienz am Beispiel des Systemisch Orientierten Erhebungsinventars von Kubinger. VEP, Landau

Arbeitspsychologie

Martina Molnar und **Brigitta Geißler-Gruber**

Standortbestimmung

Mit psychologischen Themenstellungen der Arbeitswelt befassen sich hauptsächlich die Wirtschafts-, Arbeits- und Organisationspsychologie. Eine historisch und inhaltlich klare Abgrenzung zwischen den einzelnen Fachgebieten ist nicht möglich, weil es Überschneidungsbereiche gibt. Darüber hinaus existieren auch noch weitere Bezeichnungen von psychologischen Anwendungsgebieten in der Arbeitswelt, die teilweise historisch oder geografisch unterschiedliche Bedeutung haben (z.B. Betriebspsychologie, Industriepsychologie). Die Wirtschaftspsychologie als gemeinsames Dach befasst sich mit dem „Erleben und Verhalten von Individuen und Gruppen in wirtschaftlichen Kontexten: am Arbeitsplatz, auf Märkten und in gesamtwirtschaftlichen Prozessen."(Kirchler E. et al., 2002) Die Arbeits- und Organisationspsychologie ist jener Teil der Angewandten Psychologie, der sich mit der Gestaltung von Arbeitssystemen in Hinblick auf die psychischen Merkmale des Menschen (Erleben und Verhalten) befasst. Das erfordert auf der einen Seite Anpassung der Arbeitsbedingungen an den Menschen und auf der anderen Seite Ausstattung des Menschen zur Bewältigung der Arbeitsaufgaben. Dieses Forschungs- und Beratungsfeld der Psychologie gibt es schon relativ lange (nahezu 100 Jahre), wenn auch zum Teil nicht ausreichend sichtbar, weil es sinnvoll in der Arbeitswissenschaft bzw. Ergonomie aufgehoben war und weiterhin ist. Die Arbeitswissenschaft bzw. Ergonomie befasst sich interdisziplinär neben psychologischen Aspekten auch mit physiologischen, physikalischen und technologischen Themen.

Eine gewisse Aufmerksamkeit erlangte die Arbeitspsychologie als präventive Beratungsdisziplin in Österreich mit ihrer Verankerung im gesetzlichen ArbeitnehmerInnenschutz. Auf Initiative der ArbeitnehmerInnenvertretung wurde der Arbeits- und Gesundheitsschutz um diese Perspektive erweitert. Gleichzeitig zog dies heftige Debatten mit der Ärztekammer nach sich. Die Wirtschaftskammer zeigt distanziertes Interesse. Und die FachkollegInnen aus der Psychologie hoffen auf einen größeren Beratungsmarkt. An diese Zielgruppen richten sich die folgenden Ausführungen über Stand und Perspektive der Arbeitspsychologie in Österreich.

Themen der arbeitspsychologischen Beratung

Die Arbeits- und Organisationspsychologie beschäftigt sich mit den Wechselwirkungen zwischen den arbeitenden Personen und Arbeitsorganisationen und den Arbeitsinhalten, den Arbeitsabläufen und Arbeitsprozessen, den Arbeitsbedingungen, der Arbeitsumgebung, den Arbeitsergebnissen. Alle Aktivitäten, Maßnahmen und Prozesse in einer Organisation, die Einfluss auf das Erleben und Verhalten der dort tätigen Menschen haben, können Gegenstand der Arbeitspsychologie sein. Aus diesem Grund umfasst das mögliche Tätigkeitsspektrum der Arbeitspsychologie eine breite Palette von Themen, wie z.B. Arbeitszufriedenheit und Motivation, Entlohnungssysteme, Gruppenarbeit und Teambildung, Managementmethoden und Führungsstile, Arbeitszeitmodelle und Schichtplangestaltung, Kommunikation und Konflikte, Information und Partizipation, Aus- und Weiterbildungskonzepte, Arbeitsanalyse, -bewertung, Untersuchung und Vermeidung von Über- oder Unterforderung.

Im Kontext des Arbeitnehmerschutzes bzw. der betrieblichen Gesundheits- und Sicherheitsarbeit haben sich einige arbeitspsychologische Hauptthemen herausgebildet:

- Statistische Erhebung und Auswertung des betrieblichen Gesundheits- und Sicherheitsstatus und Entwicklung von konkreten Maßnahmenpaketen.
- Erkennen von psychischen Belastungsfaktoren (Stressoren) durch Arbeitsorganisation, Arbeitsmittel, Arbeitsinhalte, Arbeitsabläufe, Arbeitszeitregelung, Pausengestaltung, Arbeitsplatzwechsel und Entwicklung von Gegenstrategien.
- Organisatorische und individuelle Lösungsansätze bei Problemen aufgrund von Stress, Burnout, psychischer Ermüdung, Sättigung und Monotonie, sozialen Spannungen (z.B. Mobbing).
- Arbeits- und Tätigkeitsanalysen bei Überforderung bzw. Unterforderung von ArbeitnehmerInnen und Gestaltungsvorschläge zur Veränderung.
- Analyse und Veränderung von Risikoverhalten.
- Projekte zur betrieblichen Gesundheitsförderung (von der Datenerhebung über Gesundheitszirkel für MitarbeiterInnen bis zur Planung und Umsetzung von gesundheitsförderlichen Maßnahmen im Betrieb).
- Aufbereitung und Gestaltung von Unterweisungen und Informationen an die ArbeitnehmerInnen (Überzeugen statt Belehren).
- Untersuchung und Optimierung der Informationsverarbeitungspro-

zesse an der Mensch-Maschine-Schnittstelle (Usability, Benutzungs-
freundlichkeit, kognitive Ergonomie).
– Konzeption und Umsetzung von zielgruppengerechten Gesundheits-
  und Sicherheitsprojekten im Betrieb (z.B. Erhöhung der Tragequote
  von Schutzbrillen, Konfliktregulation im Callcenter, Reduktion von
  Alkoholproblemen, Hautschutz bei Friseurlehrlingen, Lernen aus
  Beinaheunfällen, Gestaltung von altersgerechten Arbeitsbedingungen, …).

Geschichte und Weichenstellungen

Die Beschäftigung mit Themen wie Arbeit, Mensch und Organisation
führt – in Abhängigkeit von den zugrunde liegenden Wertvorstellungen
und den historischen Gegebenheiten – zu unterschiedlichen Zielsetzungen, Fragestellungen und Antworten. Diese Wertvorstellungen haben
sich im Laufe der Geschichte der wissenschaftlichen Psychologie auch
verändert (Ulrich 1994).

Vergangenheit

In der ersten Phase war die Vorstellung verbreitet, dass Menschen nur
an Nutzenmaximierung interessiert sind, ausschließlich durch Geld motiviert werden können und keine Verantwortung übernehmen wollen
("economic man"). Für diese Zeit (Wende 19./20. Jahrhundert) steht der
Taylorismus. Der Techniker Frederic Winslow Taylor ging davon aus, dass
das gemeinsame Ziel von ArbeitnehmerInnen und ArbeitgeberInnen die
Erhöhung der Produktivität und damit des finanziellen Erfolges ist. In
diesem Sinne versuchte man mit systematischen – auch psychologischen
– Methoden (Einsatz von Geschicklichkeits-, Reaktions- und Zeitmessge-
räten, Bewegungsanalysen, Frage- und Beobachtungsverfahren zum Ar-
beitsverhalten, Gestaltung von Werkzeugen und Arbeitsabläufen) die
menschliche Arbeit produktiver zu gestalten, Ineffizienz auszuschalten
und Menschen so an den Betrieb anzupassen bzw. einzusetzen, als wären
sie Maschinen, die nach genauen Vorgaben immer dieselben automati-
sierten Handgriffe ausführen. Dieses von Taylor als „Scientific Management" bezeichnete Konzept führte zur Trennung von Hand- und
Kopfarbeit (Planung und Ausführung) und in der Folge auch zu extremer
Arbeitsteilung bzw. zur Entwicklung von Fließbandarbeit.
    In der Folge wurden Studien über die Wirkung des Taylorismus durch-
geführt und es entstanden neue Standpunkte. Münsterberg (1912, S. 115,
zit nach Ulrich, 2000, S. 433) sieht, dass diese Arbeitsteilung „mancherlei
charakteristische Schäden hervorruft, vor allem manche Einschnürung

und Verkümmerung der seelischen Ganzheit" mit sich bringt. Dennoch bleibt sein Ansatz der Psychotechnik (Anwendung der Psychologie auf alle Lebensbereiche, also auch in der Arbeitswelt; Objektpsychotechnik = Anpassung der Arbeitsbedingungen an den Menschen; Subjektpsychotechnik = Anpassung des Menschen an die Arbeitsbedingungen) individualistisch und auf wechselseitige Anpassungen von Arbeitenden und Arbeitsplatz gerichtet. Die offene kritische Auseinandersetzung beginnt mit Lewin, der im Taylorismus eine „Entwürdigung der Arbeit durch ins Extrem getriebene Arbeitsteilung ohne Rücksicht auf die Seele des Arbeitenden" (Lewin, 1920, S. 17, zit nach Ulrich, 2000, S. 435) sieht. Nach Lewin erkennt man Arbeit in ihren „zwei Gesichtern": Arbeit ist wohl Mühe und Last, gleichzeitig ist Arbeit aber für die menschliche Entwicklung unentbehrlich.

In den 30er Jahren des 20. Jahrhunderts rückte das Menschenbild des „*social man*" in den Vordergrund. Ausgelöst durch die Hawthorne-Studien (vgl. Mayo, 1933) in der Western Electric Company gewannen sozialpsychologische Faktoren an Bedeutung. Im Rahmen von Studien wurden die Wirkungen von verschiedenen Umweltbedingungen (z.B. Beleuchtung, Arbeitszeit, Pausen) auf die Leistung und die Gesundheit untersucht (Analyse der Arbeitsabläufe, Befragung von 20.000 MitarbeiterInnen, regelmäßige Überprüfungen des Gesundheitszustands). Es wurde festgestellt, dass sich die wöchentliche Arbeitsleistung bei fast allen Veränderungen stets verbesserte und dies auch so blieb, als die Veränderungen wieder zurück genommen wurden. Diese Ergebnisse wurden als Effekte der sozialen Zuwendung und Fürsorge interpretiert und führten zum Schluss, dass Verhalten und Arbeitsleistung wesentlich von sozialen Beziehungen beeinflusst werden. Damit verschob sich auch die ausschließlich Individuum zentrierte psychologische Betrachtung auf soziale Systeme. Dies wurde zum Ausgangspunkt der „Human-Relations-Bewegung", deren Ziel die Verbesserung der zwischenmenschlichen Beziehungen (Führungsstile, Gruppendynamik, Betriebsklima) am Arbeitsplatz war.

Mit den 60er Jahren rückten menschliche Bedürfnisse in den Vordergrund, deren Befriedigung oder Nichtbefriedigung zu Zufriedenheit bzw. Frustration führen können. Es kommen Motivationskonzepte von Maslow (1954), Herzberg (1959) und Argyris (1964) praktisch zur Anwendung, hinter denen das Menschenbild des „*self actualizing man*" steht. Die Autoren fordern, dass die Arbeit den Menschen die Möglichkeit bieten muss, sich selbst zu verwirklichen, also ihre Potentiale und Fähigkeiten einsetzen zu können. Neben physiologischen und sozialen Bedürfnissen, sowie dem Bedürfnis nach Wertschätzung führt das Bedürfnis nach Selbstverwirklichung des Menschen zu einer neuen Hinwendung zu den

Arbeitsinhalten und -aufgaben. Die Verbesserung der Qualität des Arbeitslebens konzentriert sich damit auf arbeitsorganisatorische Aspekte wie die Gestaltung beispielsweise von teilautonomen Arbeitsgruppen, lernförderlichen Aufgaben und Vollständigkeit der Tätigkeit. Darauf aufbauend kann das Ziel der Arbeitspsychologie mit „Humanisierung der Arbeitswelt" zusammengefasst werden.

Gegenwart

Volpert kritisierte 1981: „Das drohende Verschwinden der Psychologie aus der Arbeitswissenschaft verstärkt dort die Tendenz zu überholten, stark vereinfachten und im Wesentlichen von Herrschaftsinteressen geprägten ‚Menschenbildern'. Das Verschwinden des Themenbereichs ‚Arbeit' aus der Psychologie verstellt zudem einem einseitig klinisch-therapeutisch orientierten Psychologenstand die Einsicht in den Tatbestand, dass Menschen weitgehend durch ihre Arbeitstätigkeit geprägt werden, und eine Therapie, die dies übersieht, nur fragwürdige Teilerfolge erzielen kann." In seiner Kritik am PsychologInnenstand und an der akademischen Psychologie ist unseres Erachtens auch enthalten, dass die langjährige Tradition der präventiven, also Systeme gestaltenden Psychologie, zu sehr vernachlässigt wurde.

Inzwischen greift die Erkenntnis, dass die Wirklichkeit komplex, vielschichtig und nicht statisch ist und dies auch für das menschliche Erleben und Verhalten im Arbeitsumfeld gilt. Aus dem Menschenbild des *„complex man"* lässt sich ableiten, dass sich menschliche Bedürfnisse und Motive entwicklungs- und situationsbedingt verändern und unterschiedliche Organisationsformen von Arbeit und Arbeitsbedingungen nicht auf alle Menschen die gleiche Wirkung haben. Arbeitspsychologische Strategien müssen also individueller auf spezifische Personen- und Situationsfaktoren Bezug nehmen.

Aus unserer Sicht könnte sich nun eine Wende andeuten: Die jüngste Phase der Arbeitspsychologie ist stark von (kommunikations-)technologischen Entwicklungen in der Arbeitswelt sowie erhöhten Anforderungen an die „social skills" (Kommunikation, Zusammenarbeit, Selbstverantwortung, Lernfähigkeit, Flexibilität, etc.) geprägt (vgl. Ulich, 1994, S. 50 ff). Während im Zeitalter von Handwerk und Manufaktur die Beschäftigung mit psychischen Aspekten der Arbeitstätigkeit aus wirtschaftlichen Gründen nicht unbedingt zwingend nötig war, hängt die Bewältigung neuer wirtschaftlicher Herausforderungen heute stärker von Human Resources ab. Die Arbeitspsychologie verlässt damit einseitige Ansätze: Während in den Anfängen das technische System und in weiterer Folge das soziale System im Mittelpunkt der Forschung und Interventionen stand, rückt nun das soziotechnische System der Arbeit in den Vordergrund. Hier verknüpft die Arbeitspsychologie Ziele der Schädigungslosigkeit, Beeinträchtigungslosigkeit und Persönlichkeitsförderlichkeit der Arbeit mit der Wirtschaftlichkeit.

Zahlreiche aktuelle Studien in den industrialisierten Ländern zeigen beispielsweise, dass arbeitsbedingte psychische Belastungen (arbeitsbedingte Stressoren) gegenüber körperlichen Belastungen in der Arbeitswelt dramatisch wachsen und als Folge enormen Einfluss auf Unfallhäufigkeiten, auf Krankenstandshäufigkeiten und -dauer, auf Fluktuation, auf Arbeitszufriedenheit, Arbeitsmotivation und Betriebsklima und damit auch auf betriebs- und volkswirtschaftliche Kosten haben. Es zeigt sich in sehr vielen Untersuchungen, dass insbesondere der Faktor „Handlungsspielraum" die entscheidende Moderatorvariable für das Auftreten bzw. Nicht-Auftreten bzw. die Ausprägungsstärke der genannten Stressfolgen ist.

Forderungen zur Berücksichtigung (arbeits-)psychologischer Aspekte finden sich inzwischen auch in der europäischen Normungsarbeit. Das Ursachen-Wirkungs-Modell von psychischer Belastung und Beanspruchung ist komplex. Daher liegt es bei PsychologInnen, diese Phänomene (arbeitswissenschaftlich interdisziplinär) zu erforschen und zu beschreiben. Dennoch braucht es auch Richtlinien, die diese Ergebnisse für die wirtschaftliche und betriebliche Praxis umsetzbar machen und eine Verständigungsbasis zwischen den unterschiedlichen Akteuren des Arbeits- und Gesundheitsschutzes herstellen. Diesbezügliche Vorgaben liefern nun die „sozialpartnerschaftlich" verhandelten europäischen Ergonomie-Normen zur „Psychischen Belastung und Beanspruchung". Im DIN EN ISO 10075 (Teil 1: Allgemeines und Begriffe) geht es um Begriffsklärungen: Was bedeutet psychische Belastung und welchen kurzfristigen Fehlbeanspruchungen ist vorzubeugen? In DIN EN ISO 10075 (Teil 2: Gestaltungsgrundsätze) werden Gestaltungsleitsätze formuliert. Im dritten Teil, der DIN EN ISO 10075 – Messung und Beurteilung der psychischen Arbeitsbelastung – wurde ebenso heftig wie in den vorhergegangenen Teilen diesmal die Mess- und Beurteilungsinstrumente und ihre Gütekriterien diskutiert. Zur Qualitätssicherung werden in Hinkunft die EntwicklerInnen arbeitspsychologischer Verfahren zur Erfassung von psychischen Belastungen und Beanspruchungen hohe Vorgaben berücksichtigen müssen. Es gibt bereits eine Reihe von Instrumenten, Hilfsmittel und Verfahren mit deren Hilfe die psychologischen Einflussfaktoren der Arbeit beurteilt werden können. In der Toolbox der Bundesanstalt für Arbeitsschutz und Arbeitsmedizin (www.baua.de/prax/toolbox.htm) finden sich orientierende betriebliche Verfahren, Grobscreening-Instrumente und ExpertInnen-Methoden.

Trends in der Arbeitswelt und Arbeitspsychologie

Die demografischen Prognosen weisen darauf hin, dass beginnend um das Jahr 2010 ein massiver Arbeitskräftemangel einsetzen wird. Die zugrunde liegenden Kenntnisse über die Altersverteilung der Bevölkerung, die Verteilung von Erwerbstätigen und bzw. noch nicht oder nicht mehr Erwerbstätigen und das Wissen um die quantitative Entwicklung von Geburtenraten und Immigration machen diese Situation ebenso berechenbar wie auch vorhersehbar. Alle Organisationen und Institutionen, die sich mit Zukunftsfragen und Zukunftsstrategien beschäftigen (müssen), haben bereits begonnen, Antworten auf daraus resultierende künftige Herausforderungen zu suchen.

Auch wenn dies nicht für alle Qualifikationsgruppen am Arbeitsmarkt im gleichen Masse gelten wird, so wird die Nachfrage nach Arbeitskräften höher sein als das Arbeitskräfte-Angebot. Es werden dazu Vorsorgemaßnahmen z.B. in Form der Verlängerung der Lebensarbeitszeit, verstärkte Beschäftigung von Frauen und älteren ArbeitnehmerInnen, vermehrter Zugriff auf Arbeitskräfte aus dem Ausland diskutiert.

In naher Zukunft ist damit zu rechnen, dass es einen stärkeren Wettbewerb zwischen ArbeitgeberInnen um die am Arbeitsmarkt vorhandenen ArbeitnehmerInnen geben wird. Für die Unternehmen wird es stärker als bisher darum gehen, für ArbeitnehmerInnen attraktiv zu sein und sich die Frage zu stellen, was attraktive Arbeitsbedingungen ausmacht und wie sie entwickelt werden können. Die ArbeitnehmerInnen erleben steigende Anforderungen in der Arbeitswelt (längere Lebensarbeitszeit, steigender quantitativer und qualitativer Leistungsdruck, höhere Anforderungen an Flexibilität, Mobilität und „Multitasking"-Fähigkeiten, …) und gleichzeitig empfinden sie die Entschädigung dafür als immer weniger adäquat (Zufriedenheit durch die Tätigkeit und das Arbeitsumfeld, Integration von Berufs- und Privatleben, erwartbare Pensionshöhe, …).

Es wird auch darum gehen, arbeitspsychologische Beiträge hinsichtlich der deutlicher werdenden Heterogenität und der unterschiedlichen Bedürfnisse der verschiedenen Beschäftigtengruppen (Ältere und Jüngere, Frauen und Männer, verschiedene Kulturen, …) anzubieten. ArbeitspsychologInnen hätten hier ein breites Betätigungsfeld, sofern es ihnen gelingt, sich mit kompetenten Ideen und Konzepten ins Spiel zu bringen. Dazu einige beispielhafte Fragestellungen auf die wir heute schon und in Zukunft verstärkt Antworten geben sollten:
– Wie können neue qualitative Herausforderungen für ArbeitnehmerInnen gestaltet werden, die gesundheitsgerecht bewältigt werden können?
– Wie sieht eine alternsgerechte Arbeitswelt, ein intergenerativ und in-

terkulturell befriedigendes Arbeitsleben aus und wie kann dies umgesetzt werden?

– Wie schaffen es die neuen Selbstständigen und die Erwerbstätigen in atypischen Beschäftigungsverhältnissen ihre Gesundheit und Arbeitsfähigkeit zu erhalten?

– Wie können die Anforderungen der Kooperations-, Emotions- und Kommunikationsarbeit qualitätsvoll und gesundheitsgerecht gestaltet werden?

Aktuelle Situation der Arbeitspsychologie in Österreich

Österreich hat mit den rechtlichen Neuerungen im Arbeits- und Gesundheitsschutz insbesondere mit der Erweiterung um arbeitspsychologische Beratung in Europa eine Vorreiterrolle eingenommen. Die Hoffnungen – mindestens der FachkollegInnen – sind groß. Im Folgenden wollen wir den Hintergrund klären und die Erwartungen auf den Boden der Realität stellen.

Arbeitspsychologische Beratung im ArbeitnehmerInnenschutz

Betrachtet man die aktuelle Situation der Arbeitspsychologie in Österreich, so hängt diese vor allem mit der Thematisierung der Arbeitspsychologie im Rahmen der gesetzlichen Regelungen zum ArbeitnehmerInnenschutz zusammen. Seit 1995 ist in Österreich EU-Recht im Bereich des ArbeitnehmerInnenschutzes umgesetzt. Alle unselbstständig erwerbstätigen Personen haben Anspruch auf präventive Betreuung durch so genannte „Präventivfachkräfte" (Sicherheitsfachkräfte, ArbeitsmedizinerInnen) am Arbeitsplatz. Ziel dieser Tätigkeit ist die Gewährleistung von Gesundheit und Sicherheit am Arbeitsplatz für die Beschäftigten. Arbeitgeber müssen solche Präventivfachkräfte in einem bestimmten jährlichen Zeitausmaß im Betrieb einsetzen. Die Einsatzzeit (Präventionszeit) ist von der Anzahl der Beschäftigten und der Art der Gefährdungen im Betrieb abhängig.

Eine Novellierung brachte mit 1. 1. 2002 das Arbeitnehmerschutz-Reformgesetz (ANS-RG), wo weitere Berufsgruppen als Präventivfachkräfte genannt werden: Neben Sicherheitsfachkräften und ArbeitsmedizinerInnen sind nunmehr auch „... sonstige geeignete Fachleute, wie Chemiker, Toxikologen, Ergonomen, insbesondere jedoch Arbeitspsychologen ... zu beschäftigen" (§ 82 a Abs. 5 ASchG).

Für Arbeitsstätten mit mehr als 50 ArbeitnehmerInnen können nach § 82a ASchG jährliche Präventionszeiten (basierend auf der Anzahl der ArbeitnehmerInnen und der Art der Tätigkeit) errechnet werden. Von dieser (Gesamt-)Präventionszeit können vom Arbeitgeber je nach der gegebenen Gefährdungs- und Belastungssituation ArbeitspsychologInnen bis zu 25% beschäftigt werden. Für Arbeitsstätten mit bis zu 50 ArbeitnehmerInnen gilt ein eigenes Betreuungsmodell der AUVA, wobei hier die Dienste von ArbeitspsychologInnen gesetzlich nicht vorgesehen sind.

Wie viele ArbeitspsychologInnen als zusätzliche Präventivfachkräfte in Unternehmen für Arbeits-, Gesundheitsschutz und betriebliche Gesundheitsförderung seit Inkrafttreten des ANS-RG tätig geworden sind, kann aufgrund fehlender Daten nicht beziffert werden. Wir vermuten aber, dass es sich um eine relativ kleine Gruppe handelt.

Markt und Marketing der Arbeitspsychologie

Um die Chancen und Risiken der Vermarktbarkeit am gegenwärtigen österreichischen Markt einschätzen zu können, wollen wir im Folgenden mit Produkteigenschaften (der Arbeitspsychologie), den Zielgruppen bzw. den potenziellen Kunden (deren Bedürfnisse, Motive und Nutzenerwartungen, etc.), den Wettbewerbern bzw. Konkurrenten (deren Marktanteile, Angebote, Marketingstrategien, etc.) auseinander setzen.

a) *Das Psych-Dilemma:* Was (Arbeits-)Psychologie eigentlich ist oder macht ist nicht einmal innerhalb der PsychologInnenzunft sonnenklar. Umso weniger wissen die Akteure in potenziellen Märkten darüber. Die meist durch den Begriff „Arbeits-Psychologie" ausgelösten Assoziationen führen entweder zu Ablehnung oder zu Interesse auf der Basis von „irrtümlichen Vorstellungen". Psych-Berufsgruppen wie PsychologInnen, PsychiaterInnen, PsychotherapeutInnen und PsychoanalytikerInnen werden häufig miteinander verwechselt. Fragen nach psychologischer Tätigkeit lösen bei vielen Menschen in der Regel fast ausschließlich Assoziationen von klinisch-therapeutischen und Individuum zentrierten Interventionen zur Verhaltensanalyse und -steuerung aus. Begriffe wie Neurose, Psychose, mentale Störung, Konflikt, Kommunikation, Problem, Trauma, Couch, Therapie, etc. bilden den stets nachwachsenden Assoziationsdschungel, durch den sich nicht klinisch positionierte Anwendungsgebiete der Psychologie – wie auch die Arbeitspsychologie – permanent mit Informationsarbeit durchkämpfen müssen. Zugleich passen diese Assoziationen durchaus zu den Tätigkeitsfeldern vieler der genannten Psych-Berufe bzw. auf viele PsychologInnen mit klinisch-therapeutischen Arbeitsschwerpunkt. Insofern kommt dieser großen Gruppe der landläufige Informationsstand und die Erwartungshaltungen potenzieller

KundInnen durchaus entgegen. Ein Marketinghemmnis ist diese Situation allerdings für andere Gebiete der angewandten Psychologie.

b) *Fehlende Markenpolitik:* Die fehlende Klarheit und Unverwechselbarkeit – und damit auch Profilierung und Unterscheidbarkeit – der Marke „Psychologie" ist grundsätzlich ein Marketinghindernis für jede psychologische Tätigkeit. Natürlich hat dies auch zur Folge, dass weder die Psychologie von anderen Psych-Berufen, noch die verschiedenen Fachrichtungen innerhalb der psychologischen Disziplin unterschieden werden können. Ganz anders ist dies beispielsweise im Bereich der Medizin, wo Menschen Vorstellungen über die Unterschiede zwischen Kinderärzten, Augenfachärzten, Internisten, Kardiologen, etc. haben wie genauso auch bei Juristen, die z.B. auf Familien-, Miet- oder Steuerrecht spezialisiert sind. Dies ist umso problematischer, als jede Marketingstrategie zunächst auf der Beantwortung der zentralen Frage fußt, was denn der herausragende und unvergleichliche Kundennutzen des jeweiligen Produktes gegenüber anderen Produkten auf dem Markt ist (USP = unic selling position).

c) *Niemandsland „(Arbeits-)Psychologie":* Die bei potenziellen KundInnen psychologischer Leistungen fehlende Klarheit darüber, was die Produkt-Marke „(Arbeits-)Psychologie" von anderen Beratungsprodukten im Arbeitsumfeld unterscheidet und worin die spezifischen Kompetenzen von (Arbeits-)PsychologInnen gegenüber anderen BeraterInnen liegen, führt dazu, dass Inhalte und Methoden der (Arbeits-)Psychologie von verschiedenen anderen Berufsgruppen verwertet werden und (Arbeits-)PsychologInnen leicht ersetzbar sind. Die Berufsbezeichnung „Arbeitspsychologe/in" ist kein geschützter Titel, so dass arbeitspsychologische Inhalte auch von anderen Berufsgruppen ausgeübt werden. Beauftragt wird, wer das Marketing besser beherrscht und wem es besser gelingt, Lösungen für Marktprobleme kundengerecht anzubieten. Es muss nicht überall Psychologie draufstehen, wo Psychologie drin ist! Es ist leider auch nicht überall Psychologie drin, wo Psychologie draufsteht. Die Aneignung von (arbeits-)psychologischem Fachwissen im breiten und vielfältigen Markt der Unternehmensberatung, der Organisations- und Personalentwicklung führt auch dazu, dass es in einigen Fällen zu inhaltlich und methodisch simplifizierenden Beratungsprodukten kommt, deren Qualität wiederum als Messlatte auf Leistungen im Bereich der Arbeits- und Organisationspsychologie zurückwirkt. (Arbeits-)PsychologInnen sind durchaus oft der Verführung ausgesetzt, einfache Antworten und Kochrezepte zu geben, die gern und oft von ihnen verlangt werden. Wer dieser Versuchung unterliegt, verstärkt letztlich wieder verbreitete und vereinfachende Bilder einer Ratschlag-Psychologie für jede Lebenslage. Qualitativ anspruchsvolle Arbeits- und Organisationspsychologie muss sich auf der Basis von inhaltlichen und methodischen Kenntnissen des Fachgebietes mit Kundenanliegen auseinander setzen und durchaus auch andere Herangehensweisen vorschlagen und deren Sinn argumentieren, als dies ein Kunde zunächst im Rahmen seines Wissens wünscht.

Marktvolumen ArbeitnehmerInnenschutz

Verschaffen wir uns einen Überblick über die Unternehmensstruktur in Österreich: Im Jahr 2000 gab es basierend auf der Dienstgeberliste der Allgemeinen Unfallversicherungsanstalt (AUVA) 294.139 Firmen in Österreich. Davon hatten 97,6% eine Beschäftigtenzahl von 1 bis 50. Diese Unternehmen und ihre MitarbeiterInnen werden hauptsächlich durch die AUVA einmal jährlich bzw. alle zwei Jahre kostenfrei arbeitsmedizinisch und sicherheitstechnisch betreut. Die verbleibenden 2,4% der österreichischen Unternehmen (in absoluten Zahlen 7.101) haben mehr als 51 MitarbeiterInnen beschäftigt. Dennoch sind in diesen Betrieben etwa 50% aller österreichischen ArbeitnehmerInnen beschäftigt. Diese Unternehmen könnten die Möglichkeiten des Arbeitnehmerschutz-Reformgesetz zur Beauftragung von sonstigen Fachleuten – z.B. ArbeitspsychologInnen – nutzen. Das Gesetz sieht vor, dass 25% der (Mindest-)Präventionszeit an andere Fachleute – wie beispielsweise ArbeitspsychologInnen – vergeben werden können. Damit ist das daraus resultierende Beratungsausmaß für Arbeitspsychologie in der Regel äußerst beschränkt, wie das folgende Beispiel zeigt: In einem Unternehmen mit vorrangig Bürotätigkeit sind 100 MitarbeiterInnen beschäftigt. Das Gesetz sieht bei diesem niedrigen Gefährdungspotenzial 1,2 Stunden pro MitarbeiterIn für die Mindestpräventionsberatung vor, also 120 Stunden pro Jahr teilen sich Arbeitsmedizin, Sicherheitstechnik und zu maximal 25% (30 Stunden im Jahr) andere Fachleute, also z.B. die ArbeitspsychologInnen. Diese Ausgangslage für Beratung stellt erhebliche Schwierigkeiten für qualitätsvolle, Ergebnis orientierte und Nutzen bringende arbeitspsychologische Analyse und Intervention dar.

Kaufmotivation und Nutzenerwartung von potenziellen Kunden

Sicherheitsfachkräfte und ArbeitsmedizinerInnen sind gesetzlich zwingend einzusetzen, während die „sonstigen geeigneten Fachleute" – also auch ArbeitspsychologInnen – von ArbeitgeberInnen auf freiwilliger Basis im Ausmaß von maximal 25% der Gesamtpräventionszeit eingesetzt werden können. Weil diese Entscheidung seitens der ArbeitgeberInnen eine freiwillige ist, setzt dies voraus, dass die potenziellen Auftraggeber von dieser Dienstleistung ein klares Bild haben und einen entsprechenden Nutzen erwarten. Es fehlt aber bei den potenziellen KundInnen großteils die Information darüber, was ArbeitspsychologInnen leisten können. Fehlende Information oder falsche Information bilden eine denkbar schlechte Ausgangsbasis dafür, dass Anbieter und Kunde zu einem zufrieden stellenden Geschäft miteinander finden werden.

Wettbewerb

a) *Im Kontext ArbeitnehmerInnenschutz:* Die Einsatzzeiten der Sicherheitsfachkräfte und ArbeitsmedizinerInnen sind in einem gewissen Ausmaß „Fixaufträge", für die anderen Fachleute in einem Volumen von 25% der Präventionszeit „variable Aufträge". ArbeitgeberInnen können, aber müssen diese 25% nicht an andere Fachgruppen vergeben, sondern können Sie auch in beliebiger Stückelung an die vorhandenen Sicherheitsfachkräfte bzw. ArbeitsmedizinerInnen verteilen. Das heißt, diese Berufsgruppen empfinden potenzielle InteressentInnen um diesen 25%-Anteil häufig als direkte KonkurrentInnen. Insbesondere ArbeitsmedizinerInnen gehen – auf der Basis der genannten „irrtümlichen" Vorstellungen von Arbeitspsychologie – häufig davon aus, dass Arbeitspsychologie eigentlich ein arbeitsmedizinisches Terrain ist. Sie befinden sich gegenüber der Arbeitspsychologie häufig in einem Appetenz-Aversions-Konflikt. Appetenz wird erzeugt durch ein starkes Bestreben, die eigenen Kompetenzen durch Arbeitspsychologie anzureichern und auch von dem Bedürfnis, sich „schwierige Fälle" vom Hals zu schaffen, indem soziale Spannungen, Konflikte und Probleme an (Arbeits-)PsychologInnen weitergegeben werden. Aus einem solchen Blickwinkel können der Arbeitspsychologie aus der Sicht der klassischen Präventivfachkräfte durchaus auch positive Seiten abgewonnen werden. Aversion hingegen entsteht schlicht aus der vermeintlichen Konkurrenzsituation und aus Verlustängsten. In der Regel sind es nicht die ArbeitgeberInnen selbst, die sich mit Belangen des ArbeitnehmerInnenschutzes auseinandersetzen, sondern sie werden beraten von den klassischen Präventivfachkräften. Der Zugang zu Betrieben für andere Fachgruppen erfolgt daher in der Regel auch über und mit diesen Präventivfachkräften. Ob und wie gut dieser Zugang gelingen kann, ist wieder davon abhängig, welche Informationen und Erwartungshaltungen bzw. Nutzenvorstellungen diese von Arbeitspsychologie haben. Fest steht jedenfalls: die Mitwirkung im Arbeitnehmerschutz ohne Kooperation mit Arbeitsmedizin und Sicherheitstechnik wird kaum gelingen.

b) *Im Kontext Unternehmensberatung:* Arbeits- und organisationspsy-

chologische Inhalte und Methoden sind in der Welt der Unternehmensberatung, Organisations- und Personalentwicklung sehr weit verbreitet.
Immer wenn es um die Analyse, Erklärung und Veränderung von Gefühlen, Motiven, Einstellungen und Verhaltensweisen von Menschen geht,
handelt es sich um ein psychologisches Thema. Hiefür werden im
Beratungsmarkt inzwischen eine Unzahl mehr oder weniger differenzierter und begründeter Theorien und Methoden angeboten. Häufig wird weder deren psychologischer Ursprung erkannt noch findet die Anwendung
ausschließlich durch PsychologInnen statt. (Arbeits-)Psychologie in Betrieben findet also statt, allerdings häufig ohne Bewusstsein dafür und oft
ohne PsychologInnen.

Arbeitsmöglichkeiten im Bereich Arbeitspsychologie

Wer im Bereich der Arbeitspsychologie tätig werden möchte, muss zu
fast 100% davon ausgehen, dass dies nur im Rahmen einer selbstständigen Tätigkeit erfolgen kann. Angestellte ArbeitspsychologInnen sind sel-
tene Einzelexemplare z.B. bei Interessensvertretungen, bei der Allgemeinen Unfallversicherungsanstalt, in einzelnen arbeitsmedizinischen bzw.
sicherheitstechnischen Zentren.

Arbeitspsychologie betreiben zu wollen heißt daher auch gleichzeitig,
sich mit den Rahmenbedingungen selbstständiger Tätigkeit auseinanderzusetzen. Dazu gehören – neben betriebswirtschaftlichen, steuertech-
nischen und organisatorischen Aspekten – insbesondere auch Marketing-
fragen (Was ist mein konkretes Produkt? Wer ist meine konkrete Zielgruppe? Wie erreiche ich diese Zielgruppe?) Praktische arbeitspsychologische Tätigkeit ist immer auch interdisziplinär, weil es zur Umsetzung
betrieblicher Projekte immer Schnittstellen zu verschiedenen Professionen und Funktionsträgern im Unternehmen gibt.

Rückgrat der arbeitspsychologischen Beratung

a) *Arbeitspsychologische Forschung:* Es gibt in Österreich keine Einrichtung in der in größerem Umfang systematisch und strategisch auf dem
Gebiet der Arbeitspsychologie geforscht wird. Dies hat einerseits damit
zu tun, dass die einschlägigen universitären und außeruniversitären
Institute eher kleinzellig sind und darüber hinaus auch ein viel breiteres
Themengebiet abdecken als nur die Arbeitspsychologie. Die wenigen, mit
arbeitspsychologischen Themenstellungen befassten WissenschafterInnen sind in der Regel an den genannten Instituten tätig, haben einen breiteren thematischen Fokus und sind darüber hinaus auch für weitere
Aufgaben (z.B. Lehre, Betreuung von Diplomanden und Dissertanten) zu-

ständig. Diese Ressourcen reichen daher für die Entwicklung einer umfassenderen, strategisch längerfristig ausgerichteten Forschungsstrategie für Arbeitspsychologie nicht aus. Sicherlich gibt es immer wieder einzelne Forschungsprojekte im arbeitspsychologischen Bereich, die an den Instituten selbst im Antrags- oder Auftragswege zustande kommen oder durch einschlägige Dissertationen und Diplomarbeiten geleistet werden. Forschungsprojekte mit arbeitspsychologischen Inhalten lassen sich nicht nur an psychologischen Instituten, sondern durchaus auch an eher technisch- oder wirtschaftswissenschaftlich orientierten Einrichtungen finden. Darüber hinaus gibt es immer wieder Projekte, die im Auftrag oder mit Mitteln von Einrichtungen durchgeführt werden, deren Haupttätigkeit nicht in der Forschung liegt (z.B. Interessensvertretungen, Sozialversicherungsträger u.a.). Eine Sammlung oder Übersicht, welche arbeitspsychologischen Themen von wem in Österreich erforscht wurden oder werden, existiert unseres Wissens nach leider nicht.

b) *Arbeitspsychologische Lehre:* In der universitären Lehre ist die Arbeitspsychologie – wie viele nicht-klinische Anwendungsfächer – in Österreich wenig vertreten. An manchen Universitäten nimmt sie einen breiteren Raum ein, an manchen wird sie überhaupt nur als Nebenfach geführt. Lehrveranstaltungen zum Thema Arbeitspsychologie finden sich in unterschiedlichem Ausmaß z.B. an folgenden Universitäten:

– Universität Wien, Institut für Psychologie, Arbeitsbereich Wirtschaftspsychologie
– Universität Graz, Institut für Psychologie, Arbeits-, Organisations- und Umweltpsychologie
– Universität Innsbruck, Institut für Psychologie, Arbeits- und organisationspsychologische Forschungsgruppe
– Universität Salzburg, Institut für Psychologie
– Universität Linz, Institut für Pädagogik und Psychologie, Abt. f. Sozial- und Wirtschaftspsychologie

Darüber hinaus werden einzelne Lehrveranstaltungen mit arbeitspsychologischen Inhalten auch an anderen technisch- oder wirtschaftswissenschaftlich ausgerichteten Universitäten oder Instituten angeboten (z.B. Technische Universität Wien, Fakultät für Maschinenbau, Institut für Betriebswissenschaft, Arbeitswissenschaft und Betriebswirtschaftslehre).

Bildungsveranstaltungen, also Aus- und Fortbildungen zum Thema Arbeitspsychologie werden – forciert seit Inkrafttreten des ANS-RG – auch von verschiedenen Einrichtungen für unterschiedliche Zielgruppen angeboten. Bei der größeren Anzahl von Veranstaltungen handelt es sich bei der Zielgruppe um „Nicht-PsychologInnen". Ziel dieser Seminare und Kurse ist es meist, Akteure im Bereich des Arbeitnehmerschutzes (Präventivfachkräfte, Sicherheitsvertrauenspersonen, Betriebsräte) mit dem

Fachgebiet und seinen Inhalten vertraut zu machen (Veranstaltungen der Arbeitnehmerinteressensvertretungen, von Seminarveranstaltern, von Einrichtungen und Organisationen im Bereich der Arbeitsmedizin und Sicherheitsarbeit). Die kleinere Anzahl von Fortbildungs- und Qualifizierungsveranstaltungen richtet sich an PsychologInnen. Dazu gehören die seit Jahren mit hochkarätigen ArbeitspsychologInnen aus dem Ausland besetzten Fachveranstaltungen der Sozialwissenschaftlichen Abteilung der Bundesarbeitskammer. Die Berufsverbände der PsychologInnen in Österreich, BÖP und GKPP, bieten ebenfalls arbeitspsychologische Aus- und Fortbildungen an.

c) *Arbeitspsychologische Praxis:* Wird von den vorliegenden Problemen in der Arbeitswelt und auch von den innerbetrieblich formulierten Problemen und Anliegen ausgegangen, gäbe es durchaus einen großen Markt für die Arbeitspsychologie. Real existieren lange „ArbeitspsychologInnen-Listen", auf die Betriebe vermutlich kaum zugreifen. Die Gründe liegen erstens darin, dass (arbeits-)psychologische Themen von Seiten der Unternehmen bzw. den dort handelnden Akteuren nicht als solche erkannt werden. Wenn es einen psychologischen Wahrnehmungsfokus in Betrieben gibt, dann liegt dieser auf klinisch-psychologischen Problemen und es wird erwartet, dass individuelle personenorientierte Interventionen angeboten werden (klinische Psychologie im Betrieb). (Arbeits-)Psychologische Aufgabenstellungen werden oft als Organisations- und Kommunikationsprobleme gesehen, für die betriebliche Akteure eher bei Unternehmensberatungen als bei (Arbeits-)PsychologInnen Unterstützung suchen. Dennoch gibt es einzelne psychologische Leistungen im Kontext des Arbeitnehmerschutzes. Auffällig ist hier, dass es sich bei den Kunden meist um große (Konzern-)Unternehmen handelt, die einen hohen Standard im Bereich moderner Managementmethoden haben (Qualitätsmanagementsysteme, TQM, Balanced Score Card, integrierte Managementsysteme mit Qualitäts-, Gesundheits-, Sicherheitsanforderungen, betriebliche Gesundheitsförderungsprogramme, Konzepte für Work-Life-Balance, etc.). Solche Unternehmen kaufen beispielsweise um sehr viel Geld Beratungsprogramme bei der Firma DuPont ein, deren Ziel es ist, die Anzahl der Fehltage im Unternehmen zu senken. Das dahinter stehende Konzept beruht einerseits auf lernpsychologischen und andererseits auf organisationspsychologischen Erkenntnissen. (Es steht nicht Psychologie drauf, aber es ist Psychologie drin!) Es werden auch aus Deutschland psychologische Beratungs- und Schulungsleistungen nach Österreich importiert, mit deren Hilfe die Sicherheitswahrnehmung und das Sicherheitsverhalten der Beschäftigten verbessert werden soll.

Perspektiven und Empfehlungen

Für die Arbeitspsychologie ergeben sich neue Chancen zur wissenschaftlichen Fundierung und beruflichen Profilierung. Wie sehr wir – und damit meinen wir die gesamte fachliche Gemeinde – es schaffen, diese Chancen zu nutzen, hängt davon ab, wie weit wir gewisse Qualitäts- und Erfolgsfaktoren arbeitspsychologischer Tätigkeit berücksichtigen. Die arbeitspsychologische Beratungsqualität wird an den Erfolgen der Interventionen gemessen. Nur durch erfolgreiche Interventionen wird sich auch das landläufige falsche Bild vom „Psychotherapeuten im Betrieb" zu jenem fachlichen Profil der Arbeitspsychologie als präventiven Arbeitssystem-Gestalter verändern lassen. Wir glauben, dass hierzu folgende Erfolgsfaktoren zu berücksichtigen sind:

Verständlich und anschlussfähig sein

Jede/r BeraterIn in einem Unternehmen muss in der Lage sein, sich innerhalb der Kultur und der Sprache eines Unternehmens zu verständigen. Die häufig im klinisch-therapeutischen Bereich kultivierte „PsychologInnen-Sprache" ist im betrieblichen Kontext unpassend, weil sie dazu führt, die falschen Dinge zur Sprache zu bringen, weil sie nicht verstanden wird und damit auch keine Verständigung ermöglicht und durch Erzeugung einer künstlichen Expertendistanz die Kooperation und Partizipation der Beratenen erschwert. Welche Themen in einem Unternehmen wichtig sind und wie darüber kommuniziert wird, hängt auch von den jeweiligen Subgruppen im Betrieb ab. (Das Management spricht eine andere Sprache als der Betriebsrat und das Personal, Verwaltungsangestellte haben häufig andere Ausdrucksweisen als ProduktionsmitarbeiterInnen). Die Adressaten müssen ihre Probleme, ihre Anliegen und ihre Welt in ihrer Sprache wieder erkennen.

Anlass- und projektbezogene Beratung

Es ist von großem Vorteil, wenn arbeitspsychologische Fachleute gezielt für die Lösung von Problemen oder Gestaltung von konkreten Anliegen in den Betrieb geholt werden. Arbeitspsychologische Projekte haben ein Ziel, einen klaren Auftrag, einen Beginn und ein Ende. Im Gegensatz dazu ist es wenig sinnvoll, wenn arbeitspsychologische Betreuung in Form von regelmäßigen Betriebsbesuchen ohne spezifisches Ziel stattfinden. Als innerbetriebliche Vorbereitung zur Festlegung von Ansatzpunkten für ein arbeitspsychologisches Projekt kann z.B. die vorherige Durchführung des Überblicksverfahren IMPULS (Molnar, Geißler-Gruber, Harden, 2002) im Betrieb dienen. Die Ergebnisse des IMPULS-Tests bieten eine Entscheidungsgrundlage, welche Aufgabe an die ArbeitspsychologIn herangetragen wird.

Methodische Qualität

Arbeitspsychologische Beratung braucht ein zeitökonomisches, aber trotzdem methodisch fundiertes Vorgehen. Eine zielgenaue Intervention ist ohne vorhergehende Analyse nicht möglich. (Alle betrieblichen BeraterInnen werden immer wieder mit dem Wunsch konfrontiert „Machen Sie irgendwas und halten Sie uns nicht lange mit Analysen auf".) Die arbeitspsychologische Werkzeugkiste ist umfassend und vielschichtig. Erst die genaue Prüfung, welche Methode für das Anliegen und die Zielgruppe geeignet ist, verspricht eine gute Basis für wirksame Verbesserungsvorschläge. Die unterschiedlichen Problemstellungen und Aufgaben erfordern differenzierte Interventionen und Präventionsmaßnahmen.

Kooperation und Partizipation

Mit innerbetrieblicher Kooperation erreicht man Commitment für die Interventionen und Nachhaltigkeit der Maßnahmen. Die Kooperation umfasst Arbeitgeber- und Arbeitsnehmervertretung genauso wie die klassischen Präventionsfachleute. Das Anknüpfen an bestehende Programme des Arbeits- und Gesundheitsschutzes ist eine Referenz an diese betrieblichen Akteure. Die betrieblichen Akteure müssen von vornherein in arbeitspsychologische Projekte eingebunden sein und befähigt werden, die weitere Umsetzung zu gewährleisten.

Genauso wichtig erscheint uns außerbetriebliche Kooperation und insbesondere den fachlichen Austausch mit der Wissenschaft. Hier fehlt es zur Zeit noch an gegenseitiger Bereitschaft und den geeigneten Anlässen dazu.

Erfolgskontrolle

Die Wirkungsüberprüfung der Beratung und Interventionen ist der Baustein für Qualitätssicherung und die Zukunft der arbeitspsychologischen Beratung in Betrieben. Wesentliche Voraussetzung ist die Zielabklärung zu Beginn, die Dokumentation der Projektschritte und -ergebnisse und ein Vorschlag für eine Evaluation. Dabei sind neben betriebswirtschaftlichen Kennziffern (je nach Vorhandensein und Aussagekraft z.B. Fehlzeiten, Fluktuationsdaten, Qualitätskennzahlen, Unfall- und Beinaheunfalldaten) auch qualitative Daten wie Motivation und Arbeitszufriedenheit oder andere im Projektauftrag definierte Zielkriterien heranzuziehen. Auch hier ist die sorgfältige Auswahl der Methoden notwendig.

Literatur

Bundesanstalt für Arbeitsschutz und Arbeitsmedizin (Gesundheitsschutz 23) (2002) Psychische Belastungen und Beanspruchungen im Berufsleben. Erkennen – Gestalten. online [www.baua.de, 23. 06. 03]

DIN EN ISO 10075 – Teil 1: Allgemeines und Begriffe

DIN EN ISO 10075 – Teil 2: Gestaltungsgrundsätze

DIN EN ISO 10075 – Teil 3: Messung und Beurteilung der psychischen Arbeitsbelastung

Ilmarinen J (1999) Ageing Workers in the European Union – Status and promotion of work ability, employability and employment. Finnish Institute of Occupational Health, Ministry of Social Affairs and Health, Ministry of Labour, Helsinki

Kirchler E et al (2002) Wirtschaftspsychologie. In: Psychologie als Wissenschaft. Skriptum zur Eingangsphase für das Studium der Psychologie. Institut für Psychologie/Univ. Wien, Wien, S 157–175

Mayo E (1933) Human Problems of an Industrial Civilization. Macmillan, New York

Molnar M, Haiden C, Geissler-Gruber B (2002) IMPULS. Betriebliche Analyse der Arbeitsbedingungen. WKÖ, BAK, ÖGB, Wien

Ulich E (1994) Arbeitspsychologie (3. überarb. und erweiterte Aufl) Schäffer-Poeschl-Verlag, Stuttgart

Ulich E (2000) Arbeitspsychologie – Herkunft und Zukunft. In: Zeitschrift für Psychologie 208: 431–452

Volpert W (1981) Arbeits- und Betriebspsychologie. In: Rexilius G, Grubitzsch S (Hrsg) Handbuch psychologischer Grundbegriffe. Mensch und Gesellschaft in der Psychologie. Reinbek, S 93–100

Die Entwicklung und Gestaltung der angewandten Psychologie im Österreichischen Bundesheer

Ernst Frise

Der Beginn

Schon in den 50er Jahren haben sich einige in unterschiedlichen Bereichen des Verteidigungsministeriums tätige Psychologen zusammengeschlossen und dem Generaltruppeninspektor vorgeschlagen, eine eigene psychologische Organisation zu bilden. Diesem Vorschlag wurde entsprochen, der Heerespsychologische Dienst begründet und dem Büro des Generaltruppeninspektors als kleiner Teilbereich angeschlossen.

Soweit das heute beurteilbar ist, darf man annehmen, dass diese Psychologie keine klare Aufgabenstellung bzw. -Struktur im Rahmen der Konzeption des Militärischen einnehmen konnte. Zum einen war die militärische Führung kaum über die Anwendungsmöglichkeiten dieser Wissenschaft in ihrem Bereich informiert; im Gegenteil – Psychologie hatte damals noch für viele etwas Mystisches, was schwer zu fassen war und daher auch irgendwie bedrohlich wirkte. Zum andern sahen sich die Heerespsychologen selbst hauptsächlich nur als Testpsychologen und fallweise auch als Vortragende auf Anforderung. Psychologische Eignungsüberprüfungen und Gastlehrtätigkeit wurden in der Regel daher nur bei jenen Truppenteilen durchgeführt, deren Kommandanten für derartige Aufgaben aufgeschlossen waren. Dass allerdings die damals eigenständig entwickelten und verwendeten Inhalte und Verfahren auch nach heutigen Standards hohe Qualität hatten, soll hier zur Ehre der zu jener Zeit eher im verborgenen tätigen Psychologen besonders betont werden.

Bis ca. Ende der 70er Jahre verfügte die Heerespsychologie zwar über hohe Eigenständigkeit – die militärische Führung ließ einfach gewähren –, konnte aber diese Eigenständigkeit nicht zur Entwicklung eines erweiterten Tätigkeitsfeldes nützen. So wurde beispielsweise Mitte der 70er Jahre dem Heerespsychologischen Dienst angeboten, die Zuständigkeit für die Führungsmethodik im Bundesheer zu übernehmen und auszubauen. Dieses Angebot wurde jedoch von der damaligen Leitung der Dienststelle – vielleicht aus Gründen eines zu engen fachlichen Selbstverständnisses – abgewiesen. Eine Annahme hätte einen enormen personellen und qualitativen Ausbau des Heerespsychologischen Dienstes bedeutet, für welchen die heutige Heerespsychologie noch dankbar wäre. Übrigens: Führungsverhaltenstraining wurde zum Gegenstand der damals in Folge begründeten Wehrpädagogik – die Heerespsychologie hat seither diesbezüglich im Bedarfsfalle Beratungsfunktion.

In der Eignungsdiagnostik wurde in den 70er Jahren bereits begonnen, eigene größere Testsysteme zu entwickeln und damit konnte bereits ein wesentlicher Impuls für die nächsten Jahrzehnte gesetzt werden. Es ist in diesem Zusammenhang zunächst der Ausbau des Stellungswesens zu nennen: Die „fliegenden Stellungskommissionen" wurden sukzessive zu „ortsfesten", wobei neben der medizinischen Tauglichkeitsüberprüfung auch die psychologische im Wehrgesetz verbindlich eingeführt wurde.

Ein Vorfall bei den in Syrien am Golan eingesetzten österreichischen Truppen – ein Soldat lief Amok und erschoss und verwundete Kameraden – veranlasste die mediale Öffentlichkeit zu hinterfragen, ob es weiterhin gerechtfertigt sei, Soldaten ohne psychologische Überprüfung ins Ausland zu entsenden. Dies war Anlass für die Einführung der inzwischen unerlässlich gewordenen psychologischen Auswahltestung aller Bewerber für einen Auslandseinsatz.

Schließlich war gerade in dieser Zeit das Bundesheer als Ganzes vor weitere neue Anforderungen gestellt: Einerseits forderte das Wehrkonzept „Raumverteidigung" neue Qualitäten der militärischen Ausbildung, andererseits zeichnete sich in unserer Gesellschaft ein merklicher Wertewandel ab. Unter anderem wurde die Auseinandersetzung mit den Einstellungen und Fähigkeiten von Einzelnen, also mit deren Sozialwert, im zunehmenden Maße aktuell. Dies führte schließlich für die Heerespsychologie zur Anforderung, eigene Auswahl-Testsysteme für Offiziere und Unteroffiziere zu entwickeln.

Die Phase des Übergangs

Ende der 70er Jahre wurde erkannt, dass es außerhalb jeglicher rechtlicher Normen ist, in einem Ministerium eine Dienststelle lediglich als „Beiwerk" eines anderen Organisationselementes zu führen. Entsprechende Überlegungen führten zur Lösung, die Heerespsychologie als selbstständiges Referat in die vormalige „Ausbildungs- und Vorschriftenabteilung" des Generaltruppeninspektorats einzugliedern. Damit war einerseits der Heerespsychologische Dienst zu einer mit allen zugehörigen Rechten und Pflichten bestimmten ministeriellen Institution geworden, zum anderen wurde er einem militärischen Organisationselement unterstellt, welches nun für die Führung der Heerespsychologie unmittelbar verantwortlich war. Auch wenn nun eine intensivere Auseinandersetzung mit den Aufgabenstellungen stattfand, spektakuläre Veränderungen waren noch kaum zu bemerken: Wenn Psychologen einer militärischen Organisation auf Aufträge warten, so darf günstigenfalls mit einer Intensivierung, nicht jedoch mit einer Erweiterung des Aufgabenfeldes gerechnet werden. Es ist in diesem Zusammenhang festzustellen, dass Vertreter der militärischen Führung (wahrscheinlich auch von andern Institutionen) häufig kaum über die Möglichkeiten und Grenzen der Anwendung einer Psychologie in ihrem Führungsbereich wissen. Dennoch wurden auch in diesen Jahren einige Grundlagen für eine Erweiterung des Aufgabenspektrums geschaffen.

Die Errichtung der Stellungskommissionen in den Bundesländern wurde schließlich abgeschlossen. Psychologen der Stellungskommissionen konnten nun auch kurzfristig für andere Aufgaben des Dienstes herangezogen werden. Dies führte hinsichtlich der Durchführung neuer Aufgaben in der Heerespsychologie zu einer höheren Kapazität und Flexibilität.

Weiterhin brachte die Zugehörigkeit der Psychologie zum „Ausbildungs"-Bereich die Anforderung, sich mit der psychologischen Situation des Soldaten im militärischen Einsatz zu beschäftigen und entsprechende Erkenntnisse im Rahmen der Kaderfortbildung zu vermitteln. Dieser Bereich war, auch international gesehen, noch ziemlich wenig erforscht. Erst Anfang der 80er Jahre wurde in den Militärs vieler Staaten mit einer gezielten Aufarbeitung von einschlägigen psychologischen Erfahrungen begonnen: Diese Analysen betrafen nicht nur die Weltkriege, sondern auch die nachfolgenden bewaffneten Auseinandersetzungen, die in der westlichen Welt geführt wurden, wie den Vietnamkrieg, die Kriege, in denen Israel verwickelt war und schließlich auch den Falkland-Krieg. Es wurde damit zunehmend Bewusstsein geschaffen, dass beispielsweise Soldaten mit der Angst umgehen lernen müssen, dass im Gefecht mit außergewöhnlichen psychischen Reaktionen der Betroffenen zu rechnen ist und dass es auch „psychische Ausfälle" gibt. Die diesen Themenstellungen zugehörige Vortrags- und Gastlehrtätigkeit von Heerespsychologen fand ein unerwartet starkes Echo. Man hatte den Eindruck, als würden nun Ausbildungslücken geschlossen werden, welche ohnehin schon latentes Unbehagen begründet hatten.

1984 nahm ein Heerespsychologe das erste Mal an einem internationalen Militärpsychologen-Symposium teil. Derartige Besuche wurden in den nächsten Jahren intensiviert. Damit konnte einerseits die Beschäftigung mit Einsatzpsychologie auch an internationalen Maßstäben ausgerichtet und an diesen gemessen werden, anderseits waren zusätzliche

Voraussetzungen geschaffen, das Selbstwertgefühl des Heerespsychologischen Dienstes zu stärken und in der militärischen Führung zu vertreten.

Die Phase des Aufbaus

1985 wurde in der Heerespsychologie ein Leiter bestellt, der neben einem abgeschlossenen Psychologiestudium, einer Ausbildung und Praxis in Gesprächspsychotherapie und umfassender Erfahrung beim Heerespsychologischen Dienst auch Berufsoffizier war. Es sollte sich in den nächsten Jahren immer wieder herausstellen, dass gerade der letzte Aspekt für die weitere Entwicklung der Heerespsychologie äußerst förderlich war. Viele Berührungsängste, die bei militärischen Kommandanten gegenüber Psychologen vorliegen dürften, wurden durch den Umstand gemindert, dass der Leiter dieser Fachleute nun ein eher wohlbekannter und kalkulierbarer „Kamerad" war, dem man gewiss nicht zutrauen wollte, gegen die Interessen der Truppe zu handeln oder die Kommandantenverantwortlichkeit einzuschränken.

Dieser Entwicklung kam ein weiterer begünstigender Faktor entgegen: Der damalige Bundesminister für Landesverteidigung, Dr. Frischenschlager, war unmittelbar aus dem universitären Bereich gekommen und dementsprechend für Wissenschaft und daher auch für die Heerespsychologie aufgeschlossen und an ihr interessiert. Er war überzeugt, dass eine richtige Einbindung der Psychologie in das Militär für dieses vorteilhaft sein kann und war demnach auch bereit, dies zu fördern. Eine konkrete Auswirkung dieser Promotion war, dass 1987 der Heerespsychologische Dienst zu einer Abteilung des Bundesministeriums wurde. Das bedeutete nicht nur die unbedingte Zuständigkeit für alle Angelegenheiten der Psychologie im österreichischen Bundesheer, sondern auch das Recht und die Pflicht, entsprechende fachliche Führung auszuüben.

Es war möglich geworden, Eigeninitiativen zu setzen, vor allem in dem Sinne, dass auch Angebote als Entscheidungshilfen gestellt werden konnten. Wurden solche Vorschläge angenommen, dann war es selbstverständlich, bestmögliche Dienstleistung in der Durchführung zu bieten. Dies führte dazu, dass die militärische Führung in zunehmendem Maße auf den Heerespsychologischen Dienst und seine Unterstützungsmöglichkeiten aufmerksam wurde. Die Psychologen wurden auch immer mehr mit Aufträgen befasst, sowie in einschlägige Arbeits- und Projektgruppen einbezogen.

Natürlich war es unter diesen Gegebenheiten wesentlich, zu wissen, welche Bedürfnisse und Erwartungen hinsichtlich heerespsychologischer

Aktivitäten bei der Truppe und der Führung vorlagen. Diese Fragestellung konnte in folgender Weise und sogar direkt zugänglich gemacht werden: Es war auffällig geworden, dass einerseits Motivforschung innerhalb des Bundesheeres (Meinungserhebung bei Rekruten und Kaderangehörigen) für die Führung einen immer höheren Stellenwert einnahm, anderseits das Bundesheer über kein Organisationselement verfügte, welches für empirische Sozialforschung zuständig war. Die Folgen zeigten sich auch deutlich: Ergebnisse von zivilen Institutionen waren unbefriedigend, weil die Truppe sich durch zivile Fragesteller gestört fühlte und Widerstände zeigte. Auch die angewandte Methodik war nicht immer der Sprache und den Gepflogenheiten der Truppe angemessen.

Daher entschloss sich die Leitung der Heerespsychologie, nach entsprechenden theoretischen und praktischen Ausbildungen der Mitarbeiter und nach Beschaffung nötiger materieller Infrastruktur (z.B. einem elektronischen Lesegerät) diese Agende selbst zu übernehmen. Dies wurde von der militärischen Führung recht bald akzeptiert und seither werden in deren Auftrag ausschließlich vom Heerespsychologischen Dienst regelmäßig Meinungserhebungen bei bestimmten Personengruppen des Bundesheeres durchgeführt. Dies bringt nicht nur den Vorteil, besonders dem Auftraggeber und Bedarfsträger zu dienen, sondern die Ergebnisse solcher Befragungen geben auch der Heerespsychologie Hinweise für Ansatzpunkte psychologischer Tätigkeit. Beispielsweise entstanden die Impulse für die Begründung von bestimmten Rückmeldesystemen und Betreuungstätigkeiten auf diese Weise.

Damit sind auch zwei weitere Bereiche angesprochen, welche die weitere Entwicklung des psychologischen Dienstes beeinflussten. Mit Hilfe der Methodik der empirischen Sozialforschung und der zugehörigen personellen und materiellen Infrastruktur war es möglich geworden, neben der allgemeinen Motivforschung auch der Truppe Rückmeldeinstrumente zur Verfügung zu stellen. So entstand ein System einer regelmäßigen Rekruten-Befragung, welche über Jahre hinweg mit Erfolg im Bereich eines Korps durchgeführt wurde. Es darf jetzt bereits angenommen werden, dass nach ausreichender Konsolidierung der eben neuorganisierten Landstreitkräfte dieses System für alle dortigen Rekruten als Rückmeldemöglichkeit über deren Erwartungen und Erfahrungen in umfassender Form wiederbelebt wird.

Ebenso soll hier angemerkt werden, dass kein Soldat von einem Auslandseinsatz zurückkehrt, ohne über seine Erfahrungen mit einem eigenen Instrumentarium befragt worden zu sein. Auch diese Ergebnisse dienen der Führungsunterstützung und sie sind in diesem Zusammenhang bereits unentbehrlich geworden.

Der zweite Bereich, dem sich die Heerespsychologie zu öffnen hatte,

war jener der psychologischen Betreuung. Es ist heute kaum mehr nachvollziehbar, dass hiefür noch in den 80er Jahren keine Personalkapazität
vorgesehen war und damals noch kein Soldat eine psychologische Betreuung erwarten durfte. Der erste Baustein für den Aufbau dieses
Bereichs wurde im Heeresspital in Wien gelegt, indem (noch vor Erlassung des Psychologengesetzes) eine „Klinisch-Psychologische Untersuchungsstelle" unter Leitung einer im klinischen Bereich höchst erfahrenen Psychologin begründet wurde. Die Darstellung der fachlichen
Widerstände, die diese seitens der Leitung, der Ärzteschaft und des
Personals in den ersten Jahren ihrer Tätigkeit erfahren musste, wäre
einen eigenen Beitrag wert. Auch wenn die weitere Entwicklung der
Betreuungspsychologie noch näher behandelt werden soll, heute jedoch
(dies sei vorweggenommen) nimmt die Klinische Psychologie in allen
Krankenhäusern des Bundesheeres einen wichtigen und voll akzeptierten Platz ein.

Zu Beginn der 90er Jahre wurde eine wesentliche Reorganisation des
BMLV geplant und letztlich durchgeführt. Dabei wurden die Aufgabenstellungen jeder einzelnen Abteilung kritisch hinterfragt. Es war für die
Abteilung „Heerespsychologischer Dienst" eine besondere Auszeich-
nung, dass dabei ihre Funktion in keiner Weise mehr in Frage gestellt war.
Vielmehr wurde sie sogar angewiesen, bei der Gestaltung von vielen einschlägigen inhaltlichen Neuordnungen, wie zur Intensivierung des Füh-
rungsverhaltens, Attraktivität des Grundwehrdienstes, Personalpolitik,
etc. maßgeblich mitzuarbeiten. Durch die Neuorganisation selbst wurde
der Heerespsychologische Dienst in die Sektion III („Ausbildung und
Dienstbetrieb") transferiert, eine Sektion, deren Führungskräfte für heerespsychologische Belange durchaus aufgeschlossen und auch bereit waren, der Abteilung weitgehend Durchsetzungskraft und Eigenständigkeit
in ihrer weiteren Entwicklung zuzubilligen.

Die Phase des Ausbaus

Diese Phase ist bei weitem noch nicht abgeschlossen, dennoch sind der
Weg und die Strukturen bereits eindeutig vorgezeichnet. Im Rahmen der
Eingliederung in die Sektion III hatte, wie schon erwähnt, der Heerespsychologische Dienst weitgehende Entfaltungsmöglichkeit; vor allem,
seine Tätigkeit wurde als wertvoll anerkannt und gefördert. Auch die
Integration in alle Führungsbereiche der Sektion kann als hoch bezeichnet werden – es war beispielsweise selbstverständlich, dass die Heerespsychologie in allen einschlägigen Bereichen gefragt und zur Mitarbeit
angewiesen wurde.

Unter der Führung dieser Sektion war es auch sehr gut möglich geworden, entsprechende Entwicklungen durch Teilnahme und Erfahrungsaustausch an internationalen Veranstaltungen zu betreiben.

Besonders hervorzuheben sind dabei die militärspezifischen, wie das „International Applied Military Psychology Symposium (IAMPS)" und der „International Military Testing Association (IMTA)-Kongress". Beide finden einmal pro Jahr statt. IAMPS wurde bereits zweimal (1990 und 1997) durch den Heerespsychologischen Dienst mit großem Erfolg in Wien gestaltet. Hinsichtlich IMTA ist anzumerken, dass der Heerespsychologische Dienst seit 2002 dem „Steering Commitee" als vollwertiges Mitglied angehört. Zusätzlich zum Kongressgeschehen ist es eine selbstverständliche Pflicht der Abteilung, regelmäßige bilaterale und persönliche Kontakte mit Kollegen aus anderen Staaten, insbesondere aus der BRD, zu führen.

Aufgrund der vielfältigen Erfahrungserweiterungen und Einsatzanforderungen zeigte sich recht bald an, dass eine Erweiterung des Aufgabenspektrums der Abteilung unausweichlich werden musste – allerdings bei gleich bleibender Personalkapazität. Es war also zu überlegen, in welcher Weise der Personaleinsatz rationeller gestaltet werden konnte. Eine deutliche Alternative dafür zeigt sich in der Möglichkeit, die großen Testsysteme weitgehend zu vereinheitlichen und in neuer Weise, Personal sparend aber nach Möglichkeit mit Qualitätsverbesserung zu gestalten.

Zur Entwicklung und Gestaltung von eignungs-diagnostischen Verfahren

In diesem Zusammenhang ist zunächst die Realisierung des Projekts „Computerunterstützte Testung an den Stellungskommissionen" zu nennen. Die diesbezüglichen Anforderungen waren in einer Zeit, in der die Informationstechnik noch nicht so weit fortgeschritten war wie heute, gar nicht so einfach zu bewältigen: Immerhin galt es, ein zweistündiges, differenziertes und dynamisch gestaltetes Testprogramm über 34 Personalcomputer, mit speziellen Arbeitsplätzen und eigenen Reaktionspaneelen, vorzugeben, wobei eine zentrale Überwachung und gegebenenfalls auch Steuerung, sowie auch eine zuverlässige Datensicherung anzustreben waren. Das Projekt konnte noch vor der Jahrhundertwende erfolgreich umgesetzt werden – alle 6 Stellungskommissionen verfügen nun über dieses Testsystem. Die dabei jeweils erhobenen umfassenden und hochqualitativen Daten über jeden Stellungspflichtigen bieten einerseits gute Beurteilungsgrundlagen für die Tauglichkeitsfeststellung, andererseits können sie auch für die funktionsbezogene Auswahl (jeder Mann auf den richtigen Platz) herangezogen werden. Weiterhin sind sie auch (im Sinne der Rationalisierung der psychologischen Testungen im Bundesheer)

wertvolle Basisinformation für etwaige weitere psychologische Überprüfungen.

Auch für diese galt, dass sie als System gestaltet und sukzessive ver-
einheitlicht werden sollten. Beispielsweise wurden die unterschiedlichen
Überprüfungen der Eignung von Offiziers- und Unteroffiziersanwärtern
in den letzten Jahren zu einem einheitlichen Testsystem zusammengefasst – der „Psychologischen Kadereignungstestung". Diese Testung dauert 22 Stunden „rund um die Uhr"; neben der herkömmlichen Leistungs-
feststellung mit psychometrischen Methoden überprüft sie auch mit Hilfe
von Assessment-Center-Elementen die Soziale Kompetenz und zusätzlich
auch die Belastbarkeit eines jeden Anwärters (basierend auf dem Konzept
der Ergopsychmetrie) – wobei Offiziers- und Unteroffiziersanwärter unterschiedlich normiert werden. Diese Überprüfung gilt auch als Grundlage für die Eignung für internationale Einsätze.

Wer sich für internationale Einsätze bewirbt, die neue Kadereignungstestung noch nicht absolviert hat oder aus dem Milizstand kommt (was
für die meisten dieser Bewerber zutrifft) hat eine eigene Auswahltestung für den Auslandseinsatz zu absolvieren. Auch diese Testung schließt
eine nächtliche Schlafentzugsphase ein (dies in einem Schutzraum –
„Bunkertestung") und überprüft neben der kognitiven Kompetenz und
Belastungsresistenz auch die Gruppenintegrationsfähigkeit jedes Be-
werbers.

Ein hoch spezialisiertes und stufenweise gegliedertes Auswahlsystem
findet in der Fliegerpsychologie zur Heerespilotenauswahl statt. Während
die meisten anderen Testsysteme als „Schlechtestenauswahl" zu verstehen sind, handelt es sich hier um eine „Bestenauswahl", welche dementsprechend besonderen Aufwand erfordert und die letztlich auch hoch se-
lektiv ist. Im Bereich der Fliegerpsychologie werden auch die Auswahl-
belange für Flugsicherheitsexperten und für Kraftfahrer wahrgenommen.
Die Durchführung sonstiger zusätzlicher Spezialtestungen (Auswahl der
Jagdkommandosoldaten, besondere Überprüfungen auf Wunsch, etc.) ergänzt das relativ breite Spektrum heerespsychologischer Auswahltätig-
keit.

Zur Entwicklung und Gestaltung
der Betreuungspsychologie

Zusätzlich zu den vielfältigen und umfassenden eignungsdiagnosti-
schen Anforderungen konnten die zunehmenden Ansprüche in der
Betreuungspsychologie nicht mehr ignoriert werden. Der schon erwähnten Errichtung einer „Klinisch-Psychologischen-Ambulanz" im Heeres-

spital Wien folgten relativ bald gleichartige Ambulanzen in den Militärspitälern in Graz und Innsbruck.

Durch die Einrichtung dieser psychologischen Betreuungsstellen wurden nicht nur bereits bestehende Bedürfnisse nach psychologischer Betreuung gedeckt, sondern auch geweckt. Und es entstand, ebenso durch intensive Vortrags- bzw. Gastlehrtätigkeit von Heerespsychologen gefördert, eine gewisse Sensibilisierung hinsichtlich der Erkennung und Behandlung von Soldaten mit Problemen, z.B. Anpassungsstörungen. Kommandanten merkten, dass ihre Kompetenz für diese Art der Fürsorge nicht in jedem Falle ausreichte und auch die Rekruten entwickelten ein neues Selbstverständnis und wagten im zunehmenden Maße ihr Bedürfnis nach psychologischer Beratung bzw. auch Betreuung anzumelden.

Beim Heerespsychologischen Dienst war die Beachtung der „Besonderen Vorfälle" ein wichtiges Thema geworden. Speziell die Selbstmordrate wurde nicht mehr als bloße Statistik angesehen, sondern es wurden auch die Ursachen für einzelne Selbstmorde kritisch erhoben. Dabei trat immer deutlicher zu Tage, dass Soldaten in seelischer Bedrängnis oft keine Anlaufstelle für Hilfeleistung finden konnten.

Aufgrund dieser Erkenntnisse und der allgemeinen Anforderungstendenz begründete der Heerespsychologische Dienst 1995 das sogenannte „Helpline-Service (HLS)" als Notrufsystem. Jeder Soldat und Heeresangehörige kann dieses Service „rund um die Uhr" und zum Ortstarif ansprechen. Dabei werden ihm nicht nur telefonische Beratung, sondern auch auf Wunsch persönliche Betreuung durch Psychologen und besonders geschulte bzw. einschlägig vorgebildete Kaderangehörige geboten. Das HLS wird seit Begründung regelmäßig, mit hohen Qualitätsansprüchen und mit zunehmender Frequenz gefordert. Wenn auch viele Anfragen moderate dienstliche und private Probleme betreffen, so erfahren besonders die Krisenintervention und Selbstmordverhütung im Rahmen dieses Dienstes immer wieder hohe Aktualität. Man kann davon ausgehen, dass seit Begründung des HLS schon mehrere Selbstmorde von Soldaten verhindert werden konnten.

Für den Heerespsychologischen Dienst bedeutete diese Einrichtung nicht nur die erfolgreiche Zufriedenstellung von Betreuungsbedürfnissen, sondern auch die Möglichkeit – neben sonstigen Informationen und Ergebnissen von Meinungserhebungen – die Truppe mit allen ihren Stärken, Schwächen und Problemen besser kennen zu lernen. Damit war für die Psychologie ein zusätzlicher Weg eröffnet worden, den Soldaten im Bedarfsfall besser dienen zu können.

In Laufe der 90er Jahre wurde der psychologischen Betreuung nicht nur beim österreichischen Bundesheer ein entsprechender Stellenwert zugeordnet, sondern es zeigte sich auch allgemein die gesellschaftspolitische Tendenz, auf derartige Bedürfnisse verstärkt zu achten. Es ist nun feststellbar, dass im Laufe des letzten Jahrzehnts, nicht nur im Zusammenhang mit einem neuen Sozial- und Selbst-Wertverständnis der Menschen, sondern auch bedingt durch intensive Opferbetreuung bei vielen Katastrophen und spektakulären Unglücksfällen die seelische Verletzung als der körperlichen Verletzung gleichwertig erkannt wurde. Dies führte bekanntlich international zur Entwicklung spezieller Betreuungs- und Kriseninterventionssystemen, die in den Folgejahren immer besser evaluiert und ausgebaut wurden. Sie sind allgemein unter den Begriffen „Notfallpsychologie" oder „Critical Incident Stress Management (CISM)" bekannt geworden.

Natürlich konnte und durfte sich auch die Heerespsychologie nicht diesen Entwicklungen verschließen. Nicht nur, dass mit einer gewissen Regelmäßigkeit im Heer „Critical Incidents" passieren, welche Betreuungsarbeit erfordern, so müssen auch Heerespsychologen für Katastropheneinsätze (siehe Galtür und Kaprun) und nicht zuletzt für die Anforderungen des militärischen Einsatzes bereitstehen (gemäß politischer Verträge können österreichische Soldaten auch unter hohen Bedrohungen eingesetzt werden). Ein CISM-System wurde daher sukzessive durch die Heerespsychologie aufgebaut und ist nun bereits mit einem eigenen erlassmäßig verfügten Merkblatt verbindlich geworden. Für die Umsetzung stehen bei Bedarf bereits ca. 20 Notfallpsychologen und ca. 200 Peers (diese Anzahl ist zunehmend) zur Verfügung.

Zur Entwicklung und Gestaltung der psychologischen Ausbildung

Die Anforderung an die psychologische Ausbildung im Bundesheer ist zweifach ausgerichtet. Zum einen ist die Truppe selbst (Kommandanten und Soldaten) entsprechend psychologisch auszubilden, zum andern muss für die umfassende Fort- und Weiterbildung der Heerespsychologen gesorgt werden.

Die psychologische Ausbildung der Truppe erfährt, auch internationalen Trends folgend, zunehmende Bedeutung. Sie betrifft nicht nur die Förderung der Kompetenz der Kommandanten zur psychologischen Betreuung bzw. Unterstützung, wenn eine hilfreiche Beziehung erforderlich ist, sondern soll den Soldaten besonders jene Kenntnisse vermitteln, die zur psychologischen Vorbereitung für den militärischen Einsatz notwendig sind. Aus den letzten Jahrzehnten liegen viele internationale Erfahrungen vor, wonach Bürger unserer (Wohlstands-, Konsum- und Vergnügungs-)Gesellschaft als Soldaten unter hoher Bedrohung vielfach mit massiven Belastungsstörungen reagieren, wenn sie psychologisch nicht ausreichend auf den Einsatz vorbereitet worden sind. Dazu gehört die Einstellung der Soldaten auf die besonderen Umstände des Einsatzes (Bedrohungen, Szenarien, Gräuel, interkulturelle Probleme, Geiselnahme, Gefangenschaft etc.), aber ebenso die intensive Auseinandersetzung mit Themen wie Stress, Stressreaktionen und Stressbewältigung (CISM). Diese Ausbildung wird vom Heerespsychologischen Dienst bereits an alle Bedarfsträger (Offiziers- und Unteroffiziersanwärter, Schlüsselpersonal für Internationale Einsätze, etc.) vermittelt, wenn auch aus Gründen der zu geringen Personalkapazität noch immer nicht in ausreichender Quantität. Es wird derzeit und diesbezüglich die Schaffung von eigenen Arbeitsplätzen für Psychologen an den Akademien des Bundesheeres nachdrücklich betrieben. Schließlich ist die psychologische Vorbereitung der Truppe auf den militärischen Einsatz als Schwergewichtsaufgabe der nahen Zukunft anzusehen, besonders im Zusammenhang mit der verstärkten Ausrichtung auf internationale Einsätze.

Immerhin ist es der Abteilung trotz aller Schwierigkeiten gelungen, im Sinne der Anforderungen des CISM bereits an die ca. 200 Kaderangehörige als „Peers" auszubilden. Endziel dieser Ausbildung wird es sein, dass zumindest in jeder Kompanie im Falle eines „Critical Incidents" ein „Peer" zur Verfügung steht.

Die Fort- und Weiterbildung aller Heerespsychologen ist ein ständiges Anliegen in der Heerespsychologie. Es ist bereits selbstverständlich geworden, dass jeder Heerespsychologe die Voraussetzung zur Führung der Berufsbezeichnung „Gesundheits- und Klinischer Psychologe" erfüllt, aber das breite Aufgabenspektrum der Heerespsychologie erfordert je nach Bedarf jeweils den Erwerb zusätzlicher Qualifikationen, z.B. in der Notfallpsychologie, Luftfahrt- und Verkehrspsychologie, in der Arbeitspsychologie, Psychotherapie, u.Ä.m. Nur durch ständige Fort- und Weiterbildung wird sichergestellt, dass der hohe wissenschaftliche Standard, dem sich die Abteilung verpflichtet hat – und ohne den ihre Glaubwürdigkeit bei den Streitkräften verloren ginge – erhalten bleibt. Die Verpflichtung zur Weiterbildung des Fachpersonals besteht auch hinsichtlich der Aufgaben, die der Heerespsychologische Dienst als Ausbildungseinrichtung gem. dem Psychologengesetz wahrnimmt. Auch die einschlägige Betreuung von Studenten und Psychologen als Praktikanten gehört zu den Aufgaben der Abteilung.

Ergänzend wäre noch auszuführen, dass seit 1993 der Heerespsychologische Dienst in einer 6-mal pro Jahr erscheinenden militärischen Zeitschrift mit einer relativ hohen Auflage und Bekanntheit (TRUPPENDIENST) über eine eigene Kolumne verfügt. Es ist gewiss von Vorteil, wenn Psychologen Gelegenheit haben, sich aus ihrer Sichtweise in dieser Form mit aktuellen Problemen ihrer Institution auseinanderzusetzen.

Ist-Stand und Ausblick

Inzwischen verfügt der Dienst über ein eigenes Heerespsychologie-Konzept, welches allgemein anerkannt ist und eine Grundlage für weitere Planungen darstellt. Das Schwergewicht dieses Konzepts legt fest, dass die Heerespsychologie je nach Lage für die Schaffung, Erhaltung, Förderung, Rückmeldung und Wiederherstellung der „psychischen militärischen Einsatzbereitschaft" zuständig ist. In dieser Auflistung lassen sich alle bereits angeführten Tätigkeitsbereiche (Entscheidungshilfen, Eignungsdiagnostik, psychologische Ausbildung, empirische Sozialforschung und psychologische Betreuung) einordnen.

Mit Hilfe dieses Konzepts war es auch möglich, die erst jüngst stattgefundene Reorganisation des Bundesministeriums ohne Einbußen in der Kompetenz zu überstehen. Wenn auch die Dienststelle als Organisationselement in die Nachordnung rücken musste, ihre Führung bleibt im Ministerium angesiedelt. Als Mitglied des Führungsstabs ist der Leiter also weiterhin dem unmittelbaren Führungsgeschehen des Bundesheeres verhaftet und kann dementsprechend Angebote stellen und Aufträge übernehmen.

Zusätzlich konnten durch die Neugestaltung der Heerespsychologie bestimmte Bereiche eröffnet bzw. erweitert werden: So sind jetzt Psychologen auch an der Landesverteidigungsakademie und bei den Spezialeinsatzkräften (Jagdkommando) tätig und ihre Anzahl wurde im Bereich „Internationale Einsätze" vermehrt.

Bedauerlicherweise konnte eine Zielsetzung, die im Rahmen der genannten Reorganisation erhofft wurde, letztlich doch noch nicht realisiert werden. Obwohl die Heerespsychologie mit insgesamt ca. 30 Psychologen im gesamten Bundesgebiet bereits sehr wirksam vertreten ist, so fehlt noch immer eine ausreichende Präsenz bei der Truppe: Es wäre diesbezüglich notwendig, dass in den Fachstäben der Einsatzverbände (neben dem Arzt, Rechtsberater, Seelsorger, etc.) auch ein „Truppenpsychologe" dem jeweiligen Kommandanten unmittelbar zur Verfügung steht. Sollte das Bundesheer jedoch weiterhin um die Schaffung internationaler Mindeststandards bemüht sein, so wird auch die Durchsetzung dieser Absicht mittel- bis langfristig Erfolg haben müssen.

Aufgrund der Altersstruktur der Heerespsychologen und im Zusammenhang mit der Reorganisation des BMLV ergeben sich nun wesentliche personelle Umstrukturierungen. Es wird zu einer merkbaren Verjüngung des fachpsychologischen Kaders kommen. Es darf erwartet werden, dass in weiterer Folge innovative Ideen, gepaart mit hohem Engagement wirksam werden.

Die Voraussetzungen hiefür sind allgemein günstig – der Stellenwert der Psychologie hat sich in unserer Gesellschaft und auch im Militär in der letzten Zeit wesentlich verbessert. Musste doch zunehmend erkannt werden, dass auch der „normale" Mensch geistigen, sozialen und kognitiven An- und Überforderungen ausgesetzt sein kann, die er mit psychologischer Hilfe besser bewältigen kann.

In diesem Zusammenhang darf abschließend noch vermerkt werden, dass die Psychologie im Österreichischen Bundesheer einen so hohen Stellenwert erreicht hat, dass ihre Angebote und Forderungen nicht mehr so ohne weiteres übersehen werden können. Auch wenn die gewünschten Zielsetzungen noch nicht alle erreicht sind – die Grundlagen sind vorhanden und in diesem Sinne ist der Ausblick in Bezug auf die Weiterentwicklung der gesamten Heerespsychologie grundsätzlich ein optimistischer.

Zur Geschichte der Verkehrspsychologie in Österreich

Ralf Risser und **Wolf-Dietrich Zuzan**

Was macht die Verkehrspsychologie?

Die Verkehrspsychologie befasst sich mit dem Erleben und Verhalten bei Vorgängen der Ortsveränderung im Rahmen organisierter Verkehrssysteme wie dem Straßenverkehr, der Schifffahrt, Luftfahrt und im Eisenbahnwesen. Es geht dabei um jene Personen, die aktiv am Verkehrsgeschehen teilnehmen, wie zum Beispiel Piloten, Fahrzeuglenker, Fußgänger und Radfahrer. Es geht aber auch um Personen, die passiv am Verkehr beteiligt sind, wie Beifahrer, Passagiere, Organisationspersonal (wie Dispatcher oder Fahrdienstleiter) und, in letzter Zeit immer mehr, auch um das Verhalten von Verantwortlichen, Meinungsmachern und Medien.

Die Verkehrspsychologie drehte sich also von Beginn an zunächst um die innerhalb der Individuen befindlichen Variablen, wie Leistungsfähigkeit, Einstellungen, Persönlichkeit etc. sowie um die Voraussetzungen für das Verhalten als Verkehrsteilnehmer (Mittenecker, 1962, Klebelsberg, 1982). Welche Voraussetzungen sind das? Der „Diamant" Abb. 1 (Risser, 2002) gibt einen Überblick:

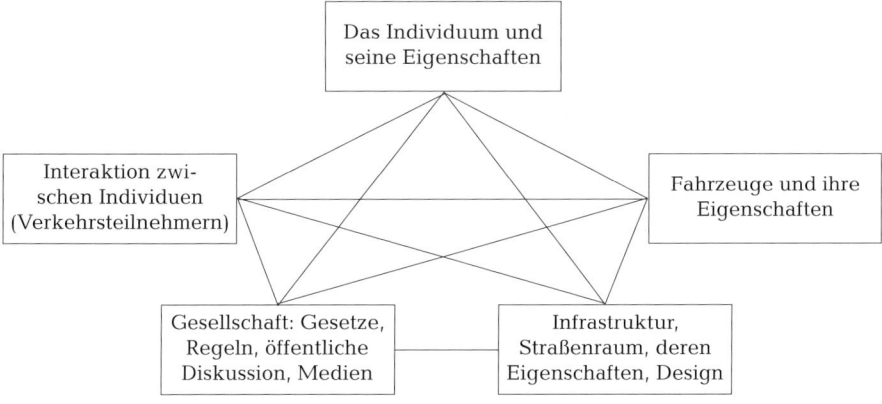

Abb. 1. Der Diamant (Risser, 2002)

Dieser Diamant ist so zu interpretieren, dass sowohl die Eigenschaften des Individuums selbst als auch alle anderen Faktoren (Interaktion, Gesellschaft, Infrastruktur und Fahrzeugcharakteristiken) das Verhalten der Verkehrsteilnehmer beeinflussen. Zu allen diesen Bereichen wurden im Laufe der Zeit in Österreich verkehrspsychologische Arbeiten durchgeführt.

Ursachenanalyse und Entwicklung von Maßnahmen

Wichtigstes Ziel der Verkehrspsychologie ist, das Verhalten der Verkehrsteilnehmer so zu beeinflussen, dass es sicherer oder in einem anderen Sinn, z.B. bei der Verkehrsmittelwahl, wünschenswerter wird. Dazu muss man die Ursachen von unerwünschtem Verhalten verstehen und wissen, wie man solche Verhaltensweisen ändern kann. Aus dieser Bedingung ergibt sich, dass man verstehen muss, in welche Richtung das Verhalten zu ändern ist: Die verkehrspsychologische Arbeit ist also eigentlich aufzuteilen in Problemdefinition (was ist das Problem) und Problemanalyse (worin äußert es sich), sowie in die Entwicklung von Lösungen und die Methoden dazu.

Arbeiten in diesem Bereich erfolgten mit Hilfe von Unfallstatistiken und Unfallanalysen, Verhaltensbeobachtung bzw. Fahrverhaltensanalyse, Interviews und Befragungen (Klebelsberg, 1963; Klebelsberg und Kallina, 1963; Breinbauer, 1978; Brandstätter und Pfafferott, 1997). Ein relativ seltener, dafür um so wichtigerer Teil der Forschung in diesem Bereich befasste sich mit Stürzen von Fußgängern (Leodolter et al., 1996), bzw. generell mit dem Verhalten von Fußgängern (Biehl et al., 1970).

Der Einfluss der Kommunikation im Straßenverkehr auf das Verhalten der Verkehrsteilnehmer wurde in mehreren Studien untersucht (zusammenfassend siehe Risser, 1988). Die Wichtigkeit gut ablaufender Interaktion für die Verkehrssicherheit und auch die Zusammenhänge zwischen Verkehrsklima (welches ja das Resultat aus den gegebenen Kommunikationsabläufen ist) und Verkehrssicherheit werden diesen Studien zufolge stark unterschätzt, nicht zuletzt deswegen, weil „Kommunikation zwischen Verkehrsteilnehmern" viel schwerer zu operationalisieren ist als „richtiges Bremsen" oder das Einhalten des richtigen Abstandes zum Vordermann.

In mehreren Studien wurde untersucht, wie sich der Lebensstil auf die motorisierte Verkehrsteilnahme auswirkt (Christ und Klemenjak 1990; Wolf et al., 1993), oder inwieweit sich Einstellungen zum Verkehr im weiteren Sinn, bspw. Risikoakzeptanz oder der Grad des erhobenen Sicherheitsbewusstseins von Personen, in ihrem Verhalten äußern (Klebelsberg 1971, Breinbauer et al., 1976, Christ und Klemenjak 1994). Eine spezielle Frage war auch die nach der Mentalität (Klemenjak, 1989). Andere Arbeiten behandelten Autoaufkleber und welche Einstellungen diese reflektieren (Kern und Klemenjak, 1989). Das Motorsportinteresse bzw. „PS-Träume" Implikationen für die Verkehrssicherheit wurden in mehreren Arbeiten analysiert (Maritsch und Schörgenhofer, 1990). In diese Gruppe von Untersuchungen gehören auch die Studien zur Automobilwerbung und ihren Einfluss auf die Verkehrssicherheit (Gänsbacher et al., 1993).

Interessante Fragen sind noch, wie es zum Gefühl der Flüssigkeit des Vorankommens bei den Kraftfahrern kommt (Biehl et al., 1969); solche Studien müssten wissenschaftlich fundiertes „Rohmaterial" dafür liefern, wie groß der Spielraum für Maßnahmen ist, statt Lobbyaussagen akzeptieren zu müssen, dass bestimmte Maßnahmen „nicht machbar sind, weil die Autofahrer dann gar nicht mehr weiter kommen".

Mehrere Autoren analysierten die Auswirkungen jugendlichen Alters beim Mopedfahren und beim Autofahren (Breinbauer und Höfner, 1974, Kroiss et al., 1993, Chaloupka und Risser, 1998). Als interessant wurde auch angesehen, wie sich zusätzliche potenzielle Risikofaktoren bei dieser Gruppe zu Buche schlagen können, wie Discothekenbesuche oder Motorsportinteressen (Rohner und Christ 1992). Dem Altersfaktor wird auch bei den Senioren Wirkung zugeschrieben und viele Arbeiten im Laufe der Zeit befassten sich mit Senioren im Straßenverkehr (Klebel, 1974; Chaloupka et al., 1993; Christ und Brandstätter, 1997).

Einige der österreichischen Verkehrspsychologen befassten sich mit dem Verhalten ausländischer Kraftfahrer in Österreich. Die wichtigste war jene des KfV zusammen mit der deutschen Bundesanstalt für Straßenwesen BASt (Brühning et al., 1989), eine andere war der Vergleich von österreichischen und ungarischen Lenkern (Klemenjak, 1992). Andere Gruppen, mit denen sich die Verkehrspsychologen in Österreich, wenn auch relativ selten, befassten, waren die sogenannten „Kapitäne der Landstraße", nämlich die LKW-Fahrer (Höfner und Michalik, 1978), die Radfahrer (Hammerl, 1992), oder die berühmte „Frau am Steuer" (Schrammel et al., 1995; Klemenjak, 1997). Das Thema Frau am Steuer ist in seinem Interesse in der Zwischenzeit abgeflaut, da keine sicherheitsrelevanten Unterschiede zwischen Männern und Frauen gefunden werden konnten.

Das führt uns zum nächsten und vorletzten Thema in diesem Kapitel: die Mobilitätsbeeinflussung. In diesem Bereich sind von den österreichischen VerkehrspsychologInnen vor allem die Arbeiten von Schmidt bedeutend (u.a. Schmidt 1990, 1993, 1995, 1998; Schmidt und Schmidt, 2002).

Die Zusammenhänge zwischen Verkehr/Mobilität und Lebensqualität beleuchteten Risser et al. (1990).

Verkehrspsychologische Diagnostik

Der erste Bereich, in dem psychologische Kenntnisse zur Verbesserung der Verkehrssicherheit angewendet wurden, war der Straßenverkehr. So wurde in Österreich bereits 1956 in Innsbruck von Grünewald und Klebelsberg die erste verkehrspsychologische Untersuchungsstelle gegründet, die 1959 in das damals neu gegründete Kuratorium für Verkehrssicherheit (KfV) übernommen wurde (siehe dazu Gheri, 1990). Es wurde in der Folge gemeinsam mit der Fa. G. Schuhfried eine österreichische Testbatterie entwickelt, die wiederholt evaluiert und weiterentwickelt wurde.

1997 wurde ein neues Führerscheingesetz erlassen, das vor allem für stark alkoholisierte Lenker die Verpflichtung brachte, sich einer verkehrspsychologischen Untersuchung zu unterziehen. Wenig später wurde die Durchführung von verkehrspsychologischen Untersuchungen für alle Psychologen geöffnet, welche die gesetzlich vorgeschriebene Qualifikation nachweisen. Waren anfangs die verkehrspsychologischen Stellungnahmen nur Hilfsbefunde für die Hand des Amtsarztes, so wurde ihnen vom Verwaltungsgerichtshof schließlich der Charakter eines eigenständigen Gutachtens zuerkannt. So kann ein verkehrspsychologisches Gutachten nicht mehr von einem psychiatrischen Gutachten aufgehoben werden sondern nur durch eine neue verkehrspsychologische Stellungnahme. Einen guten Überblick über die Testbatterie und deren Eigenschaften geben die verschiedenen Validierungsstudien, die im Laufe der Zeit durchgeführt wurden (u.a. Klebelsberg et al., 1968; Bukasa und Risser, 1985; Bukasa, 1999; Wenninger, 2001).

Driver Improvement, Rehabilitation von Fahrern

Es war aber schon relativ früh klar, dass, wenn man sich direkt mit Kfz-Lenkern befasste, die reine Feststellung der Fahreignung keine zufriedenstellende Lösung war. Eine zutiefst psychologische Fragestellung war vielmehr, was getan werden könnte, um die Voraussetzungen für die Eignung zum Lenken von Kfz wieder herzustellen (siehe u.a. Gheri und Magnet, 1988; Gheri et al., 1991; Spoerer et al., 1994; Spoerer und Ruby, 1996; Spoerer 2001; Lenhard und Spoerer, 1999).

Die erste Entscheidung zur Rehabilitation verkehrsauffälliger Lenker wurde auf einer Konferenz von Verkehrspsychologen des Kuratoriums für Verkehrssicherheit im Jänner 1973 in Innsbruck getroffen. 1977 kam es zu einem ersten Großversuch im Rahmen des Bundesministerium für Justiz bei inhaftierten Verkehrstätern. 1992 wurde im Rahmen des Führerscheines auf Probe die „Nachschulung" beim Vorliegen bestimmter Tatbilder zwingend vorgeschrieben. Dem folgte 1997 das Führerscheingesetz, das auch für Alkoholtäter, die mit mehr als 1,2 Promille am Steuer angetroffen wurden, verpflichtend eine Nachschulung vorschreibt.

1978 wurde der erste internationale Workshop für Driver Improvement abgehalten (Zuzan, 1979), dem bis jetzt sechs weitere gefolgt sind, und die die Weiterentwicklung der Rehabilitation verkehrs- und alkoholauffälliger Lenker in Europa sehr gefördert haben. Sie wurden und werden jeweils abwechselnd von Österreich, Schweiz und Deutschland organisiert. 1990 wurde in Österreich der erste Verein außerhalb des KfV gegründet – das „Institut für Fahrernachschulung und Rehabilitation" *infar* – an dem ursprünglich auch Psychologen des KfV beteiligt waren – dem bisher mehrere andere gefolgt sind.

Die erste Evaluierungsstudie (Michalke, Barglik-Chory und Brandstätter) wurde 1987 publiziert. Die Rückfallrate einer Versuchsgruppe von behandelten Verkehrsstraftätern war nur halb so groß wie jene einer Kontrollgruppe. Weitere Evaluierungsstudien erbrachten ebenfalls positive Ergebnisse (Schützenhöfer und Krainz, 1999; Krimbacher, 1999; Christ, 2001; Posch, 2000 u.a.).

Weitere Arbeitsbereiche

Im Folgenden werden einige weitere Arbeitsbereiche, in denen Verkehrspsychologen in Österreich im Laufe der Zeit tätig waren, beschrieben:

Verkehrserziehung und Kampagnen

Im Rahmen der Verkehrserziehung wird versucht, Grundlagen für eine Verhaltensbeeinflussung zu entwickeln. Mitte der 70er Jahre untersuchte Michalik (1975) das Wortverständnis für Begriffe des Straßenverkehrs bei 5–6-jährigen Kindern und fand u.a. heraus, dass Kinder diesen Alters den Begriff „anhalten" (z.B. ein Auto muss anhalten) als „festhalten" missverstehen oder den Begriff „Autobahn" auf jede Straße ausdehnen, auf der Autos fahren.

Eine wichtige Kampagne, die auch international Nachahmer fand, wurde 1985 mit der Aktion „–10%" begonnen. Der Gedanke war, durch

Einbeziehung von Akteuren und Bildung von Allianzen mit lokalen und regionalen Entscheidungsträgern, Administratoren und Meinungsmachern die Öffentlichkeit zu aktiven Beiträgen zur Verkehrssicherheit anzuregen (Risser et al., 1987).

Beratung von Politikern und Entscheidungsträgern

Mit dem klaren Ziel, zu lernen und weiter zu vermitteln, wie man in anderen Ländern Verkehrssicherheitsarbeit betreibt, besuchte bspw. in den Achtzigern Klaus Höfner Japan. Er publizierte seine Erkenntnisse, hielt Vorträge und kommunizierte mit Entscheidungsträgern (Höfner, 1983). Derselbe Autor und L. Schmidt befassten sich auch mit der Entwicklung umfassender Verkehrssicherheitskonzepte bzw. Maßnahmenszenarien für längere Zeiträume (Höfner, 1983; Höfner und Schmidt, 1983; Höfner, 1988).

Eine ganze Reihe von Arbeiten schließlich drehten sich um die Auswirkungen von Alkohol und Drogen auf die Verkehrssicherheit (Saletu et al., 1985; Hutter, 1996). Mit legalen und illegalen Drogen und ihren Auswirkungen auf die Verkehrssicherheit befasste sich ein größeres Arbeitsteam im Auftrag des österreichischen Verkehrssicherheitsfonds (Chaloupka und Risser, 1999). Diese Arbeiten über Alkohol- und Drogenwirkung wurden mit Forschungsarbeiten fortgesetzt, die enger im Zusammenhang mit der Umsetzung von Regelungen standen (Bartl und Klemenjak, 1998; Christ, 1998; Bukasa, 1998).

Die Anforderungen für die Gesetzgebung bzgl. der Fahrernachschulung und der verkehrspsychologischen Eignungsdiagnostik waren zweifelsfrei die wichtigsten gesetzesbezogenen Themen in der Verkehrspsychologie (Schmidt, 1981). Damit im Zusammenhang standen des Öfteren die Rolle von Alkohol und Drogen im Straßenverkehr und sich daraus ergebende Anforderungen an die Gesetzgebung zur Debatte (Saletu et al., 1985). In den späten 90er Jahren und ab 2000 waren PsychologInnen aktiv bei der Entwicklung von Führerscheingesetz und Nachschulungsverordnungen beteiligt (Scholl-Kuhn, 1994; Bukasa et al., 2002).

Train-the-trainer

Hierher gehören bspw. Überlegungen, wie man von Seiten der Psychologie die Fahrschulausbildung unterstützen kann. Sie bauten auf dem verbesserten Verständnis der jugendlichen Verkehrsteilnehmer auf, um die sich viele Studien drehten. Mit dem Thema Verkehrserziehung im Allgemeinen befassten sich 1976/1977 Heckl und Zuzan sowie Höfner und

Michalik (1978). Heckl (1981) hat ein Lehrprogramm zur Gefahrenantizipation entwickelt.

Ergonomie

Ergonomie befasst sich im Verkehrsbereich mit Sicht- und anderen Informationsaufnahmebedingungen, der Art und Qualität der übermittelten Information und den Bedingungen und Möglichkeiten der Reaktionen darauf. Klebelsberg und andere Kollegen untersuchten bspw. die Wahrnehmbarkeit von Verkehrszeichen und von Rückstrahleinrichtungen und Lenhard u.a. (1984) die Verwendbarkeit von Rückspiegeln am Kfz und die Gestaltung von Verkehrseinrichtungen nach ergonomischen Gesichtspunkten. Mit Aufmerksamkeitsschwankungen und Ermüdung befasste man sich in den frühen 90er Jahren, wie auch mit der Ablenkung z.B. durch elektronische Anzeigetafeln sowie durch Nebentätigkeiten beim Lenken (Telefonieren) (Kroiss et al., 1993) und der visuellen Orientierung. Im Zusammenhang mit neuer elektronischer Ausrüstung im Straßenverkehr werden sogenannte HMI-Aspekte untersucht (HMI = Human machine interface oder Mensch-Maschine-Schnittstelle; bspw. Chaloupka et al., 1997).

Planung und Bewertung von Fahrzeugen und Infrastruktur

Ob es besser wäre, Zebrastreifen mit Längs- oder Querstreifung zu gestalten wurde bereits 1963 von Klebelsberg untersucht. Der psychologische Vorrang war ein häufiges Thema, sowie auch die Auswirkungen von Geschwindigkeitslimits auf das Verhalten (Bhalla, Biehl und Seydel, 1971, Höfner et al., 1973; Kowar, 1973; Schmidt, 1973; Breinbauer et al., 1975; Höfner, 1986). Man befasste sich in einigen Untersuchungen ganz generell mit dem Zusammenhang zwischen Straßengestaltung und Fahrverhalten, aber auch mit sehr speziellen Themen wie dem Einfluss seitlicher Begrenzung auf das Fahrverhalten (Kowar, 1971) oder mit dem Fehlverhalten an Autobahneinfahrten (Breinbauer et al., 1974).

Wie Elemente der Infrastruktur auf Wahrnehmung und Handeln wirken, diskutierte man vor allem im Zusammenhang „Leitwirkung vs. Hemmwirkung" (Klebelsberg, 1963; Hosemann, 1978): Soll man Information so gestalten, dass sie führt („leitet", fördert) oder verbietet („hemmt")? Auch über die Optimierung von Verkehrsinformationseinrichtungen zur Unterstützung der visuellen Orientierung im Straßenverkehr gab es Studien in Österreich (Chaloupka et al., 1999).

Mit dem Forschungsbereich, der verkürzt und etwas fehlerhaft „Konfliktforschung" genannt wird, befasste man sich ausführlich seit Ende der

70er Jahre (Höfner, 1977; Höfner und Schützenhöfer, 1978; Risser, 1985; Risser et al., 1991; Steinbauer 1991; Kaba, 1991; Michalik und Höfner, 1993). Es geht dabei um die Entwicklung von Methoden, um Sicherheit halbwegs kurzfristig zu bewerten, und zwar zu dem Zeitpunkt, wo man etwas Neues einführt, umbaut, verändert, etc. Die Zielsetzung dabei ist die seltsame Vorgangsweise, auf Unfälle zu warten, um die Sicherheit beurteilen zu können, statt sie durch proaktive Methoden zu ersetzen, die die Sicherheit a priori gewährleisten. Zu diesen Methoden gehören die Verkehrskonflikttechnik, aber auch die Gruppe der Verhaltenskriterien, die mit Verhaltensbeobachtung und Befragungsmethoden erhoben werden. Die Einführung solcher Vorgangsweisen würde die angewandte Sicherheitsforschung im Verkehr grundlegend ändern: Man würde in Zukunft Maßnahmen bzgl. ihrer Sicherheitseffekte unmittelbar bewerten und sich darauf konzentrieren, diese Sicherheitsbewertung immer genauer zu machen.

In diesem Sinn wurde auch untersucht, ob man Konflikte beim Mitfahren erheben kann (Risser et al., 1982) bzw. im Zuge des Nachfahrens. Letzteres erfolgte u.a. bei der Untersuchung des Verhaltens ausländischer Kraftfahrer im Zusammenhang mit der von ihnen häufig verwendeten Infrastruktur, den Transitrouten (Brühning et al., 1989).

Was sonst noch war

Ganz interessant ist noch der Hinweis darauf, dass ein österreichischer Verkehrspsychologe seit 1993 den Vorsitz in der Arbeitsgruppe Verkehrspsychologie des Europäischen Dachverbandes der Psychologenverbände führte (Risser, 2002). Erwähnt sollte auch werden, dass sich Verkehrspsychologen natürlich auch mit der Qualitätssicherung ihrer Arbeiten befassen (Kaba, 1997). Der Dialog mit den Nachbardisziplinen (z.B. Arbeits- und Organisationspsychologie) war zwar bisher niemals überwältigend, wurde aber geführt (z.B. Strigl et al., 1982). Auch die Kollegen von der Luftfahrtpsychologie (Bein, Fleck, Grössenbrunner uva.) waren im Rahmen der Sektion Verkehrspsychologie des Berufsverbands Österreichischer Psychologinnen und Psychologen aktiv, ihre Interessen werden dort im Rahmen der Plattform „Luftfahrtpsychologie" vertreten. Zwei Publikationen in diesem Bereich sind z.B. von Bein und Nechtelberger (2002) und von Wenninger und Bukasa (2002).

Literatur

Anderle FG, Klemenjak W, Steinbauer J (1984) Der Diskothekenbesuch – psychologische und physiologische Auswirkungen auf das Fahrverhalten. KfV – Verkehrspsychologisches Institut Wien, Wien

Bukasa B, Chaloupka C, Christ R (2002) Die Besonderheit Verkehrspsychologischer Tätigkeiten, Psychologie in Österreich

Chaloupka C, Risser R, Antoniades A, Lehner U, Praschl M (1997) Abschätzung von reaktiver Anpassung an fahrzeugtechnische Veränderungen, Bericht zum Forschungsprojekt FP2.8919 der Bundesanstalt für Straßenwesen, Bergisch Gladbach

Gheri M (1990) Geschichte der Verkehrspsychologie in Österreich. Skript für eine Fortbildungsveranstaltung des BÖP. KfV, Innsbruck

Höfner KJ (1977) Probleme und Ergebnisse der Konfliktforschung im Straßenverkehr, Referat anläßlich der 22. Fortbildungsveranstaltung der Sektion Verkehrspsychologie des BDP in Mannheim

Klebelsberg D (1982) Verkehrspsychologie. Springer, Berlin Heidelberg New York Tokyo

Michalke H, Barglik-Chory C, Brandstätter C (1987) Driver-Improvement. Effizienzkontrolle von Gruppentrainingsmaßnahmen für alkoholauffällige Kraftfahrer. KfV, Wien

Mittenecker E (1962) Methoden und Ergebnisse der psychologischen Unfallforschung, Verlag Franz Deuticke, Wien

Risser R (1988) Kommunikation und Kultur des Straßenverkehrs, Literas Universitätsverlag, Wien

Schmidt L (1990) Verkehrsmittelwahl und Zukunft der Stadt. In: Wiener Stadtentwicklungssymposium 1989. Beiträge zur Stadtforschung und Stadtgestaltung, Bd. 24. Magistrat der Stadt Wien, Wien

Schützenhöfer A, Krainz D (1999) Auswirkung von Driver Improvement – Maßnahmen auf die Legalbewährung. Zeitschrift für Verkehrsrecht Jg. 1999

Spoerer E, Ruby M, Siegrist St (1994) Nachschulung und Rehabilitation verkehrsauffälliger Kraftfahrer. Dokumentation von Kursen und der Literatur zum Driver Improvement, Der Mensch im Verkehr. Rot-Gelb-Grün, Braunschweig

Strigl K, Karlusch H, Palme J (1982) Die Psychologie im Gespräch mit den Nachbardisziplinen. Literas Verlag, Wien

Zuzan WD (Hrsg) (1979) Erster internationaler Workshop „Driver Improvement": Psychologische Behandlungsmodelle für verkehrsauffällige Kraftfahrer. KfV, Wien und Salzburg

Dies sind einige ausgewählte Literaturzitate; alle anderen im Text zitierten Referenzen können bei den Autoren erfragt werden.

Die Schulpsychologie-Bildungsberatung – ein halbes Jahrhundert Psychologie für die Schule

Gerhard Krötzl

Referat Schule und Beruf

Die Schulpsychologie-Bildungsberatung, eine der größten psychologischen Serviceeinrichtungen im öffentlichen Dienst in Österreich, kann auf eine mehr als fünfzigjährige Geschichte zurückblicken.

Bald nach Ende des zweiten Weltkrieges (1947) wurde der Grundstein dafür in der Gründung des Referates „Schule und Beruf" im Bundesministerium für Unterricht durch Sektionschef Dr. Otto TIMP gelegt. Dies zeigt auch, dass der Bereich „Bildungsberatung" (der zweite Teil des heutigen Doppelnamens „Schulpsychologie-Bildungsberatung") seit je her ein wichtiger Pfeiler der Institution und zunächst – dem Namen entsprechend – sogar im Vordergrund war. Es ging dabei in erster Linie um die Vermittlung berufskundlicher Informationen für Schulabgänger(innen) in Hauptschulen und Maturant(inn)en der damals so bezeichneten „Mittelschulen" (der heutigen AHS). Nach und nach wurden auch in den einzelnen Bundesländern Landesreferate für „Schule und Beruf" gegründet (zunächst in Wien, dann in Steiermark, Tirol, Kärnten, Salzburg, Burgenland, Niederösterreich, Oberösterreich und Vorarlberg). Landesreferenten waren in der Regel Lehrer, die zusätzlich ein Psychologiestudium absolviert hatten. 1954 gab es schließlich in jedem Bundesland eine derartige Einrichtung.

Pädagogisch-Psychologischer Dienst

Sehr bald entwickelte sich aufgrund der Profession der tätigen Personen (als Lehrer und Psychologen) sowie der im Zusammenhang mit der Absolventeninformation und -beratung sichtbar werdenden Problemstellungen ein zweiter Aufgabenschwerpunkt: Die Erforschung der Ursachen für Schulversagen und die damit zusammenhängende Beratung von Eltern, Lehrer(inne)n und Schulen. Bislang wurde damals in der schulischen Realität vorwiegend das Mittel des Repetierens (der Klassenwiederholung) angewandt, wenn ein Kind die schulischen Anforderungen nicht erfüllen konnte. Mit dem Hintergrund der pädagogischen und vor allem wissenschaftlich-psychologischen Kompetenz gingen die Landesreferenten nun daran, sich mit Fragen der Schulreife, Behinderungen, Sonderschulbedürftigkeit und Teilleistungsschwächen zu beschäftigen, wissenschaftlich fundierte Unterscheidungen zu treffen und spezifische Fördermöglichkeiten zu erforschen, zu entwickeln und zu empfehlen. Dementsprechend wurde 1956 der Name der Referate für „Schule und Beruf" in „Pädagogisch-psychologischer Dienst" geändert.

Zu den Aufgaben gehörte auch die Vortragstätigkeit. Neue Erkenntnisse der Psychologie, insbesondere der Pädagogischen Psychologie und der Lernpsychologie sollten Eltern und Lehrer(inne)n vermittelt werden. In den 60er Jahren entstand durch die zunehmende Differenzierung im österreichischen Schulsystem, vor allem im Zusammenhang mit der großen Schulreform 1962, welche zu einer neuen Ordnung und Systematisierung der Schularten führte (die im Prinzip noch heute gültig ist), die Notwendigkeit, je nach Sichtweise, gut fundierte Schullaufbahnentscheidungen zu treffen bzw. die Schülerinnen und Schüler entsprechend ihrer Begabungen den einzelnen Schularten zuzuweisen bzw. dafür auszulesen. Vom Pädagogisch-psychologischen Dienst wurden in diesem Zusammenhang daher standardisierte, auf psychologischer testtheoretischer Basis entwickelte Aufnahmeverfahren für berufsbildende mittlere und höhere Schulen entwickelt. Diese in den 60er Jahren durch Psychologen des Pädagogisch-psychologischen Dienstes konstruierten Verfahren waren mit geringfügigen Adaptationen noch bis in die 90er Jahren im Einsatz. Bis aufgrund des zunehmenden Bekanntheitsgrades die Ergebnisse nicht mehr objektiv und zuverlässig waren und die standardisierten Aufnahmsverfahren schließlich gänzlich abgeschafft wurden. Seit dem wird primär der Schulerfolg in den Zubringerschulen als Aufnahmekriterium herangezogen.

Der pädagogisch-psychologische Dienst wurde schließlich auch zunehmend für die wissenschaftliche Begleitung von Schulversuchen, die in den 60er und 70er Jahren entstanden, eingesetzt. Das später dafür zuständige eigenständige „Zentrum für Schulversuche" ging aus dem Pädagogisch-psychologischen Dienst hervor. Charakteristisch für diese Epoche war auch die Konstruktion zahlreicher standardisierter Testverfahren „für die Hand des Lehrers": Die Reihe der österreichischen Schultests wurde von Schulpsycholog(inn)en initiiert und basiert noch immer fast ausschließlich auf schulpsychologischem „Know-How".

Die Aufgaben des Pädagogisch-Psychologischen Dienstes wurden zunächst durch eine „Dienstanweisung für den Landesreferenten des Pädagogisch-Psychologischen Dienstes" geregelt. In fachlicher Hinsicht wurde der Landesreferent dabei unmittelbar dem Bundesministerium für

Unterricht unterstellt. Diese „Fachaufsicht" über die Schulpsychologie-Bildungsberatung in den Bundesländern obliegt auch heute noch (anders als die „Dienstaufsicht", die ökonomische und administrative Angelegenheiten betrifft und dem jeweiligen Amtsdirektor des Landesschulrates bzw. Stadtschulrates für Wien zufällt) der zuständigen Fachabteilung „Schulpsychologie-Bildungsberatung" im Bundesministerium für Bildung, Wissenschaft und Kultur. Gemeinsam mit den von ihm zu beaufsichtigendem weiteren Personal, alles Lehrer(innen) mit den erforderlichen psychologischen Zusatzqualifikationen, hatte er den Auftrag, z.B. „pädagogisch-psychologische Untersuchungen in Einzelfällen bei Lern- und Entwicklungsstörungen und bei Einschulungsfragen" als auch in Form von Gruppenuntersuchungen bei Schuleintritts- und Schulübertrittsentscheidungen durchzuführen, Maturantentage (berufskundliche Informationen für Schüler der höheren Klassen der Mittelschulen) abzuhalten, berufskundliches Wissen in Zusammenarbeit mit dem Landesarbeitsamt für die Schule verfügbar zu machen, bei der pädagogisch-psychologischen Weiterbildung von Lehrern mitzuwirken und auch die Schulaufsichtsorgane „bei der Verwendung der praktischen Psychologie in der Schule zu beraten". Auch eine Fortbildungs- und Forschungsverpflichtung ist in der zitierten ersten Dienstanweisung enthalten.

Mussten auch zunächst die Mitarbeiter des Pädagogischen Dienstes auf jeden Fall Lehrer sein, so ging doch die Entwicklung von Anfang an – anders als z.B. in Deutschland – in die Richtung des Aufbaues einer eigenen Organisation, die auf allen Ebenen der Schulhierarchie (Bundesministerium, Landesschulräte) verankert ist. In den 60er Jahren war das Anstellungserfordernis im pädagogisch-psychologischen Dienst ein Doktorat im Hauptfachstudium Psychologie und eine mindestens fünfjährige Pädagogenpraxis. Die Aufgaben des Pädagogisch-psychologischen Dienstes wuchsen rasch, wobei vor allem die psychologische Kompetenz mehr und mehr gefragt war. Für die vermehrten Aufgaben wurde dringend Personal benötigt, das aufgrund der doch recht hohen Anstellungserfordernisse und der nicht allzu attraktiven Bezahlung oft nicht leicht zu finden war.

Die strukturellen Grundlagen und Aufgaben des Pädagogisch-psychologischen Dienstes wurden schließlich im „Organisationsstatut für den Pädagogisch-Psychologischen Dienst" (Erlass des Bundesministeriums für Unterricht vom 13. März 1968, MVBl. Nr. 34/1968) definiert. Im ersten Absatz wurde dabei die grundlegende Zielsetzung folgendermaßen beschrieben:

„Bei den Schulbehörden des Bundes in den Ländern ist ein Pädagogisch-Psychologischer Dienst eingerichtet, der – unter Wahrung des Elternrechtes – allen mit dem Unterrichten und Erziehen von Schülern

aller Schularten befassten Personen für den Fall zur Verfügung steht, dass
bei der Bewältigung allgemeiner oder spezieller pädagogisch-psychologischer Probleme im Rahmen des Bildungsaktes sowie bei der Vorbereitung der Berufswahl die Mithilfe entsprechend ausgebildeter Fachkräfte notwendig oder erwünscht scheint."

Schulpsychologie-Bildungsberatung

In den 70er Jahren beginnt ein neuerlicher Entwicklungsschub und
teilweise eine Neuorientierung der Institution. Während in den 60er
Jahren sehr stark die wissenschaftliche Orientierung, die Absicherung
von Aussagen, das Finden von Wirkungszusammenhängen und – daraus
abgeleitet – auch die pädagogische Beratung der Lehrkräfte im Vordergrund standen, sehen sich Schulpsychologinnen und Schulpsychologen
nun mehr und mehr als „Anwalt des Kindes" im System Schule. Der psychologischen Beratung und Betreuung wird – neben der Diagnostik – nun
vorrangige Bedeutung gegeben.

Der Name wird 1974 in „Schulpsychologie-Bildungsberatung" verändert. Auch Psychologinnen und Psychologen, die nicht Lehrer(in) sind,
können nun aufgenommen werden. Waren bisher Schulpsychologinnen
und Schulpsychologen formal als Lehrer(in) angestellt und auch als solche bezahlt, wird nun ein eigener Dienstzweig im Rahmen des Beam-
tendienstrechtes („Beamte der Allgemeinen Verwaltung") geschaffen.
Neu eintretende Psychologinnen und Psychologen, müssen nun einen
eigenen „Dienstprüfungskurs" absolvieren und eine Dienstprüfung ab-
legen. Im Rahmen dieses Kurses werden all jene Psychologinnen und
Psychologen, die gemäß den neuen Bestimmungen ohne Vorliegen von
Lehramtsprüfung bzw. Unterrichtserfahrung aufgenommen werden, mit
wichtigen pädagogischen und didaktischen Grundlagen vertraut gemacht.

An den Schulen der über Zehnjährigen wird über Initiative der Schulpsychologie-Bildungsberatung das System der „Schüler- und Bildungs-
berater" aufgebaut: An jeder Schule wird ein – in größeren auch mehrere – Lehrer(innen) für Beratungstätigkeiten nominiert und von der
Schulpsychologie-Bildungsberatung ausgebildet und in der Tätigkeit
fachlich unterstützt. In diesem, aber auch in anderem Zusammenhang
wird die psychologische Arbeit mit Gruppen forciert. Im Bereich „Schüler-
und Bildungsberatung" hat sich vor allem der spätere Leiter (1987–1989)
der Abteilung Schulpsychologie-Bildungsberatung im Bundesministerium für Unterricht und Kunst, Ministerialrat Heribert Burdis engagiert
und diese Entwicklungen konsequent vorangetrieben.

In den 70er und in der ersten Hälfte der 80er Jahre erfolgt ein massiver Ausbau der Institution. Wesentlich verantwortlich dafür sind die damalige, langjährige Leiterin (1968–1987) der Abteilung Schulpsychologie-Bildungsberatung im Unterrichtsministerium Ministerialrat Dr. Margarete Sonnleitner und der ihr vorgesetzte, ranghöchste Beamte Sektionschef Leo Leitner. Gab es in ganz Österreich 1970 nur insgesamt 43 Planstellen für Schulpsycholog(inn)en, waren es 1980 schon knapp doppelt so viele (85) und 1985 bereits 112. Es werden zahlreiche Beratungsstellen neu eröffnet und dabei das Ziel verfolgt, in jedem politischen Bezirk auch eine schulpsychologische Beratungsstelle einzurichten. Diese ist in den 70er, aber auch noch 80er Jahren in ländlichen Gegenden oft noch die einzige psychologische Unterstützungseinrichtung für Kinder in einer ganzen Region.

Ausdruck findet die Aufbruchstimmung dieser Jahre im so genannten „Kirchberger Programm", das Ergebnis einer gesamtösterreichischen Schulpsychologentagung im Jahr 1981, in dem die Aufgaben und Zielsetzungen der Schulpsychologie-Bildungsberatung im Hinblick auf den Beitrag zu einer humanen Schule gesehen werden:

Tabelle 1. Der Beitrag der Schulpsychologie zur humanen Schule (Kirchberg 1981)

Aufgaben	Ziele und Erwartungen
1. Entscheidungs- und Orientierungshilfen geben, beraten	Verringerung von Fehlinvestitionen im persönlichen und materiellen Bereich
2. Diagnosen erstellen	Fundierung von Aussagen über Personen und Situationen
3. In Krisensituationen konkret helfen	Unmittelbare Betreuung
4. Begegnungsformen zwischen Eltern, Schülern und Lehrern verbessern	Verminderung und Lösung von Konflikten
5. Bei der Gestaltung der Zusammenarbeit zwischen Schulverwaltung, Inspektoren, Direktoren und Lehrern mitwirken	Kommunikation, Information, Kooperation, Situationsklärung und -veränderung
6. Prophylaktische Initiativen setzen	Rechtzeitiges Erkennen ungünstiger Entwicklungen und entsprechend vorbeugen
7. Lehrer und Eltern fortbilden	Lehrer und Eltern für die Bewältigung ihrer Aufgaben besser qualifizieren
8. Wissenschaftliche Forschungen im Bereich der Schulpsychologie betreiben	Gesicherte Aussagen über Wirkungsweisen und Zusammenhänge von Variablen im Feld Schule

(Fortsetzung von Seite 143)

9. Aus schulpsychologischer Sicht über Gegebenheiten und Auswirkungen von Maßnahmen im System Schule rückmelden	Handlungsunterlagen auf dem Weg zur humanen Schule gewinnen
10. Öffentlichkeitsarbeit	Stellungnahme zu Problemen von öffentlichem Interesse; Popularisierung von Ergebnissen der empirischen und humanwissenschaftlichen Arbeit

In den 80er und 90er Jahren kommen immer neue Anforderungen auf die Schulpsychologie-Bildungsberatung zu. Die Aufgabenstellungen werden zunehmend komplexer, oft auch schwieriger und zeitaufwändiger. Sind es zunächst Themen wie Integration behinderter Kinder, zunehmende Verhaltensschwierigkeiten und Aggression, kommen dann auch noch Fragen der Integration von Migrant(inn)en, Krisenintervention, Sucht, Sektenproblematik und Missbrauch hinzu. Dazu wird die Schulpsychologie-Bildungsberatung auch immer öfter mit Wünschen der Schulverwaltung bzw. der Schulpolitik nach verstärkter Übernahme psychologischer Expertenaufgaben abseits der Beratungs- und Betreuungstätigkeit (z.B. Schulleiterauswahl) konfrontiert. Diese müssen aus Kapazitätsgründen, aber auch aus grundsätzlichen Erwägungen oft abgelehnt werden.

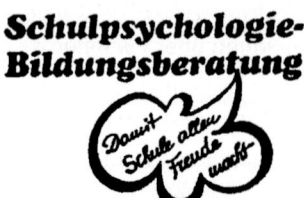 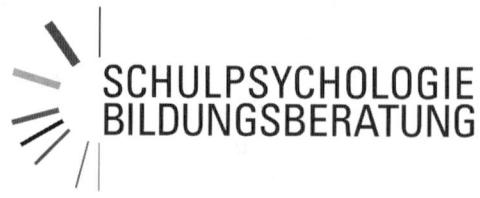

Abb. 2. Logos der Schulpsychologie-Bildungsberatung

Das selbstgewählte Motto „Schulpsychologie-Bildungsberatung – damit Schule allen Freude macht", das am Beginn der 90er Jahren im Zusammenhang mit der Erstellung eines Logos kreiert wird, zeugt vom nach wie vor vorhandenem Engagement für hohe, idealistische Ziele.

Im letzten Jahrzehnt wurde das Wachstum der Institution jedoch gebremst. Seit den 90er Jahren ist die Anzahl der Planposten trotz gestiegener Anforderungen kaum mehr gewachsen (derzeitiger Stand: 129).

Noch immer kommen auf einen Schulpsychologenposten österreichweit gesehen durchschnittlich 9500 Schülerinnen und Schüler. Es geht daher heute um die Frage, wie mit den vorhandenen Kapazitäten die beste Wirkung erzielt werden kann und welche Ziele realistisch erreicht werden können, welche Aufgaben vordringlich sind und welche gegebenenfalls delegiert oder in Zusammenarbeit bzw. Aufgabenteilung mit anderen Personen und Einrichtungen abgedeckt werden können. In vielen schulischen Fragen ist die spezifische Expertise durch Schulpsychologinnen und Schulpsychologen aber unverzichtbar und vielerorts wird in der Schulpsychologie-Bildungsberatung am Rande (bzw. manchmal auch über) der Kapazitätsgrenze gearbeitet. Ein Zuwachs an Dienstposten wäre daher nach wie vor sehr wünschenswert.

Schulpsychologie-Bildungsberatung heute

Der Rahmen der schulpsychologischen Tätigkeit wird durch den Erlass betreffend „Aufgaben und Struktur der Schulpsychologie-Bildungsberatung" (BMUK, RS Nr. 101/1994) sowie durch zahlreiche weitere Verankerungen in verschiedenen Schulgesetzen und Verordnungen definiert und geregelt:
– Im Bundesschulaufsichtsgesetz (§ 11) ist die Existenz der Schulpsychologie-Bildungsberatung als Einrichtung bei jeder Schulbehörde des Bundes in den Ländern (Landesschulräte bzw. Stadtschulrat für Wien) verankert.
– Im Schulunterrichtsgesetz (z.B. § 26 – Überspringen von Schulstufen), Schulpflichtgesetz (§6 – Aufnahme in die Volksschule zu Beginn der Schulpflicht, § 7 – Vorzeitiger Besuch der Volksschule, § 8 – Schulbesuch bei sonderpädagogischem Förderbedarf) und Suchtmittelgesetz (§ 13 – Gesundheitsbezogene Maßnahmen bei Suchtgiftmissbrauch) werden bestimmte gesetzlich vorgeschriebene Aufgaben der Schulpsychologie-Bildungsberatung definiert.
– Die Verordnung über die Grundausbildung für den höheren schulpsychologischen Dienst (BGBl. II Nr.233/2000) beschreibt die Inhalte der verpflichtend zu absolvierenden Grundausbildung für neu eintretende Schulpsychologinnen und Schulpsychologen. Diese besteht aus Einschulung am Arbeitsplatz, Selbststudium und einem Ausbildungslehrgang mit abschließender Prüfung.
Der Erlass zu „Aufgaben und Struktur der Schulpsychologie-Bildungsberatung", der unter Federführung des jetzigen Leiters (seit 1990) der Abteilung Schulpsychologie-Bildungsberatung, Ministerialrat Mag. DDr. Franz Sedlak 1993 zustande gekommen ist, beschreibt am genauesten die

spezifische Programmatik der Institution. Sechs klientenorientierte Aufgabenfelder werden durch zwei der internen Qualitätssicherung dienende unterstützt:

Klientenorientierte Aufgabenfelder

1. *Psychologische Beratungs-, Untersuchungs- und Sachverständigentätigkeit*, z.B. bei Fragen der Schulbahnwahl, Schulreife, bei Lernproblemen, Verhaltensproblemen, persönlichen Schwierigkeiten und Krisen, bei individuellen (Bildungs-)Bedürfnissen und besonderen Fähigkeiten und Begabungen, mit dem Ziel der positiven persönlichen Entwicklungs- und Entfaltungsförderung und dem Ziel der Verringerung von Fehlinvestitionen im persönlichen bzw. institutionellen Bereich.

2. *Psychologische Betreuung und Behandlung* durch kurz-, mittel- und langfristige Betreuung Einzelner bzw. von Gruppen, durch psychologische bzw. bei Bedarf und Möglichkeit auch psychotherapeutische Hilfestellungen für alle Partner des Schulgeschehens mit dem Ziel der Hilfe bei der Problembewältigung im Spannungsfeld von Breitenwirkung und Betreuungs- und Behandlungsqualität.

3. *Förderung der Kooperation im Bereich Schule*, wobei sowohl die Zusammenarbeit aller Interaktionsträger in der Schule gefördert wird, als auch die Kooperation mit anderen Einrichtungen, deren Hilfestellungen für die Schule relevant sein können (z.B. Jugendämter, Arbeitsämter, Heilpädagogische Einrichtungen etc.) mit dem Ziel der Kommunikationsförderung, Konfliktbearbeitung und Lösung, Informationsoptimierung.

4. *Psychologische Forschung im Bereich Schule*, z.B. bei anfallenden Evaluationen, Projektmitarbeiten, Schulversuchen, aber auch bei der Weiterentwicklung psychologischer Methoden und Instrumente mit dem Ziel der Erlangung wissenschaftlich gesicherter Aussagen über Wirkungsweisen und Zusammenhänge von Variablen im Feld „Schule".

5. *Unterstützung von Aus-, Weiter- und Fortbildungstätigkeiten im Schulsystem* mit dem Ziel der Kompetenzsteigerung aller im schulischen Bildungsgeschehen tätigen Personen, insofern es sich um psychologische bzw. feldrelevante Wissensinhalte handelt.

6. *Öffentlichkeitsarbeit zu schulpsychologischen Themen* mit dem Ziel der Steigerung von Transparenz und Mündigkeit im psychischen Bereich, wobei dies durch die Popularisierung wissenschaftlich gesicherter psychologischer Erkenntnisse in Form von Erziehung erleichternden Broschüren, oder auch Behelfen für den Unterricht oder durch

Veröffentlichung von Ergebnissen schulpsychologischer Tätigkeiten oder in Form von Referaten, Podiumsdiskussionen und Medienarbeit geschieht.

Qualitätssichernde Aufgabenfelder

1. *Eigene Fortbildung, Supervision und Organisationsentwicklung* mit dem Ziel, alle notwendigen fachlichen Kompetenzen herzustellen, aufrechtzuerhalten, zu erweitern und zu verbessern, aber auch alle psychohygienischen Maßnahmen zu setzen, um die für die Beratung, Begleitung und Behandlung notwendige innere psychische Stabilität zu gewährleisten.
2. *Effektivitätssteigerung* durch Optimierung der Administration und durch Informationsvernetzung.

Bei der Erfüllung dieser Aufgaben wirken derzeit österreichweit (inklusive Leitungsfunktionen) 146 Schulpsychologinnen und Schulpsychologen mit, 116 davon voll- und 30 teilzeitbeschäftigt. Drei Psychologen sind in der Zentrale im Bundesministerium für Bildung, Wissenschaft und Kultur, Abteilung Schulpsychologie-Bildungsberatung beschäftigt. In jedem Bundesland fungiert eine Landesreferentin bzw. Landesreferent als Leiterin bzw. Leiter der entsprechenden beim Landesschulrat bzw. Stadtschulrat für Wien eingerichteten Abteilung „Schulpsychologie-Bildungsberatung". 76 fungieren als Beratungsstellenleiterin bzw. Beratungsstellenleiter von schulpsychologischen Beratungsstellen, die jeweils für eine bestimmte Region (in Wien für eine bestimmte Schulart) zuständig sind. 58 Schulpsychologinnen und Schulpsychologen sind als Mitarbeiterinnen bzw. Mitarbeiter in diesen Beratungsstellen beschäftigt.

Schulpsychologinnen und Schulpsychologen befassen sich mit einzelnen Personen (Schüler/in, Elternteil, Lehrer/in) und Subsystemen (Familie, Klasse, Freundeskreis, Schule), betrachten aber auch das umfassende System (Schulsystem, Gesellschaft) als Adressat der Tätigkeit. Dabei werden jeweils durch psychologische Beratung, Begleitung und Behandlung drei grundlegende Zielsetzungen verfolgt: Prävention, Intervention und Rehabilitation.

Die aktuelle Positionierung der Schulpsychologie-Bildungsberatung als integraler Bestandteil des österreichischen Schulsystems kommt in folgender, im Rahmen einer Leiter(innen)tagung im April 2003 formulierten Zielbestimmung zum Ausdruck:

Tabelle 2. 3-Ebenen-Modell des schulpsychologischen Wirkens laut
Landesreferent(inn)entagung April 2003

Die Schulpsychologie-Bildungsberatung hat eine wichtige Systemfunktion
- **Sie soll laufend das ganze Schulsystem, alle Schulpartner erreichen:** Durch
  Bildungs- und Beratungsinformationen, durch Ausbau und Pflege des
  Informations- und Helfernetzes, durch Mitarbeit bei Entwicklungskonzepten,
  durch Koordinationsgespräche mit der Schulaufsicht, Einbringung psychologischer Kompetenz bei aktuellen Themen und Schwerpunktsetzungen
  u.v.a.m.

Die Schulpsychologie-Bildungsberatung steht den Schulen zur Verfügung
- **Sie soll zu jeder Schule regelmäßig Kontakt halten können,** z.B. durch direkte oder telefonische Gespräche mit Schulleiter/inne/n, Teilnahme an pädagogischen Konferenzen, Elterntreffen, Führung von Klassengesprächen und
  durch stundenweise Erreichbarkeit für Beratungssuchende (Sprechstunden).

Die Schulpsychologie-Bildungsberatung hilft in schweren Problemlagen
- **Sie soll bei der Betreuung und Behandlung der schwierigen Problemfälle mit-
  helfen und zumindest jene erreichen, wo schulische Hilfen allein nicht ausreichen:** Durch Beratung oder Behandlung bei schwierigen Entscheidungen
  oder Entwicklungsphasen einzelner Mitglieder der Schulpartnerschaft, bei
  persönlichen, verhaltensmäßigen und leistungsmäßigen Problemen.

Bezugs- und Ausgangspunkt jeder Tätigkeit sind dabei die spezifischen Kompetenzen der Schulpsychologinnen und Schulpsychologen, die
sich einerseits aus ihrer wissenschaftlichen Ausbildung als Psychologin
bzw. Psychologe, z.B. auf den Gebieten der Allgemeinen Psychologie, der
Entwicklungspsychologie, der Differentiellen Psychologie, der Sozialpsychologie und der psychologischen Methodik ergeben, wie auch aus der
spezifischen Feldkompetenz, dem Wissen und den Erfahrungen in und
um das Schulsystem. Neben diesen fachlichen Kompetenzen sind auch
die persönlichen von großer Bedeutung, die bereits durch die Auswahl bei
Neueinstellungen, spezifische Weiterbildungsmaßnahmen und Teamentwicklung zu sichern und zu entwickeln sind. Wenn auch das Networking
und Formen der interdisziplinären Zusammenarbeit im Bereich der
Schulpsychologie-Bildungsberatung sehr wichtig geworden ist, bildet die
starke innere Vernetzung nach wie vor das Rückgrat der Institution und
sichert die fachliche Basis als psychologische Einrichtung im System
Schule.

Literatur

Sedlak F (Hrsg) (1992) Schulpsychologie-Bildungsberatung – Damit Schule allen Freude macht. Beiträge zur pädagogischen Psychologie 754–768. Pädagogischer Verlag Eugen Ketterl, Wien

Sedlak F (Hrsg) (1996) Psychologie für die Schule. Forschungsaktivitäten der Schulpsychologie-Bildungsberatung. Bundesministerium für Unterricht und kulturelle Angelegenheiten, Wien

Sedlak F (Hrsg) (2000) Schulpsychologie-Bildungsberatung – Von den Anfängen bis ins dritte Jahrtausend. Bundesministerium für Unterricht und kulturelle Angelegenheiten, Wien

Sedlak F (Hrsg) (2003) Effektiv-Innovativ-Präsent. Innovative Projekte der Schulpsychologie-Bildungsberatung. Bundesministerium für Bildung, Wissenschaft und Kultur, Wien

Homepage: http://www.schulpsychologie.at

Die Psychologische Studentenberatung

Michael Katzensteiner

> „Die eigentliche Bedeutung einer Studentenberatung besteht ... nicht so sehr
> im materiellen Vorteil, als vielmehr in ihrem Beitrag zur Erleichterung oder
> Beseitigung studienbedingter oder sonstiger persönlicher Schwierigkeiten der
> Hochschüler sowie in der besseren Ausschöpfung der Begabungen im Dienst
> sowohl der individuellen Persönlichkeitsentfaltung als auch der
> gesellschaftlichen Entwicklung"
> *(aus Wolfgang Petri, „Memorandum betreffend die Einrichtung eines*
> *Studentenberatungsdienstes an den Hochschulen", Wien 1968)*

Einleitung

Die Studentenberatung ist ein organisationspsychologisches Parade-
beispiel dafür, wie sich fundierte Ideen trotz Anfangshindernissen auch
auf dem Hintergrund durchaus nicht im Sinne des Erfinders liegender politischer Interessen doch durchsetzen. Im obigen Memorandum der
„Arbeitsgemeinschaft für Hochschulentwicklung" wurde die Notwendigkeit der Einrichtung einer Studentenberatung mit der hohen Zahl von
Studienabbrechern und Studienwechslern sowie mit „relativ häufigen
Studien- und Lebensschwierigkeiten" der Studierenden begründet. Die
Ausgangssituation, an der die Tätigkeit der Psychologischen Studentenberatung ansetzt, hat sich bis heute nicht wesentlich geändert.

Auch der wirtschaftliche Nutzen einer solchen Institution wurde damals ins Treffen geführt: Gelänge es einem/einer Studentenberater/in „im
Laufe eines Arbeitsjahres, auch nur drei vergebliche Studienjahre zu verhindern, so hätte er der Volkswirtschaft schon gleich viel erspart wie für
ihn aufgewendet wurde". Diese Einschätzung ist intern von einer diffe-
renzierteren Sichtweise und auch einer fundierten Kostenrechnung abgelöst worden. Von Seiten der Politik wird heute der Nachweis des Nut-
zens aller psychosozialen Einrichtungen eingefordert und kostenlose Angebote der öffentlichen Hand grundsätzlich in Frage gestellt. Der Nutzen
wurde damals an der individuellen Entwicklung u n d der kollektiven
Entwicklung festgemacht, und dieser Nutzen ist, wie wir heute wissen,
nicht so ohne weiteres direkt in finanzielle Profite umzurechnen. Es gehört
unserer Meinung nach vielmehr zur Kultur einer Gesellschaft, diese Art
von Entwicklung zu fördern.

Die Art der Förderung war zunächst natürlich durch den damaligen Kenntnis- und Ausbildungsstand der absolvierten PsychologInnen vorgegeben. Die Ansatzpunkte der Intervention entsprachen jedoch im Grunde schon dem mehr als ein Vierteljahrhundert später formulierten Leitbild. Die Art der Intervention sollte psychologische Beratung sein, wobei die Beratung selbst nicht nur vom psychologischen, sondern auch von der gründlichen Kenntnis des universitären Feldes zu erfolgen hätte. Da die wissenschaftlichen Grundlagen der Beratung 1968(!) als noch wenig geklärt galten, sollte die Studentenberatung als „action research" erfolgen. Statt e i n e s gültigen Beratungskonzepts hat sich die Verwendung einer Fülle von Beratungs- und Behandlungsstrategien herausgebildet, deren Nutzen für die PSB zumindest zu evaluieren versucht wurde. Diese Trias von praktischer Beratungs- bzw. heute auch Behandlungstätigkeit, Modellentwicklung und deren Evaluation ist auch heute noch kennzeichnend für unsere Stellen.

Ursprünge

Das oben zitierte Memorandum entstand in Zeiten, als in der internationalen Universitätslandschaft kein Stein auf dem anderen zu bleiben schien und die Ausläufer einiger Ausläufer von Wogen der Studentenbewegung auch nach Österreich überschwappten. So dürfte den Politikern zum einen das Schlagwort von der Ausschöpfung der Begabungen gefallen haben. Es drängten ja Massen wie nie zuvor an die Universitäten, und die Drop-out-Raten begannen ein Thema zu werden. Wenn schon freier Studienzugang, dann sollte dieser zumindest entlang der Begabungen gelenkt werden. Wenn Leute schon studieren, so sollten sie dies auch erfolgreich tun können. Zum anderen konnte es nützlich sein, wenn sich psychologisch ausgebildete Fachleute als eine Art Feuerwehr um die Probleme von und mit Studierenden und letztlich um die sich verändernde Situation kümmerten. Der Kontakt zwischen Lehrkörper und Verwaltung einerseits und Studierenden andererseits wurde ja bereits in den 90er Jahren anonymer, und damit schwieriger und unkontrollierbarer. So wurde auch die Beschäftigung mit Hochschuldidaktik als Aufgabe einer künftigen Studentenberatung gesehen.

Das Memorandum schlug sich dank des Einsatzes von Frau MR Margarete Sonnleitner schon 1969 in zwei Pilotprojekten nieder. In Salzburg leitete Reinhard Larcher mit Unterstützung von Prof. Igor Caruso ein Projekt zu Problembelastung und Suizidprävention von Studierenden. In Linz wurde durch Klaus Strigl ebenfalls eine Beratungsstelle mit dem Ziel eingerichtet, Studienwerber bei der Studienwahl zu unterstützen sowie

Studierenden durch Beratung und Lerntrainings zu helfen Studienschwierigkeiten zu überwinden.

1970 wurde die Studentenberatung offiziell gegründet und die damalige Leiterin der Schulpsychologie im Unterrichtsministerium, Frau MR
Sonnleitner, zugleich mit der Leitung der Studentenberatung betraut.
Zwischen 1971 und 1976 wurden an allen Universitätsorten Beratungsstellen eingerichtet, aus vier PsychologInnenplanstellen wurden 18. Zu
diesem Zeitpunkt stand in Österreich ein/e Studentenberater/in für 4900
Studierende zur Verfügung. Mittlerweile (2003) hat sich die Betreuungs-
relation bei 29 Planposten auf 1 zu 7443 verschlechtert. 1975 wurde die
Einrichtung von Studentenberatungsstellen außerhalb der Universitäten
im damaligen UOG verankert und die PSB direkt dem Wissenschaftsministerium unterstellt. Wenn auch die rechtliche Absicherung noch
schwach war, das Engagement der Pionierinnen und Pioniere an der Basis
und im Ministerium brachte die Stellen zum Erblühen.

Unterwegs zu einer psychologischen Identität

Die Basis der psychologischen Identität wird durch die Ziele und
Aufgaben unserer Arbeit, durch die psychologische Herangehensweise
an unser Arbeitsfeld, durch die verwendeten Methoden und durch die
Qualifikation der bei uns arbeitenden StudentenberaterInnen vorgegeben. Diese Identität muss allerdings immer wieder neu ausgehandelt werden, und zwar an den Schnittstellen, an welchen die Wünsche und
Bedürfnisse der KlientInnen, die Interessen und Erwartungen der akademischen Einrichtungen, die Regeln der öffentlichen Verwaltung und
nicht zuletzt die Einflüsse der jeweils herrschenden Politik auf die konkreten Möglichkeiten und Interessen der StudentenberaterInnen treffen.

Unser *Leitbild* aus dem Jahre 1995 umreißt zumindest grob den
Rahmen sowie die Ziele und Aufgaben, welche sich seit der Gründung
unserer Einrichtung 1969 bis heute herausgebildet haben:

*„Die Psychologische Studentenberatung ist eine psychosoziale Ein-
richtung des Wissenschaftsministeriums zur Unterstützung von Studierenden und Studienwerbern durch psychologische und psychotherapeutische Mittel. Im Vordergrund unserer Bemühungen steht die Verbesserung der Kompetenzen zur Bewältigung des Studiums, der Studienwahl
und der studentischen Lebenssituation durch Hilfe zur Selbsthilfe. Unsere
Leistungsangebote sind auf die Bedürfnisse der Klienten und deren
Bereitschaft zur Mitarbeit abgestimmt, sie können vertraulich und kostenlos in Anspruch genommen werden.“*

Ziele sind:
- *Studienwerber in ihrem Studienwahlprozess zu unterstützen, damit sie fundierte Entscheidungen treffen können*
- *Studierende zu befähigen, das Studium befriedigend, effektiv und effizient zu betreiben und die Anforderungen im Leistungsbereich, im persönlichen und sozialen Bereich zu bewältigen*
- *Studierenden dabei zu helfen, mit persönlichen und beruflichen Problemen auch in Zukunft adäquat umgehen zu können.*

Dabei geht es uns vorrangig um:
- *Hilfe zur Bewältigung von Studienschwierigkeiten und von Problemen im Laufe des Studiums*
- *Orientierungs- und Entscheidungshilfe bei Studienwahl, Studienwechsel und Studienabbruch*
- *Behandlung von psychischen Leidenszuständen und Verhaltensstörungen*
- *Unterstützung der Persönlichkeitsentwicklung ...*

Diese Ziele verwirklichen wir insbesondere durch:
- *Psychologische Diagnostik und Beratung, Psychologische Behandlung und Psychotherapie*
- *Informationsberatung, Trainings zur Förderung der Leistungsfähigkeit und Persönlichkeitsentwicklung*
- *Wissenschaftliche Untersuchungen, Projekte und Veröffentlichungen."*

Die meisten StudentenberaterInnen sind aufgrund ihrer dienstlichen Tätigkeit als Klinische PsychologInnen, GesundheitspsychologInnen und PsychotherapeutInnen eingetragen. Die Studentenberatung ist sicher keine Stelle zur Gesundheitsförderung im engeren Sinn, auch wenn sie wichtige Aufgaben im Rahmen des gesetzlichen Auftrags und Leitbildes mit gesundheitspsychologischen Kategorien übernimmt – eine in der Praxis fruchtbare Basis für auf den ersten Blick so unterschiedliche Tätigkeiten wie Psychotherapie, Trainings im Hinblick auf Lernen, Kommunikation oder Stressverarbeitung sowie psychologische Beratung bei Entscheidungskonflikten.

Aufgabenstellungen

Entscheidungsfindung bei Studienwahl, Studienwechsel, Studienabbruch und Studienabschluss

In den Beratungsgesprächen, meist auf der Basis mehrstündiger maßgeschneiderter EDV-gestützter psychologischer Diagnostik, geht es zumeist um das Erkennen und Bearbeiten von Entscheidungskonflikten, Orientierungsunsicherheiten, Ängsten, Selbstzweifeln, oder um Eignungsfragen bzw. um das Verdeutlichen von vagen oder verdeckten Berufs- und Bildungswünschen. Wenn Entscheidungsschwierigkeiten im Studienwahl- oder Studienwechselbereich mit persönlicher Orientierungslosigkeit oder tiefer sitzenden persönlichen Schwierigkeiten verbunden sind, werden diese im Rahmen psychologischer Beratungsgespräche bzw. fokussierter Psychotherapie weiter bearbeitet.

Oft geht es auch um Klärung und Präzisierung von Fragestellungen und um einen persönlich zielführenden Umgang mit Fragen und Informationen. Dass Informieren nicht ausreicht, sondern die Person ihre Wahrnehmung optimieren und mit ihren Bedürfnissen, Neigungen, Begabungen sowie Zielen abstimmen muss und Psychologie dabei allerwertvollste Dienste leisten kann, war und ist Gegenstand einschlägiger Publikationen aus der Studentenberatung (Turrini, Schilling, 1997).

Lern-, Arbeits- und Prüfungsbereich

Die Probleme und Beratungsanliegen in diesem Bereich sind häufig eine bessere Organisation und Selbststeuerung des Lernens und des wissenschaftlichen Arbeitens sowie das Entwickeln von Lerntechniken, die zur Bewältigung größerer und komplexer Stoffmengen geeignet sind.

Störungen im Motivationsbereich treten häufig im Zusammenhang mit Misserfolgen im Studium oder mit unklaren, wenig einsichtig oder überfordernd erlebten Leistungsanforderungen im Studium auf. Nicht selten fehlen vorübergehend auch generell klare und motivierende Zielvorstellungen für das Studium. Beim Thema Prüfungsbewältigung handelt es sich einerseits um die Bearbeitung von Ängsten, Autoritätskonflikten und Verweigerungshaltungen im Zusammenhang mit Prüfungen, und andererseits um das gezielte Verbessern von Verhaltensweisen zur Prüfungsbewältigung. Weitere Themen im Arbeitsbereich sind Überforderungsängste und Eignungszweifel sowie Fragen zu einer motivierenden Studiengestaltung.

Kontakt-, Kommunikations- und Sozialbereich

Bei Schwierigkeiten in diesem Bereich wirken meist persönliche und situationsspezifische Faktoren des Universitätsbetriebes zusammen. Häufige Folgen sind Kontaktschwierigkeiten, die zu Rückzugs- und Isolationstendenzen führen können. Angesichts des häufig erlebten „anonymen Massenbetriebes" und wegen der großen Bedeutung sozialer Kompetenzen im späteren Berufsleben, kommt der Verbesserung des Kontakt- und

Kommunikationsverhaltens eine besondere Wichtigkeit zu. Ihre kommunikativen und sozialen Fähigkeiten können Studierende nicht nur im
Rahmen von Einzelberatungen, sondern auch durch Trainings in Gruppen
verbessern und erweitern, etwa ihre verbale Verständlichkeit, ihre rheto-
rische Ausdrucksfähigkeit, ihr Interaktionsverhalten oder ihre Selbstbe-
hauptungskompetenz.

Psychischer und Persönlichkeitsbereich

Hier handelt es sich um eine Vielzahl von individuell sehr unterschiedlichen Themen und Problemstellungen. Neurotische Beeinträchtigungen, wie z.B. Störungen und Hemmungen im Erleben und Verhalten,
allgemeine oder spezifische Angst, Selbstunsicherheit und Selbstwert-
zweifel, depressive Verstimmungen, zwanghaftes Verhalten, sexuelle
Probleme oder psychosomatische Störungen, können sich in vielfältiger
Weise im Studium und in der studentischen Lebenssituation auswirken.
Umgekehrt bieten die Lebens- und Arbeitsbedingungen von Studierenden, die sich entwicklungspsychologisch betrachtet in der Lebensphase
der Adoleszenz befinden, relativ wenig emotionale und soziale Unterstützung. Dadurch können neurotische Tendenzen leicht aktualisiert
werden.

Häufig geht es auch um die Bewältigung von aktuellen Konflikten und
Krisen, die durch Lebensereignisse wie negative Leistungsbeurteilungen,
die Trennung einer Partnerbeziehung oder etwa durch den Tod oder
Unfall eines nahe stehenden Menschen ausgelöst wurden. Mit Hilfe psychologischer Behandlung und fokussierter Psychotherapie können die betroffenen Studierenden Verursachungs- und Wirkungszusammenhänge
besser verstehen lernen sowie befriedigendere und realitätsgerechtere
Bewältigungsstrategien erarbeiten.

Einige Zahlen

Dass in Zeiten knapper Mittel all unsere Leistungen effektiv und effizient erfolgen sollen, versteht sich von selbst. Dass weder wenige Studierende zu umfangreich, noch zu viele sehr oberflächlich betreut werden, oder zu viele Arbeiten außerhalb unseres Kernbereiches erfolgen,
versucht unsere zentrale Stelle im Wissenschaftsministerium seit den
90er Jahren unter anderem auch durch ein permanent weiterverbesser-
tes Controlling sowie Management by Objectives zu gewährleisten. Damit
werden auch fruchtbare Diskussionen in den einzelnen Stellen bezüglich
der jeweiligen Zielvereinbarungen in Gang gehalten.

Im Studienjahr 2001/02 wurden von den auf 28 Planposten arbeitenden StudentenberaterInnen insgesamt 8754 Studierende und Studieninteressenten in 28.318 Beratungskontakten betreut. 1971 kamen auf 4 Planstellen 3769 Beratungskontakte, 1985 auf 24 Planstellen 16.084. Die Anlässe unsere Stellen zu kontaktieren und aufzusuchen bezogen sich auf folgende Bereiche:

Themen	%
Entscheidungsfindung und Orientierung bei Studienwahl, Studienwechsel, Studienabbruch und Studienabschluss	64,6
Lern-, Arbeits- und Prüfungsbereich	10,9
Kontakt-, Kommunikations- und Sozialbereich	5,2
Psychischer Bereich und Persönlichkeitsbereich	19,3
Gesamtsumme	100,0

Auf dem Hintergrund der Gesamtzahl der Studierenden ist das natürlich wenig. Dennoch ist auch die Tätigkeit außerhalb unserer Kernarbeit ins Kalkül zu ziehen: Öffentlichkeitsarbeit (Vorträge, Interviews, Artikel), Beratung von und Arbeit mit Angehörigen der Universität und von Vertretungen Studierender (Österreichische HochschülerInnenschaft), Mitarbeit und Koordination von Projekten insbesondere im Bildungsbereich, Erstellung und Pflege unserer Webseiten: www.studentenberatung.at. Dass die wissenschaftliche Tätigkeit in unseren Stellen nicht zu kurz gekommen ist, zeigen die doch recht lange Liste der offiziellen Veröffentlichungen der Psychologischen Studentenberatung und Artikel einzelner Mitarbeiter in wissenschaftlichen Publikationen.

Die Wirksamkeit unserer Tätigkeit wurde insbesondere hinsichtlich einzelner Fragestellungen eigentlich schon seit den Anfängen zu erfassen versucht. Neuere Evaluationsuntersuchungen (1997 bis 2000) bezogen sich auf unsere Interventionstätigkeit insgesamt. Dabei zeigte sich, dass mehr als 80% der befragten Studierenden und Studieninteressenten/-innen durch die Beratung/Therapie positive Veränderungen bei ihren Anliegen bzw. Problemstellungen erreichen konnten. In den Themenbereichen „Arbeit" und „Psyche und Persönlichkeit" waren es sogar mehr als 90%. 95% der Befragten gaben an, dass die Beratung bzw. fokussierte Psychotherapie insgesamt hilfreich für sie gewesen sei. Aus den Ergebnissen lässt sich zumindest schließen, dass die angewandten Methoden und Maßnahmen an den Bedürfnissen und Anliegen der Studierenden orientiert sind und wirksame Hilfestellungen bieten.

Ausblick

Derzeit wird auch die Psychologische Studentenberatung von Veränderungen erfasst, welchen im öffentlichen Dienst angesiedelte psychosoziale Stellen generell unterworfen sind. Wir haben intern Konzepte für ein Weiterbestehen der Psychologischen Studentenberatung in einer der bisherigen Struktur möglichst ähnlichen Form entwickelt, die politische Zustimmung ist allerdings noch offen. Da allerdings Stellen wie die unsere in der Hochschullandschaft zum internationalen Standard gehören, sehen wir unserer Zukunft mit vorsichtigem Optimismus entgegen.

Literatur

Oberlehner F (Hrsg) (2001) Evaluation der psychologischen und psychotherapeutischen Behandlung in der Psychologischen Studentenberatung. Bundesministerium für Bildung, Wissenschaft und Kultur, Wien

Schilling M (Hrsg) (2000) Leben und Studieren im neuen Jahrtausend, Herausforderungen, Belastungen, Perspektiven. Bundesministerium für Bildung, Wissenschaft und Kultur, Wien

Oberlehner F (Hrsg) (2000) Entwicklung und Evaluation der Gruppenarbeit in der Psychologischen Studentenberatung. Bundesministerium für Bildung, Wissenschaft und Kultur, Wien

Schilling M (Hrsg) (1999) Studienzeit und ihre Probleme. Kurztherapien in der Psychologischen Studentenberatung. Bundesministerium für Wissenschaft und Verkehr, Wien

Turrini H, Schilling M (Hrsg) (1997) Wi(e)der die studentischen Probleme. Bundesministerium für Wissenschaft und Verkehr, Wien

Klinische Psychologie

Ilse Kryspin-Exner

Wurzeln

Die Klinische Psychologie als eigenes Fachgebiet blickt auf eine nicht allzu lange Geschichte zurück. Sie ist als Teildisziplin aus der Allgemeinen Psychologie hervorgegangen. Im deutschen Sprachraum sind Wurzeln in der Philosophie bzw. Psychiatrie zu finden. Der Psychiater Kraepelin, der mit Wilhelm Wundt zusammenarbeitete (Wundt hat 1879 in Leipzig das erste Laboratorium für Experimentelle Psychologie der Welt gegründet), verfügte über gute Kenntnisse in der Experimentalpsychologie. Er interessierte sich für „psychische Zeitmessung" (die Zeit, die erforderlich ist, um auf einen Sinneseindruck in bewusster Weise zu reagieren), Wahlreaktionen, Assoziationen und für Arbeitsverläufe, also die Auswirkung von Übung, Ablenkung, Monotonie und Ermüdung auf das Leistungsverhalten. Diese ersten bedeutenden Schritte zur Verbindung von Psychiatrie und Experimentalpsychologie wurden in Kraepelins Schrift „Der psychologische Versuch in der Psychiatrie" (1895) zusammengestellt. Kraepelin hat sich auch bereits mit Auswirkungen verschiedener Noxen (beispielsweise pharmakologischer, wie Tee, Alkohol und Morphin) auf Leistung interessiert. Er gilt deshalb auch als Begründer der Pharmakopsychologie, die ebenfalls vom Geist der Experimentalpsychologie im Sinne Wundts geprägt ist (1892: „Über die Beeinflussung einfacher psychischer Vorgänge durch einige Arzneimittel").

Philosophische Betrachtungen zu Phänomenen psychischer Auffälligkeiten oder Störungen reichen bis in die Antike zurück. In einigen Lehrbüchern zur Klinischen Psychologie finden sich dazu ausführliche Darstellungen. Für die heutige Klinische Psychologie im deutschsprachigen Raum ist Karl Jaspers von Bedeutung, ebenfalls Psychiater, aber besser bekannt als existenzialistischer Philosoph der „Heidelberger Schule". Er prägte den Begriff „Psychopathologie", wobei es im Sinne eines idiografisch-kasuistischen Zugangs des „Einlebens" bedarf (d.h. dem einzelnen Individuum im Sinne der Begegnung, des Dialogs, der Interaktion zugewandt sein); im Sinne des nomothetischen Forschens geht es aber gleichzeitig auch um die Suche nach regelhaften Zusammenhängen.

Dieses Eingehen auf den Einzelnen, ohne die Perspektive dafür zu verlieren, das Wissen auch zu kommunizieren, ist gleichermaßen notwendig für das Erfassen und Erkennen psychischer Störungen und bildet somit die Grundlage der Psychopathologie. Kraepelin und Jaspers gelten heute als Pioniere der Klassifikation psychischer Störungen.

Trotz der unumstrittenen, international anerkannten Pionierarbeiten von Kraepelin und Jaspers soll nicht unerwähnt bleiben, dass die ersten Versuche, experimentalpsychologische Ansätze in die Theorienbildung psychischer Störungen einzubinden, in Österreich durchgeführt wurden. Der Wiener Arzt Obersteiner interessierte sich ebenso wie sein Freund, der Physiologe Exner, für die „zentralen psychischen Prozesse", d.h. „für die Zeit von der Umwandlung eines sensitiven Reizes in einen motorischen Willensakt innerhalb des Gehirns". Unterschiede in den Reaktionszeiten zwischen verschiedenen Menschen und unter verschiedenen Bedingungen konnten nach diesen Studien nur auf zentralnervöse – nicht periphere – Phänomene zurückgeführt werden. Die Ergebnisse sind in Exners Abhandlung „Experimentelle Untersuchung der einfachsten psychischen Processe" (1873 und 1875) zusammengefasst. Obersteiner führte Untersuchungen mit einem von Exner konstruierten Apparat zur Erfassung der Reaktionszeit bei psychiatrischen Patienten durch und stellte in seinem 1874 erschienenen Lehrbuch „Grundzüge der physiologischen Psychologie" fest, „dass die Verlangsamung der Reaktionszeit und auch die erhöhte Schwankung auf eine geringere Leistungsfähigkeit des Gehirns (bei Geisteskranken) schließen lässt".

Als Freud und die Psychoanalyse mit einem ätiologischen Modell zur Erklärung psychischer Störungen und tiefenpsychologische Methoden zu deren Behandlung Bedeutung gewannen, wurde die Klinische Psychologie durch die Assoziationen mit diesem Modell und Reaktionen gegen dieses geprägt. Derartige Standortbestimmungen kennzeichnen auch heute noch in vielerlei Hinsicht die so genannte „Psychoszene". In Österreich ist in Zusammenhang mit der Etablierung der Klinischen Psychologie auch die Jugendarbeit zu erwähnen, die sich der Eingliederung sozial gestörter Jugendlicher in die Gesellschaft widmete. Alfred Adler lehrte am Pädagogischen Institut der Stadt Wien Psychologie und errichtete in den 20er Jahren des letzten Jahrhunderts am „Volksheim Ottakring" die erste individualpsychologische Erziehungsberatungsstelle als Präventivmaßnahme, der mehr als zwanzig weitere Beratungszentren folgten. Im Zusammenhang mit Erziehungsberatung sind auch die Pädagogen August Aichhorn und Oskar Spiel zu nennen sowie die so genannten „Child Guidance Kliniken", die nach amerikanischem Vorbild seit 1949 in Wien ambulante psychotherapeutische Behandlung mit Kindern, Jugendlichen und deren Familien durchführen. Charlotte Bühler setzte sich während eines Studienaufenthaltes in den USA mit dem Behaviorismus auseinander und übernahm die Methode der Verhaltensbeobachtung, die sie in der 1925 errichteten „Kinderübernahmsstelle" etablierte. Diese Institution stellte eine Art Quarantänestation für Kinder dar, die der städtischen Fürsorge übergeben worden waren; sie ist später mit geänderter Zielsetzung in die Jugendwohlfahrt der Stadt Wien übergeleitet worden.

Im Rahmen der Medizin wurden anwendungsorientiert die ersten aus der Psychologie entwickelten Ansätze ebenfalls an der Psychiatrie und der Kinderheilkunde verwirklicht. Deshalb stand in der Klinischen Psychologie auch lange die Auseinandersetzung mit psychischen Störungen im Vordergrund, und auch das hat wieder zwei unterschiedliche Ursachen:

- Die amerikanische Klinische Psychologie hat sich im Sinne der „abnormal psychology" fast ausschließlich mit psychischen Erkrankungen und psychischen Störungen befasst.
- In die europäische Klinische Psychologie wurden zwar sehr früh somatische Erkrankungen einbezogen, die diesbezügliche Entwicklung wurde jedoch durch die beiden Weltkriege und die Zeit des Wiederaufbaus danach unterbrochen. Durch fast vier Jahrzehnte (1914 bis in die frühen 50er Jahre) gibt es kaum einschlägige deutschsprachige Publikationen. Später wurde dann diese Thematik vorwiegend aus der Perspektive der Psychosomatik und weniger aus dem Blickwinkel der Klinischen Psychologie bearbeitet. So wird heute der Ausdruck „Psychosomatik" meist unabhängig davon verwendet, ob es sich um psychische Ursachen oder um psychologische Begleitphänomene oder Reaktionen auf körperliche Erkrankungen handelt.

Bereiche wie Verhaltensmedizin oder Klinische Neuropsychologie, wenn es um hirnorganisch bedingte psychische Störungen geht, sowie Aufgaben und Ziele der Rehabilitationspsychologie werden teilweise als eigene Fachbereiche innerhalb der Klinischen Psychologie bzw. als interdisziplinär angelegt diskutiert. Wichtige Arbeitsgebiete, die derzeit auch im deutschen Sprachraum zunehmend Bedeutung bekommen, sind in der „Public Health"-Bewegung und in der Gesundheitspsychologie zu finden. Diese Spezifizierungen überschneiden sich teilweise auch in den entsprechenden Publikationsorganen, so auch in den wichtigsten deutschsprachigen Journalen zu diesen Themen, der „Zeitschrift für Klinische Psychologie und Psychotherapie" und der „Zeitschrift für Gesundheitspsychologie".

Aktuelle Standortbestimmung und gesetzliche Grundlagen

Nach heutigem Verständnis von Klinischer Psychologie wird damit jene Teildisziplin der Psychologie verstanden, die sich mit
– psychischen Störungen,
– psychischen Aspekten körperlicher Erkrankungen oder Beeinträchtigungen und
– psychischen Krisen aufgrund extremer Lebenssituationen
befasst.

Der zweite Weltkrieg unterbrach die Entwicklung der Klinischen Psychologie als moderne wissenschaftliche Disziplin in Europa, sie fasste erst in den 50er Jahren wieder Fuß. Auf akademischem Boden an den Universitäten Österreichs ist sie in Form von Abteilungen oder dafür eingerichteten Ordinariaten überhaupt erst seit 20 Jahren sichtbar, und zwar 1981 in Graz, 1983 folgte Salzburg, 1998 Wien, 2001 Innsbruck und 2003 Klagenfurt. Davor gab es zwar bereits einschlägige Lehrveranstaltungen oder auch Personen an Abteilungen mit anderer Bezeichnung (etwa in Wien „Angewandte Psychologie"), die sich klinischen Fragestellungen in Forschung und Lehre widmeten, jedoch waren längst eine Reihe von Psychologen/innen an anderen Universitätseinrichtungen, etwa Universitätskliniken, sowie an Krankenhäusern bzw. Ambulanzen tätig und entwickelten damit eine eigene Identität. Sie fanden bei der akademisch vertretenen Psychologie kaum Ansprechpartner, ihre Dienstgeber waren meist medizinische Institutionen, und neben der Bearbeitung diagnostischer Fragestellungen nahmen sie zunehmend auch therapeutische Aufgaben wahr, wofür es seinerzeit auf Universitätsboden kaum Interesse und keinen Rückhalt gab.

Die zweite Hälfte des 20. Jahrhunderts brachte eine Vielfalt an psychologischen Behandlungs- bzw. psychotherapeutischen Methoden und Strömungen hervor, deren Grundannahmen, auch als „Menschenbilder" bezeichnet, differieren. Sie beruhen mehr oder weniger auf begründbaren Theorien bzw. nur wenige auf empirisch ableitbaren Hypothesen. Neue Untersuchungsmethoden, besonders für die Evaluierung psychotherapeutischer Methoden, wurden entwickelt, und je mehr die Psychotherapie professionalisiert wurde, desto mehr etablierte sie sich selbst als eine spezielle Disziplin, teilweise innerhalb des Feldes der Klinischen Psychologie, teilweise außerhalb. Heute, am Beginn des 21. Jahrhunderts, sind die Klinische Psychologie und die Psychotherapie in einen Differenzierungs-Integrations-Prozess verwickelt. Diese Entwicklung wird nicht nur durch Inhalte, sondern auch durch externe Kräfte wie Politik (Berufs- und Gesundheitspolitik), Wirtschaft (Arbeitsmarkt) und Gesellschaft (demografische Veränderungen, Globalisierung) bestimmt.

Psychologische Interventionen einschließlich Psychotherapie sind ein zentraler Bereich der Klinischen Psychologie. Einige europäische Länder folgen dieser Sichtweise, einige andere versuchen diese Bereiche anhand rechtlicher Regulationen zu teilen, und somit scheint eine europäische Perspektive ein wichtiger Wegweiser in eine gemeinsame Zukunft zu sein. Der interessierte Leser sei auf das Projekt MAPS-C hingewiesen, das sich mit einer „Europäisierung" von Ausbildung und Anwendung der Klinischen Psychologie befasst (http://www.univie.ac.at/master_clinicalpsych).

Die „Zeitschrift für Klinische Psychologie und Psychotherapie" spiegelt einen Trend wider, der in Zusammenhang mit den gesetzlichen Regelungen zu sehen ist: Während mit den beiden Gesetzen zur Regelung der Psychologie einerseits und der Psychotherapie andererseits in Österreich 1991 eine Trennung dieser beiden Berufsgruppen erfolgt ist, wurde mit dem am 1. Jänner 1999 in Deutschland in Kraft getretenen Psychotherapeutengesetz die Berufsbezeichnung des „Psychologischen Psychotherapeuten" gesetzlich geregelt. Letzteres räumt den als solchen registrierten Klinischen Psychologen einen offiziellen Stellenwert als Psychotherapeuten im öffentlichen Gesundheitswesen ein. In weiterer Folge wurde die „Zeitschrift für Klinische Psychologie" sowie alle einschlägigen Lehrbücher durch die Bezeichnung „Psychotherapie" ergänzt. Dies führt insofern zu einem Dilemma, als damit sämtliche deutschsprachigen Lehrbücher und Zeitschriften Inhalte umfassen, die der Gesetzeslage in Österreich nicht entsprechen, was die Bezugnahme auf internationale Literatur in der Ausbildung erschwert bzw. die Leser hierorts, vor allem die Studierenden, verwirrt.

Tatsache ist, dass im österreichischen Psychologengesetz neben
- der klinisch-psychologischen Diagnostik und
- der Entwicklung gesundheitsfördernder Maßnahmen und Projekte
- die Anwendung psychologischer Behandlungsmethoden zur Prävention, Behandlung und Rehabilitation von Einzelpersonen und Gruppen oder die Beratung von juristischen Personen sowie die Forschungs- und Lehrtätigkeit auf den genannten Gebieten
geregelt wurde.

Das bedeutet, dass mit dem Terminus „Psychologische Behandlung" im österreichischen Psychologengesetz die therapeutischen Kompetenzen des Klinischen und Gesundheitspsychologen bezeichnet werden. Dieser Begriff ist im Gesetzestext nicht weiter ausgeführt, inhaltlich nicht differenziert und auch nicht von Psychologischer Beratung und Psychotherapie abgegrenzt.

Dazu einige Überlegungen: Eingebettet in ein biopsychosoziales Rah-

menmodell orientiert sich die Psychologische Behandlung vorwiegend
an den Erkenntnissen der Psychologie. Dazu bietet sich der Terminus
„Pathopsychologie" als Grundlage an, der von Hugo Münsterberg
(1863–1916) geprägt wurde und eine Verankerung der Störungslehre in
der Psychologie widerspiegelt; von 1912–1914 gab es auch eine deutsche
Zeitschrift mit diesem Titel. Psychische Abweichungen werden unter
Rückgriff auf Methoden und Kenntnisse der „normalen" Psychologie zu
verstehen versucht, d.h. sowohl hinsichtlich der Ätiopathogenese als auch
der sich aus dieser Hypothesenbildung zur Entstehung von Störungen er-
gebenden therapeutischen Konsequenzen werden die verschiedenen
Gebiete der Allgemeinen und Angewandten Psychologie herangezogen:

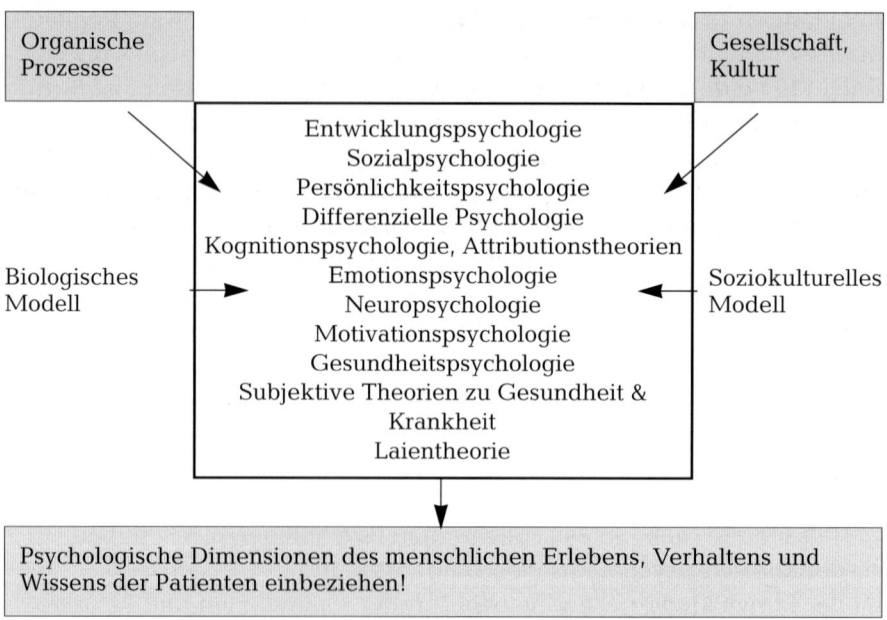

Abb. 3. Pathopsychologische Modelle für Diagnostik und Behandlung

    Was mir in diesem Zusammenhang noch wichtig erscheint, ist die
Psychologie als die Lehre vom Erleben und Verhalten durch einen dritten
Aspekt, nämlich den des Wissens, zu ergänzen. Die Menschen sind heute über Gesundheit und Krankheit in vielfacher Weise informiert (oder
glauben es zu sein), sie werden ständig mit neuen diesbezüglichen
Annahmen oder Erkenntnissen konfrontiert, teilweise indoktriniert, und
sie können Unmengen davon auch im Internet abrufen. Wie sie mit diesem Wissen umgehen und ob und in welcher Form sie es dann tatsächlich
in Verhalten umsetzen, ist eine andere Frage. Deshalb klafft hier sehr oft

Informationsstand und Verhalten auseinander, und die Klinische Psychologie muss sich zunehmend auch damit befassen, dieses Wissen von Patienten/Klienten zu erfragen und in die Behandlung zu integrieren, indem beispielsweise Laienkonzepte und subjektive Komponenten über Entstehung von Erkrankungen und deren Behandlung in die Theorienbildung und Praxis einbezogen werden.

In der heutigen Zeit ergibt sich noch ein weiterer wichtiger Aspekt: Für eine Reihe von Personen mit somatischen Störungen besteht der Bedarf an vorübergehender psychologischer Unterstützung im Sinne einer Bewältigungsorientierung. Die Menschheit wird immer älter, die Methoden der Medizin ermöglichen ein „Überleben" (z.B. durch Organtransplantation oder nach schwersten Autounfällen), es kommt immer häufiger zu chronischen Erkrankungen und zu Multimorbidität. Hierbei benötigen sehr viele Personen Begleitung und Unterstützung, die nicht in der Behandlung von psychischen Störungen, sondern in Form von Hilfestellung in Krisensituationen, relevanter Informationsvermittlung, Motivationserhöhung (z.B. im Zusammenhang mit Compliance), Einbeziehung von Angehörigen usw. besteht. Über diesen Bereich ist, was die Epidemiologie anlangt, relativ wenig bekannt, weshalb es noch immer schwierig ist, mit Zahlen zu argumentieren, wie viele Personen ein derartiges Betreuungsangebot brauchen. Es gilt daher Methoden zu finden, jene Personen, die ein spezielles psychologisches Angebot benötigen, heraus zu filtern.

Resümee

Die Modelle und Erkenntnisse der Klinischen Psychologie als Verbindung zwischen Theorie, Forschung und Praxis müssen sich in ihrer Anwendbarkeit und Wirkung am Einzelfall, dem Patienten bzw. Klienten, orientieren. Die Vertreter dieses empirisch fundierten wissenschaftlichen Fachs haben die Verpflichtung zur hypothesengeleiteten Theorienbildung und ihr therapeutisches Vorgehen daraus abzuleiten. Es ist ihre Aufgabe, Effekte und Wirkfaktoren ihrer Interventionen zu überprüfen und auf der Basis von Erkenntnissen, die sie aus wissenschaftlichen Ergebnissen und Erfahrungen (evidence-based) gewinnen, zu arbeiten.

Eine weitere wichtige Voraussetzung ist, mit anderen Berufsgruppen kooperieren zu können; diese Zusammenarbeit macht das Fach spannend und verlangt gegenseitige Akzeptanz. In den letzten Jahren sind auf dieser Basis viele neue Berufsfelder eröffnet worden, und es ist zu hoffen, dass sich diese Entwicklung fortsetzt. Schließlich wäre sehr zu wünschen, dass es bald gelingt, für diese an den genannten Grundannahmen orien-

tierte „Psychologische Behandlung" eine Aufnahme in die von den Sozial-
versicherungen refundierten Leistungen zu erwirken!

Literatur

Bastine RHE (1998) Klinische Psychologie, Band 1. Grundlagen der Allgemeinen
   Klinischen Psychologie (3. überarb. und erw. Aufl) Kohlhammer, Stuttgart
Beigelböck W, Feselmayer S, Honemann E (Hrsg) Handbuch der klinisch psy-
   chologischen Behandlung. Springer, Wien New York
Benetka G (1995) Psychologie in Wien. WUV-Universitätsverlag, Wien
Comer RJ (2001) Klinische Psychologie. 2. Auflage. Spektrum, Heidelberg
Kierein M, Pritz A, Sonneck G (1991) Psychologen-Gesetz, Psychotherapie-Ge-
   setz: Kurzkommentar. Orac, Wien
Kryspin-Exner I (1990) Hirnleistungsdiagnostik in der Psychiatrie: Neuropsycho-
   logische Überlegungen zu hirnorganisch bedingten psychischen Störungen.
   Die medizinische Welt 3: 234–240
Kryspin-Exner I (1994) Einladung zur Psychologischen Behandlung: Verhaltens-
   modifikation, Verhaltenstherapie, Verhaltensmedizin, Gesundheitspsycholo-
   gie. Quintessenz, Berlin
Kryspin-Exner I (2001) Beratung, Behandlung, Psychotherapie: Szenen einer Ehe,
   Psychologie in Österreich 5: 350–358

Zur Entwicklung der Psychotherapie in Österreich

Gerhard Pawlowsky

Psychotherapie 1945–2003

Die Psychotherapie in Österreich hat natürlich ihren Ursprung in der Psychoanalyse Sigmund Freuds. Als Freud am Beginn des 20. Jahrhunderts über die Seele, den „psychischen Apparat", wie er sich in seinem vorwiegend naturwissenschaftlichen Denksystem ausdrückte, nachdachte, gab es keine andere Form wissenschaftlicher Psychotherapie, ja auch die akademische Psychologie war erst in den Kinderschuhen.

Die Situation war nach dem 2. Weltkrieg, der viele Psychoanalytiker zur Emigration zwang – weil sie Juden waren und weil Psychoanalyse im Hitlerregime verhasst war –, nicht sehr verändert. In Wien nahm die Wiener Psychoanalytische Vereinigung, die sich auf Freud berief, ihre Tätigkeit wieder auf, die Individualpsychologie Adlers setzte fort, eine erste Differenzierung der Psychoanalyse war im Wiener Arbeitskreis für Tiefenpsychologie gegeben (gegründet von I. Caruso 1947, heute Wiener Arbeitskreis für Psychoanalyse), der weniger Mediziner, aber mehr Theologen, Philosophen und Psychologen versammelte. Auch die Analytische Psychologie C.G. Jungs war rudimentär vertreten.

Von dieser Geschichte her war auch die psychotherapeutische Landschaft der 50er und 60er Jahre in Österreich durch die Psychoanalyse gekennzeichnet. Daneben breitete sich die Idee der Gruppendynamik – gegründet auf das gleichnamige Buch R. Hofstaetters von 1953 – aus, zugleich war ein „medizinischer" Zweig der Psychotherapie im Autogenen Training und der Hypnose vorhanden. Dies lässt sich an den Gründungsdaten der psychotherapeutischen Vereinigungen ablesen: So wurden 1959 der Österreichische Arbeitskreis für Gruppentherapie und Gruppendynamik (ÖAGG) und 1969 die Österreichische Gesellschaft für Autogenes Training und Allgemeine Psychotherapie (ÖGATAP) gegründet, letztere basierend auf einem Vorläufer, der Österreichischen Gesellschaft für ärztliche Hypnose und Autogenes Training.

Die akademische Psychologie war natürlich inzwischen vollständig arriviert. Sie war besonders in Wien – durch die Person Rohrachers, des Leiters des Instituts für Psychologie an der Universität Wien von 1943 bis zu seinem Tod 1972, geprägt – vorwiegend naturwissenschaftlich positivistisch und verhaltenstheoretisch orientiert. Die 70er Jahre sind daher durch die Ergänzung der Psychotherapie durch zwei wesentliche Richtungen charakterisiert, die ihrer Entstehung nach kaum etwas mit der Psychoanalyse zu tun hatten. Die Verhaltenstherapie wurde als Psychotherapierichtung installiert (1971 Österreichische Gesellschaft für Verhaltenstherapie [ÖGVT], 1976 Arbeitsgemeinschaft für Verhaltensmodifikation [AVM]) und die Klienten- bzw. Personenzentrierte Beratung/Psychotherapie (in Deutschland auch „Gesprächspsychotherapie" genannt) fand Einzug. Letztere wurde von Carl Rogers schon in den 40er Jahren in den USA begründet, die Rezeption in Europa war aber durch den Krieg und die Nachkriegszeit sehr verzögert und wurde teilweise direkt aus Amerika, teilweise über Deutschland nach Österreich gebracht (1975 Österreichische Gesellschaft für wissenschaftliche klientenzentrierte Psychotherapie und personorientierte Gesprächsführung [ÖGwG], 1979 Arbeitsgemeinschaft Personenzentrierte Gesprächführung, basierend seit 1972 auf dem informellen Zusammenschluss „Team für angewandte Sozialpsychologie", heute Arbeitsgemeinschaft Personenzentrierte Psychotherapie und Gesprächführung [APG]).

Zum Jahrzehnt 1974–1985 gehört aber auch die Ausbreitung einiger Strömungen der Körpertherapie bzw. Körperpsychotherapie, einer sozialtherapeutischen Richtung der Psychoanalyse, und des Neurolinguistischen Programmierens. So wurden Vereinigungen für Bioenergetik 1974 (Deutsche und Österreichische Gesellschaft für körperbezogene Psychotherapie und Bioenergetische Analyse [DÖK]), für Biodynamik 1975 (Arbeitskreis für individuelle und kollektive Emanzipation [AIKE]), für funktionelle Entspannung 1980 (Österreichische Arbeitsgemeinschaft für funktionelle Entspannung [ÖAFE]), für Konzentrative Bewegungstherapie 1980 (Österreichischer Arbeitskreis für Konzentrative Bewegungstherapie [ÖAKBT]) und das Wilhelm Reich-Institut für Körperarbeit 1982 gegründet. Weiters 1977 für Sozialtherapie (Österreichische Arbeitsgemeinschaft für Psychoanalyse und Sozialtherapie [ÖAPS]) und für Neurolinguistisches Programmieren 1985 (Österreichisches Trainingszentrum für Neurolinguistisches Programmieren [ÖTZ-NLP]).

In diesen Zeitraum fällt auch die Aufgliederung des ÖAGG in Sektionen: Zur Gruppendynamik kamen mehrere bedeutende Psychotherapierichtungen hinzu: die Gestalttherapie (nach Perls) wurde wie das Psychodrama (nach Moreno) oder auch die systemische Familientherapie im ÖAGG installiert.

Die Psychotherapieszene war vielfältig und unübersichtlich geworden. Es war zu diesem Zeitpunkt auch schwer, einen Überblick über die unterschiedlichen Richtungen zu bekommen, es war eine Art Geheimwissenschaft, alle Informationen über Richtungen und Strömungen zu haben. Strotzka, ab 1971 der erste Lehrstuhlinhaber eines Instituts für Psychotherapie in Österreich (das Institut für Tiefenpsychologie an der Universität Wien – Caruso, der seit Mitte der 60er Jahre in Salzburg lehrte, hatte einen Lehrstuhl für Psychologie inne), versuchte von Beginn an für alle Richtungen offen zu sein, und diese Szene in seiner Lehre darzustellen. Zugleich wurde das Bedürfnis nach Austausch und einem Interessens-Zusammenschluss der Vereinigungen spürbar, auch von einem Psychotherapie- oder Psychotherapeutengesetz war in Diskussionen bereits die Rede. Die Gründung des Dachverbandes der psychotherapeutischen Vereinigungen 1982 war eine logische Folge. Die Idee stammte von Pakesch aus Graz, die Leitung übernahm Strotzka, nach seiner Emeritierung Schindler, der lange den Österreichischen Arbeitskreis für Gruppentherapie und Gruppendynamik und den Wiener Arbeitskreis für Tiefenpsychologie geleitet hatte.

Im Dachverband versammelten sich die meisten Vereinigungen für Psychoanalyse, Verhaltenstherapie, Klienten-/Personenzentrierte Psychotherapie, Gruppendynamik, Autogenes Training und Individualpsychologie. Dazu kamen im Laufe der 80er Jahre auch neu gegründete Vereinigungen für Jung'sche Psychologie (1980 Österreichische Gesellschaft für Analytische Psychologie), systemische Familientherapie (1982 Institut für Familientherapie und Systemberatung Linz [IFS], 1983 Lehranstalt für systemische Familientherapie [LSF]) und für Frankl'sche Logotherapie (1983 Gesellschaft für Logotherapie und Existenzanalyse [GLE]). Bereits damals wurden aber Trennlinien gezogen: Die körpertherapeutischen Orientierungen wurden nicht in den Dachverband aufgenommen.

In diese Zeit fällt der erste Versuch einer schriftlichen Darstellung – es folgten ihm viele weitere – der einzelnen methodischen Richtungen („Schulen") der Psychotherapie durch Stumm. Diese Richtungen diversifizierten und spezialisierten sich weiter. An den Gründungsdaten der psychotherapeutischen Vereinigungen in den 80er und 90er Jahren abgelesen: 1984 Österreichische Gesellschaft für Transaktionsanalyse (ÖGTA) (für Transaktionsanalyse), 1985 Österreichische Gesellschaft für gestalttheoretische Psychotherapie (ÖAGP) (für Gestalttheoretische Psychotherapie), 1986 Österreichische Arbeitsgemeinschaft für systemische Therapie und systemische Studien (ÖAS) (für systemische Familientherapie), 1987 Wiener Kreis für Psychoanalyse und Selbstpsychologie (WKPS) (für Psychoanalyse und psychoanalytische Selbstpsychologie), 1994 Ausbildungsinstitut für Logotherapie und Existenzanalyse (ABILE) (für Logotherapie und Existenzanalyse), 1994 Vereinigung Rogerianische Psychotherapie (VRP) (für personenzentrierte Psychotherapie), 1995 Institut für Gestalttherapie Wien (IGW) (für integrative Gestalttherapie), Psychoanalytisches Seminar Innsbruck (PSI) (für Psychoanalyse), und andere mehr. Die Entwicklung wird weitergehen.

Auch die Zahl der praktizierenden Psychotherapeuten stieg in dieser Zeit des Psycho-Booms deutlich an. Jandl-Jager und Stumm veröffentlichten 1985 erstmals eine Studie zur psychotherapeutischen Versorgung in Österreich, in der sie etwa 850–1100 voll- bzw. teilweise ausgebildete Psychotherapeuten zählten. Für eine Erhebung der Psychotherapeuten in freier Praxis und im Angestelltenstatus 1988 wurden 735 Psychotherapeuten angeschrieben.

Mitte der 80er Jahre war zunehmend von einem Psychologengesetz (für klinische und Gesundheitspsychologen) und einem Psychotherapiegesetz die Rede. Mit politischem Glück wurden beide Vorlagen am 7. 7. 1990 zum Gesetz gemacht. Damit wurde insbesondere hinsichtlich der Psychotherapie ein juristisches Niemandsland geregelt: Zwar war alles, was mit dem Begriff „Therapie" zusammenhing, gemäß Ärztegesetz den Ärzten vorbehalten, die Ausübung der Psychotherapie durch nichtärztliche Psychotherapeuten war aber über viele Jahre nicht mehr juristisch verfolgt worden.

Das Psychotherapiegesetz – eines der modernsten in Europa – entschied in der Frage der Ausbildungszulassung zugunsten eines breiten Zugangs, nicht wie etwa in Deutschland nur für Ärzte und Psychologen, indem es die Ausbildung verlängerte und in einen unspezifischen (propädeutischen) und einen spezifischen (fachspezifischen) Abschnitt gliederte. Der erste Abschnitt hat einen für alle verbindlichen Fächerkanon, im zweiten Abschnitt erfolgt die Spezifizierung auf eine bestimmte methodische Ausrichtung. Die Gliederung in Theorie, Selbsterfahrung, Supervision, Praktikum und Praxis (praktische psychotherapeutische Tätigkeit, nur im Fachspezifikum) wurde für beide Abschnitte durchgehalten und dafür sind Mindeststundenziffern im Gesetz festgehalten. Die Ausbildung findet in Vereinigungen statt, die dafür eine Berechtigung durch das Ministerium erwerben müssen; sie können über die Mindeststandards des Gesetzes hinaus Schwerpunkte setzen, z.B. mehr Selbsterfahrung in der Lehranalyse in der Psychoanalyse, mehr Theorie in der Verhaltenstherapie, etc.

Im Vollzug des Psychotherapiegesetzes seit dem Inkrafttreten am 1. 1. 1991 haben sich einige Standards herausgebildet. Sie wurden vorwiegend im Psychotherapiebeirat, einem Beratungsgremium für das Ministerium, in dem alle anerkannten fachspezifischen Ausbildungseinrichtungen vertreten sind, erarbeitet.

– Die Psychotherapieausbildung qualifiziert für die Einzelbehandlung und für Erwachsene (das Berufsbild des Kinder- und Jugendlichenpsychotherapeuten, wie in Deutschland, gibt es in Österreich nicht);

weitere Qualifikationen – für Kinder und Jugendliche, für Gruppen, etc. – sind als Zusatzqualifikationen anzusehen.

– Im Berufskodex wurden ethische Standards für den Umgang mit dem Klienten, aber auch für die Zusammenarbeit mit benachbarten Berufen festgehalten.

– Die Qualitätssicherung der Ausbildung erfolgt durch die Festlegung von Standards für die Lehrpersonen, für das Ausbildungsvertragsverhältnis zwischen Kandidat und Ausbildungseinrichtung, durch die Kontrolle der Leistungen der Absolventen vor der Eintragung in die Psychotherapeutenliste und vieles mehr (z.B. wird gegenwärtig eine schulenübergreifende psychotherapeutische Diagnostik erarbeitet).

Heute sind 15 propädeutische und 32 fachspezifische Vereinigungen berechtigt, Psychotherapieausbildung anzubieten, und es sind 5560 Personen in die Psychotherapeutenliste eingetragen (1. 7. 2003); diese Ziffer ist bereits um die etwa 200 Personen verringert, die im Laufe des 12-jährigen Bestehens der Liste wieder ausgeschieden sind oder ihre Berufsberechtigung zurückgelegt haben. Etwa $^2/_3$ dieser Personen sind in ihren fachspezifischen Vereinigungen zusammengeschlossen. Der Österreichische Berufsverband der Psychotherapeuten (ÖBVP) – der um Einzelmitgliedschaften erweiterte und umgestaltete Nachfolger des Dachverbandes von 1982 – vertritt ebenfalls etwa 60% der eingetragenen, d.h. berufsberechtigten Psychotherapeuten.

Die Strömungen der Psychotherapie

Die Ansätze in der Psychotherapie sind auch vielfältig geworden. Die beiden Grundpfeiler der Psychoanalyse Freuds, Übertragung und Widerstand, finden sich in jeder Psychotherapierichtung, wenn auch in verschiedenen, durchaus unterschiedlich pointierten Formulierungen: Die therapeutische Beziehung und alle dazugehörigen Facetten spielen wie die Hemmnisse, der Widerstand, oder – vom Klienten aus gesehen – der Selbstschutz, „die Scheu, sich zu enthüllen" (Carl Rogers, 1987) in jeder Richtung der Psychotherapie eine Rolle. Es geht auch immer um das Wiedererleben des Ursprungs der „Verhaltensstörungen und Leidenszustände" (PsthG 1990 § 1) in der therapeutischen Beziehung. Von da her ist der besondere Schutz dieser Beziehung durch eine absolute Verschwiegenheitspflicht (PsthG § 16) einsichtig.

Die Ansätze der verschiedenen psychotherapeutischen Richtungen zur Heilung sind dann unterschiedlich: Sie können in der Bearbeitung der Beziehungsgeschichte liegen oder mehr im Aufgreifen der gegenwärtigen Befindlichkeit des Klienten. Unterschiedliche Ansätze liegen weiters in der Haltung dem Klienten gegenüber, ob sie eher von empathischem Verständnis oder mehr vom Wunsch nach Erforschung des Problems getragen sind, oder aber auch im Angebot verschiedener Techniken des Psychotherapeuten wie der langsamen Entwicklung, Förderung und Interpretation der Übertragung (in der Psychoanalyse), dem „Bildern" (in der Katathym Imaginativen Psychotherapie), oder in Techniken wie dem „heißen Stuhl" (in der Gestalttherapie) oder der schrittweisen Annäherung an eine Verhaltensänderung (in der Verhaltenstherapie). Dementsprechend ist auch die Auffassung vom „Experten" Psychotherapeut zum gemeinsamen Suchen des „autonomen Klienten" facettenreich vorhanden.

Es wäre falsch, von einer Tendenz zu einer „uniformen" Psychotherapie zu sprechen, zu sehr beharren die verschiedenen psychotherapeutischen Richtungen auf ihren unterschiedlichen Denkmodellen zur Ätiologie der psychischen Störung, zur Entwicklungspsychologie, zur Persönlichkeitstheorie, zu den Wirkfaktoren in der therapeutischen Beziehung, sogar zum Fokus der psychotherapeutischen Haltung. Dennoch: die gemeinsame Arbeit an der Formulierung und an der späteren Interpretation des Gesetzes, die schulenübergreifende Zeitschrift „Psychotherapieforum" oder das Ringen um Beschlüsse im Psychotherapiebeirat, denen alle zustimmen können, hat eine Basis des Gesprächs, des Austausches, der Verständigung unter den Schulen geschaffen, hinter die die Psychotherapie in Österreich nicht zurückfallen wird. Ein Symbol dafür ist die wiederholte Erfahrung der Arbeit im Beirat, in der sehr bald der Delegierte einer anderen psychotherapeutischen Richtung mehr als Person, in seiner Argumentation und seiner Kompetenz wahrgenommen wird denn als bloßer Vertreter seiner Schule.

Psychologie & Psychotherapie

Psychologengesetz und Psychotherapiegesetz haben gemeinsam, dass beide Berufsgruppen die Anerkennung und gesetzliche Regelung ihrer Berufsausübung anstrebten und erhielten. So war auch die parallele gesetzliche Regelung durchaus sinnvoll. Ein Unterschied mag gewesen sein, dass die Zielrichtung der Psychologen in der Gesetzesformulierung eher eine Bekräftigung der Anlehnung an den Status der Ärzte war, und die Psychotherapeuten überhaupt eine gesetzlich legitimierte Basis ihrer Berufsausübung anstrebten, doch die Differenz ist klein.

Es ist auch klar, dass die Tätigkeit des klinischen Psychologen und des Psychotherapeuten einander berühren oder auch überschneiden: Die Unterscheidung des klinisch-psychologischen und des psychotherapeutischen Beratungsgesprächs ist in der Praxis kaum möglich. Möglicherweise ist die klinisch-psychologische Beratung eher auf akute, rasche Hilfe ausgerichtet und die psychotherapeutische Beratung auf eine potenzielle längere Dauer, doch ist dies im einen wie im anderen Fall wesentlich von der Absicht des Klienten abhängig.

Die Psychologen haben einen großen Anteil an der psychotherapeutischen Versorgung in Österreich. Vergleicht man nur die Listen der klinischen und Gesundheitspsychologen mit der Psychotherapeutenliste (womit möglicherweise gar nicht alle Psychologen unter den Psychotherapeuten erfasst sind), so ist zu finden, dass die Psychologen mit über 29% die größte geschlossene Berufsgruppe unter den Psychotherapeuten sind (1. 7. 2003: 1622/5560), ja vermutlich mit 42% auch die größte Gruppe unter den Akademikern in der Psychotherapeutenliste darstellen (1. 7. 2003: 1622/3861).

Der Einfluss der akademischen Psychologie ist noch weiter quantifizierbar. Bei den Psychologen mit abgeschlossener Psychotherapieausbildung ist die Gruppe der Verhaltenstherapeuten etwa doppelt so groß wie bei den Psychotherapeuten insgesamt (1. 7. 2003: 25% von 1142 Psychologen mit abgeschlossener Psychotherapieausbildung in der Psychotherapeutenliste sind Verhaltenstherapeuten versus 13% aller Psychotherapeuten in der Liste [Ziffer vom 1. 7. 2002]). Betrachtet man den großen Anteil der Psychologie-Absolventen der Universität Wien, so kann das durchaus mit der langjährigen naturwissenschaftlichen Ausrichtung der akademischen Psychologie in Wien zusammenhängen.

Die Ausbildung zum Klinischen und Gesundheitspsychologen überschneidet sich mit der Ausbildung zum Psychotherapeuten nur in einzelnen Lehrfächern, jedenfalls sind Praktikum und Praxis teilweise anrechenbar. Der Psychologenbeirat beschäftigt sich aber ebenso wie der Psychotherapiebeirat mit der Einrichtung der Standards für die Ausbildung und den Beruf des Klinischen und Gesundheitspsychologen.

Ausbildung in Psychotherapie ist im Unterschied zur Psychologie keine akademische Ausbildung, sie findet in der Regel nicht an Universitäten statt und führt nicht zu einem akademischen Titel – wiewohl Versuche im Gange sind, ein Studium der Psychotherapie zu installieren. Dies hat Vorteile und Nachteile: Es ist dies eine privat finanzierte Ausbildung (der Staat schießt nichts zu, er greift aber auch in den Ablauf nicht ein), die Drop-out-Quote – vom Beginn des Propädeutikums bis zum Abschluss des Fachspezifikums 60% – ist ausschließlich auf die freie Entscheidung des Kandidaten zurückzuführen und es entwickelt sich unter der Aufsicht des Ministeriums ein professionalisierter Berufsstand. Vielleicht kann man die Ausbildung einer akademischen im Umfang und in der Qualität als gleichrangig ansehen. Dies wird in den Anstellungen in einschlägigen Einrichtungen eine Rolle spielen, etwa in der Hierarchie eines Krankenhauses. Doch es ist festzuhalten, dass die akademische bzw. nichtakademische Ausbildung im Verhältnis und in der psychotherapeutischen Beziehung zum Klienten unwichtig ist. Da sind Psychologen wie Psychotherapeuten gleich, oder besser: je nach Persönlichkeit und Ausbildungsrichtung geformt, aber vor der gleichen Aufgabe: den kurzen oder langen Weg des Verstehens, der Begleitung und Unterstützung des Klienten mit ihm zu gehen.

Literatur

Jandl-Jager E, Stumm G (Hrsg) (1985) Psychotherapie in Österreich. Eine empirische Analyse der Anwendung von Psychotherapie. Deuticke, Wien

Kierein M, Pritz A, Sonneck G (1991) Psychologengesetz. Psychotherapiegesetz. Kurzkommentar. Orac, Wien

Pawlowsky G (2003) Zur Soziographie der Psychotherapeuten in Österreich. In: Psychotherapie und Recht III (im Druck)

Stumm G (Hrsg) (1988) Handbuch für Psychotherapie und psychologische Beratung. Falter, Wien

Gesundheitspsychologie – ein noch junges, aber bereits etabliertes Fach

Rudolf Schoberberger

Einleitung

Während der Berufsverband der Österreichischen Psychologinnen und Psychologen sein 50-jähriges Bestehen feiert, ist der Fachbereich der Gesundheitspsychologie erst etwa halb so alt. Erst Mitte der 70er Jahre, wurde der Begriff „Health Psychology" in den USA eingeführt und 1978 mit der Gründung einer eigenen Sektion in der American Psychology Association auch formal verankert. Der erste Präsident wurde der, später vor allem durch sein Standardwerk „Behavioral Health" (Matarazzo et al., 1984) international sehr bekannte Psychologe Joseph Matarazzo. Dieser hat eine sehr umfassende und in vielen Bereichen auch heute noch anerkannte Definition der Gesundheitspsychologie formuliert:
– Förderung und Erhaltung der Gesundheit
– Verhütung und Behandlung von Krankheiten
– Bestimmung von Risikoverhaltensweisen
– Diagnose und Ursachenbestimmung von gesundheitlichen Störungen
– Rehabilitation
– Verbesserung des Systems gesundheitlicher Versorgung.

Um der Bevölkerung die Arbeitsbereiche der Gesundheitspsychologie näher zu bringen, wurde bereits Anfang der 90er Jahre vom Berufsverband Österreichischer Psychologinnen und Psychologen/Sektion Klinische Psychologie und Gesundheitspsychologie ein Informationsfolder aufgelegt. Darin wird darauf hingewiesen, dass Konzepte und Antworten von der Gesundheitspsychologie dann zu erwarten sind, wenn
– man beabsichtigt, aktiv etwas für die eigene Gesundheit und Umwelt zu tun
– man sich psychologische Unterstützung und Betreuung in einer Krisensituation wünscht
– man lernen möchte, mit seiner Krankheit oder Behinderung ein erfülltes Leben zu gestalten
– man sich entschließt, in seiner Institution oder Betrieb gesundheitsfördernde Maßnahmen zu setzen.

Jedenfalls hat dieser neue Zweig der Psychologie eine bemerkenswert rasante Entwicklung genommen. So hat es zum Beispiel die wissenschaftliche Fachzeitschrift „Health Psychology" (American Psychological Association, seit 1982) bereits nach 12 Jahren des Bestehens auf eine beachtliche Auflage von 9400 Stück gebracht, das weder das „Psychological Review" (6400 Auflage) nach 100 Jahre Bestehen oder das „Psychological Bulletin" (7700 Auflage) 114 Jahre nach dem ersten Erscheinungstermin geschafft haben. Dabei ist die „Health Psychology" nicht die einzige anerkannte Fachzeitschrift. Das Journal „Psychology & Health" (European Health Psychology Society, seit 1985) oder im deutschen Sprachraum die „Zeitschrift für Gesundheitspsychologie" (Hogrefe Verlag, seit 1993) erfreuen sich eines großen Leserkreises. Die 1996 gegründete Zeitschrift „Journal of Health Psychology" (Sage Publications) hatte bereits vor dem Erscheinungstermin des ersten Heftes mehr als 3000 Abonnenten. Nicht unerwähnt bleiben dürfen natürlich die in den letzten Jahren zahlreich erschienenen Hand- und Lehrbücher zu diesem Thema (z.B. Ogden, 1996; Schwarzer, 1997; Weitkunat, Haisch und Kessler, 1997; Kryspin-Exner, Lueger-Schuster und Weber, 1998; Schwarzer, Jerusalem und Weber, 2002). Auch die im deutschsprachigen Raum gebräuchliche Bezeichnung „Gesundheitspsychologie" hat eine rasche Verbreitung erfahren.

Obwohl dieser Wissenschaftszweig noch sehr jung ist, gibt es bereits in vielen Ländern die Möglichkeit sich zum Gesundheitspsychologen ausbilden zu lassen. Österreich hat allerdings als erstes Land der Welt für die Psychologen im Gesundheitswesen eine gesetzliche Regelung geschaffen. Im Rahmen des am 1. Jänner 1991 in Kraft getretenen Psychologengesetzes wurde nicht nur der Titelschutz verankert sondern es wurde für die Psychologen im Gesundheitswesen die Bezeichnung Gesundheitspsychologen und Klinische Psychologen definiert und die Richtlinien für den Erwerb dieser fachlichen Kompetenz festgehalten. Erstaunlich schnell wurde dieser Berufszweig, neben den Klinischen Psychologen und den im Psychotherapiegesetz erfassten Psychotherapeuten auch durch andere gesetzliche Regelungen im Gesundheitswesen etabliert. So wird der Gesundheitsförderung nunmehr explizit im Rahmen des Allgemeinen Sozialversicherungsgesetzes entsprechender Raum gegeben und die gesundheitspsychologische Intervention im Rahmen des Krankenanstaltengesetzes als Bestandteil der Leistungen hervorgehoben.

Situation im Berufsfeld

Eine mit 16 Gesundheitspsychologinnen und -psychologen durchgeführte qualitative Erhebung über die Hauptaufgabenbereiche der Gesundheitspsychologie machte bereits deutlich, dass sowohl der Multiplikatorenbereich als auch die Einzel- und Gruppenintervention von Bedeutung sind (Gmeiner, 1998). Was den Ansatz in größeren Systemen betrifft, wird vor allem die Gemeindearbeit, die Betriebs- und Arbeitspsychologie, die Informationsvermittlung auf schriftlicher oder mündlicher Basis und die Forschung und Evaluation genannt. Auf der individuellen oder Gruppen-Ebene geht es um die Arbeit mit bestimmten Zielgruppen, wie verwahrloste Jugendliche, Obdachlose, Flüchtlinge oder Haftentlassene bzw. um Beratung im Rahmen von Selbsthilfegruppen, zu Erziehungs- oder Schulfragen, bei Scheidungsangelegenheiten, in der Schwangerenbetreuung oder auch im gerontologischen Bereich. Darüber hinaus werden Interventionen zur Lebensstiländerung (Ernährung, Rauchen, Stress) angeführt.

Auf der Fachtagung „10 Jahre Psychologengesetz. Psychologie im Gesundheitswesen: gestern, heute, morgen" wurde Resümee gezogen, wie sich die Psychologie im Gesundheitsbereich seit Inkrafttreten des Psychologengesetzes weiterentwickelt hat, wo heute ihre Stärken und Schwächen liegen und was wir in der Zukunft von ihr erwarten bzw. erwarten können (Schoberberger, 2000). Interessant ist, dass sich im vergangenen Jahrzehnt der Aufgabenbereich der Psychologen im Gesundheitswesen verändert hat. Vergleicht man die Ergebnisse von zwei Fragebogenerhebungen, die mit sehr ähnlichen Fragestellungen 1993 und 1999 unter Mitgliedern der Sektion Klinische Psychologie und Gesundheitspsychologie im Berufsverband Österreichischer Psychologinnen und Psychologen durchgeführt wurden, fällt bei der Arbeit der Gesundheitspsychologen auf, dass man sich heute weniger auf isolierte Problemfelder wie „Stress", „Ernährung" oder „Rauchen" konzentriert sondern eher den umfassenderen Ansatz im Rahmen von „Arbeitsplatzprogrammen", „Interventionen in der Schule" wählt oder sich vorwiegend der „Lebensgestaltung", „Lebensqualität" und dem „Lebensstil" widmet (Schoberberger und Bayer, 2000).

Eine im Auftrag des Bundesministeriums für Arbeit, Gesundheit und Soziales durchgeführte Entwicklungsstatistik der Psychologen und Psychotherapeuten im Gesundheitswesen zeigte für die Gesundheitspsychologen folgende interessante Aspekte auf (Schaffenberger, Glatz und Willinger, 1999):

– Die Zahl der Gesundheitspsychologinnen und -psychologen weist im Verhältnis zur Bevölkerung große regionale Unterschiede auf, vor allem zwischen den Bundesländern und zwischen städtischem und ländlichem Bereich. Wien und Salzburg sind die am besten, Burgenland, Niederösterreich und Oberösterreich die am schlechtesten versorgten Bundesländer.

- Der Großteil der Gesundheitspsychologinnen und Gesundheitspsychologen arbeitet im städtischen Bereich.
- Gesundheitspsychologinnen und Gesundheitspsychologen sind zwischen 31 und 50 Jahre alt und arbeiten in der Regel im Rahmen eines Dienstverhältnisses, eventuell neben einer Tätigkeit in freier Praxis.

Zielgruppe „junge Menschen"

Die Gesundheitspsychologie hat in allen Lebensabschnitten wichtige präventive Beiträge zu liefern. Die Gesundheitspsychologie des Kindes- und Jugendalters wird sich vor allem der Risiko- und Schutzfaktoren annehmen. So tragen Schutzfaktoren dazu bei, dass bestimmte Belastungen nicht zu Störungen führen. Kinder und Jugendliche mit psychischer Robustheit sollen mit Belastungen (Krisen, Krankheiten etc.) so umgehen können, dass sie nicht psychisch „aus der Bahn" geworfen werden (Petermann, 2002). Besonders widerstandsfähige Kinder und junge Menschen weisen u.a. folgende Merkmale auf (Niebank und Petermann, 2002):

- Temperamenteigenschaften, die andere Menschen zu positiven Reaktionen veranlassen
- gute Problemlösefähigkeiten
- positives Selbstwertgefühl
- realistische Zukunftspläne
- regelmäßiges Erledigen von Aufgaben im Haushalt
- Übernahme von Verantwortung zu Hause
- unterstützende Erwachsene
- emotional sichere Bindung zu wenigstens einer Bezugsperson
- anregendes Erziehungsklima
- soziale Unterstützung in der Familie
- eindeutige Wertorientierung

Dieser globale Ansatz wird bei gesundheitspsychologischen Interventionen im Kindes- und Jugendalter immer im Vordergrund stehen, ohne aber zu vernachlässigen, sich auch ganz speziellen Fragestellungen zu widmen. Ein wichtiger Bereich für junge Menschen ist natürlich die Schule. Junge Menschen, insbesondere 15-Jährige weisen die häufigsten Beschwerden (wie etwa Erschöpfungssymptome, Schlafstörungen, Kopfschmerzen etc.) zu übrigen Altersgruppen auf (Marschall und Zenz, 1989). Es ist davon auszugehen, dass diese diffusen gesundheitlichen Beschwerden mit familiären und schulischen Belastungssituationen in Zusammenhang stehen (Seiffge-Krenke, 1997). Die Gesundheitspsychologie leistet hier etwa im Sinne von der Unterstützung bei Lern- oder Konzentrationsstörungen oder auch bei Beratungsangeboten etwa für „Scheidungskinder" wertvolle Hilfe.

Einen besonders wichtigen Bereich stellt die Unfallprävention besonders bei Kindern und Jugendlichen dar. Für diese Altergruppen ist der Unfall die Krankheits- und Todesursache Nummer 1. Im Rahmen einer Studie an 4270 verunfallten Kindern im Vorschulalter konnte der Hochrisikogruppe ein ganz bestimmtes Persönlichkeitsbild zugeordnet werden. Diese „quirligen Draufgänger/innen" bedürfen nicht so sehr des Trainings bestimmter Fähigkeiten sondern des Aufzeigens der Grenzen des Risikos (Gredler et al., 1997).

Zielgruppe „Erwachsene"

Im Erwachsenenalter gewinnt die Gesundheitspsychologie immer mehr an Bedeutung wenn es um gemeindeorientierte oder arbeitsplatzbezogene Gesundheitsmaßnahmen geht. Unter anderem konnten Studien zur Gesundheitsförderung im Bereich Prävention von Herz-Kreislauferkrankungen, von Krebs, Drogenmissbrauch und AIDS zeigen, dass Risikofaktoren günstig beeinflusst werden, etwa Gemeindestrukturen sich verändern und die Auftretenswahrscheinlichkeit von Krankheiten oder Mortalität minimiert werden (Röhrle, 2002).

Das Erwachsenenalter ist aber auch die Lebensspanne bei der besonders die Geschlechtsunterschiede in Bezug auf Gesundheit und Krankheit deutlich werden. Vordringliche Forschungsfelder der Frauengesundheit umfassen u.a. folgende Aspekte (Wimmer-Puchinger und Baldaszti, 2001):
– Bluthochdruck (zwei- bis dreimal häufiger bei Frauen)
– Depressionen (zweimal häufiger)
– sexuell übertragbare Erkrankungen (häufiger und schwerer)
– Osteoporose (häufiger)
– Magersucht (zu 90 bis 95 Prozent bei Frauen)
Bereiche, die für den Gesundheitszustand und die Lebenserwartung der Männer von Bedeutung sind, stellen sich unter anderem folgendermaßen dar (Rieder, Kunze, 1999):
– Herz-Kreislauferkrankungen (bei Männern häufiger)
– Krebserkrankungen (z.B. Lungenkrebs = häufigste Krebstodesursache bei Männern; Dickdarmkrebs zweimal häufiger als bei Frauen)
– Unfälle und Selbstmord (zwei- bis dreimal häufiger)
– Leberzirrhose (dreimal häufiger)
Die Gesundheitspsychologie leistet wertvolle Arbeit im Rahmen der schon seit einiger Zeit errichteten Frauengesundheitszentren und in den neu geschaffenen bzw. zu schaffenden Männergesundheitszentren. Bei Frauen geht es neben dem speziellen reproduktiven Gesundheitsbereich vor allem auch um die Berücksichtigung frauenspezifischer Lebensbedin-

gungen, Chancen, Interessen und Bedürfnisse (Wimmer-Puchinger und Baldaszti, 2001). Bei Männern konzentriert man sich vordringlich auf solche Verhaltensweisen (z.B. Alkoholmissbrauch, Rauchen), die das Risiko für Krankheit, Verletzung und Tod erhöhen (Maier, 2002).

Neben diesen umfassenden Einflüssen auf das Gesundheitsverhalten von Erwachsenen wird sich die Gesundheitspsychologie immer auch mit Themen befassen, die spezifischeren Charakter haben. Als Beispiel seien hier die gesundheitspsychologischen Aspekte möglicher Auswirkungen elektromagnetischer Felder genannt. In Zeiten der Hochspannungsleitungen und Handymasten erleben viele Leute eine Gesundheitsbedrohung, der sie sich nur schwer entziehen können. Unabhängig davon, ob diese tatsächlich besteht oder nicht, können Angst und Stress entstehen, die körperliche und psychische Störungen hervorrufen und letztendlich krank machen können (Schoberberger, Hartl, Kunze, 1997). In diesem Zusammenhang gibt es noch viele offene Fragen und die Gesundheitspsychologie sollte sich bemühen, aus ihrer Sichtweise – unabhängig von so genannten Normen oder Grenzwerten – das Thema weiterzuverfolgen.

Zielgruppe „Senioren"

Der dritte Lebensabschnitt, in der Regel die Zeit nach der Pensionierung, ist gekennzeichnet durch ein Zunehmen der chronisch degenerativen Erkrankungen. Bei beiden Geschlechtern liegen Störungen des Herz-Kreislaufsystems an der Spitze (Seiffge-Krenke, 1997). Auch Stoffwechselkrankheiten (wie Diabetes oder Gicht) und Funktionsstörungen der Verdauungsorgane (Magen, Leber, Gallenblase) treten bei beiden Geschlechtern gleich häufig auf. Frauen dieser Altersgruppe leiden häufiger an Sehbehinderungen und Einschränkungen des Hörvermögens, männliche Senioren haben hingegen mehr Beeinträchtigungen der Atemwege und des Urogenitalsystems. Jedenfalls handelt es sich bei älteren Menschen sehr oft um multimorbide Personen. In diesem Zusammenhang ist natürlich die Compliance von großer Bedeutung. Die Gesundheitspsychologie wird sich bemühen, klar zu machen, warum bestimmte therapeutische Empfehlungen oder Maßnahmen sinnvoll und welche positiven Konsequenzen davon zu erwarten sind. Als Beispiel sei hier etwa die Hörbeeinträchtigung im Alter zu erwähnen, die über den davon entstehenden Kommunikationsstress zu psychischen und körperlichen Erkrankungen führen kann. Alte Menschen laufen in diesem Zusammenhang Gefahr zu vereinsamen, immobil zu werden und in der Folge Depressionen zu entwickeln. Dabei besteht gerade hier für viele Betroffene die Chance, diesem Problem durch rechtzeitiges Tragen eines Hörgerätes zu entgehen. Allerdings ist hier aus verschiedenen Gründen, an denen auch die Umwelt zu einem Gutteil beteiligt ist, die Compliance sehr schlecht (Schoberberger, 2002). Es ist also Aufgabe der Gesundheitspsychologie, die Allgemeinbevölkerung darauf hinzuweisen, dass Hörbeeinträchtigte integriert und nicht ausgegrenzt werden sollen. Den Betroffenen selbst ist die entsprechende Selbstverantwortung im Umgang mit dem Problem aufzuzeigen und sie sollen zur Eigenaktivität und Selbstständigkeit motiviert werden.

Spezifische Projekte für ein gesundes Altern haben zum Ziel, die Lebensqualität zu verlängern und die leidvolle, gebrechliche oder kranke Zeit vor dem Sterben zu vermindern (Kinigadner, 2002). Dabei geht es etwa um die Auseinandersetzung mit dem Älterwerden in der Arbeit, der Wohnungsberatung zur Unfallvermeidung oder der Fitness im Alter durch spezielle Angebote.

Ausblick

Die Gesundheitspsychologie als noch relativ junges Fach hat natürlich die Möglichkeit sich in vielen Bereichen weiterzuentwickeln. Vor allem auch die Gesellschaft soll den Nutzen gesundheitspsychologischer Forschung und Intervention kennen und schätzen lernen. Aber auch eventuelle Berührungsängste mit anderen Gesundheitsberufen sind abzubauen. Die Gesundheitspsychologie braucht die Vernetzung mit anderen Gesundheitsberufen, z.B. mit Ärzten, Gesundheitspolitikern, aber auch mit überregionalen und lokalen Gesundheitseinrichtungen (Egger, Schoberberger, 1998).

Die Prävention und Gesundheitsförderung sind Felder vieler Berufszweige und die Gesundheitspsychologie ist einer davon, der erst in letzter Zeit dazugekommen ist. Aufgrund der zahlreichen bereits vorliegenden Forschungsergebnisse und vieler sehr wirksamer Maßnahmen, ist es der Gesundheitspsychologie schon heute gelungen, sich entsprechend zu etablieren. Dort, wo in Zukunft die gesundheitspsychologische Arbeit intensiviert werden wird oder sollte, liegen einerseits die Chancen für dieses Fach andererseits stellt das den Nutzen dar, der sich daraus für die Allgemeinbevölkerung ergibt. Beispielhaft seien stichwortartig jene Bereiche genannt, die in Zukunft eine bedeutende Rolle spielen werden:

– Gesundheitsförderung am Arbeitsplatz und in der Schule
– Gemeindeorientierte Gesundheitsmaßnahmen
– Frauengesundheit/Männergesundheit
– Lebensqualität und Lebensstil
– Suchtprophylaxe

– Unfallverhütung
– Reduzierung von Risikofaktoren und Risikoverhalten
– Compliance
– Wellness und Wohlbefinden
– Evaluation von Programmen zur Prävention und Gesundheitsförderung.

Aufgrund der allgemeinen positiven Assoziation mit dem Begriff Gesundheitspsychologie und der relativ hohen berufsständischen Akzeptanz darf erwartet werden, dass sich das theoretische wie praktische Arbeitsfeld der Gesundheitspsychologie in den nächsten Jahren noch deutlich ausweitet.

Literatur

Egger J, Schoberberger R (1998) Gesundheitspsychologie in Prävention und Intervention. Psychologie in Österreich 18: 202–205

Gmeiner V (1998) Die Entwicklung der Gesundheitspsychologie in Österreich, Diplomarbeit, Grund- und Integrativwissenschaftliche Fakultät der Universität Wien, Wien

Gredler B, Schoberberger R, Kunze U, Mitsche N (1997) Unfälle bei Kindern im Vorschulalter. Mitteilungen der Österr. Sanitätsverwaltung 98: 430–436

Kinigadner S (2002) Altern soll gesund sein? Psychologie in Österreich 22: 111–115

Kryspin-Exner I, Lueger-Schuster B, Weber G (Hrsg) (1998) Klinische Psychologie und Gesundheitspsychologie. WUV, Wien

Maier H (2002) Männergesundheit. In: Schwarzer R, Jerusalem M, Weber H (Hrsg) (2002) Gesundheitspsychologie von A bis Z. Hogrefe, Göttingen, S 353–356

Marschall P, Zenz H (1989) Psychophysiologische Befunde in der Schule und das Beschwerdebild von Kindern und Jugendlichen. Zeitschrift für Sozialisationsforschung und Erziehungssoziologie 4: 305–320

Matarazzo JD, Weiss SM, Herd JA, Miller NE, Weiss SM (eds) (1984) Behavioral Health. John Wiley & Sons, New York

Niebank K, Petermann F (2002) Grundlagen und Ergebnisse der Entwicklungspsychopathologie. In: Petermann F (Hrsg) Lehrbuch der Klinischen Kinderpsychologie und -psychotherapie. Hogrefe, Göttingen, S 57–94

Ogden J (1996) Health psychology – a textbook. Open University Press, Buckingham

Petermann F (2002) Gesundheitspsychologie des Kindes- und Jugendalters. In: Schwarzer R, Jerusalem M, Weber H (Hrsg) (2002) Gesundheitspsychologie von A bis Z. Hogrefe, Göttingen, S 180–189

Rieder A, Kunze M (1999) Wiener Männergesundheitsbericht 1999. Magistratsabteilung für Angelegenheiten der Landessanitätsdirektion, Wien

Röhrle B (2002) Gemeindeorientierte Gesundheitsmaßnahmen. In: Schwarzer R, Jerusalem M, Weber H (Hrsg) (2002) Gesundheitspsychologie von A bis Z. Hogrefe, Göttingen, S 128–131

Schaffenberger E, Glatz W, Willinger M (1999) Psychotherapeuten, Klinische Psychologen, Gesundheitspsychologen. Entwicklungsstatistik 1991–1998. Österreichisches Bundesinstitut für Gesundheitswesen, Wien

Schoberbeger R, Hartl H, Kunze M (1997) Sozialmedizinische Beurteilung möglicher Auswirkungen elektromagnetischer Felder unter besonderer Berücksichtigung gesundheitspsychologischer Aspekte. Mitteilungen der Österr. Sanitätsverwaltung 98: 401–408

Schoberberger R (2000) 10 Jahre Psychologengesetz. Psychologie in Österreich 20: S 230

Schoberberger R, Bayer P (2000) Berufliche Tätigkeitsfelder der klinischen Psychologie und Gesundheitspsychologie in Österreich. Psychologie in Österreich 20: 90–93

Schoberberger R (2002) Altersbedingte Hörbeeinträchtigung. Promed 3: 10–12

Schwarzer R (Hrsg) (1997) Gesundheitspsychologie. Hogrefe, Göttingen

Schwarzer R, Jerusalem M, Weber H (Hrsg) (2002) Gesundheitspsychologie von A bis Z. Hogrefe, Göttingen

Seiffge-Krenke I (1997) Gesundheitspsychologie der verschiedenen Lebensalter. In: Weitkunat R, Haisch J, Kessler M (Hrsg) (1997) Public Health und Gesundheitspsychologie. Verlag Hans Huber, Bern, S 215-224

Weitkunat R, Haisch J, Kessler M (Hrsg) (1997) Public Health und Gesundheitspsychologie-Konzepte, Methoden, Prävention, Versorgung, Politik. Verlag Hans Huber, Bern

Wimmer-Puchinger B, Baldaszti E (2001) Frauen und Gesundheit: die Perspektive der gesundheitspsychologischen Forschung. Psychologie in Österreich 21: 277–280

Neuere, bereits bewährte
Anwendungsfelder der Psychologie

Neuropsychologie in Österreich: Entwicklung – derzeitige Situation – Ausblick

Willhelm Strubreither und **Joachim Maly**

Die heutige Position der klinischen Neuropsychologie in Österreich

Die Neuropsychologie ist ein relativ junges Berufsbild, welches sich mit der Beziehung zwischen den Funktionen des Gehirns einerseits und dem Verhalten und Erleben andererseits beschäftigt; somit ist sie zwischen den Fachbereichen der Psychologie und Neurologie anzusiedeln. Verhalten wird dabei relativ weit gefasst, inkludiert neben Motorik auch so genannte „höhere kognitive Leistungen" wie Aufmerksamkeits- und Konzentrationsfähigkeit, Lern- und Merkfähigkeit, Sprachverständnis und -produktion, Lesen und Schreiben, komplexe visuelle Fähigkeiten, schlussfolgerndes Denken, Handlungsplanung etc., umfasst aber auch die Persönlichkeit des Menschen.

Infolge schädigender Einflüsse kann die Funktionsfähigkeit des Gehirns entweder vorübergehend oder dauerhaft gestört sein. Bleibende Funktionsausfälle treten vor allem bei neurologischen Krankheiten wie Schädel-Hirn-Traumen, Schlaganfällen, Hirntumoren, Epilepsien, Demenzerkrankungen etc. auf. Die Leistungseinbußen können sehr spezifisch sein und hängen unter anderem davon ab, welche Hirnareale von der Schädigung betroffen sind. Es gibt jedoch – vor allem in der Entwicklungs-Neuropsychologie – auch ohne sichtbare Hirnschädigungen kognitive Funktionsbeeinträchtigungen bzw. Entwicklungsstörungen (Sprachentwicklungsstörung nach geburtsbedingtem Sauerstoffmangel, Hyperaktivität und/oder Lernstörung bei frühgeborenen Kindern etc.).

Die Aufgaben und Ziele der Neuropsychologie sind vielseitig und reichen von wissenschaftlicher Grundlagenforschung über die Diagnostik und Begutachtung bis hin zur Behandlung und Rehabilitation von neuropsychologischen Defiziten.

Stand der Theorieentwicklung

Die Erforschung von strukturellen und funktionellen Zusammenhängen im Gehirn ist die Voraussetzung sowohl für eine wissenschaftlich orientierte Diagnostik als auch für eine daraus resultierende Behandlung (z.B. der Differenzierung unterschiedlichster Gedächtnisfunktionen).

Ein wesentliches Postulat der neuropsychologischen Therapie ist die Annahme, dass normales Verhalten und Erleben ein intaktes Zentralnervensystem voraussetzt (Shallice, 1988). Nur wenn die vorhandenen neuronalen Systeme, die sich im Laufe der Entwicklung ausdifferenzieren, Sinnesinformationen (Umweltinformationen) adäquat verarbeiten und für die Bildung entsprechender mentaler Repräsentationen sorgen, ist zielgerichtetes Verhalten, aber auch normales Erleben möglich. Alle psychischen Prozesse haben ihre materielle Grundlage im Nervensystem. Ebenso wird davon ausgegangen, dass alle Formen des Lernens ein strukturelles oder biochemisches Äquivalent aufweisen, beziehungsweise nur dann möglich sind, wenn die entsprechenden neuronalen Systeme intakt sind.

Die neuropsychologische Behandlung geht davon aus, dass das Gehirn eine enorme Plastizität besitzt, um solche Leistungen erbringen zu können. Eine solche Plastizität ist auch in Situationen hilfreich, in denen es durch äußere oder innere Einflüsse zu Funktionsbeeinträchtigungen bestimmter Systeme kommt. Aktuelle neurowissenschaftliche Forschungsergebnisse aus dem tierexperimentellen und aus dem Humanbereich unterstützen diese Sicht.

Durch gezielte neuropsychologische Therapie wird eine mögliche funktionelle Restitution unterstützt oder Kompensation verfügbar gemacht. Nachdem grundlegende Mechanismen der Plastizität hirnorganischer Funktionen auch nach einer cerebralen Läsion erkannt wurden, stellte man verschiedene Theorien über die Ursache dieser Verbesserungen auf. Hierzu gehören (1) Kompensation durch ungeschädigte Funktionen bzw. Teilfunktionen, (2) Kompensation durch die ungeschädigte Hirnhemisphäre, (3) die Übernahme der Funktionen durch andere Gehirnareale, (4) Restitution durch gezielte Reaktivierung von teilweise intakten Nervenzellen in teillädierten Hirnarealen und (5) die erhöhte Sensitivität der Rezeptoren nach Denervierung des Zielgebietes („Denervierungs-Supersensitivität").

Die Plastizität des Gehirns wie auch eine Beschreibung von Mechanismen des Gehirns, die eine Funktionsverbesserung nach Läsion erklären, ist heute Grundlage jedes Lehrbuches zum Bereich der Neuropsychologie (z.B. Sturm, Herrmann, Wallesch, 2000). Theorien der Erholung können von der Ebene der neuronalen Veränderung nach Läsionen bis zu rein funktionellen Veränderungen geordnet werden (z.B. Schoen, 2000).

Zu den physiologischen Modellen zählen:

(1) das Modell der neuronalen Regeneration (durchtrennte Nervenzellaxone können teilweise wieder auswachsen, ihr ursprüngliches Zielgebiet erreichen und so funktionellen, synaptischen Kontakt ermöglichen),

(2) das Modell der reaktiven Synaptogenese (in dem Fall, dass durch Durchtrennung eines Axons die zugehörigen Synapsen ausfallen, haben benachbarte Axone (peripher und zentral) die Fähigkeit, Synapsen zu bilden, welche Verbindungen mit der Nachbarzelle herstellen),

(3) die Diaschisis-Hypothese (Diaschisis ist eine Funktionshemmung beim Ausbleiben von Erregungen; (initialer Schockzustand); funktionelle Erholung ist mit dem Verschwinden der Diaschisis zu erklären)

(4) das Modell der Überempfindlichkeit denervierter Neuronen (verschiedene zentrale Strukturen reagieren nach einer Läsion auf Stimulation durch eine größere Wirkung derselben Menge von Transmittersubstanz an der synaptischen Membran überempfindlich, d.h. nichtgeschädigte Fasern lädierter Regionen haben einen größeren Einfluss auf die denervierte Region).

Auf der anderen Seite stehen Reorganisationsmodelle. Zu diesen zählen:

(1) die funktionelle Substitution (fällt eine der Verbindungen neuronaler Funktionen aus, übernehmen die restlichen die Funktion zunächst in reduzierter Form),

(2) die funktionelle Kompensation (ein Subsystem innerhalb des Zentralnervensystems übernimmt nach Schädigung eines anderen Subsystems allmählich dessen Funktion) sowie

(3) die kognitive Reorganisation (das einspringende System übt diese Funktion nicht in genau gleicher Weise aus, sondern übernimmt nur die gleiche Rolle, d.h. es findet eigentlich keine funktionelle Erholung statt, sondern ein mehr oder weniger bewusstes Umgehen mit der Behinderung) (Gauggel S, Hermann M, Karsten E, 1999).

Es wird hier deutlich, dass eine Reihe von Mechanismen existieren, die eine spontane Verbesserung der organisch bedingten psychischen Störungen bewirken können. Bisherige Untersuchungen lassen vermuten, dass gezielte Therapie gestörter kognitiver Funktionen eine Aktivierung der Erholungsprozesse bewirken, den auslösenden Faktor darstellen oder spontane Erholungsprozesse in nutzbringende Bahnen lenken können.

Neuropsychologische Diagnostik

Zu den Aufgaben der neuropsychologischen Diagnostik gehört die Beurteilung des Verhaltens und der Leistungsmöglichkeiten eines Patienten bzw. die funktionelle Beschreibung etwaiger Leistungseinbußen und die Beschreibung erhaltener oder besonderer Fähigkeiten. Die spezifische neuropsychologische Diagnostik muss alle Ebenen des WHO-Modells (Matthesius et al., 1995) berücksichtigen:

– „pathology" (Pathologie, medizinische Diagnose),
– „impairment" (Schädigung, direkte Konsequenzen des zu grunde liegenden pathologischen Geschehens),
– „disability" (Alltagsbeeinträchtigung, funktionale Konsequenzen des impairments)
– und „handicap" (Behinderung, psychosoziale Konsequenzen der Krankheit).

Im Rahmen einer umfassenden neuropsychologischen Diagnostik müssen zusätzlich zu den neuropsychologischen Aspekten medizinische und radiologische Informationen berücksichtigt werden (Lezak, 1995). Hierzu gehört die Auswertung üblicher Daten der Krankengeschichte, insofern diese eine Rolle für die Entstehung der Hirnschädigung gespielt haben (z.B. Vorerkrankungen, medizinische Anamnese, medizinische Untersuchungsbefunde, Informationen aus bildgebenden Untersuchungen (computertomographische und/oder MRT-Aufnahmen des Gehirns (Bigler, Yeo und Turkeheimer, 1989), aktuelle medikamentöse Therapie). Diese Befunde sind eine notwendige Voraussetzung für die neuropsychologische Therapieplanung und prognostische Einschätzung des Krankheitsgeschehens.

Die neuropsychologische Diagnostik selbst muss hypothesengeleitet, vor dem Hintergrund der Ätiologie und der medizinischen Befunde erfolgen. Es wird dabei ein breites Spektrum psychischer Funktionen (z.B. Aufmerksamkeit, Gedächtnis, Sprache) mit Hilfe neuropsychologischer Testverfahren geprüft. Neben bewährten Testverfahren (wie z.B. üblichen Intelligenz- und Leistungstests) kommen in der Neuropsychologie insbesondere eigens für die Diagnostik von kognitiven Störungen entwickelte Verfahren zur Anwendung (Sturm 2000; Unverhau, Babinsky, 2000). Die neuropsychologische Diagnostik verfolgt dabei folgende Zielsetzungen:

(1) Qualifizierung und Quantifizierung der Störungen,
(2) Beurteilung von individuellen Ressourcen und Kompensationsleistungen,
(3) Zufallskritische Beurteilung des Verlaufs (Progredienz/Restitution) neuropsychologischer Defizite,
(4) Differenzialdiagnose funktioneller und organischer Defizite,

(5) Abschätzung des Therapiepotenzials sowie

(6) Planung der neuropsychologischen Therapie.

Neuropsychologische Diagnostik basiert in ihrem Ansatz auf einem fundierten Grundlagenwissen der Ätiopathogenese organisch bedingter psychischer Erkrankungen, sowie deren Therapie und Verlauf. Bei der Interpretation der erhobenen Befunde müssen neben der Interaktion verschiedener kognitiver Funktionen emotionale und motivationale Veränderungen, assoziierte Defizite sowie Medikamenteneinflüsse (z.B. Antikonvulsiva, Beta-Blocker, Psychopharmaka) berücksichtigt werden. Die differenzialdiagnostische Abgrenzung (z.B. Depression vs. demenzieller Prozess) ist ebenfalls Aufgabe der neuropsychologischen Diagnostik.

In Abhängigkeit von den Zielsetzungen neuropsychologischer Diagnostik kognitiver Funktionen werden die folgenden Arten der Diagnostik unterschieden (Hartje und Poeck, 1997): (1) Statusdiagnostik (neuropsychologischer und emotional-affektiver Status), (2) Verlaufsdiagnostik bei progredienter oder fluktuierender Symptomatik (z.B. Hirndruck, degenerative Erkrankungen), (3) Interventionelle Diagnostik (z.B. prächirurgische WADA-Testung, supraselektive WADA-Testung im Rahmen interventioneller Neuroradiologie), sowie (4) Zusatzdiagnostik (neuropsychologische Zusatz- oder Einzelbegutachtungen). (Gauggel, Herrmann, Kasten, 1999).

Diese Diagnostik kann im Auftrag des Patienten, seines Arztes, einer Versorgungseinrichtung oder durch ein Gericht in Form von Gutachten erfolgen. Neuropsychologische Gutachten werden insbesondere im Rahmen der Entscheidungsfindung über Rehabilitationsmaßnahmen, Berufswahl, Umschulungsmöglichkeiten und in Bezug auf Versorgungs- und Entschädigungsansprüchen sowie in Arbeits-, Sozial- und Strafrecht angefordert.

Neuropsychologische Behandlung/Rehabilitation

Zu den Zielen der neuropsychologischen Behandlung bzw. Rehabilitation gehören die bestmögliche Wiederherstellung bzw. Kompensation der beeinträchtigten kognitiven Funktionsbereiche sowie die Behandlung eventueller Verhaltensauffälligkeiten. Dies wird durch die optimale Nutzung noch vorhandener Ressourcen sowie durch das Erlernen neuer Strategien gewährleistet, wobei das primäre Ziel die Erhaltung bzw. Verbesserung der Lebensqualität des betroffenen Individuums in familiärer, sozialer und beruflicher Hinsicht ist.

Bei der neuropsychologischen Behandlung handelt es sich um psychologische Interventionen, die auf der Grundlage neurowissenschaftlicher und psychologischer Erkenntnisse gewonnen wurden und zur Behandlung von Patienten mit organisch bedingten psychischen Störungen eingesetzt werden. In Anlehnung an die Psychotherapie-Definition von Strotzka (1978) stellt die neuropsychologische Therapie einen bewussten und geplanten interaktionellen Prozess zur Beeinflussung von kognitiven, emotionalen und motivationalen Beeinträchtigungen, Verhaltensstörungen und Leidenszuständen dar. In Zusammenarbeit mit dem Patienten, den Angehörigen/Bezugspersonen oder Institutionen werden mit psychologischen Mitteln Veränderungen in Richtung auf ein vorher definiertes Ziel bewirkt. Die Wahl der Mittel und deren Anwendung basiert auf einer Theorie des normalen und pathologischen Erlebens und Verhaltens. Die neuropsychologische Behandlung hat zum Ziel, das Ausmaß der durch die organische Erkrankung bedingten Funktionsstörungen sowie die daraus resultierende Behinderung zu vermindern oder zu beseitigen (siehe auch Dick, Gauggel, Hättig und Wittlieb-Verpoort, 1995).

Neuropsychologische Behandlungsmethoden unterscheiden sich von anderen klinisch-psychologischen und psychotherapeutischen Methoden dadurch, dass sie primär für Patienten mit organisch bedingten psychischen Störungen entwickelt wurden. Darüber hinaus stützen sich sowohl die Diagnostik als auch die Therapie auf Modelle über Zusammenhänge zwischen hirnorganischen Strukturen und Funktionen einerseits und psychischen Symptomen sowie Verhaltens- und Erlebensformen andererseits (Wilson, 1998). Als Konsequenz dieses Ansatzes wurden diagnostische und therapeutische Verfahren entwickelt und inhaltlich und methodisch evaluiert (z.B. Lezak, 1995). Die neuropsychologische Behandlung bzw. Therapie nutzt Erkenntnisse über kognitive und neuropsychologische Modelle der Informationsverarbeitung und Erkenntnisse über die Möglichkeit der Reorganisation des Zentralnervensystems (Finger und Stein, 1982). Zusätzlich werden psychotherapeutische Verfahren aus anderen Psychotherapierichtungen eingesetzt (Prigatano, 1994). Diese müssen aber auf die speziellen Bedürfnisse von Patienten mit organisch bedingten psychischen Störungen adaptiert werden (Alderman, 1996; Matthes-von Cramon, von Cramon und Mai, 1994).

Die neuropsychologische Therapie unterscheidet drei grundlegende *Behandlungsformen:*

Funktionstherapien (Restitution): Mit dem Begriff Funktionstherapie oder funktionelle Therapie wird eine Behandlungsform umschrieben, bei der durch spezifische und neuropsychologisch begründete Therapien ein bestimmtes Verhalten verbessert oder optimiert werden soll (Kreutzer und Wehman, 1991). Charakteristisch für Funktionstherapien ist das direkte Üben („drill and practice") beeinträchtigter kognitiver Funktionen (Ben-

Yishay und Prigatano, 1990; Klauer, 1993). Dabei kann davon ausgegangen werden, dass durch das Training elementarer kognitiver Funktionen oder Prozesse ein Leistungs- und Lernzugewinn erzielt werden kann, der zu funktionellen Verbesserungen führt. Ferner weisen Untersuchungen darauf hin, dass durch das spezifische Wiederholen bestimmter kognitiver Funktionen neue neuronale Verbindungen etabliert werden und es zu einer Reorganisation der geschädigten funktionellen Systeme kommt (Finger und Stein, 1982). Während der Funktionstherapie werden einzelne defizitäre Komponenten geübt (z.B. bei Aufmerksamkeitstherapieprogrammen) oder es wird ein umfassendes Behandlungsprogramm für spezifische kognitive Funktionen entwickelt (Realitäts-Orientierungs-Training, Holden und Woods, 1982). Funktionstherapien beinhalten aber immer auch die Planung des Transfers des Erlernten in den Alltag und berücksichtigen motivationale Aspekte bei der Durchführung der Therapie. (Strubreither, 1990). Generell liegen die Ansatzpunkte der Funktionstherapie auf der Ebene von Basisfunktionen und Fertigkeiten (Skills). Ziel ist die Funktionsrestitution im Sinne der Reaktivierung der gestörten Funktionen und der funktionellen Reorganisation.

Kompensationstherapien: Diese Behandlungsform dient dazu, die Bewältigungsfähigkeiten des Individuums dann aufzubauen bzw. zu verbessern, wenn eine Funktionsrestitution nicht mehr möglich ist. Kompensations- und Restitutionsansätze können im zeitlichen Verlauf der Erkrankung auch parallel durchgeführt werden und müssen nicht notwendigerweise sukzessiv angewandt werden (Gauggel, Konrad und Wietasch, 1998). Bei der Kompensationstherapie kommt vor allem den intakten kognitiven Fähigkeiten sowie dem engeren sozialen Umfeld eine wesentliche Bedeutung zu. Zu den wichtigsten Methoden der neuropsychologischen Kompensationstherapie zählen beispielsweise (a) die Realitätsanpassung und -überprüfung, (b) die Vermittlung und der Erwerb von Kompensationsstrategien (z.B. Gedächtnisstrategien) und (c) die kognitive Bewältigung.

Integrative Behandlungsmethoden: Zusätzlich zu den Funktions- und Kompensationstherapien verwendet die Klinische Neuropsychologie Methoden anderer psychotherapeutischer Verfahren (z.B. Methoden der Verhaltenstherapie bei Störungen exekutiver Funktionen, insbesondere der Handlungskontrolle) und adaptiert sie entsprechend der Bedürfnisse der Patienten (Miller, 1991, 1992, 1993; Prigatano, 1994; Wilson, 1997). Es sind häufig die übergreifenden psychologischen Aspekte, die hier aufgegriffen und behandelt werden. Emotionale und Verhaltensprobleme stehen dabei genauso im Mittelpunkt wie beispielsweise die Krankheitsbewältigung, die Anpassung an die Krankheit und deren Folgen, der Umgang mit Stress, motivationale Probleme, Störungen der Krankheitseinsicht, die Lebenszufriedenheit, familiäre, schulische und berufliche Probleme sowie Rollenveränderung und -erwartungen.

Die beiden erstgenannten Behandlungsformen setzen sich aus einer Vielzahl von Einzelmethoden zusammen und basieren auf neurophysiologischen, funktionell-neuroanatomischen und neurobiologischen Erkenntnissen über die Organisation und Funktion des Gehirns sowie dessen Fähigkeiten zur Reorganisation. Die verschiedenen Methoden können entweder einzeln oder in Kombination angewendet werden und sind immer Bestandteil eines umfassenden Behandlungskonzeptes, das den multiplen Störungen der betroffenen Patienten versucht Rechnung zu tragen (vgl. auch die Stellungnahme der Expertenkommission Neuropsychologie, Zeitschrift für Neuropsychologie, 1998, 9, S. 56–60).

Wirkungsforschung

Gerade in der jetzigen Zeit, wo intensiv darüber diskutiert wird, ambulante neuropsychologische Behandlung niedergelassener Klinischer PsychologInnen bzw. NeuropsychologInnen zu bezahlen, aber auch bei der Diskussion der Planposten in Krankenhäusern, Rehabilitationszentren, Ambulatorien etc. sind Interventionsstudien notwendig, die die Wirksamkeit neuropsychologischer Behandlung belegen. Effizienzstudien liegen aus dem deutschsprachigen Raum in recht großer Anzahl vor (Übersichten bei Benedict, 1989; Diller, Gordon, 1981; Kasten, Schmid, Eder, 1998; Malec et al., 1993; McGlynn, 1990; Robertson, 1991, 1993; Trexler, Helmke, 1996). Auch in Österreich liegen Effizienzstudien vor allem von Rehabilitationszentren vor (Wurzer, 1992; Strubreither et al., 2003). Auch die Hersteller computergestützter neuropsychologischer Therapien fördern wissenschaftliche Arbeiten – z.B. in Form von Diplomarbeiten und Dissertationen – die sich mit der Wirksamkeit o.a. neuropsychologischer Behandlungsmethoden auseinander setzen (z.B. FA Schuhfried). Die signifikante Wirksamkeit dieser Behandlungen ist bei nahezu allen Störungsbildern und Störungsursachen nachgewiesen.

Qualitätssicherung

Mit der Einführung des Curriculums Klinische Neuropsychologie durch die Gesellschaft für Neuropsychologie Österreich (GNPÖ), in Zusammenarbeit mit dem Berufsverband Österreichischer Psychologinnen und Psychologen (BÖP) wurden die ersten Qualitätsstandards bzgl. Ausbildung etabliert. Es wurden in weiterer Folge verschiedene Maßnahmen ergriffen, die in den Bereichen der Struktur-, Prozess- und Ergebnisqualität zu einer Sicherstellung und Verbesserung der Qualität neuropsychologischer Therapie beitragen.

Bezüglich der Strukturqualität neuropsychologischer Therapie sind Anstrengungen unternommen worden, um insbesondere Standards für die Qualifikation der Klinischen NeuropsychologInnen zu etablieren; dies fand im Curriculum für Klinisch Neuropsychologie ihren Niederschlag (s. auch Ausbildung in diesem Artikel).

Zur Sicherstellung der Qualität in der postgradualen Weiterbildung wurde von Seiten der GNPÖ 2000 ein Wissenschaftlicher Beirat eingerichtet, in den GNPÖ und BÖP anerkannte, vorwiegend im universitären Bereich tätige NeuropsychologInnen berief. Sie tragen dafür Sorge, dass nur qualitativ hochwertige Fortbildungsveranstaltungen für den theoretischen Teil der Ausbildung anerkannt werden. Es wird zudem eine Evaluation der Fortbildungsveranstaltung durch die Teilnehmer anhand standardisierter Evaluationsbögen durchgeführt. Institutionen, in denen neuropsychologische Tätigkeit erfolgt, werden ebenfalls nach Überprüfung durch die GNPÖ als Ausbildungsstätten zertifiziert.

Im Bereich der Prozess- und Ergebnisqualität neuropsychologischer Therapie werden z.Z. Ansätze realisiert, um Standards, wie sie beispielsweise von Koch und Bürger (1996) definiert wurden, einzulösen:

a) verbindliche Gesamtkonzeption mit indikationsbezogenen Schwerpunktsetzungen,
b) Orientierung an individuellen Problemlagen und Potenzialen,
c) Anpassung an den Stand des Behandlungsfortschritts,
d) Kriseninterventions-Möglichkeiten sowie
e) Nachsorge und Einbeziehung von Familie und Umfeld.

Zur Überprüfung des Ergebnisses von Maßnahmen und Interventionen im Rahmen der neuropsychologischen Behandlung, bzw. Therapie wurden zahlreiche Qualitätsmaße und Kriterien vorgeschlagen. Das sind u.U. einfach zu operationalisierende Maße der Kosten-Nutzen-Relation (Behandlungsdauer, Art, Intensität und Frequenz der Behandlungen, Behandlungskosten, Abbruchquoten, Häufigkeit der Inanspruchnahme weiterer medizinischer Dienstleistungen, Beschäftigungsstatus); dies wird z.Z. in der Allgemeinen Unfallversicherungsanstalt AUVA im Rahmen des Gesamtdatenerfassungssystems ESRA, des EDV-Systems für Rehabilitationszentren der AUVA, eingeführt. Eingesetzt werden in immer mehr Institutionen aber auch komplexere Kriterien wie Grad der Selbstständigkeit des Patienten („Activities of Daily Living" [ADL], funktioneller Status) oder eine umfassendere Bewertung der Lebensqualität oder Patienten- /Angehörigenzufriedenheit (wie sie ebenfalls in vielen Behandlungseinrichtungen durchgeführt werden) als Maße zur Überprüfung des Behandlungserfolges. Entsprechend internationaler Bemühungen wird auch im deutschsprachigen Kontext der neuropsychologischen Therapie versucht, unterschiedliche Assessmentverfahren für die Ebenen der Schädigung (impairment), Fähigkeitsstörung (disability) und Beeinträchtigung (handicap) nach der ICIDH-Klassifikation der WHO (World Health Organization, 1980) zu definieren (vgl. Blanco und Mäder, 1999). Die GNPÖ richtet z.Z. Arbeitsgruppen ein, die hier Richtlinien erarbeiten sollen.

Arbeitsfelder

Neuropsychologen arbeiten in allen größeren Krankenhäusern, und zwar nicht nur in neurologischen Abteilungen, sondern auch in geriatrischen, psychiatrischen, onkologischen, traumatologischen u.a. Abteilungen. Die Anzahl der Rehabilitationszentren und Nachbehandlungsabteilungen ist ebenfalls stark gestiegen. Hier ist die Mitarbeit des Neuropsychologen state of the art. Schlechter schaut es im niedergelassenen Bereich aus; hier wird zwar Diagnostik von den Kassen – zumindest zum Teil – ersetzt, nicht jedoch eine daraus sich als notwendig erweisende neuropsychologische Behandlung.

Zur Entwicklung der Klinischen Neuropsychologie in Österreich

Die Entwicklung der Klinischen Neuropsychologie über die letzten einhundert Jahre wurde markiert von wichtigen wissenschaftlichen Leistungen und herausragenden Persönlichkeiten auch in Österreich sowie von politischen Entwicklungen im Weltgeschehen. Zu den ersteren Einflüssen gehören beispielsweise die neurowissenschaftlichen Entdeckungen im Bereich der Hirnforschung sowie die Entdeckung der experimentellen und differenziellen Psychologie gegen Ende des 19. Jahrhunderts, die gerade in Österreich die psychologische Wissenschaft bis zum gegenwärtigen Zeitpunkt massiv mitbeeinflusste. Zu den letzteren gehören vor allem die beiden Weltkriege sowie die Kriege im südostasiatischen Raum: Die diagnostischen und therapeutischen Ansätze zur Untersuchung und Behandlung der Hirnverletzten dieser Kriege schufen das Fundament der heutigen Klinischen Neuropsychologie (Preilowski, 2000).

Im deutschsprachigen Raum setzte sich vor allem nach dem zweiten Weltkrieg eine Gruppe von Neurologen und Neurochirurgen intensiv mit der Behandlung Hirnverletzter auseinander. Sie gründeten 1948 die *Arbeitsgemeinschaft für Hirntraumafragen*, die sich später in *Gesellschaft für Hirntraumatologie und klinische Hirnpathologie* umbenannte. Anfang der 80er Jahre wurde daraus schließlich die *Deutsche Gesellschaft für Neurotraumatologie und Klinische Neuropsychologie*.

Richard Jung führte Forscher verschiedener Fachrichtungen in Freiburg i.Br. bereits 1951 in einer *Abteilung für Klinische Neurophysiologie* zusammen. In Folge übernahmen viele Mitarbeiter und Doktoranden Jungs wichtige neurologische Forschungsabteilungen und Lehrstühle in Deutschland. Während Jungs Hauptaugenmerk noch den grundlegenden sensorischen und motorischen Funktionen galt, beschäftigten sich seine Schüler bereits mit neuropsychologischen Fragestellungen, mit den grundlegenden sensorischen und motorischen Funktionen, aber auch mit Beiträgen auf dem Gebiet der Agnosie-, Apraxie- und vor allem der Aphasieforschung.

1952 eröffnete dann Friedrich Schmiederer in Gailingen eine Rehabilitationsklinik für Hirngeschädigte, in der versucht wurde, die Folgen von Hirnschädigungen kausal durch so genanntes cerebrales Funktionstraining zu therapieren. Dieses Zentrum hatte Vorbildwirkung für die immer größer werdende Zahl der Rehabilitationszentren für cerebral geschädigte Patienten. In den 60er Jahren wurden dann die ersten Professuren mit neuropsychologischen Schwerpunkten eingerichtet.

Der Beginn der neuropsychologischen Forschung ist vor allem mit den Wiener Neuropsychiatern Otto Pötzl, Hans Hoff und Ilse und Karl Gloning verbunden. Diese Wiener Schule beschäftigte sich vor allem mit der Lokalisation höherer Funktionen, ergänzte diese jedoch durch dynamische Gesichtspunkte. Seit den 60er Jahren, und dann besonders seit Giselher Guttmann beinhalten die – vor allem Wiener – Beiträge zur Neuropsychologie auch zunehmend Ergebnisse und statistische Vergleiche auf der Basis von Tests einer größeren Anzahl von Patienten.

Alle diese deutschsprachigen Forschungsgruppen arbeiteten – zumindest lose – mit dem *Internationalen Neuropsychologischen Symposium* zusammen. Dieses spielte dann auch eine zentrale Rolle bei der Entwicklung der Neuropsychologie in der Schweiz. Der Durchbruch einer interdisziplinären Neuropsychologie auf dem Europäischen Kontinent und die damit entstehende gleichgewichtige Partnerschaft mit den angelsächsischen Neuropsychologen ist verbunden mit Henry Hécaen und seiner Idee des o.a. *International Neuropsychological Symposium*. Dieses Symposium entstand aus den Kontakten zwischen den verschiedenen europäischen und angelsächsischen Forschern mit dem Ziel der Förderung der Erforschung von Gehirnfunktionen und den Fragen im Grenzbereich zwischen Neurologie, Psychologie und Psychiatrie. Das Besondere an dieser Gruppe war, dass man nur auf Einladung Mitglied werden konnte, und dass es zuerst weder einen Namen, noch eine Satzung oder sonst irgendwelche festgeschriebenen Regeln gab. Die

Gruppe gab aber den Impuls zu einer echten interdisziplinären Kooperation.

Ein weiterer wichtiger Schritt in Richtung einer internationalen Verbreitung der Neuropsychologie war die Gründung der Zeitschrift *Neuro-
psychologia* im Jahre 1963, das erste ausschließlich dem Gebiet der Neuropsychologie gewidmete Publikationsorgan, dem viele andere folgten.

Durch die nun immer rasanter werdende Entwicklung der Neuropsychologie wurde auch das Interesse an öffentlich zugänglichen Foren
immer stärker. 1965 entstand in Europa die *European Brain and Behaviour
Society – EBBS* und einige Jahre später in den USA die *International
Neuropsychological Society – INS*.

Die letzten zwei Jahrzehnte waren gekennzeichnet durch Professionalisierung. In Deutschland gibt es z.Z. über 150 Rehabilitationseinrichtungen für Hirngeschädigte, in denen eine neuropsychologische Grundversorgung gewährleistet ist. Daneben wurden Tageskliniken und Mo-
delleinrichtungen unter verschiedenen Trägerschaften eingerichtet (Preilowski, 2000).

Eine parallele Entwicklung fand auch in Österreich statt. Während es
vor 20 Jahren nur wenige Einrichtungen wie das Rehabilitationszentrum
Meidling der Allgemeinen Unfallversicherungsanstalt gab, das sich auch
speziell mit der neuropsychologischen Rehabilitation gehirngeschädigter
Patienten beschäftigte – wobei dem Aufbau der neuropsychologischen
Diagnostik und des cerebralen Funktionstrainings Ernst Hofer, dem früheren Präsidenten des Berufsverbandes Österreichischer Psychologen,
großer Verdienst zukommt – gibt es nun auch in Österreich eine große
Anzahl spezieller Einrichtungen, die neuropsychologische Behandlung
durch klinische Psychologen sicherstellen. Zuletzt wurden in Österreich
die Frührehabilitationseinrichtungen erweitert und damit neuropsychologisches Neuland betreten. Während bei Unfallopfern die Versorgung heute als bereits relativ gut angesehen werden kann, ist die
Versorgung von Patienten mit cerebralen Erkrankungen schon deutlich
schlechter. Auch ist bei relativ guter stationärer Versorgung die nachsta-
tionäre Behandlung bzw. Betreuung – vor allem im niedergelassenen
Bereich – noch eher schlecht ausgebaut.

Durch die in den letzten Jahren eher rasante Verbreitung der Neuropsychologie rückt zuletzt eine entsprechende Qualitätssicherung in den
Vordergrund. Dies trifft besonders auf die Kommerzialisierung der verschiedenen Untersuchungsverfahren zu. Probleme entstehen hier durch
die oft unsachgemäße und unkritische Anwendung von neuropsychologischen Test- und Trainingsmaterialien oder durch die Entwicklung und
dem kommerziellen Vertrieb von Kurztests oder Trainingsmaterialien unter Vortäuschung wissenschaftlicher Gewähr.

Neben der Kontrolle der Gütekriterien von Test- oder Therapiematerial ist für eine positive Zukunftsentwicklung vor allem auch die Sicherstellung einer qualitativ hochwertigen Ausbildung sowie Fort- und Weiterbildung notwendig. Im deutschsprachigen Raum hat die *Gesellschaft für Neuropsychologie – GNP –* die Vorreiterrolle übernommen. Die Tatsache, dass die 1982 aus der Gesellschaft für Hirntraumatologie und Klinische Hirnpathologie entstandene *Deutsche Gesellschaft für Neurotraumatologie und Klinische Neuropsychologie – DGNKN –* bis 1984 nur Ärzten als ordentlichen Mitgliedern offen stand, begünstigte 1986 die Entstehung der GNP. Die GNP wuchs sehr schnell. In verschiedenen Arbeitskreisen wurden nicht nur Methoden für neuropsychologische Diagnostik und Therapie entwickelt, getestet und verbreitet, sondern auch der Aus-, Fort- und Weiterbildung breiter Raum gewidmet.

Im deutschsprachigen Raum hatte die GNP lange Zeit eine Vorreiterrolle. Aus-, Fort- und Weiterbildung wurde von österreichischen Psychologen, die neuropsychologisch tätig waren, vor allem in Deutschland konsumiert. Erfahrungsaustausch auf dem Gebiet der neuropsychologischen Diagnostik, Behandlung und Rehabilitation war in Österreich auf Grund der sehr geringen Vernetzung der hier arbeitenden klinischen Neuropsychologen nur sehr beschränkt möglich, Grundlagenforschung wurde fast nur – und hier eingeschränkt – auf einzelnen Universitäten betrieben.

Dieses Defizit in Österreich führte zu der Überlegung der Gründung einer eigenen Österreichischen Gesellschaft für Neuropsychologie, nachdem sich auch in der Schweiz die dort tätigen Neuropsychologen zum *Schweizer Verein für Neuropsychologie – SVNP –* zusammengetan hatten. 1998 wurde nach einem Treffen einer Gruppe österreichischer Neuropsychologen ein Proponentenkomitee gebildet, das mit der Gründung einer Gesellschaft für NeuroPsychologie Österreich – GNPÖ – beauftragt wurde. Die konstituierende Sitzung der GNPÖ fand dann im Jänner 1999 statt. Der Vorstand der GNPÖ wurde in der 1. Mitgliederversammlung im Rahmen der 1. Jahrestagung der Gesellschaft am 16. 10. 1999 in Wien bestätigt.

Der GNPÖ traten nach ihrer konstituierenden Sitzung 17 neuropsychologisch tätige klinische Psychologen bei. Bis Mitte 2003 stieg die Mitgliederzahl der GNPÖ bereits auf über 150 Mitglieder an, die durchwegs primär neuropsychologisch tätige klinische Psychologen sind. Die angestrebten Ziele liegen in einer Förderung und Verbreitung von Neuropsychologie als interdisziplinäre Wissenschaft in experimentellen, angewandten und klinischen Arbeitsbereichen. Neben Fort- und Weiterbildungsmöglichkeiten wird auch eine beruflich entsprechende Positionierung neuropsychologisch tätiger Psychologen angestrebt. Die Zusammenarbeit mit anderen bestehenden Vereinigungen in diesem Arbeitskreis ist eines der Ziele der GNPÖ.

Neben dem vorrangigen Ziel der Förderung der Neuropsychologie im wissenschaftlichen und klinischen Bereich und dem damit verbundenen Beitrag zur Verbesserung der öffentlichen Gesundheitspflege ist die Entwicklung professioneller Standards im Zusammenhang mit der universitären und postgraduellen Ausbildung der Psychologen Ziel der Gesellschaft. Dazu führt die GNPÖ regelmäßige Tagungen, Fortbildungen und Regionaltreffen durch, bietet Kooperation mit den Universitätsinstituten an, stellt die Möglichkeit zur kollegialen Supervision und zur Koordination von Forschungsinteressen zur Verfügung und bietet ein Curriculum für die Fort- und Weiterbildung zum Neuropsychologen an. Dem Berufsbild der Neuropsychologen soll hier sein Profil gegeben werden.

Eine eigene Arbeitsgruppe Gerontopsychologie konstituierte sich innerhalb der Gesellschaft für NeuroPsychologie Österreich mit dem Ziel von Durchführungen spezieller Fortbildungen, Erfahrungsaustausch und Kontakt zu anderen geriatrischen Gesellschaften. Eine zweite Arbeitsgruppe innerhalb der GNPÖ – die AG Kinder-, Jugend- und Entwicklungsneuropsychologie – konstituierte sich 2002. Eine dritte Arbeitsgruppe – „Neuropsychologische Diagnostik und Qualitätssicherung" – wurde 2003 gegründet. Weitere Arbeitsgruppen sind im Entstehen.

Die GNPÖ nahm im Sommer 2001 erste Besprechungen mit dem Berufsverband der Österreichischen Psychologinnen und Psychologen – BÖP – auf, um eine Zusammenarbeit im Bereich der Aus- und der Weiterbildung zu besprechen. In mehreren Gesprächsrunden wurde eine Kooperation des BÖP und der GNPÖ vereinbart. Die Aus- und Weiterbildungsveranstaltungen der GNPÖ standen ab dem Sommer 2001 nun allen BÖP-Mitgliedern und allen Psychologinnen und Psychologen außerhalb dieser beiden Vereinigungen offen.

Das primäre Ziel der GNPÖ und des BÖP war vorrangig immer, den in Österreich im Bereich der Neuropsychologie tätigen Psychologinnen und Psychologen eine bestmögliche Aus- und Fortbildung zu ermöglichen. Die GNPÖ hat hier – vor allem auch durch ihre Mitglieder – Zugang zu den verschiedenen Kliniken und Zentren, die Patienten mit cerebralen Schädigungen behandeln, sie hat hier auch die notwendigen Kontakte zu in- und ausländischen Kliniken, Zentren, Vereinigungen und Fachleuten. Sie kann hier ihren Mitgliedern das bestmögliche Angebot bereitstellen. Durch die Kooperation mit dem BÖP und die Öffnung der Veranstaltungen auch für Nichtmitglieder dieser beiden Gesellschaften stellt sie dieses Angebot allen in Österreich tätigen Psychologinnen und Psychologen zur Verfügung. Es wurden auch bereits Gespräche mit den Repräsentanten der anderen Gesellschaften für Neuropsychologie aufgenommen. Ziel ist hier eine zuerst europaweite, später sicher auch weltweite Kooperation der verschiedenen nationalen Gesellschaften. Die wird durch die Vereinslösung (GNPÖ als nationale Gesellschaft) ermöglicht.

Ausbildung

1991 unternahm die GNP in Deutschland erste Schritte in Bezug auf eine gemeinsame Ausbildung Klinischer Neuropsychologen im deutschsprachigen Raum. Der GNP-Ausschuss „Aus- und Weiterbildung" traf sich hier mit Repräsentanten der Deutschen Gesellschaft für Neurologie – DGN, der Deutschen Gesellschaft für Neurologische Rehabilitation – DGNR und der Deutschen Gesellschaft für Psychologie – DGfPs. Grundlage der Gespräche war ein Papier der GNP vom Juni 1988, in dem ein Curriculum zur postgradualen Ausbildung von Neuropsychologen vorgestellt wurde. Ein Jahr später wurde verabredet, eine „Kommission Klinische Neuropsychologie" zu bilden, in der sich Vertreter der DNG, der Föderation Deutscher Psychologenvereinigungen (gebildet aus der DGfPs und dem Berufsverband Deutscher Psychologinnen und Psychologen – BDP) und der GNP treffen sollten. Nach zwei vorbereitenden Sitzungen fand die offizielle Konstitution der Kommission im Februar 1995 statt.

In der Zwischenzeit war das seit 1988 diskutierte Curriculum von der Mitgliederversammlung der GNP nur teilweise akzeptiert worden. So wurde beispielsweise die vorgeschlagene mündliche Prüfung abgelehnt. Die veränderte Fassung wurde dann am 30. 09. 1994 verabschiedet. Die Übergangsregelungen zur Zertifizierung und Ausführungsbestimmungen wurde bereits am 22. 10. 1993 beschlossen. Ein inhaltlich vergleichbares Curriculum wurde nun auch von der „Gemeinsamen Kommission Klinische Neuropsychologie" vorgelegt und durch die Trägervereinigungen Deutsche Gesellschaft für Neurologie, Föderation der Psychologenvereinigungen und die Gesellschaft für Neuropsychologie beschlossen (Preilowski, 2000). Die Grundzüge dieses Curriculums wurden auch von der Schweizer Gesellschaft für Neuropsychologie übernommen, die eine inhaltlich vergleichbare Ausbildung erarbeitete.

Auf der Suche nach Standardisierung der neuropsychologischen Angebote einerseits und die Qualitätssicherung in diesem schnell wachsenden Feld andererseits, entschloss sich die GNPÖ analog zu den bisherigen, im deutschsprachigen Raum angebotenen Ausbildungsordnungen, Richtlinien für eine entsprechende postgraduale neuropsychologische Ausbildung in Österreich zu erarbeiten. Das sorgfältig ausgearbeitete und breit diskutierte Curriculum der GNP wurde hier als Ausgangsbasis verwendet. Idee der österreichischen postgradualen Ausbildungsordnung war die Übernahme dieses Curriculums der GNP, das inzwischen breite Zustimmung aller befassten Stellen erhielt und den Ausbildungsstandard darstellt, und die Adaptation auf die Situation der klinischen Neuropsychologie in Österreich.

Diese ist vor allem dadurch gekennzeichnet, dass es in Österreich eine postgraduale Ausbildung zum Klinischen Psychologen und Gesundheitspsychologen gibt, die auch gesetzlich verankert ist. Viele Ausbildungsteile der GNP- Deutschland zum Klinischen Neuropsychologen sind bereits Bestandteil der Ausbildung zum Klinischen Psychologen in Österreich. Ausgangspunkt des „Österreich-Curriculums" war deshalb im Wesentlichen das GNP-Curriculum abzüglich der bereits in der österreichischen postgradualen Ausbildung zum Klinischen Psychologen und Gesundheitspsychologen enthaltenen Ausbildungsschritte.

Voraussetzung für den Erwerb der Zusatzbezeichnung „Klinische Neuropsychologin" bzw. „Klinischer Neuropsychologe" ist neben dem abgeschlossenen Studium der Psychologie und der abgeschlossenen Ausbildung zur Klinischen Psychologie und Gesundheitspsychologie lt. Psychologengesetz eine abgeschlossene theoretische Ausbildung für Klinische Neuropsychologie im Umfang von mind. 144 Stunden – wobei hier neuropsychologische Grundlagen, neuropsychologische Diagnostik und neuropsychologische Rehabilitation vermittelt werden – sowie eine abgeschlossene praktische Ausbildung von zumindest einem Jahr in einer entsprechenden Einrichtung (kann auch bereits im Rahmen der Ausbildung zum Klinischen Psychologen absolviert werden). Entsprechend den Kriterien zur Qualitätssicherung wurden diese Einrichtungen unterteilt in von der GNPÖ anerkannten Einrichtungen des Typ A (neurologische Kliniken und neurologische Rehabilitationseinrichtungen mit stationärer und/oder ambulanter Einrichtung zur Behandlung von Patienten mit verschiedenartigen cerebralen Krankheitsbildern und zumindest einer besetzten ganztägigen Planstelle für einen/r Klinischen NeuropsychologIn), des Typ B (wie oben, jedoch ohne der angeführten neuropsychologischen Planstelle) und Typ C (andere Einrichtungen mit stationärer und/oder ambulanter Versorgung von Patienten mit cerebralen Störungen). Weiteres sind 10 dokumentierte Fälle (Befund, Gutachten, Rehabilitationsverlauf) vorzulegen. Die entsprechenden Nachweise werden von einem Zertifizierungskomitee, das sich aus Vertretern der GNPÖ und des BÖP zusammensetzt, geprüft. Die Zertifizierungsurkunden werden von der GNPÖ und dem BÖP gemeinsam ausgestellt.

Versorgungsrelevanz

Es ist unstrittig, dass die neuropsychologische Diagnostik und Behandlung, bzw. Therapie elementarer und essenzieller Bestandteil der Versorgung von Patienten mit organisch bedingten psychischen Störungen und deren Angehörigen ist. Dies gilt sowohl für den Sektor der stationären Akutbehandlung, der stationären und teilstationären Rehabilitationsbehandlung wie auch für die ambulante Versorgung.

Durch die verbesserte Diagnostik, Akuttherapie und Ausbau der stationären Behandlung von Patienten mit z.T. schweren neurologischen Erkrankungen (Intensivstationen, Schlaganfalleinheiten, neurologischen Fachabteilungen) hat die Anzahl rehabilitationsbedürftiger neurologischer Patienten zugenommen. Die verbesserten Lebensumstände und der damit verbundene Anstieg der Lebenserwartung führen weiters zu einer Zunahme der Anzahl älterer Menschen und neurologischer Erkrankungen.

Es liegen keine sicheren Zahlen vor, wie viele Menschen cerebrale Schädigungen im Laufe ihres Lebens erlitten haben. In Tirol erleiden nach Auskunft des Schlaganfallforums rund 1200 Menschen pro Jahr einen Schlaganfall. Österreichweit erleiden jedes Jahr 64.000 Österreicher ein schweres Schädel-Hirn-Trauma. 20% sterben daran, über 51.000 Menschen überleben aber ein solches Trauma und müssen in weiterer Folge zumindest auf Folgeschäden untersucht werden; ein großer Teil bedarf dann nach der Erstbehandlung eine entsprechende Rehabilitation, wobei der neuropsychologischen Rehabilitation eine entscheidende Bedeutung zukommt. (Zahlen der Österreichischen Gesellschaft für Schädel-Hirn-Trauma.) In dieser Zahl sind aber noch nicht jene Menschen erfasst, die eine degenerative Hirnerkrankung haben oder Kinder mit MCD!

Das heißt, Behandlungsnotwendigkeit besteht nachgewiesenermaßen für eine sehr große Anzahl von Patienten. Im stationären Bereich ist jedoch nur eine geringe Anzahl von Patienten – auf Grund der keineswegs ausreichenden Bettenzahl – behandelbar; vor allem bei cerebralen Erkrankungen ist die Zahl der Betten sehr gering. Die stationäre Behandlung kann auch nur über eine relativ kurze Zeit geschehen; die Behandlung z.B. eines ausgeprägten posttraumatischen organischen Psychosyndroms beträgt aber zumindest 2 Jahre. Ein Ausbau der Bettenzahl im stationären Bereich sowie die Schaffung einer funktionsfähigen ambulanten neuropsychologischen (Nach-)Behandlung ist hier unverzichtbar.

Zukünftige Ziele

Die zukünftigen Ziele der österreichischen Neuropsychologen sind die Anerkennung spezifischer neuropsychologischer Leistungen in den verschiedenen Körperschaften. Neben (neuro)psychologischer Diagnostik, die von den Kassen bereits bezahlt wird, steht die dringend notwendige

Übernahme der Kosten ambulanter klinisch-psychologischer bzw. neuropsychologischer Behandlung durch die Kassen im Vordergrund der Bemühungen der GNPÖ und des BÖP. Es fanden hier eine Reihe von Gesprächen mit dem Hauptverband der Österreichischen Sozialversicherungsträger statt, die gerade auf dem Gebiet der Neuropsychologie hoffnungserweckend sind. Beide Gesellschaften – GNPÖ und BÖP – sehen es als entscheidend für die Versorgung Betroffener an, dass – aufbauend auf eine fachgerechte neuropsychologische Diagnostik – lege artis eine entsprechende fachgerechte Behandlung durchgeführt werden kann, die von den Kassen auch im ambulanten Bereich bezahlt wird und so der großen Anzahl cerebral geschädigter Patienten in Österreich zugute kommt.

Die Mitarbeit in verwandten Organisationen – wie z.B. der Österreichischen Alzheimergesellschaft, in der z.Z. an einer Vernetzung der niedergelassenen Vertrags- und Wahlpsychologen sowie der niedergelassenen Nervenfachärzte gearbeitet wird, die zu einer Qualitätssicherung der Demenzdiagnostik beitragen soll – ist dabei ebenso Ziel wie die Teilnahme an Tagungen im Bereich der Klinischen Psychologie, auf der neuropsychologische Standpunkte eingebracht werden können. Forciert wird auch die Teilnahme an gemeinsamen Tagungen und Aktivitäten der verschiedenen nationalen neuropsychologischen Gesellschaften.

Weitere Aufgabenfelder

1999 wurde durch Mitglieder der GNPÖ auch mit der Schulung psychologischer und medizinischer Fachkräfte auf dem Gebiet der Neuropsychologie in den Entwicklungsländern begonnen. Jährlich werden hier im südostasiatischen Raum (Burma, Laos, Kambodscha, Vietnam, Thailand ...) Fachkräfte neuropsychologisch in postuniversitären Workshops geschult, und so neuropsychologisches Wissen und Techniken auch außerhalb der Landesgrenzen verbreitert. Diese Schulungen werden weitergeführt.

Literatur

Alderman N (1996) Central executive deficit and response to operant conditioning methods. Neuropsychological Rehabilitation 6: 161–186

Benedict RB (1989) The effectiveness of cognitive remediation strategies for victims of traumatic head-injury: a review of the literature. Clinical Psychology Review 9: 605–626

Ben-Yishay Y, Prigatano GP (1990) Cognitive remediation. In: Rosenthal M, Griffith ER, Bond MR, Miller JD (eds) Rehabilitation of the adult and child with traumatic brain injury. F. A. Davis, Philadelphia, S 393–409

Ben-Yishay Y (1996) Reflections on the evolution of the therapeutic mileu concept. Neuropsychological Rehabilitation 6: 327–343

Blanco J, Mäder M (1999) Dokumentation, Messung und Qualitätsmanagement. In: Frommelt P, Grötzbach H (eds) NeuroRehabilitation. Backwell, Berlin, S 629–644

Dick F, Gauggel S, Hättig H, Wittlieb-Verpoort E (1995) Klinische Neuropsychologie. Deutscher Psychologen Verlag, Bonn

Diller L, Gordon WA (1981) Interventions for cognitive deficits in brain-injured adults. Journal of Consulting and Clinical Psychology 49: 822–834

Finger S, Stein DG (1982) Brain damage and recovery. Plenum, New York

Gauggel S, Herrmann M, Karsten E (1999) Klinische Neuropsychologie – ein Therapieverfahren zur Diagnostik und Behandlung organisch bedingter psychischer Störungen. Informationsmaterial der Gesellschaft für Neuropsychologie GNP, www.gnp.de

Gauggel S, Konrad K, Wietsch A-K (1998) Neuropsychologische Rehabilitation. Psychologie Verlags Union, Weinheim

Holden VP, Woods RT (1982) Reality orientation: Psychological approaches to the confused elderly. Churchill Livingstone, London

Kasten E, Schmid G, Eder R (1998) Effektive neuropsychologische Behandlungsverfahren. Deutscher Psychologen Verlag, Bonn

Klauer KJ (1993) Kognitives Training. Hogrefe, Göttingen

Koch U, Bürger W (1996) Ambulante Rehabilitation – Ziele Voraussetzungen und Angebotsstruktur. Bonn: Schriftenreihe zum Gesundheits- und Sozialwesen, Bundesverband Deutscher Privatkrankenanstalten e.V.

Kreutzer JS, Wehman PH (1991) Cognitive rehabilitation for persons with traumatic brain injury. Paul H. Brookes, Baltimore

Lezak MD (1995) Neuropsychological Assessment. Oxford University Press, New York

Malec JF, Smigielski JS, DePompolo RW, Thompson JM (1993) Outcome evaluation and prediction in a comprehensive-integrated post-acute outpatient brain injury rehabilitation programme. Brain Injury 7: 15–29

Matthes-von Cramon G, von Cramon DY, Mai N (1994) Verhaltenstherapie in der neuropsychologischen Rehabilitation. In: Zielke M, Sturm J (Hrsg) Handbuch stationäre Verhaltenstherapie. Psychologie Verlags Union, Weinheim, S 164–175

Matthesius R-G, Jochheim K-A, Barolin GS, Heinz C (1995) ICIDH. Ullstein/Mosby, Berlin

McGlynn SM (1990) Behavioral approaches to neuropsychological rehabilitation, Psychological Bulletin 108: 420–441

Miller L (1991) Brain and self: Toward a neuropsychodynamic model of ego autonomy and personality. Journal of the American Adademy of Psychoanalysis 19: 213–234

Miller L (1992) Freud's brain: Toward a neuropsychodynamic model of personality and psychotherapy. Journal of the American Adademy of Psychoanalysis 19: 183–212

Miller L (1993) Psychotherapy of the brain-injured patient. W. W. Norton & Company, New York

Preilowski B (2000) Zur Geschichte der Neuropsychologie. In: Lehrbuch der Klinischen Neuropsychologie. Swets & Zeitlinger Publishers, Lisse, NL

Prigatano GP (1994) Individuality, lesion location, and psychotherapy after brain injury. Aphasiology 4: 406–418

Robertson IH (1991) Does computerized cognitive rehabilitation work? Apha-
siology 4: 381–405
Robertson IH (1993) Cognitive rehabilitation in neurologic disease. Current
Opinion in Neurology (6): 756–760
Schmidauer Ch (2000) Schlaganfall, Ambulante Nachbetreuung in Tirol. Schlag-
anfall Forum Tirol
Schoen SW (2000) Neurobiologische Grundlagen von Funktionsrestitution und
Reorganisation. In: Sturm W, Herrmann M, Wallesch CW (Hrsg) Lehrbuch der
Klinischen Neuropsychologie. Swets & Zeitlinger, Lisse, NL
Shallice T (1988) From neuropsychology to mental structure. Cambridge Uni-
versity Press, Cambridge
Schwarze G, Ransmayr G (2000) Grundlagen und aktueller Stand der Neuro-
Rehabilitation im Bundesland Tirol, Jahr 2000. Erhebung Neuro-Rehabilitation
Tirol 2000, Innsbruck
Strotzka H (1978) Was ist Psychotherapie? In: Strotzka H (Hrsg) Psychotherapie:
Grundlagen, Verfahren, Indikation. Urban & Schwarzenberg, München, S 3–6
Strubreither W (1990) The training of social competence – a basic training for the
participation of disabled people. Proceedings of the 5th European Regional
Conference of Rehabilitation International. Edited, Published & Distributed by
NRB, Ireland
Strubreither W (2000) Die Gesellschaft für Neuropsychologie. Eigenverlag der
GNPÖ
Strubreither W, Hackbusch B, Herrmann-Gruber M, Stahr G, Jonas HP (2003)
Neuropsychologische Probleme bei hochgelähmten Tetraplegikern. In: Gerner
HJ (Hrsg) Querschnittlähmung. Steinkopf, Darmstadt
Sturm W (2000) Aufgaben und Strategien neuropsychologischer Diagnostik. In:
Sturm W, Herrmann M, Wallesch CW (Hrsg) Lehrbuch der Klinischen Neuro-
psychologie. Swets & Zeitlinger, Lisse, NL
Sturm W, Herrmann M, Wallesch CW (2000) Lehrbuch der Klinischen Neuro-
psychologie, Swets & Zeitlinger, Lisse, NL
Trexler LE, Helmke C (1996) Efficacy of holistic neuropsychological rehabilitation.
In: Fries W (Hrsg) Ambulante und teilstationäre Rehabilitation von Hirnverletz-
ten. W. Zuckschwerdt Verlag, München, S 25–39
Unverhau S, Babinsky R (2000) Problemanalyse, Zielsetzung und Behandlungs-
planung in der neuropsychologischen Therapie. In: Sturm W, Herrmann M,
Wallesch CW (Hrsg) Lehrbuch der Klinischen Neuropsychologie. Swets &
Zeitlinger, Lisse, NL
Wilson BA (1998) Recovery of cognitive functions following nonprogressive brain
injury. Current Opinion in Neurobiology 8: 281–287
World Health Organization (1980) International classification of impairments, dis-
abilities, and handicaps. World Health Organization, Geneva
Wurzer W (1992) Das posttraumatische organische Psychosyndrom. WUV Univer-
sitätsverlag, Wien

Umweltpsychologie in Österreich – eine Rückblende

Alexander G. Keul

> Nach dem gegenwärtigen Stand wird die Psychologie
> durch ihre Stellung zwischen den Sozial- und Geisteswissenschaften,
> den Natur- und Biowissenschaften sowie der Medizin charakterisiert ...
> Als Fach kann sie sich daher auch nicht auf eine einfache Identität berufen ...
> Die Psychologie muss ... bei stets erfahrungswissenschaftlicher Ausrichtung
> multidisziplinär orientiert sein. Sie hat den Menschen
> unter verschiedenen Gesichtspunkten zu betrachten,
> ohne ihn als Ganzes aus dem Blick zu verlieren ...
> *(Baumann, 2000, 3)*

Historischer Abriss, Zielbestimmung

Ein halbes Jahrhundert Berufsverband Österreichischer PsychologInnen ist ein willkommener Anlass, denselben Zeitraum Öko-/Umweltpsychologie in Österreich zu betrachten. Der knappe zur Verfügung stehende Raum verbietet allerdings Vollständigkeit bei Personen, Projekten und Publikationen.

Ökologie entstand in der Biologie (Haeckel, Uexküll) – Lebewesen interagieren mit ihrer Umwelt und suchen sich ihren Platz darin (oikos griech. das Haus; Biotop-Begriff). Die historisch jüngere Psychologie dachte im deutschen Sprachraum zuerst ökologisch – Hellpach, Stern, Lewin, Muchow in Deutschland und Brunswik in Österreich stehen für den Beginn einer Reflexion der Mensch-Umwelt-Interaktion. Das Dritte Reich unterbrach diese Entwicklung. Führende VertreterInnen starben oder flüchteten. Über den Lewin-Schüler Barker formierte sich die Richtung in den USA neu, anfangs behavioristisch geprägt („Midwest"), dann zunehmend interdisziplinär-pluralistisch.

Den Neubeginn nach dem 2.Weltkrieg, verbunden mit den Namen Kaminski, Boesch, Lang, Graumann/Kruse, Werbik, Salber und Revers, machte die neopositivistische Wende nicht einfacher. ÖkopsychologInnen waren und sind Überlebenskünstler, denn ihr Fach blieb eine Bindestrich-Psychologie traditionell habilitierter Forscher ohne nennenswerten Aufbau personeller und finanzieller Ressourcen. Nachfolgen waren damit unsicher, die Integration in Studienpläne und Curricula wechselhaft. Durch die Umweltbewegung „verdoppelte" sich die Ökopsychologie außerdem in „Ökologische Psychologie" und „Umweltpsychologie". Heute ist mehr der zweite Terminus geläufig.

Zum Begriffsfeld „Umweltpsychologie und Österreich" fällt einem zuerst der bereits erwähnte Gestaltpsychologe Egon Brunswik ein, Assistent bei den Bühlers in Wien. In der Nachkriegspsychologie stifteten dann Wilhelm Josef Revers (Salzburg), Manfred Haider und Giselher Guttmann (Wien) Strukturen, in denen noch heute Umweltpsychologie beforscht und gelehrt wird. Anders als in den USA ist der privatwirtschaftliche Bereich (Beratung, Auftragsforschung) in Europa nicht selbsttragend und hat bis auf einzelne Ausnahmen bislang keine Firmen hervorgebracht. Die Universitäten bleiben zentral.

Umweltpsychologie ignoriert philosophisch-erkenntnistheoretische und ethische Grundprobleme der Psychologie nicht, sondern reflektiert sie bewusst, fordert notwendig Interdisziplinarität, Methodenpluralismus (Sprache, Bild, Intuition neben Mathematik) und seit Brunswik ökologische Validität der Forschung. Ihre Themen und Designs liegen quer zu bereits etablierten akademischen Fächern (Beispiel Wetter und Wohlbefinden – Meteorologie, Medizin, Psychologie, Sportwissenschaften). Umweltpsychologie ist ein Kind der Moderne, eine offene, verantwortungsvolle Wissenschaft.

Das erste deutsche Handbuch „Ökologische Psychologie" nennt acht Nachbardisziplinen: Biologie/Ökologie/Ethologie (Vergleichende Verhaltensforschung), Sozialmedizin und Ergonomie, Umwelt- und Stadtsoziologie, Human- und Sozialökologie, Umweltethik, Umweltpolitik und -recht, Kulturanthropologie und Humangeografie. Innerhalb der Psychologie bestehen v.a. Vernetzungen mit Kulturpsychologie, Kulturvergleichender Psychologie, Ökologischer Sozialisationsforschung und Gemeindepsychologie. Dies alles eröffnet Innovations-Chancen, passt aber nicht ins neoliberale Machtkalkül.

In der Landschaft wissenschaftlicher Institutionen finden sich interdisziplinäre Zusammenschlüsse unter wesentlicher Beteiligung der Psychologie wie IAPS (International Association for People-Environment Studies, Europa; www.iaps-association.org) und EDRA (Environmental Design Research Association, USA). Innerpsychologisch bestehen Fachgruppen(teile) in der DGPs, dem BDP und im BÖP. Führende Zeitschriften sind Environment and Behavior, Journal of Environmental Psychology und Umweltpsychologie (eine StudentInnen-Initiative). Das erste englische Handbuch von Stokols und Altman erschien 1987, das erste deutschsprachige 1990. Den Methodenkanon versuchten Allesch und Keul 1993 kritisch einzuordnen. Das neueste Handbuch editierten Bechtel und Churchman (2002).

Ein Signal setzte der Berufsverband Österreichischer PsychologInnen 1997 mit einem eigenen Schwerpunktheft Umweltpsychologie der „Psychologie in Österreich". Die Themenpalette der zehn österreichischen Beiträge umfasste dabei Umweltschutz, Psychologie gebauter Umwelt, Umweltsimulation und -management, Umwelt und Gesundheit, Freizeit und Tourismus, Technikfolgenabschätzung, Social Design, Verkehrsplanung und Kritische Psychologie. Drei Themenbündel werden nun anhand österreichischer Forschungsbeiträge kurz dargestellt.

Psychologie und natürliche Ressourcen, Umweltschutz, Nachhaltigkeit

Dass Umweltpsychologie etwas mit Umweltschutz zu tun hat, darauf kommen selbst ahnungslose Passanten assoziativ sehr schnell. Gesprächspartner aus der Wirtschaft subsumieren das Fach ebenso rasch unter die politische Grünbewegung. Dass Psychologie im Spannungsfeld Ökonomie-Ökologie mehr leistet als begleitende Meinungsforschung, machen Beiträge der Gruppe um Renate Cervinka am Wiener Institut für Umwelthygiene deutlich. Ausgehend von Forschungen zum ArbeitnehmerInnenschutz wurde systematisch eine umweltpsychologische Begutachtungspraxis aufgebaut, deren Instrumente in einer Reihe von Umweltkonflikten im Osten Österreichs praktisch eingesetzt wurden (Cervinka, 1995).

Umweltpsychologie steht damit gutachterlich bis anwaltlich an der „Streitfront". Prävention und Konfliktminderung lassen sich nur erzielen, wenn neben nackten technischen Zahlen auch die subjektive, psychosozial vermittelte Betroffenheit der Anrainer eine Stimme erhält. Neben der in Städten fast allgegenwärtigen Lärmbelastung waren 1991 immerhin 23% der ÖsterreicherInnen in ihren Wohnungen Geruchsbelästigungen ausgesetzt. Frauen sind geruchsempfindlicher, Ältere mehr als Jüngere (Haider, Cervinka, Groll-Knapp und Pfeiffer, 1994). Ein großes Projekt mit Bevölkerungsbefragung und Effektkontrolle der Sanierungsmaßnahmen läuft derzeit entlang des Leopoldauer Sammelkanals in Wien 22 (Cervinka und Neudorfer, 2003).

Von Hellpachs „Geopsyche" her, dem Bereich Landschaftswahrnehmung und Lebensqualität, nähert sich Rainer Maderthaner von der Universität Wien dem Thema Umweltschutz. Der Projektteil „Subjektive Lebensqualität – Umweltbewusstsein – Landschaftserleben" des multidiziplinären Projekts „Lebensqualität und Umwelthandeln" untersuchte 1997–1999 Querverbindungen zwischen gewöhnlich getrennten Teilen der sozialen Wirklichkeit einer steirischen Kulturlandschaft. Maderthaner schließt damit den Bogen von Wohlbefinden-Lebensqualität (Maderthaner, 1997) zu Landschaftsästhetik-Umweltschutz (Maderthaner, 1980). Sein Engagement im Rahmen der „Agenda 21" ist daher nur folgerichtig.

Stadt und Landschaft sind wahrscheinlich die komplexesten Reizkulissen, denen sich der Mensch jemals gegenübersah – und die er aktiv mitgestaltet. Der historisch junge Begriff „Nachhaltigkeit" (sustainability) wanderte von der Forstwirtschaft in viele andere Ressourcenbereiche ein und charakterisiert heute eine spezifische Ethik des Verbrauchs in Ökosystem- und Generationenperspektive. Wichtiger als ihre abstrakte Vermittlung ist die Erlebbarkeit der Naturwirkungen, wie sie z.B. das Projekt „Selbsternte" umweltpädagogisch umsetzt (Ehmayer und Fleischmann, 1997). Das in der BRD bewährte Konzept der „Jugendfarmen" (vgl. Strey und Winter, 1995) hat inzwischen auch in Linz Wurzeln geschlagen. Umweltbewusstsein lässt sich in guten Zeiten wie in Krisen fördern (de Haan und Kuckartz, 1996).

Psychologie und gebaute Umwelt, Mobilität, virtuelle Umwelt

Neben Natur und Naturgefährdung standen immer kulturelle Artefakte, Gebilde und Transaktionen des Menschen im Mittelpunkt umweltpsychologischer Forschung, die deshalb von der Kulturpsychologie nicht zu trennen ist (Boesch, 1980). Menschen sind keine „Naturwesen" wie Rehe im Wald, sondern sie planen und bauen, bewegen sich technisch fort, leben teilweise in virtuellen Medienumwelten. Neben vorsichtigen Versuchen, diese Welt psychologisch zu erschließen (Canter, 1973; Kaminski, 1976) wurde auch Kritik an der Lebensfeindlichkeit der „schönen neuen Unwelt" (Mitscherlich, 1965) laut.

Interessanterweise etablierte sich die Verkehrspsychologie rasch als Teilgebiet der Angewandten Psychologie, die Architekturpsychologie aber nicht (Keul, 1990, 2000), und ein sozialwissenschaftliches Pendant zur Raumplanung fehlt bis heute trotz Lewins Feldtheorie oder Barkers Behavior Settings. Vielleicht verwirrt die Vielfalt die Forscher, spannt sich gebaute Umwelt doch zwischen kognitiven Karten, Raumwahrnehmung, ästhetischen Präferenzen, emotionaler Ortsbindung (Döring-Seipel, 2000), Kunst, Lebensstil und Kreativität auf. Handbücher bilden nur kleine Teilbereiche ab (Harloff, 1993).

Österreichische Architekturpsychologie begann in Wien (Guttmann und Maderthaner, 1974), doch sozialwissenschaftliche Wohnbaustudien waren Ausnahmen, eine breite Evaluationstätigkeit unterblieb (Keul, 1991). Nach universitätsbasierter Vorbereitung (Keul und Pienert, 1997;

Maderthaner und Schmidt, 1989) gelangen in letzter Zeit durch direkte Arbeitskontakte mit Planern interdisziplinäre Studien (z.B. Hierzegger, Keul und Kühn, 2002). Hilfreich und stimulierend für diese Entwicklung war der österreichische Forschungsschwerpunkt „Haus der Zukunft" ab 1999, der u.a. Vernetzungen mit Soziologie, Energiewirtschaft und Baubiologie ermöglichte. Wohnen als zentraler Wohlbefindensbereich bietet ein weites Betätigungsfeld für Gesundheits- und UmweltpsychologInnen (Keul, 1999). So erschlossen Welser Psychologen den Beratungsbereich „Häuslbauer" (Reichl und Krennmair, 2002).

Moderne Verkehrspsychologie leistet ökologische Mobilitätsforschung, ist für Kommunikation und kulturelle Zeichen sensibel (Risser, 1988) und begreift Bewegung als Teil menschlichen Gesundheitsverhaltens (Schmidt, 1995).

Psychologie und Freizeit, Erholung, Tourismus

In einem derart vom Tourismus lebenden Land wie Österreich erscheint „zeitlich befristete Landnahme gegen Geld" schon fast als Lauf der Jahreszeiten. Freizeit, Urlaub, Tourismus – weit war der Weg von Ritterfahrt und ökonomisch erzwungener Wanderschaft über die Bildungsreise junger Adeliger bis zum Massenurlaub als verbrieftem Menschenrecht; Mobilität und Erlebnis als Selbsttherapie einer „aus dem Feld gehenden" (Lewin), gut geölten Leistungsgesellschaft. Wie schnell der Gast wieder lieber zu Hause bleibt, machte zuletzt der 11. September 2001 deutlich.

Im Kontakt mit Freizeit- und (lange sportbezogener) Erholungsforschung entwickelte sich das Feld „Tourismuspsychologie" (Hahn und Kagelmann, 1993). Der Salzburger Massentourismus lockte – war seine „Ameisenstraße" auch ein Behavior Setting (Keul und Kühberger, 1996)? Interdisziplinäre Gründungen wie INIT, Salzburg oder IITF, Wien suchten neue Wege. Modetrends wie Erlebnis und Wellness wurden näher durchleuchtet (Keul, Bachleitner und Kagelmann, 2000). Ähnlich wie in den Cultural Studies ergab die touristische Umdeutung und Vermarktung kultureller Elemente (z.B. „Sound of Music": Kammerhofer und Keul, 2000) eine produktive Zusammenarbeit mit Europäischen Ethnologen.

So findet sich die gute alte Ökologische Psychologie, vulgo Umweltpsychologie, im Jahre 2003 trotz personeller und finanzieller Knappheit in einer spannenden Diskurssituation, im Kontakt mit Wirtschafts-, Werbe-, Sozial-, Gesundheits- und Emotionspsychologie, um einige Felder zu nennen. Umweltpsychologie braucht keinen „Artenschutz", sondern wird sich dank Querdenkern und Transdisziplinarität produktiv weiterentwickeln. Nach der erfolgreichen Tagung der Europäischen PsychologInnenverbände 2003 wird im Sommer 2004 die IAPS in Wien tagen (info.tuwien.ac.at/iaps2004) und dabei besonders die Chancen der Osterweiterung für neue Ideen und Projekte beleuchten.

Literatur

Allesch CG, Keul AG (1993) Analyse von Mensch-Umwelt-Beziehungen. In: Roth E (Hrsg) Sozialwissenschaftliche Methoden. Oldenbourg, München, S 676–699

Baumann U (2000) Einführung in das Studium der Psychologie, Folienvorlagen. WS 2000/01 Universität Salzburg

Bechtel RB, Churchman A (eds) (2002) Handbook of environmental psychology. Wiley, New York

Boesch EE (1980) Kultur und Handlung. Huber, Bern

Canter D (Hrsg) (1973) Architekturpsychologie. Bertelsmann, Düsseldorf

Cervinka R (1995) Umweltbelastung – erlebte Belästigung. In: Pulverich G (Hrsg) Umweltpsychologie – Verkehrspsychologie. Deutscher Psychologen Verlag, Bonn, S 84–91

Cervinka R, Neudorfer E (2003) „Hilfe, es stinkt!" Geruchsbelästigung und Kanalsanierung in der Stadt. Umweltpsychologie 7: 24–37

De Haan G, Kuckartz U (1996) Umweltbewusstsein. Denken und Handeln in Umweltkrisen. Westdeutscher Verlag, Opladen

Döring-Seipel E (2000) Umwelt und Emotion. In: Otto JH, Euler HA, Mandl H (Hrsg) Emotionspsychologie. Psychologie Verlags Union, Weinheim, Beltz, S 605–615

Ehmayer C, Fleischmann A (1997) Sinn und Sinnlichkeit – das Projekt „Selbsternte". Psychologie in Österreich 2/97: 75–78

Guttmann G, Maderthaner R (1974) Wohnbaupsychologische Studie: Terrassensiedlung Graz – St.Peter. Forschungsgesellschaft für Bauen, Planen und Wohnen, Wien

Hahn H, Kagelmann HJ (Hrsg) (1993) Tourismussoziologie und Tourismuspsychologie. Quintessenz, München

Haider M, Cervinka R, Groll-Knapp E, Pfeiffer PK (1994) Geruch. In: BM für Umwelt, Jugend und Familie (Hrsg) Umweltwissenschaftliche Grundlagen und Zielsetzungen des Nationalen Umweltplans für die Bereiche Klima, Luft, Geruch und Lärm. Wien, Schriftenreihe der Sektion 1, Band 17, Kap. 5

Harloff HJ (Hrsg) (1993) Psychologie des Wohnungs- und Siedlungsbaus. Verlag für Angewandte Psychologie. Hogrefe, Göttingen

Hierzegger H, Keul A, Kühn C (2002) Lebensraum Wohnanlage Nordberggasse Graz. HDA Baudokumentationen 19. Haus der Architektur, Graz

Kaminski G (Hrsg) (1976) Umweltpsychologie. Klett, Stuttgart

Kammerhofer-Aggermann U, Keul AG (Hrsg) (2000) ,The Sound of Music' zwischen Mythos und Marketing. Salzburger Beiträge zur Volkskunde, Band 11. Salzburger Landesinstitut für Volkskunde, Salzburg

Keul AG (1990) Architekturpsychologie aus der Nutzerperspektive – zwischen Berlyne und Boesch. In: Allesch CG, Billmann-Mahecha E (Hrsg) Perspektiven der Kulturpsychologie. Asanger, Heidelberg, S 115–124

Keul AG (1991) ,Post-Occupancy Evaluation' – in Österreich umweltpsychologisches Neuland. In: Berufsverband Österreichischer Psychologen (Hrsg)

28. Kongreß des Berufsverbandes Österreichischer Psychologen. Baden bei Wien Ketterl, Wien, S 166–169

Keul AG (1999) Heinrich Zilles Axt – Wohnen, Gesundheit und Wohlbefinden. Psychomed 11 (3): 173–178

Keul AG (2000) Zur Psychologie der Raumrepräsentation. Subjektiver Raum und Identität. VGI Österreichische Zeitschrift für Vermessung & Geoinformation 88 (1/2000): 49–54

Keul AG, Bachleitner R, Kagelmann HJ (Hrsg) (2000) Gesund durch Erleben? Aktuelle Trends der Tourismusgesellschaft. Profil, München

Keul AG, Kühberger A (1996) Die Straße der Ameisen. Beobachtungen und Interviews zum Salzburger Städtetourismus. Profil, München

Keul AG, Pienert C (1997) Post-Occupancy Evaluation von 15 Siedlungen im Wiener Wohnbau. Umweltpsychologie 1: 52–57

Kruse L, Graumann CF, Lantermann ED (Hrsg) (1990) Ökologische Psychologie. Psychologie Verlags Union, München

Maderthaner R (1980) Die Funktionen der Landschaft aus ökopsychologischer Sicht. Humanökologische Blätter 9: 23–43

Maderthaner R (1997) Wohlbefinden und Lebensqualität. Psychologie in Österreich 2/97: 62–65

Maderthaner R, Schmidt G (1989) Stelzen und Pylonen – Verkehrsbauwerke im ästhetischen Urteil der Anrainer. Österreichische Akademie der Wissenschaften, Wien

Mitscherlich A (1965) Die Unwirtlichkeit unserer Städte. Suhrkamp, Frankfurt/ Main

Reichl H, Krennmair N (2002) Erfolgsstrategien für den Hausbau. Nur & Nun, Wels

Risser R (1988) Kommunikation und Kultur des Straßenverkehrs. Literas, Wien

Schmidt L (1995) Mobilität – gesundheitsfördernd und umweltverträglich. In: Keul AG (Hrsg) Wohlbefinden in der Stadt. Beltz, Psychologie Verlags Union, Weinheim, S 112–136

Stokols D, Altman I (Eds) (1987) Handbook of environmental psychology (2 vol) Wiley, New York

Strey G, Winter G (1995) Freizeit in der Stadt. In: Keul AG (Hrsg) Wohlbefinden in der Stadt. Psychologie Verlags Union, Weinheim, Beltz, S 137–154

Krisenintervention in Österreich

Wolfgang Till

Historische Wurzeln von Krisenintervention

Am Beginn dieses Beitrags möchte ich Kriseninterventionen in Anlehnung an ähnliche Definitionen anderer AutorInnen kurz folgendermaßen definieren: Krisenintervention ist eine eigenständige Interventionsform, um Menschen bei psychischen Problemen, die in akuten Phasen psychosozialer Krisen auftreten und mit diesen in ursächlicher Verbindung stehen, zu helfen (Till, 2004).

Die theoretische Beschäftigung mit Krisen und Krisenintervention hat in den letzten 60 Jahren in zunehmend stärker werdendem Maße stattgefunden, wurde vor allem von PsychologInnen und PsychiaterInnen vorangetrieben und inhaltlich maßgeblich von drei Bereichen bestimmt, die ich nachfolgend ausführe. Modelle zur praktischen Umsetzung von Kriseninterventionskonzepten sind historisch gesehen etwas jünger, haben aber auch schon einige Tradition.

Als Geburtsstunde der Krisenintervention werden zumeist die Arbeiten von Lindemann (1944, 1985) angesehen, der in den 40er Jahren des vorigen Jahrhunderts Hinterbliebene und Überlebende einer Brandkatastrophe untersucht hat. Er hat sowohl theoretische Überlegungen über die Bewältigung von traumatischen Verlusten als auch präventive, kurzfristige Behandlungskonzepte für Menschen in derartigen Situationen entwickelt. Die Bereiche „Verlust und Trauer" und „Traumatisierungen" sind seitdem grundlegend für das theoretische Verstehen von Krisen und für die Praxis von Krisenintervention.

Wesentliche Impulse zur Entwicklung von Kriseninterventionskonzepten kamen in den 60er und 70er Jahren auch aus der Sozialpsychiatrie. Der Leitgedanke dabei war, dass psychischen Krisen eine zentrale Bedeutung beim Entstehen psychischer Erkrankungen zukomme und dass rechtzeitiges Intervenieren in Krisensituationen ein geeignetes Modell der Prävention wäre. Diesem Leitgedanken entsprechend wurden psychiatrische Behandlungsmethoden und Versorgungskonzepte unter sozial- und gemeindepsychiatrischen Gesichtspunkten grundlegend neu diskutiert; dies war auch die Geburtsstunde erster Kriseninterventionseinrichtungen. Wesentliche Beiträge zu diesem Bereich stammen von Caplan (1964).

Eine dritte Wurzel liegt im Bereich der Suizidprävention. Da suizidale Krisen die wohl am stärksten zugespitzte Form psychosozialer Krisen sind, ging – sowohl auf inhaltlicher als auch auf institutioneller Ebene – die Entwicklung von Konzepten für Suizidprävention und für Krisenintervention oft Hand in Hand.

Definition, Indikation, Ziele

Wenn man sich mit Krisenintervention beschäftigt, ist es zunächst notwendig zu klären, was man unter psychosozialen Krisen versteht. Von diesen spricht man nach weitgehend übereinstimmender Ansicht vieler AutorInnen (siehe u.a. Ciompi, 1993) dann, wenn ein Mensch in einer bestimmten Lebenssituation mit neuen Ereignissen oder Lebensumständen konfrontiert wird und dabei die ihm zur Verfügung stehenden Problemlösungsstrategien nicht ausreichen, um die neue Situation zu bewältigen. Das Versagen der adaptiven Funktion ruft bei dem betroffenen Menschen zumeist ein massives Gefühl von Überforderung hervor. Dies wird als unangenehm und bedrohlich erlebt und kann eine Labilisierung der gesamten Persönlichkeit und eine massive Erschütterung des Selbstwertgefühls mit sich bringen. Verschiedene Begleitsymptome psychischer (primär: Angst) oder psychosomatischer Natur können die Folge sein. Über Art und Verlauf von psychosozialen Krisen wurden unterschiedliche Krisenmodelle formuliert (einen zusammenfassenden Überblick dazu siehe Till, 2004).

Psychosoziale Krisen erstrecken sich oft über einen längeren Zeitraum. Krisenintervention ist allerdings nur in akuten Phasen einer psychosozialen Krise indiziert. Was als „akut" empfunden wird unterliegt primär einer subjektiven Einschätzung des/der Betroffenen. Trotzdem lässt sich allgemein festhalten, dass der Grad der Akuität primär durch das Ungleichgewicht zwischen der subjektiv empfundenen Intensität und Qualität des Krisenanlasses und dem Mangel an inneren und äußeren Bewältigungsmöglichkeiten bestimmt ist; in zweiter Linie spielen auch eine gewisse zeitliche Nähe zum Auftreten des Krisenanlasses sowie Wahrscheinlichkeitsgrad und Ausmaß möglicher Gefährdungen eine Rolle (Gefährdungen der eigenen oder anderer Personen, Suizidgefahr, Gefahr von Gewalttätigkeiten, Gefahr des Ausbruchs von Erkrankungen, Gefahr von sozialem Abgleiten etc., Till, 2004). Mit der Beschränkung auf akute Phasen psychosozialer Krisen ist die Indikation für Krisenintervention – treffender gesagt für psychosoziale Krisenintervention – festgelegt.

Ziele von Krisenintervention (u.a. Machold, 1996) sind einerseits eine rasche Beseitigung von Symptomen der Krise, eine Rückkehr auf das individuell-„normale" Funktionsniveau des/der Betroffenen und das Auffinden individuell-„adäquater" Bewältigungsformen für die derzeitige krisenhafte Lebenssituation. Mittelfristig sollte Krisenintervention auch dazu anregen den Chancencharakter von Krisen bezüglich einer Weiterentwicklung wahrnehmen zu können.

Allgemeine Prinzipien der Krisenintervention

Um zu verdeutlichen, wie Hilfestellungen für Menschen bei psychischen Problemen, die in akuten Phasen psychosozialer Krisen auftreten und mit diesen in ursächlicher Verbindung stehen, aussehen können, stelle ich zunächst allgemeine Prinzipien vor, an denen sich Krisenintervention orientieren sollte. Diese sind (Sonneck, 2000; Till, 2004):

1. Rascher Beginn – Dies ist erforderlich, um irreversiblen Kurzschlusshandlungen und Zusatzschädigungen entgegenwirken zu können.
2. Fokussierung – Der Fokus soll auf dem aktuellen Krisenereignis liegen.
3. Ein den Krisenphasen adäquates Vorgehen – Zum Beispiel ist in der Schockphase ein anderes Vorgehen gefragt als in der Reaktions- oder Bearbeitungsphase.
4. Lösungs- und Ressourcenorientierung – Der/Die KlientIn soll rasch entlastet werden und mit professioneller Unterstützung erste Lösungsschritte setzen können.
5. Aktiver Interventionsstil – Der Interventionsstil ist zumeist aktiver als dies in psychologischen Beratungen und Behandlungen und in Psychotherapien der Fall ist.
6. Methodenflexibilität – Psychologische/therapeutische Methoden verschiedener Schulen (gesprächstherapeutisch, verhaltenstherapeutisch, systemisch, tiefenpsychologisch orientiert, gestalttherapeutisch etc.) und Interventionen unterschiedlicher Berufsgruppen (von PsychologInnen, ÄrztInnen, PsychotherapeutInnen, SozialarbeiterInnen etc.) sind einsetzbar und kombinierbar. Nicht geeignet für Krisenintervention sind allerdings Methoden, die aufgrund ihrer Fremdheit bei der/dem KlientIn Angst oder Ablehnung hervorrufen können, sowie zu stark frustrierende und konfrontierende Methoden.
7. Interdisziplinarität – Eine gute Vernetzung mit anderen Professionen sowie mit medizinischen, sozialen und psychosozialen Institutionen ist für Krisenintervention unerlässlich.
8. Förderung des Selbsthilfepotentials des/der KlientIn – Dieser Grund-

satz scheint mit dem der Lösungsorientierung und dem des aktiven
Interventionsstils in Widerspruch zu stehen, ist allerdings wichtig, um
das Entstehen „unnötiger" Abhängigkeiten zu vermeiden.

9. Offenhalten der Krise unter Bedachtnahme auf die momentanen Möglichkeiten des/der KlientIn – Dies ist wünschenswert, damit der/die
KlientIn auch etwaige eigene Anteile am Entstehen der Krise erkennen kann.

10. Gefahr der Überforderung – Trotz des Drucks nach rascher Veränderung ist es wichtig das „Machbare" im Auge zu behalten und nicht
KlientIn, BeraterIn/TherapeutIn und die begrenzten Möglichkeiten
des Settings zu überfordern.

11. Zeitliche Begrenzung – Krisenintervention kann manchmal nur ein
oder zwei Gespräche oder aber auch einen Rahmen von fünf bis maximal zehn Sitzungen umfassen. Sind Sitzungen über diese Stunden-
anzahl hinaus notwendig, ist meist eine andere Interventionsform als
Krisenintervention indiziert.

Methodik, Richtlinien für den Ablauf

Zur konkreten Methodik von Krisenintervention gibt es viele Überlegungen – aus unterschiedlichen Blickwinkeln und mit unterschiedlichen
Schwerpunkten: psychologische, psychiatrische, am Trauma-Ansatz orientierte, an der Suizidprävention orientierte (u.a. Dross, 2001; Everstine
und Everstine, 1992; Rupp 1996; Schnyder und Sauvant, 1993; Sonneck,
2000). Hier stelle ich ein in sechs Stufen gegliedertes – idealtypisches –
Modell für die Durchführung von Krisenintervention vor, das von
Schnyder (1993) stammt und das ich in einigen Punkten modifiziert habe
(Till, 2004).

Kontakt herstellen/Beziehungsaufbau

Der zentrale Aspekt und Wirkfaktor von Krisenintervention ist der
Beziehungsaspekt. Ein Mensch, der sich in einer Krisensituation befindet,
sucht in der Regel ein Gegenüber, das ihn in seiner schwierigen
Lebenssituation versteht, das ihn mit allen seinen Gefühlen akzeptiert und
die Intensität seiner Verzweiflung auch erträgt. Das Beziehungsangebot,
das der/die BeraterIn/TherapeutIn dem/der KlientIn entgegenbringt, sollte daher – trotz Einhaltung der notwendigen professionellen Distanz –
eine Qualität besitzen, die man am besten mit den Begriffen „haltende
Zuwendung", „Mitmenschlichkeit" oder „Schicksalsrespekt" beschreiben kann. Eine im Rahmen einer Krisenintervention gelungene Be-

ziehungsaufnahme kann daher wesentlich dazu beitragen in einer überfordernden und unerträglichen Situation Halt zu geben.

Problemanalyse

Am Beginn einer Krisenintervention ist es wichtig, Informationen zu erhalten sowohl im Sinne einer Situationsanalyse (Welches ist das krisenauslösende Ereignis? Welche subjektive Bedeutung hat die Krise für den/die Betroffene/n? Welche reale Auswirkungen hat sie auf sein/ihr Leben? Welche Gefährdungen liegen vor? etc.) als auch im Sinne einer Ressourcenanalyse (Welche inneren und äußeren Ressourcen stehen dem/der KlientIn zur Verfügung? Was hat ihm/ihr in früheren Krisen geholfen? Welche Lösungsversuche hat er/sie in der derzeitigen Krise bereits unternommen und waren diese erfolgreich bzw. warum waren sie es nicht?).

Problemdefinition

Im weiteren Verlauf des Kriseninterventions-Erstgesprächs soll versucht werden gemeinsam mit dem/der KlientIn eine Problemdefinition zu erarbeiten. Die Krise sollte in Worte gefasst, die Probleme benannt und der Versuch unternommen werden diese zu ordnen.

Situationsbeurteilung und Kontrakt

Im Verlauf eines Kriseninterventions-Erstgesprächs ist es auch wichtig zu klären, ob eine Krisenintervention indiziert ist, wer diese durchführen kann, sowie die Kooperationsbereitschaft des/der KlientIn einzuschätzen, realisierbare Ziele für die Krisenintervention zu definieren und das Setting – zumindest in minimaler Form – zu besprechen.

Problembearbeitung

Diese sollte bereits im ersten Gespräch beginnen; in jedem Fall steht sie im Mittelpunkt der weiteren Gespräche. Hauptaufgabe bei der Problembearbeitung sind das wiederholte Besprechen und Reflektieren des Krisenanlasses und all seiner subjektiven Bedeutungen für den/die Betroffene/n um die Krise schrittweise psychisch integrieren zu können.

Psychologische/Therapeutische Interventionen

Therapeutische Techniken, die sich in der Krisenintervention besonders bewährt haben sind distanzierende und supportive Techniken. Mit erstgenannten soll das Ziel verfolgt werden, dass der/die KlientIn seine/ihre gegenwärtige Krise auch mit Abstand sehen und seine/ihre eingeengte Sicht- und Erlebnisweise erweitern kann. Mit supportiven Techniken soll das in der Krise meist massiv erschütterte Selbstwertgefühl und Identitätserleben gestärkt werden (Rahm et al., 1993; Till, 2004). Weitere wichtige Aspekte für die Problembearbeitung sind das Fördern bzw. Herstellen von Realitätsbezug und die Erweiterung von Copingstrategien. Auch die Anwendung von Entspannungsübungen kann manchmal im Rahmen einer Krisenintervention sinnvoll sein.

Weitere Interventionsbereiche

Im Laufe einer Krisenintervention können aber auch folgende andere Interventionsbereiche wichtig sein: das Einbeziehen des sozialen Umfelds (zur Unterstützung des/der KlientIn; zur Unterstützung von überforderten Angehörigen; um bestimmte Aspekte der Krise gemeinsam zu bearbeiten), Unterstützungsmöglichkeiten für den/die KlientIn zwischen den Gesprächsterminen (zwischenzeitliche Telefonkontakte; Erreichbarkeit von Notdiensten etc.), medizinische Hilfen (medikamentöse Behandlung; Krankenstand), kurzzeitige Fremdunterbringung (bei Freunden od. Verwandten; in einer stationären Einrichtung – Krankenhaus, betreute Wohngemeinschaft, Frauenhaus etc.) und die Vermittlung instrumenteller Hilfen (Hilfen bei der Beschaffung von Geld und Unterkunft und im Kontakt mit Behörden und Arbeitgebern; juristische Beratung etc.).

Beendigung

Trotzdem sich eine Krisenintervention meist nur über einen relativ kurzen Zeitraum erstreckt, ist eine angemessene Beendigung notwendig. Dabei sollten folgende Bereiche thematisiert werden: wurde die (das akute Stadium der) Krise überwunden, nochmalige Vergegenwärtigung der Copingmöglichkeiten des/der Klienten, Bedeutung des Abschieds von dem/der BeraterIn für den/die KlientIn, Antizipieren des Umgangs mit zukünftigen Krisen und Abklärung allfälliger Indikationen für nachfolgende Behandlungen.

Die hier angeführten methodischen Überlegungen wurden primär für persönliche Kriseninterventionen entwickelt. Sie gelten aber in modifizierter Form auch für telefonische Kriseninterventionen und für den neu entstehenden Bereich von Krisenintervention in Form von E-Mail-Beratungen.

Abgrenzungen zu Notfallinterventionen, Kurz- und Fokalpsychotherapie

Beim Versuch, Kriseninterventionen von Notfallinterventionen zu differenzieren stößt man auf die Frage, wie psychosoziale Krisen von Notfällen unterscheidbar sind. Diese Frage wird seit langem – und zwar sowohl aus dem Blickwinkel der Psychiatrie (psychiatrische Notfälle) als auch aus dem der Psychologie (Notfallpsychologie, traumatische Ereignisse) – diskutiert. Ein oft herangezogenes Kriterium zur Unterscheidung von Krise und Notfall ist das Ausmaß der Gefährdung (Wienberg, 1993; Till, 2004). Bei einer Krise liegt aufgrund von einer Überforderung ein Zusammenbruch individueller und situativer Hilfs- bzw. Selbsthilfepotentiale vor. Von einem Notfall spricht man, wenn eine unmittelbare Gefährdung für Leben und Gesundheit gegeben ist. Eine Krise kann sich zu einem Notfall zuspitzen; ebenso kann ein Notfall auch wieder auf die auslösende Krise rückführbar sein. Von psychiatrischen Notfällen spricht man auch dann, wenn sich ein psychiatrisches Krankheitsbild akut verschlechtert. Auch dieser Zuspitzung kann eine psychosoziale Krise (belastende Lebenssituation) zugrunde liegen; dies ist aber keineswegs immer der Fall. In jedem Fall ist für Notfallinterventionen bei psychiatrischen Notfällen primär eine psychiatrisch-medikamentöse Behandlung – ambulant oder stationär – gefordert; Gespräche und instrumentelle Hilfestellungen kommen erst an zweiter Stelle; hingegen ist bei Krisenintervention – in der oben vorgestellten Form – ein primär an Gesprächen orientiertes Vorgehen indiziert (Till, 2004).

Für Interventionen unmittelbar nach traumatischen Ereignissen – insbesondere bei Psychotraumata nach Typ 1, also bei kurzfristigen, einmaligen Katastrophen – wurden eigene Konzepte notfallpsychologischer Hilfe entwickelt. Diese haben in den letzten Jahren eine weite Verbreitung gefunden.

Obwohl sich Krisenintervention von Psychotherapie zum Teil prinzipiell und zum Teil graduell bezüglich der Methode, der Ziele, der Beziehungsgestaltung und des Settings unterscheidet, gibt es Ähnlichkeiten. Diese sind dann gegeben, wenn es sich um eine Kurzpsychotherapie handelt, deren Fokus auf die Bearbeitung einer krisenhaften aktuellen Lebenssituation gerichtet ist. Insbesondere bei Verlustkrisen (mit komplizierter Trauerreaktion) und nach traumatischen Ereignissen kann im Anschluss an eine Krisenintervention bzw. als Erweiterung von Krisenintervention eine Fokalpsychotherapie sinnvoll sein.

Institutionelle Verankerung
von Krisenintervention in Österreich

Die institutionelle Entwicklung von Krisenintervention hat auch in Österreich – vergleichbar mit der Entwicklung in anderen europäischen und nordamerikanischen Ländern – bereits eine jahrzehntelange Geschichte. In Österreich war diese Entwicklung allerdings mehr als anderswo mit dem Bereich Suizidprävention verknüpft. Erwin Ringel hat bereits kurz nach dem 2. Weltkrieg in Wien ein Zentrum für Suizidprävention, die „Lebensmüdenfürsorge", gegründet.

In den 60er und 70er Jahren kam es in Österreich – ebenso wie international – zu einer Reform der Psychiatrie und zur Gründung sozialpsychiatrischer Einrichtungen mit präventiven Aufgabenbereichen. Auf politischer Ebene war hinsichtlich einer stärkeren Verankerung von Suizidprävention die Regierungserklärung des damaligen Bundeskanzlers Kreisky im Jahr 1971 von besonderer Bedeutung. Er sagte, dass es „in zunehmendem Maße Aufgabe der Gesellschaft sei, neue Methoden zu erarbeiten, um für suizidgefährdete Menschen Sorge zu tragen", wodurch die Gesellschaft als Ganzes auf ihre Kompetenz angesprochen war und Suizidprävention nicht mehr eine Einzelinitiative privater und kirchlicher Institutionen blieb (Sonneck und Till, 1989). In dieser Zeit fand die Gründung des Wiener Kriseninterventionszentrums und von Kriseninterventionszentren in einigen Landeshauptstädten statt.

Ein neuerlicher Aufschwung für den Bereich Krisenintervention begann in den 90er Jahren. In einigen Bundesländern wurde und wird seitdem – vor allem im ländlichen Bereich – das Netz ambulanter sozialpsychiatrischer Zentren ausgebaut, die neben anderen Aufgaben auch Hilfe in akuten Phasen psychosozialer Krisen anbieten. Und schließlich hat die verstärkte Beschäftigung mit Traumatisierungen zur Gründung einiger Einrichtungen im Bereich Akut- und Notfallbetreuung (vor allem mobile Teams für Einsätze vor Ort bei massiven traumatischen Ereignissen) geführt.

Wenn man nun die Frage aufgreift, wer in Österreich Krisenintervention betreibt, kann man zusammenfassend sagen: Krisenintervention wird zunächst von Einrichtungen durchgeführt, die primär diese Aufgabe wahrnehmen und den Terminus „Krisenintervention" meist auch im Titel führen. Weiters gibt es eine sehr große Anzahl von psychosozialen Institutionen, die neben anderen Tätigkeiten auch Krisenintervention betreiben. Dazu gehören Familienberatungsstellen, frauenspezifische Einrichtungen, Einrichtungen, die sich mit Prävention und Folgen der Gewalt- und Missbrauchsproblematik beschäftigen, Institutionen für Kinder und Jugendliche, Einrichtungen aus den Bereichen Schulpsychologie, Studentenberatung und Erziehungshilfe, Einrichtungen aus dem ambulanten psychiatrischen Bereich, solche für Alkohol- und Drogenabhängige, für Odachlose und andere mehr. Gesondert zu erwähnen ist, dass es einige Institutionen gibt, die ausschließlich Telefonberatungen und somit auch Krisenintervention am Telefon durchführen.

Es stellt sich aber nicht nur die Frage, welche Institutionen, sondern auch welche Berufsgruppen Krisenintervention betreiben. Dem oben erwähnten Prinzip der Interdisziplinarität entsprechend, wird Krisenintervention von Angehörigen aller Berufsgruppen, die im psychosozialen und therapeutischen Feld tätig sind, durchgeführt. Dies gilt für die Arbeit in Institutionen ebenso wie für die Arbeit in Praxen und Ordinationen. All die genannten Bereiche sind „klassische" Arbeitsfelder von PsychologInnen; das heißt, dass sehr viele PsychologInnen – oft neben primär anderen Tätigkeiten – Krisenintervention betreiben.

Krisenintervention muss aber auch gelernt und gelehrt werden. Heute sind Lehrinhalte über Krisenintervention in vielen Ausbildungen integriert – so an einigen Universitäten im Psychologie- und Medizinstudium, in den meisten Psychotherapie-Fachspezifika, in den meisten Curricula zum Klinischen und Gesundheitspsychologen etc. Ein ausführliches und spezialisiertes Curriculum zu Krisenintervention wird in Österreich meines Wissens nach nur im Rahmen von ÖAGG und ÖGATAP angeboten.

Ausblick

Krisenintervention als Hilfe in akuten Phasen psychosozialer Krisen hat im psychosozialen und therapeutischen Versorgungsnetz in Österreich, aber auch in vielen anderen Ländern, einen wichtigen Platz gefunden. Bedarf und Nachfrage sind steigend. Denn ein psychosoziales Hilfsangebot, in dem Gespräche im Vordergrund stehen, ist in den letzten Jahren zunehmend mehr auch für Menschen attraktiv geworden, für die früher Hilfe in Krisen nur in medizinischen oder „handfesten" instrumentellen Hilfen und nicht in einer verbalisierten Auseinandersetzung mit persönlicher Betroffenheit bestanden hat. Überdies kommt Krisenintervention heute bei Paar- und Familienkrisen mit Gewalttätigkeit sowie bei traumatischen Ereignissen häufiger zum Einsatz als früher. Weiters ist zu vermuten, dass es aufgrund der gegenwärtigen gesellschaftlichen Anforderungen, die dem Einzelindividuum ein besonders hohes Maß an Flexibilität abverlangen, vermehrt zu Krisen und insbesondere zu so genannten Krisen des flexiblen Menschen kommt. Auch diese Einschätzung legt einen steigenden Bedarf an Kriseninterventionen nahe.

Die Entwicklung und der Ausbau von Kriseninterventionskonzepten in Theorie und Praxis wäre bisher ohne die Mitarbeit von PsychologInnen undenkbar gewesen. Auch für die Zukunft sind von der Psychologie wichtige Beiträge zu erwarten; und PsychologInnen werden im Tätigkeitsfeld Kriseninterventionen weiterhin einen zentralen Platz inne haben und ein wichtiges Arbeitsfeld finden.

Literatur

Caplan G (1964) Principles of preventive psychiatry. Basic Books, New York London

Ciompi L (1993) Krisentheorie heute – eine Übersicht. In: Schnyder U, Sauvant J-D (Hrsg) Krisenintervention in der Psychiatrie. Verlag Hans Huber, Bern

Dross M (2001) Krisenintervention. Hogrefe, Göttingen Bern Toronto Seattle

Everstine DS, Everstine L (1992) Krisentherapie. Klett-Cotta, Stuttgart

Lindemann E (1944) Symptomatology and management of acute grief. American Journal of Psychiatry 101: 141–148

Lindemann E (1985) Jenseits von Trauer: Beiträge zur Krisenbewältigung und Krankheitsvorbeugung. Verlag für Medizinische Psychologie, Göttingen

Machold C (1996) Am Anfang war Beratung ... – Fängt Krisenintervention und Kurztherapie an, wo Beratung aufhört? In: Henning H, Fikentscher E, Bahrke U, Rosendahl W (Hrsg) Kurzzeit-Psychotherapie in Theorie und Praxis. Pabst Science Publishers, Lengerich

Rahm D, Otte H, Bosse S, Ruhe-Hollenbach H (1993) Einführung in die Integrative Therapie. Junfermann, Paderborn

Rupp M (1996) Notfall Seele. Georg Thieme Verlag, Stuttgart New York

Schnyder U (1993) Ambulante Krisenintervention. In: Schnyder U, Sauvant J-D (Hrsg) Krisenintervention in der Psychiatrie. Verlag Hans Huber, Bern

Schnyder U, Sauvant J-D (Hrsg) (1993) Krisenintervention in der Psychiatrie. Verlag Hans Huber, Bern

Sonneck G (Hrsg) (2000) Krisenintervention und Suizidverhütung. Facultas, Wien

Sonneck G, Till W (1989) Vom Projekt zur Institution. Das Kriseninterventionszentrum in Wien. In: Forster R, Froschauer U, Pelikan JM (Hrsg) Gesunde Projekte. Jugend und Volk, Wien

Till W (2004, im Erscheinen begriffen) Krisenintervention oder Beziehung gibt Halt. In: Hochgerner M, Hoffmann-Widhalm H, Nausner L, Wildberger E (Hrsg) Gestalttherapie. Facultas, Wien

Wienberg G (Hrsg) (1993) Bevor es zu spät ist ... Außerstationäre Krisenintervention und Notfallpsychiatrie. Psychiatrie-Verlag, Bonn

Gerontopsychologie in Österreich

**Sonja Kinigadner, Cornel Binder-Krieglstein,
Gerald Gatterer, Anton-Rupert Laireiter,
Natascha Tesar** und **Kristina Wolf**

Standortbestimmung

In einer Zeit, in der sich die Alterspyramide umzukehren beginnt und die Menschen älter werden, nehmen auch immer mehr Personen über 50 psychologische Leistungen in Anspruch. Zum einen wenden sie sich in Krisenzeiten, z.B. nach dem Tod eines Partners, in einer Konfliktsituation mit Kindern, nach lebenslangen Enttäuschung oder in einer Aufbruchsstimmung an psychologische Berater. Zum anderen kommen sie „unfreiwillig" in Kontakt, wenn die seelische oder mentale Störung einen Grad erreicht, der eine Behandlung notwendig macht.

Gerontopsychologie bedeutet die Lehre vom Verhalten und Erleben älterer Menschen, sie erforscht die spezifischen Lebensbedingungen der Menschen im dritten Lebensabschnitt und entwickelt individuelle und organisationsbezogene Anwendungsmethoden für die Beratung und Betreuung unter Berücksichtigung der speziellen Lebens- und Entwicklungsumstände.

Die Aufgaben der Gerontopsychologie werden heute gesehen als:
– Erklärung von Alternsprozessen
– Diagnostik und Prävention von Störungsbildern
– Entwicklung therapeutischer Maßnahmen
– Erfassung der sozialpsychologischen Aspekte des Alterns,
– Förderung multidisziplinärer Kooperation und
– Organisationsentwicklung für Einrichtungen, die mit älteren Menschen befasst sind

Die Gerontopsychologie etabliert sich
a) im Gesundheitswesen
b) in der Arbeitswelt
c) in der Gesundheitsförderung und im Wellnessbereich
d) auf den Universitäten als Wissenschaft
e) in der Altenarbeit

Die Zielgruppe der Gerontopsychologie sind

a) die Menschen über 50 Jahre. Es versteht sich von selbst, dass es sich hier um keine einheitliche Gruppe handelt, vielmehr unterscheidet man „die jungen Alten", die „hochbetagten Alten", selbstständig Wohnende und Heimbewohner, integrierte und einsame ältere Menschen. Für jeder dieser Gruppen ist der Zugang ein unterschiedlicher

b) die Familien und die Betreuenden

c) die Institutionen für ältere Menschen

d) die Gesellschaft und die Politik als Adressat für Wertewelten und Normensetzung

Anwendungsfeld Gesundheitswesen

Klinisch-Psychologische Diagnostik (Sonja Kinigadner)

Die Diagnostik wird heute in den niedergelassenen Praxen und im Krankenhaus von PsychologInnen angeboten, die sich speziell mit den einschlägigen Verfahren beschäftigt haben. Im stationären Bereich machte sich insbesondere das Geriatriezentrum Lainz unter der Leitung von Dr. Gerald Gatterer einen Namen als Kompetenzzentrum für die psychologische Diagnostik, Behandlung und Rehabilitation von demenziellen Erkrankungen.

Drei Gruppen von Menschen im Alter über 45 profitieren von den Angeboten der klinisch-psychologischen Geronto-Diagnostik:

a) Für die eine Gruppe ist die Feststellung, bzw. Differenzialdiagnostik von kognitiven Beeinträchtigungen ein erster wesentlicher Schritt zur Erhaltung von Lebensqualität. Die psychologische Diagnostik kann zu einem sehr frühen Zeitpunkt sehr spezifische Beeinträchtigungen feststellen, von der normalen und gutartigen Altersvergesslichkeit abgrenzen (und damit beruhigen) und psychisch bedingte Beeinträchtigungen der Leistungsfähigkeit abklären. Damit ist es möglich, die richtige medizinische und/oder psychotherapeutische Behandlung einzuleiten, z.B. Lern- und Gedächtnistraining.

b) Für Menschen, die ihre sozialen und kommunikativen Fähigkeiten verbessern möchten. Die Diagnostik bietet eine breite Fülle von Hinweisen und hilft bei der Aufrechterhaltung und Verbesserung von Alltagsbewältigung bis ins hohe Alter. Damit ist ebenso Lerntraining gemeint wie die Vorbereitung auf die Pension und die Hilfe zur Lebensplanung nach der Pension, die Regelung von Konflikten in der Ehe und mit den Kindern und der Aufbau eines sozialen Netzes.

c) Der dritte Bereich betrifft die Gesundheit im Alter: Hier unterstützt die Diagnostik eine Beratung für ein vitales Leben und hilft bei der Umsetzung: Ernährung, Bewegung, Umgang mit dem Klimakterium, Sturzprophylaxe, Bewältigung von Ängsten und Depressionen; Krisenintervention nach Trennungen und Verlusten, Burn-out-Prophylaxe bei der Pflege von Eltern.

Psychotherapie (Natascha Tesar)

Der Verlust von wichtigen Menschen, die Lebensumstellung mit dem Älterwerden, eine resignative Bilanzierung des Lebensverlaufs oder Anforderungen der modernen Zeit, für die kein gelerntes Repertoire bei Menschen über 75 besteht (z.B. soziale Alterssicherung über staatliche Organisationen statt über die Einbindung in die Familie) erzeugen den Beratungsbedarf.

Depressive Symptome und damit auch verbundene Selbstunsicherheiten und Kompetenzprobleme, wie auch Schlafstörungen sind im Alter die häufigsten psychischen Probleme und kommen im Zusammenhang mit allen (körperlichen) Erkrankungen vor. Sie verkomplizieren jede Behandlung bzw. die Rehabilitation bei einer körperlichen Erkrankung, sie sind Ausdruck der nicht gelungenen Anpassung an altersbedingte Veränderungen und verkürzen generell die Lebenserwartung (Hautzinger, 2002).

Die Verhaltenstherapie mit älteren Menschen ist als Versuch zu verstehen, durch den Einsatz einer Reihe von therapeutischen Methoden an den jeweils wirkenden krankheitserzeugenden Bedingungen mit einer konkreten Zielsetzung verändernd zu wirken, den Handlungsspielraum zu erweitern und dabei die Prozesse der Selektion, der Optimierung und der Kompensation (nach Baltes und Carsten, 1996) zu berücksichtigen. Das Modell beruht auf dem Hintergrund, dass es durch die Selektion (Veränderung von Zielen), der Optimierung (Stärkung und Nutzung vorhandener Handlungsmittel) und der Kompensation (Training von neuen Handlungsmitteln) gelingt, psychische Fehlanpassungen im Alter auszugleichen und zu verbessern.

Anlehnend an dieses Modell wurden ein Gruppentherapieprogramm für depressive Ältere von Hautzinger (2000) und ein Selbst-Sicherheits-Training zur Verbesserung der sozialen Kompetenz im Alter von Stuhlmann (1922) entwickelt, deren Ansätze und therapeutischen Elemente in vielen Krankenhäusern und auch Praxen von niedergelassenen PsychotherapeutInnen umgesetzt werden. Denn erfolgreiches Altern ist nicht selbstverständlich. Es sind auch noch im Alter durch zielgerichtetes Üben Veränderungen in Richtung Lebensqualitätserhöhung möglich.

Neuropsychologische Behandlung im Alter
(Gerald Gatterer)

Durch den dramatischen Anstieg der Lebenserwartung in den industrialisierten Ländern gewinnt auch die Rehabilitation, Betreuung und Versorgung älterer Menschen mit körperlichen, sozialen und/oder psychischen Problemen einen immer höheren Stellenwert. Obwohl zahlreiche Beiträge zur Gerontologie belegen, dass Altern nicht einseitig als Abbau von Funktionen, Fähigkeiten und Fertigkeiten angesehen werden darf, kann die Tatsache der Multimorbidität und das Ansteigen demenzieller und depressiver Störungen bei Personen über 65 Jahre nicht geleugnet werden. Die Bereiche der Neuropsychologie beziehen sich im Bereich der Geriatrie einerseits auf die Durchführung diagnostischer Maßnahmen, neuropsychologische Rehabilitationsmaßnahmen aber auch die Kooperation im multiprofessionellen Team. Gerade im Alter sind kognitive und psychische Störungen die sich im Verhalten des Betroffenen äußern, oft multifaktoriell bedingt. Organische, psychische, soziale und kontextuelle Variablen müssen berücksichtigt werden, wie auch die Indikation der neuropsychologischen Maßnahmen. Prinzipiell können diese auf die Bereiche Prävention von Abbausyndromen, Rehabilitation im engeren Sinn und Management funktionaler Restzustände reduziert werden.

Damit verbunden ist auch meist die Berücksichtigung des Schweregrades der Schädigung. So beziehen sich

– präventive Maßnahmen zur Verhinderung kognitiver Störungen im Alter auf sehr leichte Störungsbilder bzw. geistig aktiv gealterte Menschen. Sie sind meist verbal orientiert, betreffen ein gezieltes Training der gefährdeten Funktionen (meist „speed Funktionen", Gedächtnis und Flexibilität der Denkabläufe) bzw. deren Einsatz im Alltag und haben das Ziel, Abbausyndrome zu verhindern und Kompetenz zu erhalten.

– Rehabilitative Maßnahmen im engeren Sinn für leichte bis mittelgradige Störungsbilder. Eine völlige Restitution (Wiederherstellung der psychischen Funktion) ist jedoch im fortgeschrittenen Alter nur selten möglich. Im Vordergrund der neuropsychologischen Therapie stehen deshalb Kompensationsmechanismen (teilweise Übernahme durch andere psychische Funktionen), Substitution durch den Einsatz von Hilfsmitteln und adaptive Maßnahmen zur besseren Anpassung der Umwelt. Auch hier stehen meist verbal orientierte, aufbauende Trainingsprogramme im Vordergrund, wobei in vielen Bereichen bereits nonverbale Unterstützung und emotionale, kreative therapeutische Maßnahmen zur Motivation notwendig sind. Ziel ist eine Reintegration in der urspünglichen Wohnsituation oder in einer passenden Umwelt zu erreichen. Lebensqualität steht hier oft vor Funktionalität. Bei schweren und schwersten Störungsbildern (z.B. schwere Demenzen) steht das multiprofessionelle Management funktionaler Restzustände im Vordergrund. Ziel ist eine möglichst hohe Lebensqualität durch das Nützen noch vorhandener Ressourcen bzw. Automatismen zu erreichen. Verbale, übende therapeutische Maßnahmen werden hierbei von kreativen Therapien (Musiktherapie, Kunsttherapie ...) abgelöst. Auch basale Stimulation kann die noch vorhandenen sensorischen Mechanismen stimulieren und eine Besserung bewirken.

Neuropsychologische Maßnahmen können folgendermaßen eingeteilt werden (Gatterer, 2003):

1. Neuropsychologische Ansätze im engeren Sinn zielen auf ein direktes Üben der beeinträchtigten Fähigkeiten ab. Hierunter fallen:

   a) Trainingsprogramme zum regelmäßigen Üben von Basisleistungen der Informationsaufnahme und -verarbeitung; z.B. Gedächtnistraining aus dem SIMA-Projekt (Oswald und Rödel, 1995), Gehirn-Jogging von Lehrl und Fischer (1989), Konzentrationstraining von Rigling (1988), Nimm dir Zeit für Oma und Opa (Gatterer und Croy, 2000), Geistig fit ins Alter (Gatterer und Croy, 2002) oder Realitäts-Orientierungs Trainingsmaßnahmen (Rasehorn, 1990) bzw. computerunterstützte Trainingsprogramme (REHACOM, COGPACK, CogCheck, Pinguin),

   b) Übungen zur Vermittlung von verhaltensorientiertem Gedächtniswissen und -strategien oder Übungen zum Transfer von Strategien in den Alltag. Hierzu gehören etwa das spielerische Gedächtnistraining von Stengel (1982; 1989), das Nürnberger-Alten-Förderungsprogramm (Fleischmann, 1983) oder auch das Kompetenztraining aus dem SIMA-Projekt (Oswald und Gunzelmann, 1995),

   c) Angebote im „Vorfeld" von Gedächtnisleistungen. Sie beinhalten kognitive Programme zur Neubewertung von Situationen, Entspannungstechniken oder auch Maßnahmen zur Verbesserung der Befindlichkeit (Knopf, 1993).

2. Psychosoziale Ansätze, bei denen die Umgebung so den Kranken angepasst werden soll, dass diese ihre noch vorhandenen Fähigkeiten gut entfalten können. Durch den regelmäßigen Einsatz dieser Fähigkeiten sollen vermeidbare oder weitere Beeinträchtigungen verhindert oder ein bereits bestehender Abbau verlangsamt werden. Hierunter fallen Aktivierungsprogramme, Milieutherapie, Remotivation, Resozialisierung, Resensibilisierung und Revitalisierung (Gatterer et al., 1995; Gatterer 1998).

3. Psychotherapeutische Ansätze als unterstützende Maßnahmen (Gatterer, 1994), die durch gezielte Gespräche darauf abzielen, dem Kran-

ken und auch seinen Angehörigen emotionale Unterstützung zur besseren Krankheitsbewältigung anzubieten. Besonders bewährt haben sich in dieser Hinsicht verhaltenstherapeutische Maßnahmen, psychoanalytische Kurztherapien (Radebold, 1992) aber auch Validation (Feil, 1990).

In der Arbeitswelt Älterwerden (Sonja Kinigadner)

Im Business werden derzeit junge Arbeitskräfte stark favorisiert, ältere Arbeitnehmer bangen um ihre Arbeitsplätze und das nicht ohne Grund. Denn junge Leute sind tatsächlich kompetenter als erfahrene ältere Mitarbeiter, wo es um die Handhabung und Weiterentwicklung elektronischer Produkte oder Werkzeuge geht. Meist sind die jungen Menschen auch besser an die Erfordernisse der Globalisierung angepasst: Sie sind beweglich, sprechen Sprachen und ertragen die Beschleunigung des Wissens und der Produktion besser.

Daher muss man sich mit dem Platz von Mitarbeitern über 45 neu auseinandersetzen und vorausschauend die Karriere planen, um im zweiten Teil der Berufslaufbahn mit den veränderten Kompetenzen zur richtigen Zeit am richtigen Ort zu sein.

Älterwerden in der Arbeitswelt ist als Thema ein Produkt der jüngsten Zeit, richtet sich an Unternehmen ebenso wie an einzelne Mitarbeiter, um eine Anpassung der Leistung an die geringere Belastbarkeit zu etablieren und zugleich die Ressourcen der älteren Arbeitnehmer wie Erfahrung, Entscheidungssicherheit, Vernetzung und Überblick zu nutzen.

Gesundheitsförderung und Wellness (Sonja Kinigadner)

Der dritte Lebensabschnitt, wie die Zeit nach der Pensionierung programmatisch genannt wird, wurde in den letzten Jahren zu einem Teil des Lebenslaufes mit einer Erwartung an hohe Lebensqualität stilisiert. Die Neuen Alten sind dynamisch, unternehmungslustig und vital: eine Wellness-Altersgesellschaft, die läuft, studiert und reist. Bis 2030 werden diese Alten mehr sein als die unter 30-Jährigen und sie werden sich auf eine immer höhere Lebenserwartung freuen können. Das ist der Teil des gesunden Altwerdens.

Ein anderer Spruch sagt aber: „Ich will nicht in Pension gehen, denn das endet immer mit dem Tod." In diesem Satz steckt das Wissen, dass körperliche Funktionen mit den Jahren beeinträchtigt werden, manche Fähigkeiten abnehmen und Gesundheitsrisiken steigen. Altwerden heißt also auch, mit Krankheiten und Gebrechlichkeiten rechnen zu müssen.

Auf die Spanne dazwischen kommt es an: Alle Programme oder Projekte für ein gesundes Altern setzen auf eine Verlängerung der Lebensqualität und Verminderung der leidvollen, gebrechlichen oder kranken Zeit vor dem Sterben. Wellness beim Älterwerden versteht sich als Ansatz zwischen individueller Beratung und einem gesundheitspolitischen Ansatz, zwischen einer ausschließlich psychologischen Intervention und einem multiprofessionellen Angebot. Die Marktgemeinde Allensteig versucht zum Beispiel zu einer „altersgerechten Gemeinde" zu werden. Ein ganzheitlich aufgebautes Informationswochenende im Sommer 2003 und ein Wellness-Zentrum in der Stadt sind Einrichtungen des Projektes, das auch von unseren KollegInnen beraten wird.

Altersforschung an den Universitäten
(Anton Rupert Laireiter)

Forschungen zur Hörbeeinträchtigung am Institut für Sozialmedizin in Wien

Im Institut für Sozialmedizin forscht Prof. Dr. Rudolf Schoberberger an der Auswirkung von Hörbeeinträchtigungen, deren Beachtung eine wesentliche Verbesserung der Lebensqualität bewirken kann. Seine Ergebnisse zeigen, dass sowohl die subjektive als auch die objektiv befundete Hörbeeinträchtigung mit dem Alter zunimmt. So sind in der Altersgruppe der 50–59-Jährigen nur mehr knapp 70% der Meinung, ihr Gehör sei in Ordnung; dieser Prozentsatz verringert sich bei den über 70-Jährigen auf etwa 30%. Erschwerte Kommunikationsfähigkeit führt zu Stress. Ausgelöst wird dieser vor allem durch die erforderliche erhöhte Konzentration, um etwa einem Gespräch halbwegs folgen zu können, durch die daraus entstehende Unsicherheit, doch nicht alles verstanden zu haben und durch das daraus resultierende Misstrauen gegenüber dem Mitmenschen.

Um die Lebensqualität bei Hörbehinderung zu verbessern und das damit im Zusammenhang stehende Erkrankungsrisiko zu vermindern, schlägt die Altersforschung vor, vor allem darauf zu achten, dass Hörbeeinträchtigte integriert und nicht ausgegrenzt werden, ihnen die entsprechende Selbstverantwortung im Umgang mit ihrem Problem aufzuzeigen und sie zur Eigenaktivität und Selbstständigkeit zu motivieren.

Gerontopsychologische Schwerpunktforschung am Institut für Psychologie der Universität Salzburg

An der Universität Salzburg besteht an der Abteilung für Klinischen Psychologie, Psychotherapie und Gesundheitspsychologie seit 1996 ein

Forschungsschwerpunkt zum Thema „Klinische Gerontopsychologie". Im Rahmen dieses Schwerpunktes wurden bisher ein Forschungsprojekt („Übergang ins Seniorenheim") mit einer Reihe von Teilstudien, eine Reihe kleinerer Forschungsarbeiten in Form von Diplomarbeiten und Dissertationen sowie ein Praxisprojekt (Psychotherapie im Seniorenheim) durchgeführt. In dem Projekt „Übergang ins Seniorenheim" wurde in der ersten Teilstudie erforscht, welche Vorbereitungen ältere Menschen auf das wichtige Lebensereignis „Eintritt ins Seniorenheim" treffen und in welchem Ausmaß sie sich über Seniorenheime und das Leben dort informieren. Dabei musste erkannt werden, dass sich ältere Menschen und deren Angehörige bis unmittelbar vor den Übertritt kaum bis gar nicht über Seniorenheime informieren und sie daher auch nur sehr schlecht vorbereitet sind auf dieses einschneidende Lebensereignis. In einer zweiten Teilstudie wurde daher ein Interventionsprogramm entwickelt, das von Psychologen und Pflegepersonen durchgeführt werden kann und das den Übergang ins Seniorenheim erleichtern soll. Eine erste Pilotstudie zeigte erfreuliche Ergebnisse. Das Interventionskonzept ist in Form eines Manuals im Gesundheitsministerium erhältlich.

Bis 8/2003 wurden insgesamt 70 PatientInnen, meist Frauen mit depressiven, Anpassungs- und Belastungsstörungen sowie mit somatoformen und Angststörungen behandelt. Im Sommer 2003 waren knapp 20 PatientInnen bei acht Klinischen Psychologinnen, die für diese Tätigkeit speziell geschult wurden, in Behandlung. Die Behandlung findet in den Heimen statt und ist interdisziplinär ausgerichtet, insofern dabei auch mit dem Pflegepersonal, den Heim- und Hausärzten und ggf. den Angehörigen zusammengearbeitet wird. Die mittlere Behandlungsdauer liegt bei 25 bis 30 Kontakten.

Eine retrospektive Zwischenevaluation der Ergebnisse dieses Projektes stimmt zuversichtlich, insofern bei ca. 75% der Behandelten eine deutliche Verbesserung der Befindlichkeit und Lebensqualität und in 25–30% der Fälle reduzierte Krankenhausaufenthalte und Arztbesuche erreicht werden konnten. Eine Weiterführung und Vertiefung soll das Projekt im nächsten Jahr durch die Durchführung einer systematischen Evaluationsstudie und durch die Implementierung eines gerontopsychologischen Liaisondienstes, zusätzlich zu einem gerontopsychiatrischen, in einem der größeren Heime in Form eines Pilotprojektes erfahren. Damit soll die gerontopsychologische Basisversorgung verbessert und Pflege und Heimärzten psychologische Unterstützung in ihrer Arbeit gegeben werden. Aufgrund seiner Neuartigkeit soll dieses Projekt begleitend und hinsichtlich seiner Ergebnisse ausführlich evaluiert werden.

European Study of Adult Well-Being (ESAW): Wohlbefinden im Alter

Gemeinsam mit fünf weiteren Universitäten ist das Psychologische Institut in Wien am Ordinariat von Univ.-Prof. Dr. Germain Weber federführend in einer Forschungsarbeit, die 5 Aspekte der Lebenssituation (körperlicher Gesundheitszustand, emotionale und geistige Befindlichkeit, Lebensgestaltung, materielle Sicherheit und soziale Einbettung) in Zusammenhang zur Lebenszufriedenheit bringt. Die Ergebnisse werden Grundlage zukünftiger politischer Entscheidungen.

Forschungsschwerpunkt Neuropsychologie der demenziellen Erkrankung

Gerontopsychologie wird auch in Innsbruck im Ordinariat von Prof. Dr. Thomas Bodner gelehrt. Ein Themenschwerpunkt liegt auf der Erforschung der Neuropsychologie der demenziellen und depressiven Erkrankung.

Altenarbeit

Förderung von Kreativität und Selbstausdruck in der Altenarbeit (Kristina Wolf)

Die Tatsache, in relativ hohem Alter einen eigenen Bereich zu haben, wo es möglich ist, kreativ und selbst bestimmt etwas Neues zu gestalten und dafür Anerkennung zu bekommen, erscheint insbesondere in einer Heimsituation bedeutsam und heilsam. Frau Mag. Kristina Wolf bringt die Kunsttherapie in Seniorenheime: Nach einem, hauptsächlich in der Arbeit mit Schizophrenen entwickelten Modell von Denner, einer französischen Künstlerin und Therapeutin (Denner, 1980), wird eine Malwerkstatt angeboten, die einem Atelier an der Akademie gleicht. Denn der Geist des Ortes sollte sich tendenziell möglichst der Dynamik eines professionellen Malateliers annähern.

In diesem Sinn wird professionelles Material besorgt. „La qualité du support retentit sur la qualité de l'oeuvre" – „Die Qualität des Untergrundes wirkt sich auf die Qualität des Werkes aus." (Denner, 1980, S. 47), ... „Ein schönes Papier kann das Interesse stimulieren, die Arbeit valorisieren, dazu beitragen eine gute Effizienz zu erreichen. Im Besonderem führt es den Begriff „des vollendeten Werkes" ein, das gerahmt werden kann, und damit seine soziale Funktion eines Kunstwerkes erfüllen kann." Natürlich kann es in manchen Fällen auch Inhibitionen auslösen.

Als guter Einstieg um die Inhibitionen zu überwinden, haben sich pictografische Übungen mit einer entspannenden und lockernden Komponente erwiesen. Die Hemmschwelle wird dabei oft schwungvoll und fast unmerklich überschritten, vor allem in Zusammenhang mit großflächigen Malen, das gefördert wird. Die Kunsttherapeutin widmet ein besonderes Augenmerk der Psychomotorik der TeilnehmerInnen, auf die sie individuell eingeht, es gibt kein Programm und Themen werden nur fallweise vorgegeben.

Vor allem bei den Senioren und Senorinnen, die zu einer Einengung des Horizontes neigen und zu einer gewissen Erstarrung, ob es jetzt körperlich oder geistig ist, ist es wichtig „großzügig" zu arbeiten, im doppeltem Sinn, um der Reduzierung in vielfacher Hinsicht entgegenzutreten, Raum einzunehmen, sich zu trauen und sich daran zu gewöhnen, den grafischen und auch psychischen Raum für sich zu beanspruchen.

In der Malgruppe herrscht einerseits eine konzentrierte Arbeitsatmosphäre, andererseits ein reger Austausch und Gespräche. Soziale Kontakte, Konzentrationsfähigkeit, Selbstwertgefühl, Selbstbewusstsein und Selbstfindung werden gefördert. In manchen Fällen können Aspekte aus der Vergangenheit aufgearbeitet werden. Oft ergeben sich Hilfestellungen bei gegenwärtigen Schwierigkeiten, z.B. bei der Eingewöhnung im Seniorenwohnheim.

Rollenbildarbeit in Bildungseinrichtungen

Die Auseinandersetzung mit der Lebensgeschichte, dem Gewordensein und die Einbindung in familiäre Strukturen sind Kernthemen eines solchen Erwachsenenbildungsseminars. Man kann davon ausgehen, dass ein Lebensende in Wohlbefinden erst dann möglich ist, wenn sich der Mensch mit den Möglichkeiten und Grenzen, dem Erreichten und Versäumten in seinem Leben ausgesöhnt hat. Viele ältere Menschen leiden an einer Altersdepression. Eine psychologisch-philosophische Auseinandersetzung mit den Erfolgen und Brüchen im Leben und das Teilen dieser Erfahrung mit anderen kann neue Lebensimpulse kreieren.

Einen wichtigen Beitrag für ein Leben in Wohlbefinden leistet die Einbindung in (familiäre) Beziehungen. Die Rolle des bedeutsamen „Ahnen" ist in unserer Gesellschaft nicht mehr gratis zu haben, denn heute muss das „Bedeutsam-Sein" für die nächste Generation deren Bedürfnisse treffen. Wenn z.B. Kinder bei Eltern Rat suchen, dann wollen sie einen Dialog, keine Anordnungen. Die Generation der heutigen Alten wuchs aber in einem klaren hierarchischen Verhältnis zu den Eltern auf und muss daher zu einer völlig neuen eigenen „Weisenposition" finden, die dem postmodernen Leben entspricht – für viele ein Lernfeld.

Altenarbeit in Pensionistenheimen (Kristina Wolf)

Pensionistenheime sind ein weiteres Betätigungsfeld für die Geron-topsychologie. Für die Sicherung eines qualitativ guten Lebensabends ist die Erfahrung von Kompetenz und die Anregung zu Neuem wichtig. Biografiegesprächsgruppen helfen, mit der eigenen Geschichte Frieden zu finden. In einer solchen Gesprächsrunde werden Lebenserinnerungen und Assoziationen zu bestimmten Themen ausgetauscht. Eine Malgruppe mit Ausstellung (s.o.) und eine Tai-Chi-Gruppe, die Konzentration und Körperbeherrschung erfordert, vermitteln das Gefühl von Kompetenz und Selbstkontrolle. Zusätzlich sollten PsychologInnen Einzelgespräche und Kontakte anbieten.

Tod und Abschied, gerontopsychologische Überlegungen (Cornel Binder-Krieglstein)

Grundsätzlich ist zum Thema Tod und Abschied festzuhalten, dass je-der Mensch einen individuellen Umgang und eine Haltung zu dem Thema entwickelt muss, auch wenn es mit Tabus und Widerständen sowie Abwehrmechanismen belegt ist. Je nach Ausprägung der Abwehrmecha-nismen wird die Auseinandersetzung aktiver oder passiver angelegt. Auch die Lebensumstände beeinflussen diesen Vorgang: manchmal ist viel Zeit vorhanden, um sich mit dem Tod auseinander zu setzen. Oft aber ereignen sich lebensbedrohliche Situationen plötzlich und unerwartet, so-dass die Zeit fehlt, um sich intensiv mit dem Abschied beschäftigen zu können.

Die Psychologie kann hier, ohne den Anspruch auf Vollständigkeit zu erheben, beleuchten, welche Aspekte dieses Themenkreises aus der Sicht der Gerontopsychologie und -psychotherapie im Kontext einer Be-treuungs- und Pflegeeinrichtung zu berücksichtigen sind. Der Tod muss als ein Abschied vom Leben verstanden werden. Damit kommen alle Mechanismen zu tragen, die der alte Mensch dem Thema Abschied ge-genüber empfindet und bereits entwickelt hat.

Bei der Behandlung des Betroffenen schlägt die Gerontopsychologie daher vor, folgende Aspekte verstärkt zu berücksichtigen: Wie sieht die aktuelle Situation (Erkrankung, Schmerzen ...) aus? Welcher Umgang und welche Strategien liegen zu diesem Thema vor? Welche Veränderung im Umgang mit dem Tod gab es im Verlauf des Lebens? In welchem Stadium des Lebens befindet sich der Patient? Gibt es Traumen im Zusammenhang mit Tod und Abschied? Wie ist die individuelle Bedeutung des Themas Tod gelagert? In welcher Phase der Verabschiedung befindet sich der Patient?

Die Aufgaben der begleitenden PsychologInnen fokussieren sich daher auf folgende Punkte: Erfassung der aktuellen Situation, Abschätzung der intrapsychischen Fähigkeiten und Ressourcen, Prüfung und Einbindung des sozialen Netzes, Unterstützung des Betroffenen (bis hin zur Krisenintervention und Gerontopsychotherapie), Begleitung der Angehörigen, Ermöglichung des Abschieds, Schnittstellenarbeit zu Organisation und anderen Professionen (Seelsorger, Psychotherapeut, Bestattung), Berücksichtigung individueller und kultureller sowie ethnischer Gepflogenheiten der Betroffenen.

Im Rahmen der Pflegeorganisation können GerontopsychologInnen organisatorische Vorkehrungen prüfen, die einen adäquaten Umgang mit der Situation ermöglichen. Dies reicht von dem einfühlsamen Kontakt mit dem Angehörigen über die Bereitstellung von geeigneten Räumlichkeiten und der entsprechenden Fortbildung des Personals bis hin zur Organisation eines geistlichen Beistandes, falls gewünscht, und einer Nachbetreuung der Angehörigen, falls erwünscht, sowie eines Supervisionsangebotes für das Personal.

Literatur

Lehr Ursula (1991) Psychologie des Alterns, Quelle & Meyer, Heidelberg

Backes G (1997) Alter(n) als „Gesellschaftliches Problem". Westdeutscher Verlag, Opladen

Baumann U, Mitmansgruber H, Thiele C, Feichtinger L (2002) Übergang ins Seniorenheim: eine Herausforderung für Senioren – und für Psychologen. In: Maercker A (Hrsg) Alterspsychotherapie und klinische Gerontopsychologie, Springer, Berlin Heidelberg New York Tokyo, S 283–318

Denner (1980) Les ateliers thérapeutiques d'expression plastique. In: „les éditions esf"

Gatterer G, Croy A (2002) Geistig fit ins Alter. Springer, Berlin Heidelberg New York Tokyo

Gatterer G (Hrsg) (2003) Multiprofessionelle Altenbetreuung. Springer, Berlin Heidelberg New York Tokyo

Gatterer G, Croy A (2003) Geistig fit mit KogCheck, dem Gedächtnistraining am Computer. Pfizer Neuroscience. Seibersdorf Research

Hautzinger M (2000) Depression im Alter. Ein Therapieprogramm für ältere depressive Menschen. Verhaltenstherapie bei affektiven und neurologischen Störungen im Alter. In: Verhaltenstherapie & Verhaltensemdizin 23. Jg, Heft 2: S 195–213. Pabst Science Publishers, Psychologie Verlags Union Hautzinger, Weinheim

Stuhlmann W (1992) Angst und Selbstsicherheit bei alten Patienten. Z Gerontol 25: 373–379

Personalentwicklung – eine Kernkompetenz der AWO-Psychologie

Alfred Lackner

Kaum ein Unternehmensbereich hat in den vergangenen 30 Jahren eine dermaßen dynamische Genese durchgemacht wie die Personalentwicklung. Mittlerweile wird in fast allen Organisationen der Personalentwicklung – zumindest der Organisationsstruktur nach – eine bedeutende Stellung zugeschrieben.

Die Zugänge zu diesem Berufsfeld sind vielfältig. Neben Betriebswirten, Pädagogen und Personen die sich über die Personaladministration zur Personalentwicklung hinentwickelt haben, sind in den letzten 10 Jahren in Österreich verstärkt AWO(Arbeits-, Wirtschafts-, Organisations-)-PsychologInnen als PersonalentwicklerInnen – intern wie extern – tätig. Die Verschiedenheit der Zugänge zu der Profession Personalentwicklung wird sichtbar, wenn es darum geht, festzulegen, was Personalentwicklung ist und wofür sie zuständig ist (vgl. Laske und Gorbach, 1993). Ich möchte in diesem Beitrag die Diskussion der theoretischen Grundlagen kurz halten, mehr die gelebte Praxis der Personalentwicklung in Österreich beleuchten und den Versuch wagen, die Frage zu beantworten, was AWO-PsychologInnen für die Tätigkeit in der Personalentwicklung qualifiziert.

Entwicklung der Personalentwicklung in Österreich

Bis in die 70er Jahre dominierte die Leitlinie einer Personaladministration. Die Leiter waren in der Regel Juristen. Diese stellen die rechtlichen und verwaltungstechnischen Aspekte der Personalarbeit sicher.

In den 70er Jahren gewann die Aus- und Weiterbildung innerhalb der Personalarbeit an Bedeutung. Neben fachlichen Kompetenzen wurden zunehmend soziale Kompetenzen für die Aus- und Weiterbildung relevant. Bestimmte Inhalte wurden auf Verdacht hin trainiert – es entstanden umfangreiche Bildungskataloge. Ebenso wurde versucht, festgestellte Defizite durch Bildungsmaßnahmen zu „reparieren".

Der Begriff „Personalentwicklung" etablierte sich in den 80er Jahren, als die Psychologie als eine Grundlage der Personalentwicklung stärker in Erscheinung trat. Persönlichkeitsentwicklung, Personaldiagnostik und Personalentwicklungsinstrumente wurden in Organisationen eingeführt. Die Personalentwicklung expandierte über die Aus- und Weiterbildung hinaus und bekam eine umfassendere Bedeutung in Organisationen zugewiesen.

In den 90er Jahren emanzipierte sich die Personalentwicklung von einer „erfüllenden" und „unterstützenden" Kraft, hin zu einer „mitgestaltenden" Kraft. Wissenschaftliche Auseinandersetzungen, Diskussionen über Auftrag, Funktion und strategische Einbindung der Personalentwicklung in die organisationale Steuerung fanden statt. Die „Sinnfrage" der Personalentwicklung wurde gestellt. Die Professionalisierung der Ausübenden nahm weiter zu. Instrumente wie Anforderungsprofile, Auswahlverfahren, Mitarbeitergespräch, Führungskräfteentwicklung und Potenzialeinschätzungsverfahren wurden zum Standard in Organisationen. Ende der 90er Jahre zeigte sich, dass Personalentwicklung, will sie eine nachhaltige Wirkung erzielen, mehr sein muss als eine Verkopplung von verschiedenen Instrumenten. Die systemische Bewegung und die Erfahrung, dass erfolgreiche Personalentwicklung immer mit Organisationsentwicklung verbunden ist, gaben der Personalentwicklung eine neue Richtung. Die Mitgestaltung von Organisationswirklichkeit und Organisationskultur wurde stärker fokussiert. In dieser neuen Ausrichtung ist die Personalentwicklung ein „Partner" in der strategischen Unternehmensentwicklung, im besten Fall sogar ein integraler Bestandteil des permanenten unternehmensinternen Willensbildungs- und Bewusstseinsprozesses – im Sinne einer lernenden Organisation.

Personalentwicklung und der Werdegang eines Mitarbeiters in der Organisation

Personal- und Managementdiagnostik ist ein integraler Bestandteil und gleichzeitig „Voraussetzung" von Personalentwicklung. Der berufliche Werdegang eines Mitarbeiters in einer Organisation wird von der Personalentwicklung kontinuierlich begleitet.

Schritt 1 – *Aufnahmeprozess*: Am Anfang steht der Eintritt in die Organisation. Hier wird die Qualifikation von Bewerbern mit den Anforderungen der Stelle verglichen. Aufgabe der Personalentwicklung ist es, dafür zu sorgen, dass die passenden Bewerber ausgewählt werden.

Schritt 2 – *Einschulungsphase*: Die Einschulungsphase beginnt mit der

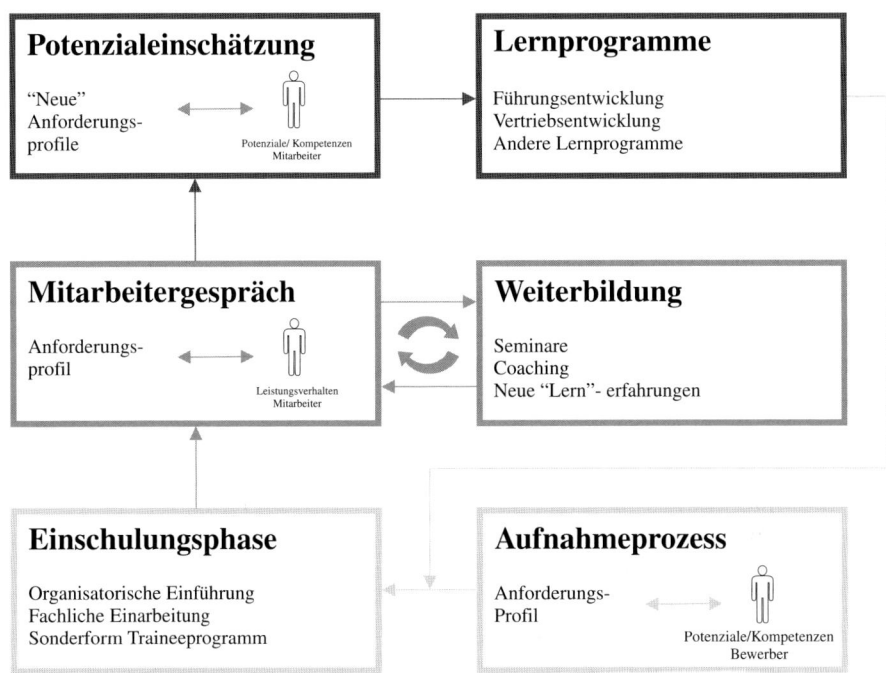

Abb. 4. Personalentwicklungsprozess

Aufnahme des neuen Mitarbeiters. Diese kann abhängig von der Stelle und den Vorkenntnissen des neuen Mitarbeiters unterschiedlich lang sein. Traineeprogramme stellen eine Sonderform der Einschulung dar. Die Einschulungsphase ist (implizit oder explizit) beendet, sobald vom Mitarbeiter die „normale" Arbeitsleistung gefordert wird.

Schritt 3 – *Mitarbeitergespräch*: Mitarbeitergespräche dienen (auch) dazu, das Leistungsverhalten des Mitarbeiters mit den Anforderungen der Stelle zu vergleichen. Abweichungen können einen Bildungsbedarf anzeigen. Dieser systematisierte Austausch zwischen Mitarbeiter und Vorgesetztem kann – je nach Zielsetzung – auch die Vereinbarung von Leistungszielen beinhalten.

Schritt 4 – *Weiterbildung*: Wird ein Bildungsbedarf erkannt, werden Bildungsmaßnahmen vereinbart und umgesetzt. Diese können sehr unterschiedlich sein. Die Entwicklung geht hin zu Ziel gerichteten und maßgeschneiderten Maßnahmen. Coaching hat dadurch an Bedeutung gewonnen. Spätestens nach einem Jahr – beim nächsten Mitarbeitergespräch – wird der Erfolg der Bildungsmaßnahmen überprüft.

Schritt 5 – *Potenzialeinschätzung*: Mitarbeiter, die sich bewähren, d.h., die Anforderungen dieser Stelle erfüllen und möglicherweise übertreffen, werden für andere – in der Regel anspruchsvollere, mit mehr Verantwortung behaftete – Stellen vorgeschlagen. Der Vergleich im Mitarbeitergespräch bezieht sich auf das augenblickliche Anforderungsprofil. Aussagen über die erfolgreiche Erfüllung von anderen Anforderungen können aus dem Mitarbeitergespräch nur schwer abgeleitet werden. Potenzialeinschätzungsverfahren schließen die Lücke. Sie geben Auskunft, ob bei einem Mitarbeiter Potenziale – und zum Teil auch Kompetenzen – für Anforderungen von potenziellen neuen Stellen vorhanden sind.

Schritt 6 – *Lernprogramme:* Hier geht es darum, Weiterbildungsempfehlungen aus der Potenzialeinschätzung umzusetzen und die Mitarbeiter schrittweise auf die neue Stelle vorzubereiten. Am häufigsten werden Lern- und Ausbildungsprogramme für die Vorbereitung der Übernahme einer Führungsaufgabe durchgeführt. Am Ende steht die Übernahme der neuen Stelle. Der nächste systematische Kontakt mit der Personalentwicklung passiert spätestens beim nächsten Mitarbeitergespräch.

Wenn wir den Prozess der Personalentwicklung betrachten, sehen wir, dass jeder Entwicklungsmaßnahme (Schritt 4 und 6) eine Diagnosemaßnahme (Schritt 1, 3 und 5) voraus geht.

Personalentwicklung und die Begleitung von persönlicher Entwicklung

Aufgabe der Personalentwicklung ist es, Potenziale und Kompetenzen von Mitarbeitern innerhalb der Organisation sichtbar und nutzbar zu machen und Lernerfahrungen zu organisieren, die Mitarbeiter unterstützen, anforderungsbezogene relevante Kompetenzen und Fähigkeiten zu entwickeln. Wie passiert berufsrelevante persönliche Entwicklung?

Stufe 1: Die Annahme, dass jeder Mensch spezifische Anlagen und „Talente" hat, die ihn potenziell dazu befähigen, etwas „Besonderes" zu tun, ist zu unspezifisch, um für berufliche Anforderungen aussagekräftig zu sein. Es kann vorkommen, dass die Anlage oder das Talent mangels situativer Gefordertheit nicht zum Vorschein kommt.

Stufe 2: Wenn die Anlagen und Talente für spezifische berufliche Anforderungen von Relevanz sind, werden sie für die Personalentwicklung interessant. Wir nennen sie dann berufliche Potenziale. Potenziale sind in diesem Verständnis eine gute Grundlage für die Ausbildung von verhaltenswirksamen Kompetenzen und Fähigkeiten. Dazu ein Beispiel: Große Körpergröße und athletischer Körperbau sind ein berufliches Potenzial für die Anforderung Basketballspieler.

Stufe 3: Durch Lernerfahrungen werden aus beruflichen Potenzialen Kompetenzen und Fähigkeiten. Der Schritt von Stufe 2 zur Stufe 3 ist so-

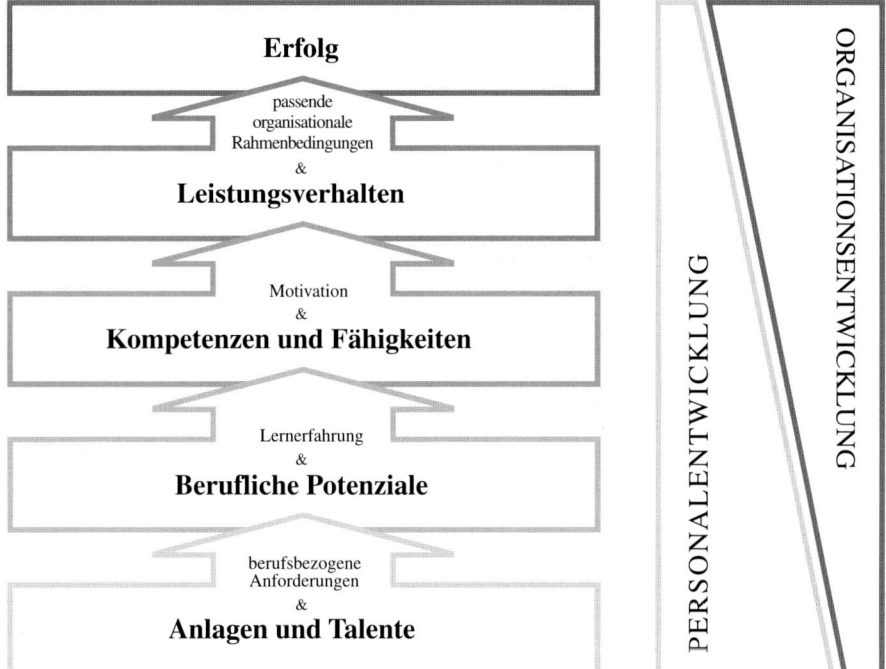

Abb. 5. Stufenmodell der berufsrelevanten Entwicklung

zusagen eine der Hauptaufgaben der Personalentwicklung. Es geht darum, Lernerfahrungen zu „organisieren", um neue Fähigkeiten und Kompetenzen entstehen zu lassen.

Stufe 4: Wenn Mitarbeiter den Anforderungen entsprechende Fähigkeiten und Kompetenzen entwickelt haben, ist die nächste Frage, ob sie diese auch einsetzen. Machen sie es, dann kann man dies als Leistungsverhalten beobachten. Das Kriterium für die Anwendung ist die persönliche Motivation.

Stufe 5: Der Erfolg von Mitarbeitern in Organisationen hängt im letzten Schritt von den organisationalen Rahmenbedingungen (Strukturen, Funktionen, Prozesse, Betriebsmittel ...) ab. Sind diese für die Ziele der jeweiligen Stellen unterstützend, steht einem erfolgreichen Tätigsein nichts mehr im Weg.

Der Übergang der Zuständigkeit von Personalentwicklung und Organisationsentwicklung ist fließend. Die Begleitung von berufsrelevanter, persönlicher Entwicklung liegt im Zuständigkeitsbereich der Personalentwicklung (Stufen 2 und 3). Je besser dieser Prozess von Stufe 2 zu Stufe 3 gelingt, desto größer ist die Hebelwirkung für die Organisation.

Ich möchte das am Beispiel der Führungskräfteentwicklung verdeutlichen. Konzerne rekrutieren Führungskräfte bevorzugt aus dem eigenen Nachwuchs. Laut internationalen Studien sind die begehrtesten Mitarbeiter von Konzernen Jungakademiker mit „hohem" Potenzial. Potenzial in diesem Kontext heißt: hohe intellektuelle Leistungsfähigkeit, Mehrsprachigkeit, Auslandserfahrung (durch Praktika oder Studiensemester im Ausland), räumliche Mobilität, soziale Kompetenz, Belastbarkeit, Motivation und ganz wichtig, noch kein Dienstverhältnis. Diese so genannten „High Potentials" erfahren durch den ersten Arbeitgeber ihre berufliche kulturelle Prägung. Gelingt diese, erzeugt sie eine starke Bindung. Die High Potentials haben während des Traineeprogramms die Möglichkeit, die Organisation und verschiedene Tätigkeitsbereiche kennen zu lernen. Am Ende des Traineeprogramms steht die Übernahme einer Stelle. Durch weiterführende berufsbegleitende Maßnahmen und Förderprogramme werden die High Potentials als Leistungsträger (für Führungs- oder Expertenaufgaben) aufgebaut.

Es soll noch auf die Zweischneidigkeit von Personalentwicklungsmaßnahmen hingewiesen werden. Wenn Mitarbeiter ihre beruflichen Kompetenzen entwickeln, erhöhen sich ihre Ansprüche Richtung Karriereentwicklung. Gleichzeitig steigt mit ihrer Qualifikation ihr Wert am Arbeitsmarkt. Die Gefahr nimmt zu, dass die Mitarbeiter die Organisation verlassen. Die Bindung der Mitarbeiter an die Organisation ist ein wesentlicher Aspekt der Personalentwicklung.

Ich möchte die Bedeutsamkeit dieses Aspekts durch ein Beispiel verdeutlichen. Ein großer deutscher Automobilhersteller führte in den 90er Jahren ein aufwändiges Förderprogramm für Juniorverkäufer durch. Die jungen Verkäufer kamen aus selbstständig geführten Autohäusern. Die Ausbildung wurde vom Autohersteller finanziert und durchgeführt. Der Einstieg in das Programm erfolgte über ein Assessement Center. Die aufgenommenen Verkäufer absolvierten innerhalb von achtzehn Monaten ein 14-wöchiges Ausbildungsprogramm. Zwei Jahre nach Ende des Ausbildungsprogramms waren nur noch die Hälfte der Juniorverkäufer in einem der Autohäuser des Herstellers tätig. Die andere Hälfte wurde in der Zwischenzeit freudig von Autohäusern anderer Hersteller aufgenommen. Eine von Lackner (1992) durchgeführte Fluktuationsstudie belegte, dass vor allem die Beziehungen zum Vorgesetzten und zu den Kollegen zur Fluktuation motivierten. Die Juniorverkäufer konnten ihre neuen Kompetenzen und Fähigkeiten kaum oder nur schwer in ihrem bestehenden Arbeitsumfeld anwenden und wechselten daraufhin frustriert zu Konkurrenzunternehmen. Als Konsequenz der Ergebnisse der Fluktuationsstudie wurden der Lerntransfer und die Karriereentwicklung der Juniorverkäufer stärker unterstützt, was einen massiven Rückgang der Fluktuation zur Folge hatte.

Personalentwicklung und der Wandel von Organisationen

Für eine nachhaltige Wirkung muss Personalentwicklung immer auch Organisationsentwicklung sein. Hier gilt es, den Blick über die bisher beschriebenen „Spezialistenaufgaben" hinaus zu weiten, um die verschiedenen Anliegen und Perspektiven von Organisationseinheiten und die Wechselwirkungen zwischen diesen zu berücksichtigen.

Personalentwicklung und die strategische Steuerung von Organisationen

Die Einbindung der Personalentwicklung in die strategische Steuerung kann auf zwei Ebenen ablaufen. Einerseits auf einer „passiven" Ebene: hier werden von der strategischen Steuerung an die Personalentwicklung Aufgaben und Ziele delegiert. Die Personalentwicklung übernimmt diese und stellt – sozusagen vorausschauend – zukünftig notwendige Personalressourcen sicher.

Andererseits kann die Personalentwicklung die strategische Steuerung auf einer „aktiven" Ebene unterstützen. In diesem Fall werden die Standpunkte und Perspektiven der Personalentwicklung bei der strategischen Planung eingebracht. Sie sind Grundlage für die zukünftige Entwicklung der Organisation. Der Reifegrad einer Organisation bestimmt, welche Aufgaben der Personalentwicklung innerhalb der Organisation zukommen.

Personalentwicklung und Organisationskultur

Werden neue Personalentwicklungsmaßnahmen und Personalentwicklungsinstrumente konzipiert, stellt sich die Frage, ob diese überhaupt in die bestehende Kultur passen, und wenn ja, wie man sie am besten in die Organisation implementiert. Hier hat die Praxis gezeigt, dass es nicht ausreicht, „hervorragende Instrumente" zu entwickeln. Die bewusste Gestaltung des Prozesses – von der Willensbildung bis zur Anwendung – ist ein wichtiger Erfolgsfaktor für die Personalentwicklung. In Organisationen scheitern Personalentwicklungsprojekte viel häufiger auf Grund von „Kulturunverträglichkeit" als an der „schlechten Qualität" der Instrumente und Konzepte.

Um diesen Gedanken zu verdeutlichen, möchte ich ein Beispiel anführen. Nehmen wir an, eine Organisation entschließt sich, das Thema Potenzialeinschätzungsverfahren für Führungskräfte anzugehen und beauftragt die Personalentwicklung das Thema zu bearbeiten. Die Personal-

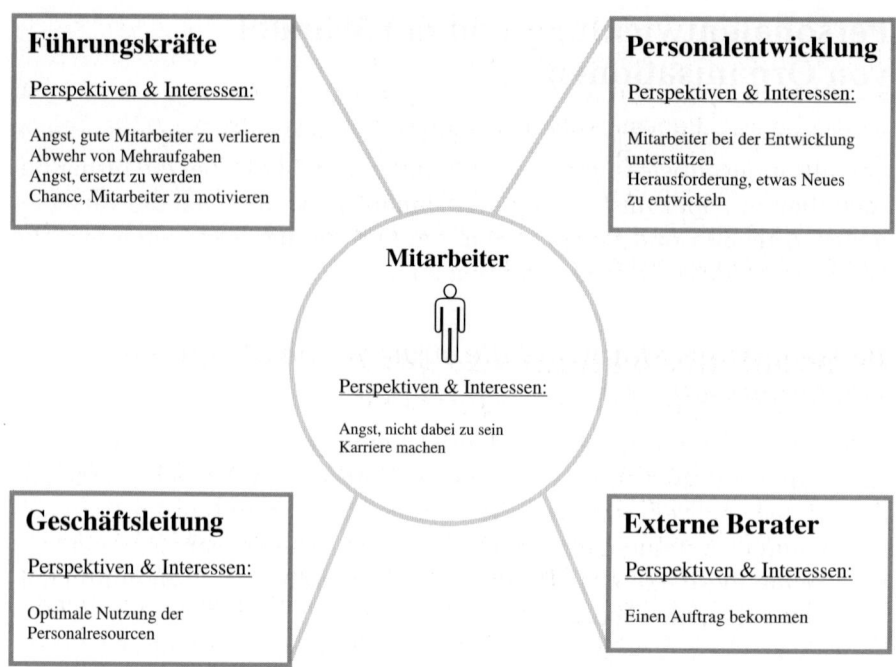

Führungskräfte

Perspektiven & Interessen:

Angst, gute Mitarbeiter zu verlieren
Abwehr von Mehraufgaben
Angst, ersetzt zu werden
Chance, Mitarbeiter zu motivieren

Personalentwicklung

Perspektiven & Interessen:

Mitarbeiter bei der Entwicklung
unterstützen
Herausforderung, etwas Neues
zu entwickeln

Mitarbeiter

Perspektiven & Interessen:

Angst, nicht dabei zu sein
Karriere machen

Geschäftsleitung

Perspektiven & Interessen:

Optimale Nutzung der
Personalressourcen

Externe Berater

Perspektiven & Interessen:

Einen Auftrag bekommen

Abb. 6. Beteiligte

entwicklung ist gut beraten, die unterschiedlichen Perspektiven der von diesem Thema betroffenen Organisationseinheiten zu berücksichtigen.

Perspektive und Interesse von:

– Geschäftsleitung: Optimierte Nutzung der Personalressourcen
– Führungskräfte: Angst, gute Mitarbeiter zu verlieren; Abwehr von Mehraufgaben; Angst, ersetzt zu werden; Chance, Mitarbeiter zu motivieren
– Personalentwicklung: Mitarbeiter bei der Entwicklung unterstützen; Herausforderung, etwas Neues zu entwickeln
– Externe Berater: Einen Auftrag bekommen
– Mitarbeiter: Karriere machen; Angst, nicht dabei zu sein

Aufgabe der Personalentwicklung ist es, von der Auftragserteilung bis zur Durchführung der Personalentwicklungsmaßnahmen die verschiedenen Perspektiven und Interessen unterschiedlicher Organisationseinheiten zu berücksichtigen, sichtbar zu machen, zu hinterfragen, zu diskutieren, um durch die Begleitung des Veränderungsprozesses die Organisation dabei zu unterstützen, sich selbst etwas „passendes" Neues hinzuzufügen. Unterstützend in diesem Kontext sind die Konzepte der

Systemtheorie sozialer Systeme (vgl. Luhmann, 1984). Im Gegensatz zu den Ansätzen der klassischen Organisationsentwicklung, die von der Idee ausgehen, dass ein Wandel von Organisationen (kontrolliert) machbar ist, verstehen sich PersonalentwicklerInnen mit systemtheoretischer Orientierung (vgl. Selvini Palazzoli, 1984) als Prozessbegleiter, Moderatoren und Personen, die Änderungsmöglichkeiten anbieten und aufzeigen. Durch solch ein Vorgehen ist Personalentwicklung immer auch „gestaltende" Organisationsentwicklung.

Personalentwicklung und der Nachweis ihres Beitrags zum Organisationserfolg

Die Differenzierung von Kostensystemen in Organisationen nimmt zu. Sie machen transparent, welche Aktivitäten in der Organisation in welchem Ausmaß zum Organisationserfolg beitragen. Man kann dieser Entwicklung aus Sicht der Personalentwicklung skeptisch gegenüber stehen. Man kann auch sagen, dass es oft so scheint, als gehe es weniger darum herauszufinden, welche Aktivitäten Erfolg unterstützend sind, sondern vielmehr um Einblicke, wo man noch etwas einsparen kann. Tatsache ist, dass die Personalentwicklung in der Praxis gefordert ist, anhand von Zahlen, Daten und Fakten den Beitrag der Personalentwicklung am Organisationserfolg nachzuweisen.

Diese Notwendigkeit ist gerade in den letzten Jahren im Zuge des Rückgangs des Wirtschaftswachstums deutlicher hervorgetreten. Die ohnehin knappen Budgets der Personalentwicklung wurden zum Teil drastisch beschnitten. Interne PersonalentwicklerInnen mussten das oft resignierend zur Kenntnis nehmen. Externe BeraterInnen erlitten deutliche Umsatzrückgänge. Obwohl in wirtschaftlich schwierigen Zeiten mittel- bis langfristige Effekte der Personalentwicklung weniger Bedeutung haben, ist ein klares und nachvollziehbares Sichtbarmachen des Beitrags der Personalentwicklung zum Organisationserfolg auch im Sinne der „Psychohygiene" der Personalentwicklung gefordert.

Ich möchte ein Beispiel für die Erfüllung dieses Anspruchs anführen. Bei einem deutschen Kunden – er produziert und vertreibt Investitionsgüter – galt es, die Verkaufsmannschaft (über 50 Mitarbeiter in Deutschland) durch neue Mitarbeiter zu ergänzen (5–7 Mitarbeiter pro Jahr). Nach langer Diskussion, welcher Weg im Recruiting eingeschlagen werden soll, entschied man sich, Schulabsolventen mit mittlerer Schulbildung, vorzugsweise mit technischen Hintergrund, räumlicher Mobilität und hohem Potenzial für den Verkauf der Investitionsgüter aufzunehmen und über ein Traineeprogramm für die berufliche Tätigkeit vorzubereiten. Die Kriterien für die Aufnahme in das Programm wurden sehr streng formuliert und auch eingehalten. Das hatte zur Folge, dass der Start des Programms um ein halbes Jahr verschoben werden musste. Aus über 500 Bewerbern wurden über ein mehrstufiges Auswahlverfahren 6 Teilnehmer für das Programm ausgewählt. Die Teilnehmer wurden ein Jahr lang auf ihre zukünftige Tätigkeit als selbstständige Handelsvertreter vorbereitet. In diesem Zeitraum gab es Produktschulungen, Praxiseinsätze und ein modular aufgebautes, insgesamt über 40 Tage dauerndes Trainingsprogramm in den Bereichen Verkauf, soziale Kompetenz und Persönlichkeitsentwicklung. Nach diesem Jahr bekamen die Teilnehmer ein Verkaufsgebiet zugewiesen. Ein Jahr danach lagen drei der Teilnehmer des Programms unter den besten zehn Verkäufern des Unternehmens. Diese Ergebnisse dokumentierten in eindeutiger Weise den Anteil der Personalentwicklungsarbeit am Unternehmenserfolg. Bei nachfolgenden Durchführungen dieses Programms war in diesem Unternehmen die Frage der Investitionskosten von untergeordneter Bedeutung.

AWO-PsychologInnen als PersonalentwicklerInnen

Haben wir uns bisher mit den Aufgaben der und den Anforderung an die Personalentwicklung beschäftigt, möchte ich im nächsten Schritt die Frage diskutieren, wie weit AWO-PsychologInnen die beschriebenen Anforderungen erfüllen.

AWO-PsychologInnen und Personal- und Managementdiagnostik

Die Personal- und Managementdiagnostik ist Voraussetzung für nachfolgende Entwicklung. Die erste Frage der Personal- und Managementdiagnostik heißt: Was soll gemessen werden? Die Antwort darauf geben Anforderungsprofile. Sie sind der Mittelpunkt – sozusagen das Herzstück – jeder Personalentwicklungsarbeit. Je besser die Anforderungsdimensionen definiert sind, d.h. zumindest aktuell/gültig, vollständig, objektivierbar und voneinander unabhängig –, desto leichter gelingt darauf aufbauende Diagnostik und Entwicklung. Nach einer Studie von Kailer (1995) über den Stand der Personalentwicklung in Österreich, sind in 80% der Unternehmen Anforderungsprofile vorhanden. Diese beschränken sich jedoch meist auf Schlüsselpositionen und werden nur in jedem vierten Unternehmen regelmäßig gewartet.

Im zweiten Schritt der Personal- und Managementdiagnostik werden geeignete Verfahren und Instrumente ausgewählt oder entwickelt. Der Großteil der eingesetzten Verfahren kann zwei Ansätzen von Messung zugeordnet werden – der Verhaltensdiagnostik und der Messung von Einstellungen und Werthaltungen bzw. der kognitiven Leistungsfähigkeit. Die besten Instrumente der Personal- und Managementdiagnostik schaffen zwei – oft widersprüchliche – Ansprüche in Balance zu bringen: wissenschaftliche Fundiertheit und Anwenderfreundlichkeit/Praxisrelevanz.

Im dritten Schritt, der Anwendung der Verfahren, ist die Personalentwicklung gefordert, Anwendern in der Organisation Instrumente und Prozesse zu Verfügung zu stellen, die es ermöglichen, Potenziale, Kompetenzen und Leistungsverhalten von Mitarbeitern sichtbar zu machen. Die Personalentwicklung ist verantwortlich für die Auswahl, Konzeption und Implementierung der Verfahren. Die Anwendung passiert in der Regel durch andere Mitglieder der Organisation. Sind für die Auswahl von Verfahren die klassischen Gütekriterien wie Stabilität, Objektivität, Reliabilität und Validität von Bedeutung, muss man für die Implementierung von Instrumenten der Personal- und Managementdiagnostik andere „moderne" Gütekriterien berücksichtigen:

1. *Ökonomie* – beschreibt das Verhältnis von Ressourceneinsatz seitens der Organisation und Nutzen des Verfahrens für die Organisation
2. *Verbindlichkeit* – beschreibt, wie verbindlich ein Ergebnis der Personal- und Managementdiagnostik für (Personal-)Entscheidungen in der Organisation ist. Ein Assessment Center mit internen Beobachtern hat beispielsweise eine sehr hohe Verbindlichkeit.
3. *Transparenz* – beschreibt das Ausmaß der Nachvollziehbarkeit des gesamten Diagnoseprozesses (einschließlich der Entscheidungsfindung) für alle Beteiligten.
4. *Akzeptanz* – beschreibt das Ausmaß der Nachvollziehbarkeit des Ergebnisses seitens aller Beteiligten.

Die Personal- und Managementdiagnostik ist eine ausschließlich psychologische Kernkompetenz. D.h. AWO-PsychologInnen sind als einzige Berufsgruppe in der Lage, Anforderungsprofile, diagnostische Verfahren und Instrumente kompetent zu handhaben, da sie über Know-How aus den Bereichen der Diagnostik, der Persönlichkeitspsychologie und Kognitiven Psychologie verfügen.

AWO-PsychologInnen und die Organisation von Lernerfahrungen

Für die Konzeption von Weiterbildungsprogrammen bzw. für die „Organisation von Lernerfahrungen" bringen AWO-PsychologInnen durch

ihr Wissen auf den Gebieten der Pädagogischen, der Sozial- und der Lern-
Psychologie eine hohe Qualifikation mit. Personen mit einer pädagogischen Ausbildung sind dafür ebenfalls gut gerüstet. Andere Berufsgruppen können die notwendigen Kompetenzen für diesen Bereich leichter
nachholen als in dem Bereich der Personal- und Managementdiagnostik.

AWO – PsychologInnen und der Wandel von Organisationen

Die Mitgestaltung der strategischen Ausrichtung einer Organisation
setzt fundiertes Wissen über die relevanten Umwelten der Organisation,
über die Schnittstellen zu diesen relevanten Umwelten und ein umfassendes Verständnis über den Beitrag der anderen Organisationseinheiten
zum Organisationsziel voraus. AWO-PsychologInnen sind hier gefordert,
Wissen aus den Bereichen der Betriebswirtschaft und der Mikro- und
Makro-Ökonomie nachzuholen. In der Praxis haben sich systemtheoreti-
sche Ansätze bei der Begleitung des organisatorischen Wandels bewährt.
Denn es ist für die professionelle Unterstützung des Wandelns von Organisationen notwendig, während des Veränderungsprozesses die Bewusst-
heit über das eigene Anliegen und die Rolle und den Auftrag im Verän-
derungsprozess aufrecht zu erhalten. Dies ist ein großes und nie enden-
des Lernfeld für PersonalentwicklerInnen. Im Sinne des Geringhaltens
von Widerstand seitens anderer Organisationseinheiten und Organisa-
tionsmitglieder während des Veränderungsprozesses achten die Perso-
nalentwickler darauf, aus dem „Lernen dürfen" kein „Lernen müssen"
werden zu lassen, und auch dem „Nicht-Lernen" einen legitimen Platz
einzuräumen.

AWO-PsychologInnen und der Nachweis ihres Beitrags zum Organisationserfolg

Es gibt ein sehr umfangreiches methodisches Wissen in den Sozialwissenschaften zur Evaluierung von Veränderungsprozessen von Individuen
und sozialen Systemen, d.h. Wissen und Kompetenz sind vorhanden. Es
überrascht, dass diese Kompetenz in der Praxis so wenig eingesetzt wird.
Eine Erklärung dafür könnte sein, dass die Evaluierung in der Regel nicht
explizit als Auftrag erteilt wird, und eine andere Erklärung ist, dass die
Personalentwicklung als „junges" Berufsfeld diesen Bereich noch nicht
für sich erschlossen hat. Hier gibt es einen dringenden Handlungsbedarf
und die Forderung, die Evaluierung von Entwicklungsprozessen als Qualitätsstandard im Tätigsein von AWO-PsychologInnen in der Personalentwicklung zu verankern.

Ausblick

Wie wir gesehen haben, erfüllen die AWO-PsychologInnen einen Großteil der Anforderungen, die an die Personalentwicklung gestellt werden. Den Bereich der Personal- und Managementdiagnostik können sie sogar als „exklusive" psychologische Kernkompetenz für sich beanspruchen.

Das Feld der Personalentwicklung ist weit. Es reicht von der Entwicklung der Instrumente bis zum Begleiten des Wandels der Organisation. In der Praxis kann man bei AWO-PsychologInnen in der Personalentwicklung häufig eine entweder/oder Orientierung beobachten: Entweder Spezialist für Instrumente und Verfahren oder Prozess orientierter Begleiter. Ich denke, dass beide Bereiche wichtige und notwendige Beiträge liefern, und dass eine weiter fortschreitende Professionalisierung in diesem Berufsfeld mehr zu einem „sowohl als auch" führen kann.

Einen Beitrag dazu können Praxis bezogene, interdisziplinäre Ausbildungen liefern. Die universitäre Ausbildung greift hier zu kurz. Interdisziplinär meint, dass gerade PsychologInnen von anderen Berufsgruppen, die dem Berufsfeld Personalentwicklung zuströmen, profitieren können, wie von den Betriebswirten. Diese nähern sich der Personalentwicklung nicht nur von einer ganz anderen Seite an, sondern prägen auch stark das Denken und Handeln in Organisationen. Das Verständnis für ihre „Realität" kann den AWO-PsychologInnen helfen, sich in Organisationen sicher und kompetent zu bewegen und für sich einen guten Platz zu finden. Die Öffnung der AWO-Psychologie ist eine notwendige Voraussetzung um Personalentwicklung gut machen zu können.

Die Personalentwicklung ist als funktionaler Bestandteil von Organisationen etabliert. Sie kann der AWO-Psychologie als eine Art Brücke dienen und ihr Zugang zu einem großen und interessanten Betätigungsfeld verschaffen. Diesen Umstand sollte man nutzen. Es scheint für AWO-PsychologInnen empfehlenswert, zur Personalentwicklung nicht in Konkurrenz zu treten, sondern weiterhin im Berufsfeld der Personalentwicklung tätig zu sein, und über das Einbringen von AWO-psychologischen Themen und Impulsen die Personalentwicklung – sozusagen von innen heraus – zu erweitern und zu prägen.

Literatur

Kailer N (1995) Personalentwicklung & Weiterbildung in Österreich. In Kailer N (Hrsg) Personalentwicklung in Österreich. Linde, Wien

Lackner A (1992) Ursachen der Fluktuation von Junior-Verkäufern. Diplomarbeit. Universität Wien, Wien

Laske S, Gorbach S (1993) Spannungsfeld Personalentwicklung: Konzeptionen-
    Analysen-Perspektiven. Manz, Wien
Luhmann N (1984) Soziale Systeme. Grundriss einer allgemeinen Theorie.
    Suhrkamp, Frankfurt/Main
Selvini Palazzoli M et al (1984) Hinter den Kulissen der Organisation. Klett Cotta,
    Stuttgart

Geschichte der Supervision in Österreich

Peter Battistich

Ich versuche in diesem Überblick die Entwicklung der Supervision in Österreich darzustellen. Das Curriculum Supervision des Berufverbands österreichischer Psychologinnen und Psychologen (BÖP), bzw. die aktuelle Ausbildung „Teamsupervision und Coaching".

„Supervision stellt einen arbeitsfeldbezogenen und aufgabenorientierten Beratungsansatz für MitarbeiterInnen und Führungskräfte dar, die im Rahmen von unterschiedlichen Organisationen oder Projekten professionell oder auch in einer „geregelten Ehrenamtlichkeit" arbeiten. Supervision wird in Anspruch genommen von Fachkräften der Sozialarbeit, Pädagogik, Erwachsenenbildung, Psychologie, Medizin, Seelsorge, Justiz, Verwaltung, Medien und Wirtschaft. Sie dient der aufgabenbezogenen Selbstreflexion von Supervisanden, um das professionelle Handeln zielgerichteter und zufriedenstellender gestalten zu können (Gotthardt-Lorenz 1996, 427)".

Die Entwicklung des Bedarfs an Supervision in Österreich bis zu den ersten Supervisions-Curricula

Während sich in Wien Anfang des Jahrhunderts verschiedene Ansätze der Anwendung psychoanalytischer Erkenntnisse im pädagogischen Bereich und in der Führsorge anbahnten, wurde in den Vereinigten Staaten „Social Casework" als Methode der Sozialarbeit systematisch entwickelt. Supervision war im Casework von Anfang an essenzieller Bestandteil der Ausbildung – konzipiert als Lehr- und Lernprozess, der durch Berücksichtigung der emotionalen und Beziehungsfaktoren zusammen mit den kognitiven Leistungen in der lernenden Person die Integration von Wissen und Können anstrebt. Dies wird heute noch als Praxisbegleitung in sozialtherapeutischen Ausbildungen angewendet.

In Wien wurde 1912 durch die Gründung „Vereinigte Fachkurse für Volkspflege" von Ilse Arlt die Ausbildung der Führsorgerinnen begründet und durch die Sozialgesetzgebung der Sozialdemokraten die gesetzliche Grundlage für das Führsorgewesen geschaffen. August Aichhorn, Anna Freud, Siegfried Bernfeld und andere sind mit Oskar Pfister und Hans Zuliger die Begründer der Psychoanalytischen Pädagogik. Sie arbeiteten mit Lehrern, Fürsorgern, Kindergärtnerinnen, Erziehern und Hortnerinnen. – Aichhorn leitete ein Führsorgeheim und später eine Erziehungsberatungsstelle im 9. Wiener Bezirk nach psychoanalytischen Erkenntnissen. Er erarbeitete ein neues Verstehens- und Behandlungsmodell für Verwahrloste. Alfred Adler und die Individualpsychologie hatten großen Einfluss auf die sozialdemokratische Reform der Schule, auf Lehrer- Ärzte- und Erzieherbildung und die Fürsorgeerziehung.

Nach 1945 wurde in Wien das Institut für Erziehungshilfe nach dem Modell der Child-Guidance-Clinic errichtet, wo regelmäßige Supervision der MitarbeiterInnen von Beginn an vorgesehen war.

Die UNO organisierte Aus- und Weiterbildungsveranstaltungen für Sozialarbeiter in Casework in Wien. 1961 wurde die gesetzliche Basis für die moderne Bewährungshilfearbeit in Österreich geschaffen, wobei Supervision als berufsbegleitende Maßnahme vorgesehen wurde.

Am Übergang vom Wohltätigkeits- zu einem organisierten Fürsorgewesen arbeiteten die Absolventinnen der „Vereinigten Fachkurse für Volkspflege" – unter ihnen Rosa Dvorschak, spätere Mitarbeiterin Aichhorns und eine der ersten Supervisorinnen in Österreich. – Sie eröffnete 1981 den von Prof. S. Schindler konzipierten „Hochschullehrgang für Supervision" an der Universität Salzburg als erste berufsbegleitende Ausbildungsmöglichkeit zum Supervisor in Österreich mit einem Vortrag zum Thema „Die Entdeckung des hilfsbedürftigen Menschen im 20. Jahrhundert". Supervision begann damit in Österreich zu einem zentralen Fortbildungs- und Qualitätssicherungsinstrument zu werden.

Die Entwicklung der Supervisions-Curricula im BÖP

1988 startete eine Projektgruppe auf Initiative von Harald Mathe zur Planung des ersten Curriculums Supervision. 1990 fand dann die erste Supervisionsausbildung des BÖP statt. Die Nachfrage war in den ersten Jahren beträchtlich. Die Ersten Ausbildungsgänge waren folgendermaßen strukturiert: Das erste Jahr diente der Selbsterfahrung, das 2. Jahr hatte Supervisionstheorie, das 3. Jahr die Praxis der Supervision als Schwerpunkt. Seit 1992 wird eine Projektarbeit für das Diplom verlangt.

1993 wurde erstmals die Supervisions-Liste des BÖP veröffentlicht, ab Sommer 2003 wird die Liste auch im Internet zu finden sein. H. Mathe betont, dass das Curriculum vom Anfang an „offen für Nicht-Psychologen" war. Auf der SupervisorInnenliste des BÖPs finden sich allerdings von derzeit 480 SupervisorInnen (Stand 4/2003), nur 4 „Nichtakademiker", davon 3 mit einer BÖP-Ausbildung.

Die Supervisionsausbildung des BÖP wandelte sich von der ursprünglich „reinen" Ausbildung in Supervision zu Ausbildung in Supervision *und* Coaching.

1999 wurde das Curriculum in eine *Ausbildung Teamsupervision und Coaching* weiterentwickelt. „Danach soll Teamsupervision Gruppen befähigen, Konflikte, die ihre Berufs- und Arbeitssituation negativ beeinflussen, im Ansatz zu erkennen, zu bearbeiten und Strategien zu ihrer Bewältigung zu finden. Teamsupervision beinhaltet daher auch immer Aspekte der Personalentwicklung." Das Curriculum hat nun folgende Schwerpunkte: „Im ersten Jahr steht die Beschäftigung mit der eigenen Person im Vordergrund. Dabei geht es um Stärken und Schwächen, Rollen und Grenzen.

Der Schwerpunkt des zweiten Jahres liegt in der Vermittlung von Wissen und Erfahrungen über die Zusammensetzung und Dynamik von Gruppen und Teams, den Gruppenprozess und unterschiedliche Interventionsformen.

Das dritte Jahr wird vom Thema Coaching dominiert. Darüber hinaus werden von der Ausbildungsgruppe gewünschte, ergänzende Themen soweit als möglich berücksichtigt.

Die Themen der Projektarbeiten können von den TeilnehmerInnen in Absprache mit den Ausbildungsverantwortlichen frei gewählt werden."

Die Österreichische Vereinigung für Supervision (ÖVS)

Die Österreichische Vereinigung für Supervision – ÖVS – wurde 1994 als ein Zusammenschluss von in Österreich arbeitenden SupervisorInnen, die vorwiegend aus dem sozial – therapeutischen Bereich kamen, gegründet. Sie übernahm dabei mit Angela Gotthard-Lorenz zum Teil das Modell der Deutschen Gesellschaft für Supervision (DGSV), die wenige Jahre zuvor gegründet wurde. Die Ausbildungsleitung des BÖP-Curriculums entschied sich, diesem Verband nicht beizutreten. Zentrale Aufgaben der deutschsprachigen Supervisionsverbände sind: in ihren Aktivitäten die Qualitätssicherung von Supervision (d.h. Ausbildungsstandards) und die Präzisierung des Berufsbildes Supervisor bzw. Supervisorin (Öffentlichkeitsarbeit) voranzutreiben.

Die derzeit ca. 1000 in der „Liste der ÖVS" (Stand April 2003) angeführten SupervisorInnen haben „nachgewiesen, dass sie die durch die

ÖVS beschlossenen inhaltlichen Mindeststandards einer ÖVS-anerkann-
ten Supervisionsausbildung erfüllen."

Zur Zeit gibt es in Österreich zwanzig Ausbildungsträger, die in ihrer
„Schulenzugehörigkeit", ihren Supervisionskonzepten und Methoden
zwar unterschiedliche, aber in den Ausbildungszielen und Standards
ÖVS-anerkannte Ausbildungen für SupervisorInnen anbieten.

Unter ihnen sind übrigens auch einige, die Psychologischen Universitätsinstituten organisatorisch oder personell nahe stehen oder identisch
sind.

Die Ausbildungsträger in der ÖVS arbeiten zusammen und übernehmen dort gemeinsam die Aufgabe der Qualitätssicherung, unter anderem
durch die Überprüfung und Weiterentwicklung der Ausbildungscurricula.
Gemeinsames Anliegen der Ausbildungsträger war, die Supervision in
Verbindung mit den ÖVS-Qualitätsstandard den Entscheidungsträgern
in allen Sozialeinrichtungen bekannt zu machen. Die Bezeichnung ÖVS-
Supervisor wurde damit defacto zu einem Markenzeichen.

Eine wichtige Aktivität der ÖVS besteht in der europäischen Vernetzung der berufs- und fachpolitischen Arbeit. Im Herbst 1995 erfolgte
die gegenseitige Anerkennung der deutschsprachigen SupervisorIn-
nenverbände. Die ÖVS wurde damit im Ausbildungsbereich für Supervision zur „marktbeherrschenden" Dachorganisation. 1997 erfolgte
die Gründung der Assoziation Nationaler Verbände für Supervision in
Europa, der ANSE – in Wien.

Entwicklung der Nachfrage nach Coaching, Team- und Organisationsentwicklung

Die Integration von Theorien und Methoden der Organisationsberatung in die Supervisionsausbildung des BÖP ab 1999 eröffnet einen
größeren, ganzheitlichen Horizont im Beratungsprozess. Die meisten ursprünglich sozialtherapeutisch orientierten Curricula entwickelten sich
aufgrund der Anforderungen und Marktverhältnisse weiter zur verstärkten Einbeziehung von Coaching. Es hatte den Anreiz für viele Supervi-
soren und Berater, vom eher schlecht bezahlten Sozialbereich wegzu-
kommen zu den vielversprechenderen Honoraren „in der Wirtschaft".
Coaching wurde dort deutlich von Supervision unterschieden, obwohl es
methodisch durchaus auf teilweise gleichen Prinzipien beruht. Im
Trainingsbereich und in der Organisationsberatung wurde relativ schnell
Coaching das Instrument zur individuellen Führungskräfteentwicklung.
Nicht zuletzt auch durch die meistens kostengünstigen Angebote gut qualifizierter Sozialtherapeuten. Meiner Erfahrung nach ist ein Coach jedoch

nur dann erfolgreich, wenn er zusätzlich über ausreichendes organisatorisches und betriebswirtschaftliches Wissen verfügt, was im Allgemeinen bei SupervisorInnen aus dem psychosozialen Bereich früher selten der Fall war.

Auch gelang es trotz einiger Bemühungen bis heute nicht diesen Begriff gesetzlich zu schützen, bzw. so im Bewusstsein der Zielgruppen zu verankern, dass Qualitäts- oder Ausbildungskriterien bei der Auswahl von Coaches eine entscheidende Rolle spielen. Die Angebote am Beratermarkt werden inzwischen immer vielfältiger und differenzierter, so dass auch ein Modulsystem zu überlegen wäre, das die freie Wahl für den Supervisionsausbildungskandidaten zwischen mehreren Angeboten und damit eine Spezialisierung (z.B. Teamentwicklung und Konfliktmanagement, Einzel- und Gruppencoaching) ermöglicht.

Die Zukunft der Supervisions-Curricula

Die ÖVS stellt von Ihrer Präsenz, Ihrem sehr erfolgreichen Marketing in Sozialinstitutionen, wissenschaftlichen Publikationen und internationaler Vernetzung eine ernsthafte Konkurrenz zur Supervisions-Ausbildung des BÖP dar.

Mag das aktuelle Curriculum Teamsupervision und Coaching des BÖP vom Umfang und allen Qualitätskriterien vielen Curricula die nach den ÖVS-Standards ausgerichtet sind, gleichwertig oder manchen überlegen sein, so liegt doch offensichtlich der Nachteil darin, dass das Marketing und die Vernetzung im ausreichenden Umfang fehlt. Derzeit wird von der Lehrgangsleitung an dem Grundsatz festgehalten, dass ein Beitritt zur ÖVS unerwünscht sei, weil dadurch die Unabhängigkeit verloren gehe. Allerdings wird die Attraktiviät eines Aus- oder Fortbildungsganges auch durch die Akzeptanz bei der Kunden-Zielgruppe bestimmt.

Kurt Buchinger vertritt die Ansicht, dass Supervision eine eigene Beratungsform mit Merkmalen eines Berufes werden sollte, die alle Anforderungen an eine in Entwicklung befindliche Professionalität erfüllen soll:

– Ihr Methodenset wird immer vielfältiger
– Sie ist als professionelle Tätigkeit methodisch immer fundierter.
– Sie weist eine reichhaltige lebendige Theorieentwicklung auf, die in eigenen Publikationsorganen ihren Niederschlag findet.
– Sie ist in Verbänden organisiert.
– Sie dringt in immer mehr gesellschaftliche Bereiche vor.
– Und: Ihr Einsatz in Organisationen erfordert immer mehr „organisatorisch abgesicherte Vernetzung mit anderen Professionen, die es ihr er-

laubt, ihre Profession voll zu entfalten (Organisation als Leitprinzip vor Profession)". (Kurt Buchinger, 1999, S. 120–121.)

Dies könnte über kurz oder lang dazu führen, dass das BÖP-Curriculum im Bereich der Sozialorganisationen einen gewissen Wettbewerbsnachteil erleidet. Dies hat sich z.B. 2003 bei der Bewerbung um die Supervisionen im Bereich des Wiener Krankenanstaltenverbundes gezeigt, wo die SupervisorInnen des BÖP nicht vertreten waren. Dieser Nachteil könnte nur durch eine sehr aktive, offensive Marketingstrategie, Öffentlichkeitsarbeit und Erweiterung des Fortbildungsangebotes aufgeholt werden. Es ist höchste Zeit, dies jetzt anzugehen!

Literatur

Berufsverband Österreichischer Diplomfürsorger (1975) Supervision in der Sozialarbeit, Wien

Buchinger K (1999) Die Zukunft der Supervision, Aspekte eines neuen Berufs. C. Auer, Heidelberg

Brandau H (Hrsg) (1991) Supervision aus systemischer Sicht. Otto Müller Verlag, Salzburg

Luif I (Hrsg) (1997) Supervision: Tradition, Ansätze und Perspektiven in Österreich. Orac Verlag, Wien

Fortbildungsakademie: Aus- und Fortbildung (2003) Halbjahres-Programme 91. Serviceorganisation des Berufsverbandes österreichischer Psychologinnen und Psychologen GmbH

Fiala E (1986) Salzburger Sozialisationsstudien: Supervision als systematische Reflexion beruflichen Handelns in psychosozialen Praxisfeldern. Dissertation an der Naturwissenschaftlichen Fakultät der Universität Salzburg

ÖVS: Supervision in Österreich 2003/2004 (2003) Österreichische Vereinigung für Supervision

Sauer J (1997) Zur Geschichte und Tradition der Supervision in Österreich. In: Luif I (Hrsg) Supervision: Tradition, Ansätze und Perspektiven in Österreich. Orac Verlag, Wien

Sportpsychologie

Christopher Willis

Der Stellenwert der Sportpsychologie in der Psychologie

Die Sportpsychologie ist in der Psychologie schlecht verankert. Sowohl in Deutschland wie auch in Österreich wurde und wird die Entwicklung der Sportpsychologie in erster Linie von den Instituten für Sportwissenschaften getragen. Sportwissenschafter waren führend beim Aufbau der Sportpsychologie. Das Fach Sportpsychologie war und ist kein Prüfungsfach im Rahmen des Diplomstudienganges für Psychologie. Sportpsychologie ist Teil der sportwissenschaftlichen Ausbildung und selten der psychologischen Ausbildung. Weiters ist in Deutschland die wichtigste Organisation der Sportpsychologie die 1969 gegründete „Arbeitsgemeinschaft für Sportpsychologie" (asp), Sektion in der Deutschen Vereinigung für Sportwissenschaft (dvs). Im Berufsverband Deutscher Psychologen (BDH) gibt es keine Fachsektion Sportpsychologie und somit keine offizielle bereichsspezifische Vertretung für Sportpsychologen. In Österreich wurde 1996 von führenden Sportpsychologen und Mentaltrainern das wichtige „Forum Sportpsychologie" gegründet. Ähnlich wie in Deutschland ist das „Forum Sportpsychologie" eine Sektion der Österreichischen Sportwissenschaftlichen Gesellschaft – eine Vertretung im B.Ö.P existierte bis 1998 nicht.

Die einseitige Ausrichtung der Sportpsychologie auf den Bereich der Sportwissenschaften und die grobe Vernachlässigung durch das Mutterfach Psychologie sind sicherlich die Hauptgründe für das geringe Ansehen der Sportpsychologie in der Praxis des Sports. Im deutschsprachigem Raum wird sportpsychologische Betreuung überwiegend als Vermittlung von Coachingstrategien und mentalen Trainingstechniken angesehen: die psychosoziale Betreuung von Athleten, Trainern, Eltern und Funktionären wird kaum wahrgenommen. Zu dieser einseitigen fachlichen Ausrichtung gesellt sich auch die Auffassung, dass Leibeserzieher, Sportwissenschafter, Trainer oder Funktionäre die „besseren" Psychologen sind, obwohl diese Berufsgruppen in der Regel keine fachlich fundierten psychologischen Ausbildungen absolviert haben. Diplompsychologen schreiben sich im Bereich der Sportpsychologie keine Kompetenz zu, da sie meistens nicht über fachspezifische Kenntnisse verfügen. Zudem ist nicht bekannt, dass im Arbeitsfeld der Sportpsychologie neben den speziellen sportpsychologischen Coachingstrategien und mentalen Trainingstechniken zahlreiche Interventionstechniken der Klinischen Psychologie, der Schulpsychologie, der Verkehrspsychologie, der Wirtschaftspsychologie und sogar der Notfallpsychologie eingesetzt werden. D.h. die Sportpsychologie könnte für viele Psychologen ein interessantes zweites Standbein sein.

Aus diesen Gründen war 1998 die Gründung der Sektion „Sportpsychologie" im Berufsverband österreichischer Psychologinnen und Psychologen ein wesentlicher Schritt, um die Sportpsychologie mehr im Mutterfach Psychologie zu verankern und um das Ansehen und die Qualität der Sportpsychologie in der Praxis zu verbessern. Die Hauptaufgabe der Sektion „Sportpsychologie" besteht in der Qualitätssicherung der sportpsychologischen Arbeit in der Praxis des Sports. Diese Qualitätssicherung dient insbesondere den Klienten (Schutz vor unseriöser und unqualifizierter Arbeit durch Mentalgurus), den in der Praxis tätigen qualifizierten Mentaltrainern (Schutz vor Überforderung) und den Sportpsychologen (Etablierung des Fachgebiets, Verbesserung des Selbstwertgefühls und der Ausbildung; Schutz des Berufsstands).

Arbeitsbereiche der Sportpsychologie

Betrachtet man die vier Teilbereiche der Sportpsychologie, so wird ein Sportpsychologe in erster Linie im Leistungssport und bei der derzeitigen Entwicklung zukünftig auch im Gesundheitssport tätig sein können. Schulsport und therapeutischer Sport bieten kaum Arbeitsmöglichkeiten. Psychologische Aufgabenbereiche im Schulsport werden in der Regel durch Schulpsychologen und im therapeutischen Bereich durch Klinische Psychologen abgedeckt.

Um die Tätigkeiten der Sportpsychologie im Leistungssport zu verdeutlichen, werden im folgenden Abschnitt die Aufgabenbereiche der praxisorientierten sportpsychologischen Beratungs- und Betreuungsstelle des Instituts für Sport- und Kreislaufmedizin Innsbruck, sowie der Absolventen des Fortbildungslehrgangs in Sportpsychologie angeführt (vgl. Willis, 2002, S. 3–7).

Sportpsychologische Beratungs- und Betreuungsstelle Innsbruck

Seit Gründung der sportpsychologischen Beratungs- und Betreuungsstelle im September 1998 konnten bis zum September 2002 44 Athleten längerfristig (d.h. mindestens für die Dauer einer Wettkampfsaison) betreut werden. Die Altersspanne lag zwischen 14 und 33 Jahren. Die Betreuung erfolgte am Institut, an den Trainingsstätten der Athleten und bei Wettkampfveranstaltungen und wird von der Sportabteilung des Landes Tirol finanziell unterstützt. Sofern es erforderlich und möglich war, wurden die Bezugspersonen der Athleten (Eltern, Trainer, Trainingskollegen, Partner, Freunde, Lehrer und/oder Funktionäre) in die Betreuung eingebunden.

Die Arbeitsbereiche der sportpsychologischen Betreuungsstelle Innsbruck 1998–2002:
1. bei 73% der Athleten standen die *Persönlichkeitsberatung, psychosoziale und subklinische Fragestellungen* im Vordergrund.
2. bei 16% wurden in erster Linie die grundlegenden *mentalen Trainingstechniken zur Bewegungs- und Zustandsregulation* vermittelt.
3. bei 11% mussten *psychopathologische Problemstellungen* behandelt werden.

Beispielhafte Arbeitsbereiche im Zuge der Persönlichkeitsberatung und der Lösung von psychosozialen und subklinischen Fragestellungen waren:
– Persönlichkeitsanalyse und Selbsterfahrung
– Lebenslauf- und Karriereplanung
– Umgang mit körperlichen und psychosozialen Veränderungen in der Pubertät
– Bewältigung von schulischen, beruflichen, sportlichen und privaten Stresskomponenten
– Burn-Out-Symptome und Übertraining
– Drogen- sowie Psychopharmakagebrauch und Umgang mit Doping
– dissoziale Verhaltensweisen
– psychische Bewältigung von Sportverletzungen
– System- und Umfeldmanagement
– Bewältigung von gesellschaftlichen Erwartungen
– Beziehungs-, Kommunikations- und Konfliktstrukturen mit Eltern, Trainingskollegen, Trainern, Lehrern, Funktionären und Partnern Betreuung bei Mobbing
– Bewältigung von sektenähnlichen Gruppenstrukturen in Trainingsgruppen

Der Arbeitsbereich der mentalen Trainingstechniken zur Bewegungs-
und Zustandsregulation umfasste:
- Zielsetzungstraining
- Entspannungs- und Aktivierungstraining
- Selbstgesprächsregulation
- Visualisierungstraining
- Training der Kompetenzerwartung

Hinsichtlich der psychopathologischen Aufgabenstellungen sind fol-
gende Arbeitsbereiche anzuführen:
- Essstörungen
- sexuelle Belästigung und Missbrauch durch Trainingskollegen und
  Trainer
- Angst- und Panikzustände nach Sportunfällen
- Depressionen.

Die Betreuung dieser Athleten erfolgte in Kooperation mit den jeweiligen Abteilungen für Psychiatrie der Universitätsklinik Innsbruck.

Von den 44 Athleten waren 77 % der Klienten am Beginn der Betreuung
hinsichtlich ihrer Wettkampfleistungen als Misserfolg orientierte Sportler
einzustufen: d.h. die Sportler konnten ihr Leistungspotential in den
Wettkämpfen laut eigenen Angaben und den Angaben ihrer Trainer wiederholt nicht ausschöpfen. 23 % sind als erfolgsorientierte Sportler zu bezeichnen, die ihr Leistungspotential bei Wettbewerben regelmäßig umsetzen konnten.

Die Leistungsangebote der Beratungsstelle bezüglich „Mediation und
Supervision für Sportmannschaften, Trainerstäbe und Vereinsführungen"
sowie „Sportpsychologisches Ressourcenmanagement und Ressourcen-
entwicklung für Sportvereine" wurden bislang kaum in Anspruch genommen.

Neben den langfristigen Betreuungen fanden regelmäßig Informa-
tionsgespräche und -veranstaltungen sowie Beratungsgespräche für Athleten, Trainer, Eltern und Funktionäre statt. Athleten, die aus zeitlichen
Gründen nicht in die Institutsbetreuung aufgenommen werden konnten,
wurden an die Absolventen des Fortbildungslehrgangs in Sportpsychologie weitervermittelt.

Anzumerken ist, dass zur Erfassung der angeführten Arbeitsbereiche
am Institut für Sport- und Kreislaufmedizin Innsbruck ein neues Do-
kumentationsschema für sportpsychologische Tätigkeiten im Sinne der
leistungsorientierten Krankenanstaltenfinanzierung (Schwab und Wechselberger, 2001) erarbeitet wurde.

Arbeitsbereiche der Absolventen des Fortbildungslehrgangs in Sportpsychologie

Die Absolventen des Fortbildungslehrgangs in Sportpsychologie von 1998–2002 erhielten die Möglichkeit, Erfahrungen in der sportpsychologischen Beratung und Betreuung zu sammeln. Im Verlauf der Praxisphase wurde von einem Sportpsychologen und einer Klinischen Psychologin eine begleitende Supervision angeboten. Die Absolventen konnten durchwegs zufriedenstellende Beratungs- und Betreuungsprojekte in den Sportarten Golf, Eisschnelllauf, Langstreckenlauf, Rodeln, Schilauf, Snowboard, Tennis, Volleyball und am Sportgymnasium Innsbruck durchführen. Einige Teilnehmer übernahmen zudem die sportpsychologischen Fortbildungen in der Lehrwarte- und Trainerausbildung an der Bundesanstalt für Leibeserziehungen in Innsbruck.

Hervorzuheben sind zwei sportpsychologische Interventionsprojekte der Praxisphase:

1. Erstmalig erfolgte in Tirol eine umfassende sportpsychologische Betreuung aller Kaderathleten eines Sportverbands. Drei Sportpsychologen betreuten in den Saisonen 1999–2002 die Athleten der Kinder-, Jugend- und Seniorenkader des Tiroler Eisschnelllaufverbands.

2. Am Sportgymnasium Innsbruck wurden im Schuljahr 2000/2001 für alle Schulstufen Zusatzeinheiten zur Vermittlung von grundlegenden mentalen Trainingstechniken angeboten. Die Leitung der Einheiten erfolgte durch zwei Sportpsychologen und einer Mentaltrainerin. Aufgrund der positiven Resonanz seitens der Schüler wird das Projekt seit dem Schuljahr 2001/2002 jeweils für die Einstiegsklassen fortgeführt.

Folgender Sachverhalt erscheint besonders interessant: Bei Informationsveranstaltungen und in der praktischen Arbeit zeigte sich, dass sportpsychologische Betreuung nicht nur das Vermitteln von sportpsychologischen Coaching- und mentalen Trainingstechniken beinhaltet, sondern auch die psychosoziale Betreuung von Athleten, Trainern, Eltern und Funktionären umfasst. Die Rückmeldungen veranschaulichen, dass diese Ausrichtung den Stellenwert und die Akzeptanz der sportpsychologischen Arbeit deutlich gefördert hat.

Die Betreuung der Sportvereine durch die Lehrgangsabsolventen muss in der Regel von den Athleten, Vereinen oder Verbänden privat bezahlt werden. Als Orientierung gelten die Honorarrichtlinien des Berufsverbands der Österreichischen Psychologinnen und Psychologen (Willis, 2000, S. 29). Anzumerken ist weiters, dass die klare Trennung der in der Sportpsychologie agierenden Berufsgruppen in „Sportpsychologen" und „Mentaltrainer" (Willis, 2000, S. 28) durchwegs positiv aufgenommen wurde. Eindeutige und nachvollziehbare Qualifikationsrichtlinien für die praktische sportpsychologische Tätigkeit wurden 2002 auch von den Tiroler Landessportfachverbänden eingefordert, da man Orientierungen für zukünftige Förderungsmaßnahmen benötigte.

Im Juli 2003 sind von den 16 Absolventen 10 Personen regelmäßig in der sportpsychologischen Beratung und Betreuung in Tirol tätig und werden mittlerweile auch österreichweit in Weiterbildungen für Trainer und Psychologen eingebunden. Vier Absolventen können aus zeitlichen und beruflichen Gründen keine Betreuungsaufgaben übernehmen, stehen jedoch dem Tiroler Sport für Informations- und Fortbildungsveranstaltungen zur Verfügung. Ein Sportpsychologe erhielt eine Anstellung an der sportpsychologischen Abteilung des Instituts für Sportwissenschaften in Wien. Nur eine Absolventin ist nicht mehr im Bereich der Sportpsychologie engagiert (Willis, 2002, S. 3–7).

Die Entwicklung der Sektion „Sportpsychologie" von 1998–2003

Von 1998 bis 2003 hat die Sektion „Sportpsychologie" zahlreiche Maßnahmen zur Förderung der Sportpsychologie in Österreich umgesetzt:
- Mithilfe beim Aufbau der sportpsychologischen Beratungs- und Betreuungsstelle am Institut für Sport- und Kreislaufmedizin der Universitätsklinik in Innsbruck
- Durchführung des Fortbildungslehrgangs in Sportpsychologie von 1998–2002
- Kooperationspartner beim Tiroler Modell der Sportpsychologie 1998 bis 2003
- Teilnahme an mehreren Koordinationstreffen mit dem „Forum Sportpsychologie" in Österreich und der „Arbeitsgemeinschaft für Sportpsychologie" in der BRD.
- Durchführung eines regelmäßigen Sportpsychologen/Mentaltrainer-Stammtisches
- Entwicklung von Qualifikationskriterien zur Durchführung von sportpsychologischen Interventionsmaßnahmen im Leistungssport
- Erstellung einer Tarifliste für sportpsychologische Interventionsmaßnahmen
- Erstellung eines regionalen Informationsfolders zur Sportpsychologie in Tirol
- Organisation von sportpsychologischen Weiterbildungen und Pressekonferenzen.
- Im Frühjahr 2002 führte die Sektion Sportpsychologie eine regionale

Vortragsserie zur Sportpsychologie im Leistungssport in Tirol durch. An den Bezirksveranstaltungen haben hunderte interessierte Zuschauer teilgenommen. Die Resonanz war äußerst positiv.

– In Salzburg und Wien/Niederösterreich wurden weitere Landesgruppen der Sektion „Sportpsychologie" gegründet.

– Ab Herbst 2002 konnten die neue Homepage (www.boep.or.at/sportpsy) sowie Informationsfolder zur Sportpsychologie in Österreich präsentiert werden.

– Ab September 2002 wurde vom BÖP erstmals eine österreichweite Modulserie in Sportpsychologie angeboten.

– Im Sommer 2003 wurde beim Kongress der Europäischen Psychologenverbände in Wien ein Symposium zur Sportpsychologie organisiert.

– Im Juli 2003 sind erstmals 100 Mitglieder in der Sektion „Sportpsychologie" registriert.

In der ersten Jahren der Sektion „Sportpsychologie" wurde eine gesetzliche Regelung der Berufsbezeichnung „Sportpsychologe" innerhalb der Berufsgruppe der Psychologen forciert (Willis, 2000, S. 30). Dieses Ziel kann nur langfristig umgesetzt werden: Voraussetzungen für eine derartige gesetzliche Regelung sind:

1. Die Sportpsychologie muss sich zu einem fixen Arbeitsbereich des Berufsstands der Psychologen entwickeln und zahlreiche Psychologen müssen in diesem Arbeitsgebiet tätig sein.

2. Universitäre sowie postgraduelle sportpsychologische Aus- und Fortbildungen müssen regelmäßig angeboten werden.

Literatur

Willis C (1999) Sportpsychologie in Österreich. Ein junges Arbeitsfeld für Psychologen. Psychologie in Österreich 19 (4–5): 275–278

Willis C (2000) Das Tiroler Modell der Sportpsychologie. Psychologie und Sport 7 (1): 26–30

Willis C (2002) Das Tiroler Modell der Sportpsychologie – Die zweite Projektphase von 2000–2002. asp-aktuell 2: 3–7

Strauß B (2003) Diskussionsforum: Die Zukunft der Sportpsychologie. Psychologie und Sport 10 (2): 53–76

Schwab M, Wechselberger E (2001) Leistungsorientierte Krankenanstaltenfinanzierung. Unveröffentl. Manuskript, Landeskrankenhaus Innsbruck

Computergestützte psychologische Diagnostik

Thomas Walter und **Gerald Schuhfried**

Einführung

Die Computerdiagnostik kann dem Diagnostiker als sinnvolle Unterstützung seiner Tätigkeit dienen. Der Computer ist das geeignete Medium zur Präsentation von Items und zur raschen und zuverlässigen Auswertung eingegebener Daten wie auch zur Registrierung von Reaktionen des Probanden. Dadurch sind unterschiedlichste Testanforderungen realisierbar – vom einfachen Fragebogentest über die Prüfungen von Wahrnehmungs- und Denkleistungen mit verschiedenartigsten (auch zeitlich genau kontrollierten) Anforderungen bis hin zu komplexeren ökonomisch valideren Testaufgaben.

Durch die rasche Auswertung eines gerade bearbeiteten Tests wird die Grundlage für die Entscheidung geschaffen, ob zu einer gegebenen Fragestellung bereits hinreichende Informationen vorliegen oder noch Aufklärungsbedarf besteht. Durch den Einsatz des Computers wird psychologische Diagnostik in vielen Phasen systematisiert und standardisiert, was zur Verbesserung in den Gütekriterien führen kann.

Computergestützte psychologische Diagnostik bringt vielfältige Vorteile und eröffnet eine Reihe neuer Möglichkeiten:
- Messung von Eigenschaften, die mit Papier-Bleistift-Testungen nicht bzw. nur bedingt oder ungenau bestimmbar wären.
- Ein Maximum an Objektivität in der Testdurchführung und Testauswertung kann vorausgesetzt werden; Testleitereffekte werden ausgeschaltet.
- Die rasche und fehlerfreie Auswertung der Testresultate sowie ein direkter Vergleich mit den Normen der Bezugspopulation sind möglich.
- Computergestützte Verfahren erfüllen alle Kriterien der Ökonomie.
- Maßgeschneidertes Testen – *„tailored-testing“* – wird möglich.
- Der Einsatz zeitgemäßer Multimedia-Komponenten ist leicht durchführbar.
- Computergestützte Diagnostik ermöglicht die Vorgabe mehrerer Tests hintereinander – in Form einer Testbatterie.

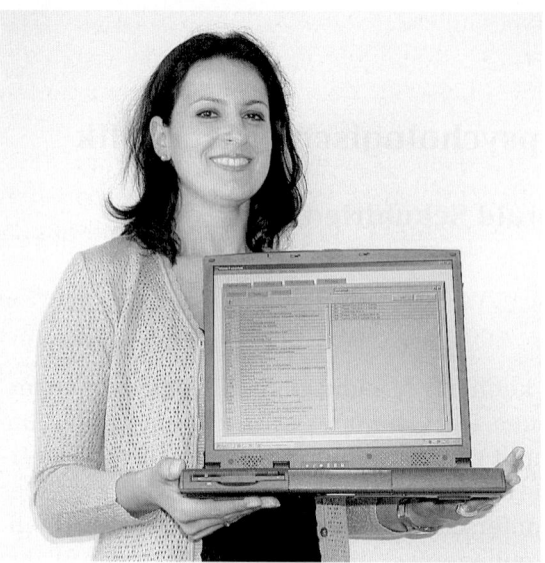

Abb. 7.

Anwendung bzw. Durchführung

Testauswahl: Die Anwendung computergestützter Testsysteme ist im Allgemeinen einfach, und es sind keine besonderen PC-Kenntnisse erforderlich. Einzelne Tests – wie auch vorbereitete Testbatterien – können anhand ihrer Bezeichnung aufgerufen werden. Ist jedoch nicht bekannt, welcher Test sich am besten eignet, so kann die Auswahl des Verfahrens nach den Dimensionen erfolgen, die zu untersuchen sind.

Testdurchführung: Es können Papier-Bleistift-Tests, die für die Computervorgabe adaptiert wurden, vor allem aber auch originäre, innovative Tests – die nur mittels Computer realisierbar sind – vorgegeben werden.

Originäre Computertests sind

Allgemeine und spezifische Leistungstests

    – Aufmerksamkeits- und Konzentrationstests

    – Reaktionstests

    – Determinationstests

Spezifische Fertigkeits- und Fähigkeitstests (teilweise mit speziell entwickelten *„peripheren Geräten"*)

Simulationen

Instruktion und Übungsphase: Computergestützte Testverfahren beginnen im Allgemeinen mit der über den Bildschirm erfolgenden Instruktion des Probanden. In der Regel schließt eine Übungsphase an, in der ein

Proband mit dem Test vertraut gemacht und das Aufgabenverständnis sichergestellt wird. Instruktion und Übungsphase sind häufig verknüpft und werden meist mehrstufig nach den Regeln des „Programmierten Unterrichts" dargeboten.

Testphase: Der Proband bearbeitet die einzelnen Test-Items ohne Beeinflussung durch den Testleiter. Verfügt der Testleiter über ein 2-Monitor-Testsystem, so kann er den Ablauf der Testung auf seinem Monitor mitverfolgen.

Auswertung: Die Auswertung erfolgt direkt im Anschluss an die Testung. Eine zeitraubende konventionelle Auswertung mit Schablonen oder Tabellen bleibt dadurch erspart. Die Testergebnisse – Rohwerte und entsprechende Normen – werden in Ergebnistabellen einheitlich und übersichtlich dargestellt.

Die wichtigsten Informationen können durch eine farbige Profildarstellung „auf einen Blick" erfasst werden. Dadurch werden Abweichungen klar ersichtlich. Auf Wunsch können auch mehrere Profile überlagert dargestellt werden, um einen Vergleich zu ermöglichen.

Datenexport: Für die statistische Weiterverarbeitung können in der Regel alle Daten in handelsübliche Statistikprogramme exportiert werden.

Gutachtenerstellung: Testresultate können auch direkt zur Erstellung von Befunden oder Gutachten in ein Textverarbeitungsprogramm übernommen werden. Es ist ebenfalls möglich, Testresultate und Probandendaten mittels Serienbrieffunktion in vordefinierte Vorlagen einzusetzen.

Testgütekriterien

Im Folgenden werden die möglichen Auswirkungen der computergestützten Diagnostik auf Haupt- und Nebengütekriterien eines Tests dargestellt.

Objektivität: Die Testleiterunabhängigkeit wird erhöht, da die Interaktion zwischen Testleiter und Proband auf ein Minimum reduziert wird. Die Verrechnungssicherheit (= Auswertungsobjektivität) – das ist die Garantie dafür, dass die Testreaktionen stets von allen Auswertern in gleicher Weise zu numerischen Testwerten verrechnet werden – ist bei Computertests, unter der Voraussetzung, dass sie exakt programmiert wurden, größer, und damit auch die Interpretationsobjektivität. Alle normierten Tests besitzen demzufolge Interpretationseindeutigkeit (vgl. Lienert und Raatz, 1994). Diese ist über die sogenannten „Prozentränge" gegeben: Zum Beispiel ist ein als Testwert erreichter Prozentrang von 95% in einem Leistungstest eindeutig dahingehend zu interpretieren, dass nur 5% der Referenzpopulation bessere Leistungen erzielt.

Reliabilität: In Bezug auf die Reliabilität, also die Messgenauigkeit, ist grundsätzlich nicht zu erwarten, dass die Computerdiagnostik gegenüber „Papier-Bleistift-Testungen" unmittelbare Vorteile bringt. Originäre Computertests weisen jedoch eine sehr hohe Reliabilität auf. (Zu beachten ist hierbei aber, dass sich das Gütekriterium Reliabilität mit dem Aufkommen von neuen Tests, die auf Grundlage der „Probabilistischen Testtheorie" konstruiert werden, relativiert.)

Validität: An der grundsätzlichen Schwierigkeit, valide Tests zu konstruieren, ändert der Einsatz des Computers nur wenig.

Zumutbarkeit und Fairness: Die Gütekriterien „Zumutbarkeit" und „Fairness" stehen häufig im Kreuzfeuer der Kritiker der Computerdiagnostik. Es wird behauptet, dass der Computer einen zusätzlichen Stressor in der Testsituation darstellt und dass Personen mit geringer Computererfahrung benachteiligt wären. Die Studie von Hornke (1993) zeigt jedoch, dass der Computer ein Ambiente schafft, das die Bereitschaft und die Motivation eines Probanden zur Testung erhöht. Der soziale Stress des Probanden während der Testdurchführung wird minimiert, da er sich nicht ständig von einem Testleiter kontrolliert und beobachtet fühlt. Es wird auch verhindert, dass sich Testpersonen untereinander stören oder beeinflussen. Testinstruktionen und Übungsphasen werden so programmiert, dass der Test nur dann vorgegeben wird, wenn Instruktions- und Übungsphase korrekt durchlaufen wurden, d.h. die Testaufgabe verstanden wurde. Speziell entwickelte Eingabemedien (Lichtgriffel, ergonomische Probandentastaturen) – die zusätzlich zu herkömmlichen Eingabegeräten verwendet werden können – verhindern eine Benachteiligung von computerunerfahrenen Probanden und erhöhen damit deren Motivation.

Ökonomie: Testvorgabe und Auswertung laufen automatisch und ohne unnötige Verzögerung ab, Testergebnisse können nach der Testdurchführung gleich mit dem Computer weiterverarbeitet werden, Aufbewahrung und Verwaltung von Testmaterialien und Testergebnissen ist einfach gelöst. Hier setzt übrigens die „Probabilistische Testtheorie" einen besonderen Akzent: Sie ermöglicht mit Hilfe des sogenannten „adaptiven Testens", dass ein Test trotz geringerer Testlänge genau misst (Kubinger, 1995). Ein großer Vorteil ist die Zeitersparnis. Nach Eingabe der Personendaten und nach Aufruf der Testbatterie kann sich der Praktiker dank der für den Probanden leicht verständlichen Anweisungen – die ihn durch die Testbatterie führen – anderen Aufgaben widmen (1–2 Stunden).

– Durch den Computereinsatz wird der Informationsgehalt eines Tests voll ausgeschöpft und ohne Wartezeit ausgegeben. Eine vergleichbare Auswertung einer Papier-Bleistift-Testung – sofern dies überhaupt möglich ist – kann bis zu mehreren Stunden dauern (Grubitzsch, 1991).

– Durch die bereits oben erwähnte einfache Darstellung von Gutachten und Befunden wird noch zusätzlich wertvolle Zeit eingespart.

Skalierung: Ein Test erfüllt das Gütekriterium der Skalierung, wenn die laut Verrechnungsvorschriften resultierenden Testwerte die empirischen Verhaltensrelationen adäquat abbilden. Gemeint ist also eine für die psychologische Diagnostik spezifizierte Bedingung des Messens in der Psychologie. Die Methoden der „Klassischen Testtheorie" sind – was die Prüfung eines Tests hinsichtlich der Skalierung betrifft – ungeeignet. Das ist auch der Grund, warum es innerhalb ihres Ansatzes dieses Gütekriterium gar nicht gibt. Demgegenüber kann die „Probabilistische Testtheorie" durchaus prüfen, ob die gegebenen Verrechnungsvorschriften eines Tests zu Testwerten führen, die verhaltensadäquate Relationen wiedergeben (Kubinger, 1995).

Normen: Computertests haben im Bezug auf Normen einen besonderen Vorteil: Sofern benutzereigene Normen sinnvoll sind, kann die für eine Population repräsentative Normierung laufend aktualisiert werden.

Nützlichkeit: Nützlichkeit ist auf jeden Fall einer der bedeutendsten Aspekte der Computerdiagnostik. Bei mediumsgemäßer Nutzung des Computers ist die Nützlichkeit definitionsgemäß gegeben.

Gerade das adaptive Testen erweist sich in Bezug auf die Vermeidung von Demotivation und Frustration bei Leistungstests als besonders „nützlich".

Vielfältige Möglichkeiten, wie Adaptives Testen, Neuronale Netzwerke und Veränderungsmessungen

Der Computer bietet durch seine hohe Rechenleistung spezifische Möglichkeiten, die durch eine Verwendung besonders darauf abgestimmter Testmaterialien genutzt werden können.

Das „Adaptive Testen" stellt eine besondere Anforderung an die Hardware dar. Sequenziell (branched-testing) und adaptiv (tailored-testing) antwortabhängige Tests sind zum heutigen Zeitpunkt bereits in hohem Maße entwickelt. Bei sequenziell antwortabhängigen Tests werden die Testaufgaben dem Probanden nach einem bestimmten (eingestellten) Algorithmus vorgegeben. Adaptiv antwortabhängige Tests dagegen basieren auf einer Testkonstruktion im Sinne eines logistischen Testmodells zur eindimensionalen Messung eines latenten Merkmals (z.B. einer Fähigkeit).

Während der Testung wird nach jeder Antwort des Probanden sein *„Fähigkeitsparameter"* berechnet; als nächstes wird stets jenes Item vorgegeben, das den größten Informationsgewinn für die diagnostische Entscheidung liefert (die Lösungswahrscheinlichkeit des Items soll für den jeweiligen Probanden im Idealfall 50% betragen). Dadurch sind diese Tests sehr effizient, denn sie kommen für jeden Probanden mit einer minimalen Anzahl von Items aus, wobei sie trotzdem sehr genau messen. Testlänge und Messgenauigkeit stehen daher in einem optimalen Verhältnis (Kubinger, 1995).

Bei sequenziell und adaptiv antwortabhängigen Tests erfolgt der Testablauf für den Probanden in jedem Fall *„maßgeschneidert"*. Es ist offensichtlich, dass gerade diese Tests nur noch in Ausnahmen (und dann mit großem Aufwand) ohne Computer praktisch realisiert werden können.

Schließlich soll noch auf weitere Vorteile der computergestützten Diagnostik verwiesen werden: auf die Möglichkeit der Vorgabe apparativer Verfahren durch Peripheriegeräte sowie auf die Aufzeichnung physiologischer Parameter, auch parallel zur Durchführung psychologischer Tests. Gerade darin zeigt sich auch, dass durch den Computereinsatz eine bisher nicht gekannte Vielfalt von Testverfahren zur Anwendung gelangen kann – wobei es auch möglich ist, unterschiedliche Datenebenen zu verknüpfen.

Neue Perspektiven eröffnen sich auch durch die Möglichkeit, Daten zu registrieren, die bei konventioneller Testvorgabe nur schwer in zuverlässiger Weise zu erfassen sind (z.B. Latenzzeit).

Selbst komplexe Auswertungen können schon während der Testabnahme vorgenommen werden. Man unterscheidet zwischen passiven und aktiven Daten. Bei den passiven Daten handelt es sich in erster Linie um Latenzzeiten, meist gemessen als Intervall vom Beginn der Darbietung eines Items auf dem Bildschirm bis zum Moment der Registrierung einer Reaktion durch das Gerät.

Die Realisierung *„Neuronaler Netzwerke"* ist eng mit dem Einsatz der Computertechnologie verbunden. Ihre Anwendung stellt einen einschneidenden Fortschritt in der psychologischen Diagnostik dar. Neuronale Netze stellen ein voraussetzungsarmes und robustes Verfahren zur Klassifikation und Mustererkennung z.B. anhand der Testergebnisse der Probanden hinsichtlich eines vorab bestimmten Kriteriums dar. Sie können auch nicht-lineare Beziehungen „modellieren" und ermöglichen selbst dann eine Lösung, wenn klassische Modelle aufgrund verletzter Modellannahmen versagen.

Im Rahmen einer Trainingsphase lernt das Neuronale Netz eine Zuordnung von Personen zu den Kriteriumsausprägungen anhand der Ausprägungen der Prädiktorvariablen. Mit Hilfe des Neuronalen Netzwerks kann eine Klassifikation von neu erhobenen Einzelfällen in der Praxis vorgenommen werden, *ohne* dass hierfür die Ausprägung der Kriteriumsvariable a priori bekannt sein muss. Die Kriteriumsvariable wird vom Neuronalen Netzwerk prognostiziert. Das trainierte und evaluierte Neuronale Netzwerk kann wiederum für praktische Klassifikationsaufgaben im diagnostischen Alltag angewendet werden.

Eine der wesentlichen Fragen psychologischen Arbeitens, nämlich, ob eine Therapie bzw. ein Trainingsprogramm wirksam ist oder nicht, konnte bisher nur unbefriedigend beantwortet werden. Die Methoden der klassischen Veränderungsmessung sind unzureichend. Aufgrund der Möglichkeiten, die der Computer bietet, ist es nun – durch die Integration der *„Fischer'schen Veränderungsmessung"* – mit dem Wiener Testsystem möglich, unter Benutzung von *„Raschhomogenen"* Tests *eine theoretisch fundierte Aussage über Veränderungen* einer Testperson zu treffen. Somit können in einem weiteren Bereich höchste Qualitätsansprüche erfüllt werden.

Literatur

Booth JF (1992) Computerdiagnostik. In. Jäger RS, Petermann F (Hrsg) Psychologische Diagnostik – ein Lehrbuch (2. Aufl) Psychologie Verlags Union, Weinheim, S 186–197

Bukasa B, Kisser R, Wenninger U (1989) Qualitätskriterien computerunterstützter Testung. Psychologie in Österreich Nr. 1–2 (9): 15–19

Grubitzsch S (1991) Testtheorie – Testpraxis. Rowohlt, Reinbek bei Hamburg, S 300ff

Häcker H, Leutner D, Amelang M (1998) Standards für pädagogisches und psychologisches Testen (deutsche Fassung; die englischsprachige Originalausgabe ist 1985 von der American Psychological Association publiziert worden). Supplementum 1/1998 der Diagnostica und der Zeitschrift für Differenzielle und Diagnostische Psychologie

Hageböck J (1994) Computerunterstützte Diagnostik in der Psychologie. Hogrefe, Göttingen

Hornke LF (1993) Mögliche Einspareffekte beim computergestützten Testen. Diagnostica 39: 109–119

Jäger RS, Krieger W (1994) Zukunftsperspektiven der computerunterstützten Diagnostik, dargestellt am Beispiel der treatmentorientierten Diagnostik. Diagnostica 40 (3): 217–243

Klieme E, Stumpf H (1990) Computereinsatz in der pädagogisch-psychologischen Diagnostik. In: Ingenkamp K, Jäger RS (Hrsg) Tests und Trends 8, Jahrbuch der Pädagogischen Diagnostik. Beltz, Weinheim

Kubinger KD (1993) Vor- und Nachteile der Computerdiagnostik. Psychologie in Österreich Nr. 1–2 (13): 25–29

Kubinger KD (1993a) Testtheoretische Probleme der Computerdiagnostik. Zeitschrift für Arbeits- und Organisationspsychologie – Themenheft Computerunterstützte Diagnostik. Heft 3, III Quartal 1993 S 130–137

Kubinger KD (1995) Einführung in die Psychologische Diagnostik. Beltz, Psychologie Verlags Union, Weinheim

Lienert GA (1989) Testaufbau und Testanalyse (4. Aufl) Psychologie Verlags Union, Weinheim

Lienert GA, Raatz U (1994) Testaufbau und Testanalyse (5. Aufl) Beltz, Weinheim

Rost J (1996) Lehrbuch Testtheorie, Testkonstruktion. Huber, Bern

Schwenkmezger P, Hank P (1993) Papier-Bleistift- versus computerunterstützte Darbietung von State-Trait-Fragebogen: eine Äquivalenzprüfung. Diagnostica 39 (3): 189–210

Testkuratorium (der Föderation deutscher Psychologenverbände) (1986a) Mitteilung. Diagnostica 32: 358–360

Testkuratorium (der Föderation deutscher Psychologenverbände) (1986b) Testkuratorium. Psychologische Rundschau 37: 162–165

Psychologie und Internet – einige persönliche Betrachtungen

Gerald Kral

Kurzer Abriss der Entwicklung des Internet

Die Geschichte des Internet ist eine Success Story von wohl einzigartigen Dimensionen. Vorgänger des Internet waren im Wesentlichen militärische Datennetzwerke, die vor allem von der ARPA (Advanced Research Projects Agency) in den USA ab Beginn der 60er Jahre vorangetrieben worden waren. Diese waren ein „Kind" des kalten Krieges, und waren so konstruiert, dass sie ihre Funktionalität auch beibehalten sollten, wenn Teile davon z.B. durch einen feindlichen Angriff (z.B. atomaren Erstschlag) zerstört waren. Durch diese Anforderungen wurde die dezentrale Netzwerkstruktur entwickelt, die das Internet bis heute aufweist. Entstanden ist das, was wir heute häufig etwas unscharf als „das" Internet bezeichnen – das www –, das genau genommen nur ein Teil des Internet ist, etwa 1992, nach entsprechenden Vorarbeiten am Kernforschungsinstitut CERN in Genf, die vor allem die technische Seite der Datenkommunikation zwischen verschiedenen Computern regelten.

Von da an verzeichnete das weltumspannende Netz exponentielle Zuwachsraten. Zunächst jeder, mittlerweile auch jede – anfangs waren Männer unter den Internet-Usern deutlich häufiger vertreten – will „drin" sein, die Beherrschung von Computern und Neuen Medien gilt als neue Kulturtechnik, die Schaffung der Möglichkeit am weltweiten Datenaustausch teilzunehmen, gilt auch politisch als vorrangig (auch wenn manche Politiker spontan organisierte Protestkundgebungen abfällig als „Auswüchse der Internetgeneration" zu disqualifizieren versuchen) und für die Zukunft wird versucht, die Gefahr des „digital divide", des Auseinanderfallens von Bevölkerungsgruppen, die Zugang zum Internet und damit zu einer der wichtigsten Quellen der Informationsgesellschaft haben und solchen, die diesen Zugang nicht haben, was mit Unterprivilegierung einher geht (sowohl innerhalb eines Landes als auch weltweit zu verstehen) möglichst hintan zu halten.

Was das alles mit Psychologie zu tun hat? Nun, man könnte auch umgekehrt fragen: wie kann ein derartiges Phänomen, das in so kurzer Zeit für so viele Menschen so große Bedeutung erlangt, kein wichtiger Gegenstand psychologischer Forschung sein?

Für welche Bereiche der Psychologie ist das Internet relevant?

Sehr stark verkürzt und vereinfacht könnte man sagen: für sehr viele. Menschen arbeiten im und mit dem Internet, Menschen lieben im Internet, Menschen suchen und finden Sozialkontakte im Internet, Menschen holen sich Rat, Hilfe und Trost, auch medizinische Informationen im Internet, manche werden angeblich süchtig nach dem Internet. Das Internet ist auch sowohl Gegenstand psychologischer Forschung – was machen wir mit dem/im Internet, was macht das Internet mit uns? – als auch Medium psychologischer Forschung (Reips, 2003).

Laut Walbott ist das Internet speziell für Psychologen vor allem aus folgenden Gründen wichtig: „Zum ersten als neues Kommunikations- und Informationsmedium, das wegen seiner raschen Verbreitung und intensiven Nutzung viele Fragestellungen aus den Bereichen der Sozialpsychologie und der Medienpsychologie aufwirft. Zum zweiten ist das Internet als pädagogisches Medium einsetzbar und berührt daher Fragestellungen aus der Pädagogischen Psychologie und aus der Lernpsychologie. Zum dritten kann das Netz als Spielfeld psychologischen Experimentierens und psychologischer Befragung, aber auch von Beratung und Therapie genutzt werden." (Wallbott, 2000, S. 1.)

Das Internet als Schauplatz psychologischen Experimentierens

Via Internet ist es möglich, in relativ kurzer Zeit eine recht große Anzahl z.B. von Beantwortungen eines Fragebogens zu erreichen. Ein Beispiel: In einer im Juni 2001 durchgeführten Fragebogenuntersuchung (Kral et al., 2003) erhielten wir in einem Zeitraum von etwa einem Monat, während dem ein Fragebogen online bearbeitet werden konnte, insgesamt 605 ausgefüllte Fragebögen, wobei wir nach der ersten Woche bereits über 352 ausgefüllte Fragebögen verfügten; eine Zahl, die bei vergleichbarem Aufwand ansonsten nur schwer zu erreichen sein wird. Es gibt aber noch wesentlich größere Zahlen von Reaktionen: Elford et al. (2002) berichten im Zusammenhang mit ihrer Studie über das Sexualverhalten von homosexuellen Männern im Raum London von 6729 Respondenten (!) in etwas mehr als vier Wochen. Auch andere Formen von psychologischen Experimenten sind mittels webbasierter Untersuchungsformen möglich, wobei nicht zu erwarten ist, dass das Internet die herkömmliche Feld- und Laborforschung ersetzen bzw. ablösen wird (vgl. Ott und Eichenberg, 2002). Überblicke über die Möglichkeiten psychologischen Experimentierens im Internet finden sich z.B. bei Reips, 2003 oder bei Batinic et al., 1999.

Internet als Gegenstand psychologischer Untersuchungen

Zu diesem Bereich gibt es zahlreiche Arbeiten, die teilweise neue Vernetzungen zu der Psychologie verwandten Fachgebieten wie z.B. Soziologie und Kommunikationswissenschaften entstehen lassen. Einige dieser Publikationen konnten in kurzer Zeit zu Recht quasi „Kultstatus" erreichen, was u.a. durch entsprechend große Anzahl von Zitierungen dokumentierbar ist. Im amerikanischen Raum ist hier vor allem Sherry Turkles Buch „Leben im Netz" (im Original: Life on the screen: Identity in the Age of the Internet), in der Originalausgabe immerhin bereits 1995 erschienen, zu erwähnen. Als Beispiel für den deutschsprachigen Raum sei hier nur die „Sozialpsychologie des Internet" von Döring (1999, 2. Auflage 2003a) genannt. Diese und viele andere Werke gehen von unterschiedlichen Ausgangspunkten im Wesentlichen den vielen Facetten der Frage „Was machen wir in und mit den Neuen Medien/dem Internet und was machen die Neuen Medien/das Internet mit uns?" nach. Dazu gehört auch die Frage nach Effekten und Rückwirkungen des Mediums auf das Individuum selbst (Ott und Eichenberg, 2002). Dieser Forschungsbereich ist keineswegs ausgeschöpft. Nicht nur, dass die Anwendungsmöglichkeiten von Internet, www und Neuen Medien ständig ausgeweitet werden und sich schon dadurch neue Felder auch für die Forschung erschließen, sind auch die bereits bestehenden Bereiche keineswegs restlos erforscht. So gibt es z.B. noch viel zu wenig Erkenntnisse über Potential und Wirkungsweise von online-Communities, z.B. in Form von „virtuellen Selbsthilfegruppen", die es schon seit vielen Jahren gibt und die von vielen Tausenden von Menschen genutzt werden.

Internet als Kommunikations- und Informationsmedium

Eine Nutzungsform einer Vorgängervariante des Internet war die Kommunikation innerhalb der „scientific community" mittels an Universitäten lokalisierter und miteinander vernetzter (Groß-)Rechner. Kommunikation und Information ist nach wie vor eines der großen Potentiale des Netzes, sei es in Form des Ermöglichens von Austausch im Bereich der Wissenschaften, oder von sonstigen Interessensgemeinschaften. Dass in diesem Zusammenhang teils neue Formen von Sprache und Kommunikation entstehen, ist ebenfalls Gegenstand von Forschungen (vgl. z.B. Ruhn-kehl et al., 1998; Schlobinski, 2003). Auch andere der Neuen Medien bringen veränderte Kommunikationsformen hervor, z.B. das v.a. von Jugendlichen häufig genutzte Short Message System (SMS) der Mobilfunkbetreiber, ebenfalls bereits Gegenstand von wissenschaftlichen Untersuchungen (z.B. Döring, in Vorbereitung). Von Psychologen wurden im Zusammenwirken mit verwandten Wissenschaftsbereichen Theorien zum Verständnis verschiedener Aspekte, Anwendungs- und Wirkungsweisen der Kommunikation in den Neuen Medien entwickelt. Die Kenntnis dieser Modelle und das Verständnis ihrer Implikationen scheint eine wichtige Voraussetzung.

Ein weiterer Aspekt der Information im Internet ist, dass es mittlerweile zu fast jeder psychischen Störung Informationen über Entstehungsbedingungen, Beschreibungen der Symptome und Behandlungsmöglichkeiten im Internet gibt. Somit bietet sich sowohl Hilfesuchenden und Betroffenen als auch Professionellen die Möglichkeit, sich kostengünstig und schnell zu bilden bzw. weiterzubilden (vgl. Ott und Eichenberg, 2002). Dies wirft jedoch neue Probleme auf: einerseits ist die Qualität dieser Informationen nicht immer gesichert, was zu qualitätssichernden Bestrebungen wie z.B. der Health on the Net – Foundation (HON) führt, andererseits sehen sich Fachleute und Behandlungs-Profis mit der Tatsache konfrontiert, dass Ihre Klient/innen und Patient/innen sehr vielfältige Informationsmöglichkeiten vorfinden und dadurch teilweise sehr informiert – mit oder ohne Anführungszeichen – auftreten, was durchaus neue Herausforderungen für die Behandler/innen bedeuten kann (vgl. Drenning et al., 2003).

Intervention, Psychotherapie und Selbsthilfe

Das Internet kann fast alle Teile des Spektrums der klinisch-psychologischen Intervention als Interaktion zwischen Hilfesuchenden und Professionellen unterstützen, von der niederschwelligen Beratung über psychotherapeutische Maßnahmen bis hin zur Rehabilitation (vgl. Ott & Eichenberg 2002). Auch hier bedarf es noch viel an Grundlagenarbeit, um diesen Bereich auf breiterer Basis anbieten zu können. Probleme dabei sind das Fehlen von Standards, die den Umgang mit diesem für alle neuartigen Setting regeln sowie das Fehlen ausreichender empirischer Befunde darüber, welche Störungen mittels welcher Arten von Internet-basierten Interventionen behandelbar sind. Ein anderer wichtiger Punkt ist Qualitätskontrolle und Transparenz auf Seiten der Anbieter/innen von Psychologischer Beratung via Internetdienste, da ja – wie oben erwähnt – nicht ohne weiteres die Standards für face-to-face-Beratungen/Behandlungen auf Online-Settings übertragbar sind.

Der Anwendungsbogen des Internet in der beratenden und fachlichen Kommunikation ist darüber hinaus jedoch ständig in Ausweitung begriffen: es gibt Online-Mediation (Märker und Trénel, 2003), Online-Coaching wäre ein weiterer Schritt und Online-Supervision bzw. Intervision könnten folgen. Der fachliche Austausch würde sich auch via Mailing-Listen bzw. Foren anbieten.

Arbeitsmöglichkeiten für Psychologen im Zusammenhang mit den Neuen Medien

Internet als Möglichkeit zur Außendarstellung und als Marketinginstrument

Für universitäre Einrichtungen, Berufsverbände und Psychologische Einzel- oder Gruppenpraxen scheint das Internet sehr wirkungsvoll zu sein, und zwar im Positiven wie im Negativen. Es ist sicher nicht damit getan, ein „Firmenschild" vor die virtuelle Praxistür zu hängen und zu hoffen, dass das schon seine Wirkung tun wird. Vielmehr ist damit zu rechnen, dass sich potenzielle Interessent/innen das Angebot sehr genau ansehen, auch was die „credibility" betrifft.

Expertenwissen bezüglich Homepage – Gestaltung und Usability

Es ist davon auszugehen, dass die Neuen Medien und das Internet in Zukunft noch mehr als das jetzt schon der Fall ist ein Bestandteil unseres täglichen Lebens sein werden. Für Integration und Akzeptanz von Technologien ins Alltagsleben ist die Gestaltung der Schnittstelle zwischen Mensch und Maschine von enormer Bedeutung. Zu diesem Bereich haben Psychologen wohl sehr viel zu sagen und beizutragen. Ein Beispiel dafür ist die „usability-Forschung", die u.a. wahrnehmungs-, gestalt- und kognitionspsychologische Erkenntnisse auf die Gestaltung von websites anwendet. Es geht um Aussagen zu der Frage nach Optimierung von Webseiten (z.B. Wie viele grafische/gestalterische Elemente sind auf einer Bildschirmseite optimal? Vgl. Jukl, 2001), um möglichst benutzerfreundliche Oberflächengestaltungen zu schaffen. Das bezieht sich natürlich vor allem auf kommerzielle Anwendungen von websites, wie z.B. den großen Bereich der Business-to-Customer (B2C-)Anwendungen.

Eine andere Fragestellung ist die Wirkung von Websites auf den User. Letzteres untersuchte z.B. Döring zuletzt anhand von Persönlichen Homepages verschiedener Personengruppen wie Studenten (Döring, 2001) oder Politiker (Döring, 2003b).

Zweifellos ist es so, dass Neue Medien und Internet von Kindern und Jugendlichen besonders bereitwillig angenommen werden. Dieses Faktum scheint ein weites Feld für Forschungsfragestellungen zu eröffnen, die derzeit bei weitem nicht abgedeckt sind. Dabei geht es zunächst um die Frage, ob oder welche Auswirkung die intensive Beschäftigung mit diesen Medien auf verschiedene Aspekte der Entwicklung hat. Darüber hinaus gibt es auch Denkansätze, die davon ausgehen, dass die Netz(werk)kultur der Internet-Generation (auch Generation @, Netzwerkkinder) Auswirkungen auf die Arbeits- und Lebensbedingungen der Zukunft haben wird (z.B. Tapscott, 1998; Steinle und Wippermann, 2003). Zu diesen Bereichen gibt es bislang kaum umfassende Untersuchungen aus dem Bereich der akademischen Entwicklungspsychologie. Die zu diesem Thema vorliegenden Befunde sind in der Mehrzahl Studien, die z.B. von Mobilfunkbetreibern bzw. großen Internet-Service-Providern in Auftrag gegeben wurden und natürlich auch Ausdruck des Marketinginteresses der Auftraggeber sind.

Vermittlung von Medienkompetenz

Der Umgang mit dem (nicht mehr ganz so) neuen Medium will gelernt sein, wie vielleicht auch anhand der Diskussion um die „Internetsucht" – die auf fachlicher Ebene durchaus kontroversiell geführt wird – deutlich wird. Fragen wie diese bedürfen sachlicher Auseinandersetzung und sorgfältiger Beantwortung. Medienkompetenz zu vermitteln könnte Aufgabe von Psycholog/innen sein; sowohl Berufskolleg/innen gegenüber als auch für Nicht-Fachleute. Auf diesem Sektor sind auch die Pädagogische Psychologie und die Pädagogik gefordert; „Laptopklassen" gibt es bereits, der verstärkte Einsatz von Computern und Internet ist auch bereits in den Volksschulen Standard.

Medienkompetenz wäre auch ein wichtiges Stichwort im Zusammenhang mit Lehrerfortbildung, aus zwei Gründen: 1) halten manchmal bei Lehrkräften die Kenntnisse über Neue Medien und Computer nicht mit den Kenntnissen der Kinder Schritt, die diesbezüglich zu unterweisen wären und 2) ist die Fähigkeit zur kritischen Beurteilung von Informationen aus dem Netz und die Fähigkeit zum reflektierten Umgang mit dem Medium gerade für Kinder wichtig. Lehrer/innen sollten auch in der Lage sein, Netz-Erlebnisse, die ihnen Kinder berichten, richtig einzuschätzen und zu beurteilen.

Insgesamt wird eigene Medienkompetenz den realitätsgerechten Umgang mit dem Medium fördern und irrationale Berührungsängste reduzieren.

Prognosen und Wünsche
für die zukünftige Entwicklung

Das Internet hat in den letzten zehn Jahren einen einzigartigen Siegeszug durch die westliche Welt angetreten. Es ist davon auszugehen, dass in Zukunft 1) noch mehr Menschen Zugang zu diesem Medium haben werden und dass 2) immer neue Dienste – auch als „Nebenprodukt" der steigenden Anzahl von schnellen Breitbandanschlüssen – im Internet entstehen werden. Keinen Internetzugang zu haben wird in Zukunft ein Merkmal von Unterprivilegierung sein. Das Internet und internetbasierte Anwendungen werden ubiquitär werden, wenn auch nicht immer in unmittelbar erkennbarer Art und Weise. Drahtlose („Wireless") Applikationen werden zunehmen (vgl. Reischl und Sundt, 2000), „Smart Homes" werden dort, wo sich diese Anwendungen in den bereits existierenden Testlaboren bewährt haben, schrittweise Realität werden (vgl. Zeglovits, 2002).

Aufgabe der Psychologie in diesem Zusammenhang muss und wird sein, die Auswirkungen des Mediums auf die Anwender/innen in allen seiner umfangreichen Facetten nicht nur (retrospektiv) zu untersuchen, sondern nach Kräften auch aktiv mitzugestalten, um die Technik in jene Form zu gießen, die den Menschen am meisten dient.

Literatur

Batinic B, Werner A, Gräf L, Bandilla W (1999) Online Research: Methoden, Anwendungen und Ergebnisse. Hogrefe, Göttingen

Döring N (2001) Selbstdarstellung mit dem Computer. In: Boehnke K, Döring N (Hrsg) Neue Medien im Alltag: Die Vielfalt individueller Nutzungsweisen. Pabst, Lengerich

Döring N (2003a) Sozialpsychologie des Internet. Hogrefe, Göttingen

Döring N (2003b) Politiker-Homepages zwischen Politik-PR und Bürger-Partizipation. Publizistik. Vierteljahreshefte für Kommunikationsforschung 48 (1): 25–46

Döring N (in Vorbereitung) Sozialpsychologie der Mobilkommunikation. Hogrefe, Göttingen

Drenning S, Jagsch R, Kryspin-Exner I (2003) Der informierte Patient – eine Herausforderung für das Gesundheitswesen. Psychologie in Österreich 23 (1): 31–37

Elford J, Bolding G, Davis M, Evans A, Wiggins D, Hart G, Sherr L (2002) The Internet and HIV. Vortrag auf der 3. A(o)ir-Konferenz. Maastricht, 13.–16. 10. 2002

Jukl G (2001) Psychologische Aspekte des Webdesigns unter besonderer Berücksichtigung der Gestaltpsychologie. In: Vitouch P (Hrsg) Psychologie des Internet. Facultas, Wien

Kral G, Presslich, C, Nedoschill J (2003) Analyse und Evaluation von Selbsthilfe –

Ressourcen im Internet (www) anhand eines Forums für Menschen mit Essstörungen. Psychologie in Österreich 23 (1): 48–55

Märker O, Trénel M (Hrsg) (2003) Online-Mediation. Neue Medien in der Konflikt-
vermittlung. Edition Sigma, Berlin

Ott R, Eichenberg C (2002) Das Internet und die Klinische Psychologie. Psychotraumatologie 44, online unter http://www.thieme-connect.de/BASScgi/4?FID
=Start&URL=JournalTOC&Level=Journal&JournalKey=117

Reips U (2003) Psychologische Forschung zum und im Internet. Psychologie in
Österreich 23 (1): 19–25

Reischl G, Sundt H (2000) Das vierte W. Signum, Wien

Ruhnkehl J, Schlobinski P, Siever T (1998) Sprache und Kommunikation im
Internet. Westdeutscher Verlag, Opladen

Schlobinski P (2003) Textidentitäten im Cyberspace. Sprachliche Inszenierung
und Expressivität im Cyberspace. Psychologie in Österreich 23 (1): 62–69

Steinle A, Wippermann P (2003) Die neue Moral der Netzwerkkinder. Piper,
München

Tapscott D (1998) Net Kids. Die digitale Generation erobert Wirtschaft und Gesellschaft. Signum, Wien

Turkle S (1998) Leben im Netz. Identität in Zeiten des Internet. Rowohlt, Reinbeck
bei Hamburg

Wallbott H (2000) Warum ist das Internet wichtig für die Psychologie? In: Batinic
B (Hrsg) Internet für Psychologen. Hogrefe, Göttingen

Zeglovits W (2002) Heute schon mit Ihrer Waschmaschine telefoniert? Kommunikation im Haushalt – Konzepte, Ideen und Auswirkungen. In: Brüstle M (Hrsg)
Kommunikation der Zukunft – Zukunft der Kommunikation. Tagungsband zu
den 10. „Brixener Tagen". Deutscher Psychologenverlag, Bonn

Die Entwicklung der Mediation in Österreich

Erwin Rössler

Am Beginn: Import aus den USA

Wie viele andere Methoden im psychosozialen Feld wurde auch die Mediation aus den Vereinigten Staaten nach Europa „importiert". Zwar ist die Vermittlung in Konfliktfällen natürlich keine amerikanische Erfindung, sondern ein von vielen Völkern seit Jahrtausenden praktiziertes Verfahren, doch ist die Verbreitung des Wissens um diese Methode und ihre konkrete Anwendung als Alternative zum Rechtsweg in Österreich noch keine zwei Jahrzehnte alt.

Die Anfänge der Mediation in der Gesellschaft stehen immer auch in Zusammenhang mit sozialpolitischen und rechtlichen Veränderungen. In Deutschland wurde bereits 1982 das gemeinsame Sorgerecht beider Eltern in der Folge steigender Scheidungsziffern gesetzlich verankert und einige Jahre später fasste auch die Mediation im Bereich von Scheidung und Trennung Fuß. Ende der 80er Jahre hielten der Psychologe John Haynes (einer der Pioniere der Mediation in den USA) und der Jurist Gary Friedman die ersten Seminare ab, 1992 erschien das Heft 4 der systemisch orientierten Zeitschrift „Familiendynamik" als Themenausgabe zum Thema „Familienmediation". Der programmatische Titel des ersten Artikels lautete: „Die unaufhaltsame Verbreitung der Familienmediation".

Die Mediation sickert auch in Österreich ein

Diese Entwicklungen gingen auch an Österreich nicht spurlos vorüber. Sowohl im Jugendstrafrecht („Außergerichtlicher Tatausgleich") als auch im Bereich der Jugendwohlfahrt waren es in erster Linie familientherapeutisch orientierte PsychologInnen, PsychotherapeutInnen und SozialarbeiterInnen, die den neuen Trend aufgriffen und sich für die Mediation begeistern ließen. Professor Roland Proksch aus Deutschland gehörte zu den Ersten, die in Österreich Fortbildungsveranstaltungen anboten. Der Berufsverband Österreichischer Psychologinnen und Psychologen lud den Heidelberger Professor für Klinische Psychologie, Dr. Reiner Bastine

zu einem Vortrag zum Thema Mediation ein und war einer der ersten Anbieter eines diesbezüglichen Ausbildungslehrganges mit dem Schwerpunkt Familienmediation.

Modellprojekt „Co-Mediation"

Die Materie Mediation fiel in der Folge auch unter den JuristInnen auf
fruchtbaren Boden. Aus der Richterschaft ertönte der Ruf nach stärkerer
Berücksichtigung alternativer Konfliktregelungsverfahren. In den Jahren
1994 und 1995 wurde ein Modellprojekt im Bereich der Scheidungsmediation unter Federführung des Familien- und des Justizministeriums
gestartet. Die wissenschaftliche Begleitung und Evaluation wurde von der
Soziologin Dr. Christa Pelikan durchgeführt. Drei Teilbereiche waren für
das Projekt konstitutiv: Partner- und Familienberatung bei Gericht, Mediation und Kinderbegleitung. Im Segment „Mediation" schrieb das Konzept vor, dass jeweils eine Mediatorin/ein Mediator aus dem psychosozialen, die/der andere aus dem juristischen Bereich kommen musste.
Diese Vorgabe hat sich inzwischen auch langfristig gesehen als sehr klug
erwiesen: Es wurde damit der Grundstein für die spätere (und insgesamt
doch recht reibungslose) Zusammenarbeit zwischen psychosozialen Berufsgruppen und JuristInnen in Österreich gelegt.

Die wissenschaftliche Begleitforschung des Projektes ergab, dass die
Mediation von den KlientInnen in hohem Ausmaß positiv bewertet wurde (zwei Drittel der Befragten gaben an, sie würden Mediation weiter-
empfehlen) und dass – abhängig vom Konfliktfeld – bis zu 75% Einigun-
gen bzw. Teileinigungen erzielt wurden. Das Modellprojekt erwies sich
damit als sehr erfolgreich und ging schließlich (für das Segment Mediation) in den Status der Normalität über. Heute können österreichweit
KlientInnen bei gerichtsanhängigen Scheidungs- und Trennungskon-
flikten Mediation in Anspruch nehmen, und dies unabhängig von ihrer
finanziellen Leistungsfähigkeit, da es staatlicherseits eine Subventionie-
rung in Abhängigkeit vom Einkommen gibt.

Ausbreitung der Mediation: Wirtschaft, Schule, Umwelt

Wie in anderen Ländern auch verbreitete sich die Mediation in
den 90er Jahren auf andere Anwendungsbereiche. Wirtschaftsmediation,
Schulmediation und Umweltmediation sind nur einige Stichworte für diesen dynamischen Prozess. Im Jahr 1997 wurde von PsychologInnen, Ju-

ristInnen und UnternehmensberaterInnen der Verein „Forum Wirtschafts-mediation" gegründet, dessen Mitglieder sich durchaus erfolgreich um die Verbreitung der Mediation in der Wirtschaft bemühten. Den Füh-rungskräften in vielen Unternehmen ist inzwischen klar, dass die Methode im Gegensatz zu anderen Konfliktlösungsstrategien kostengünstig, nach-haltig und rasch einsetzbar ist. Anwendbar ist das Verfahren bei unter-nehmensinternen Konflikten ebenso wie bei Differenzen zwischen Unter-nehmen und Kunden oder Lieferanten und bei Betriebsfusionen.

Allerdings unterscheidet sich die Wirtschaftsmediation (wie im Übri-gen auch die Umweltmeditation) in einigen Punkten erheblich von der mediativen Arbeit im familiären Kontext: Am Konflikt sind meist nicht nur zwei oder drei Personen beteiligt, mit denen Sitzungen stattfinden. Oft sind Arbeitsgruppen, Teams oder sogar Abteilungen mit ihren hierarchi-schen Strukturen in das Problem involviert. Die MediatorInnen müssen als ersten Schritt nach erfolgter Auftragsvergabe ein Design für den Kon-fliktlösungsprozess entwerfen. Basiskenntnisse in Moderationstechniken, Gruppendynamik und Gruppenpädagogik sind hier unbedingt vonnöten.

Die Mediation hielt ab 1996 auch in die Schule und damit in eine der bedeutendsten gesellschaftlichen Institutionen Einzug. Peer – Mediation (speziell ausgebildete SchülerInnen vermitteln unter Ihresgleichen) wur-de und wird in zahlreichen Projekten von Mittelschul- bis zu Volksschul-klassen erprobt und entfaltete ihre präventive Wirkung. Es geht dabei bei den Jüngeren weniger um das Erlernen von Mediation im klassischen Sinne als vielmehr um eine kindgerechte Reflexion des Umganges mit Konflikten und den sie begleitenden Emotionen.

Der Begriff „Mediation" wird zuletzt immer häufiger von den Medien aufgegriffen und in der Öffentlichkeit zunehmend populärer. Mediation wird inzwischen in zahlreichen öffentlichen Beratungsstellen und von freiberuflich tätigen MediatorInnen angeboten und die Häufig-keit der Verwechslungen mit *Meditation* sinkt weiter rapide. Einer der umfangreichsten Mediationsprozesse im Umweltbereich in Europa findet in Österreich seit dem Jahr 2000 statt: Die Mediation um den Flug-hafen Wien-Schwechat, die im Internet vorbildhaft dokumentiert ist (http://www.viemediation.at).

Mediationsgesetz

Die zunehmende Verbreitung von Ausbildungskursen warf rasch die Frage der Qualitätssicherung in der Mediation auf. In rasantem Tempo (vergleicht man damit etwa das Psychologengesetz) wurde eine recht-liche Grundlage für die Ausübung von Mediation geschaffen: Das

„Bundesgesetz über Mediation in Zivilrechtssachen", das im April 2003 beschlossen wurde und manche Analogien mit dem Psychologengesetz aufweist. Das Gesetz bezieht sich auf alle Mediationsfälle, für deren Entscheidung an sich die ordentlichen *Zivilgerichte* zuständig sind. Anders betrachtet, gibt es auch Streitigkeiten, in denen das Gesetz *keine* Anwendung findet – etwa bei Verwaltungsverfahren (Umweltmediation!), in Fällen der Schulmediation, eventuell auch in Konfliktfällen der Wirtschaftsmediation und im Strafrecht. Der Gesetzgeber hatte jedenfalls die Absicht, mit dem Gesetz eine Art „Gütesiegel" zu schaffen, das den Mediationskonsumenten die Sicherheit gibt, keinen Scharlatanen in die Hände zu fallen. Dementsprechend regelt das Gesetz die Einrichtung eines Beirates für Mediation, die Voraussetzung und das Verfahren für die Eintragung von Personen in die Liste der eingetragenen MediatorInnen und natürlich auch die Voraussetzung und das Verfahren für die Eintragung von Ausbildungseinrichtungen und Lehrgängen.

Ein interessanter Aspekt des Gesetzes ist, dass sich der Ausbildungserfordernisse künftig in Abhängigkeit vom Grundberuf der Mediatorin/ des Mediators orientieren werden. So werden psychosoziale und juristische Berufsgruppen künftig vermutlich etwa 250 Ausbildungsstunden zu absolvieren haben, Angehöriger anderer Berufsgruppen hingegen bis zu 500 Stunden. Im Rahmen einer Übergangsfrist werden übrigens bei einem Antrag auf Eintragung in die Liste bis zum 30. Dezember 2004 nachgewiesene 200 Ausbildungsstunden hinreichend sein.

Die Mediation in Österreich ist in ihrer jetzigen Ausprägung ohne das Engagement von PsychologInnen nicht denkbar. Sie spielten und spielen in der Entwicklung dieses interdisziplinären Arbeitsgebietes eine bedeutende Rolle, ohne sich dessen immer bewusst zu sein. Im künftigen Beirat für Mediation wird der Berufsverband österreichischer Psychologinnen und Psychologen jedenfalls mit 2 Sitzen vertreten sein und damit den weiteren Fortschritt der Mediation hierzulande mitbestimmen.

Literatur

Psychologie in Österreich, Themenschwerpunkt „Mediation"
22. Jahrgang, Heft 5/2002. WUV Verlag, Wien
Internet: http://www.mediate.com
http://www.viemediation.at

Psychologie im Gesundheitswesen

Gesundheitspsychologie und New Public Health: Identitätsfindung und Zukunftsoptionen für die Psychologie in Österreich

Erika Baldaszti

Positionierung der Gesundheitspsychologie als „zentrale Integrationsdisziplin" in den gesundheitsbezogenen Disziplinen

Potenziale einer Public-Health-orientierten Gesundheitspsychologie

Mit der steten Zunahme chronisch-degenerativer Erkrankungen wie Herz-Kreislauf-Erkrankungen, Krebs oder Rheuma – Erkrankungen, denen gemeinsam ist, dass sie mit den Mitteln der kurativen Medizin weder verhindert noch geheilt werden können – hat eine intensive Diskussion der Bedeutung von Prävention und Gesundheitsförderung eingesetzt, die um psychosoziale Gesundheitsfaktoren wie Lebensstil, Lebenslagen und Gesundheitsverhalten kreist.

Zudem ist es bis heute noch nicht gelungen, den Einfluss der sozialen Ungleichheit auf die Gesundheit zu nivellieren, das heißt psychische, körperliche und soziale Belastungen zu beseitigen und Chancengleichheit aller Mitglieder der Gesellschaft im Zugang zum Gesundheitssystem herzustellen.

Bereits in den 80er Jahren propagierte die WHO neben dem klassischen, medizinischen Modell von Gesundheit, das rund um die zentralen Gesundheitsindikatoren Mortalität und Morbidität angesiedelt war, ein neues, interdisziplinäres, die Sozial- und Verhaltenswissenschaften integrierendes Modell, das Konzepte wie „aktive Lebenserwartung", „Lebensqualität", „Lebenszufriedenheit" und „gesunder Lebensstil" berücksichtigt. Gesundheit wird demnach in zunehmendem Maße als ein Prozess beschrieben, der in erster Linie von der Person zu beeinflussen ist – aber zugleich auch von der Umwelt mit ihren sozialen, ökonomischen, kulturellen und politischen Aspekten; Gesundheitsförderung und -vorsorge und soziale Sicherung werden in diesen Prozess integrativ einbezogen.

Dieser Paradigmenwechsel in der Betrachtung von Gesundheit bedeutet schließlich auch, dass ab diesem Zeitpunkt in Synergie mit den aus dem angloamerikanischen Raum übernommenen „New Public Health"-Konzepten, die im Gegensatz zum bis dahin vorherrschenden „bevölkerungsmedizinischen" Ansatz stehen, vermehrt das Individuum und seine Gefühle und Kognitionen, sozialen Verhaltensweisen, Gewohnheiten, Persönlichkeitsmerkmale und Lebensstile berücksichtigt werden.

Der Wissenschaft vom Verhalten und Erleben, der Psychologie und im Besonderen der Gesundheitspsychologie wird das Potenzial eingeräumt, zum „originären Komplementärpartner, möglicherweise auch Konstituent von Public Health zu werden. Da Verhalten nicht im luftleeren Raum entsteht und ausgeführt wird, sondern im Kontext spezifischer intrapersonaler, interpersonaler, (psycho)physiologischer, habitueller, sozialisationsbedingter und anderer Umstände auftritt, die Gegenstand der Psychologie sind, sind verhaltenswissenschaftliche Theorien und Methoden essenziell zum Verständnis und zur gezielten Beeinflussung von (meist epidemiologisch) als Public-Health-relevanten Verhaltensweisen. Als Disziplin, die insbesondere verhaltensmedizinische, medizinpsychologische, psychosomatische, sozial-, allgemein- und persönlichkeitspsychologische Dimensionen zusammenfasst und auf die Bereiche Gesundheit und Krankheit fokussiert, ist die Gesundheitspsychologie in diesem Zusammenhang die zentrale Integrationsdisziplin" (Haisch et al., 1997, S. 16).

Dies verdeutlicht und komprimiert die hinlänglich bekannte Definition von Gesundheitspsychologie (Schwarzer, 1990) als „… ein wissenschaftlicher Beitrag der Psychologie zur Förderung und Erhaltung von Gesundheit, Verhütung und Behandlung von Krankheiten, Bestimmung von Risikoverhaltensweisen, Diagnose und Ursachenbestimmung von gesundheitlichen Störungen, Rehabilitation und Verbesserung des Systems gesundheitlicher Versorgung. Sie befasst sich vor allem mit der Analyse und Beeinflussung gesundheitsbezogener Verhaltensweisen der Menschen auf individueller und kollektiver Ebene".

GesundheitspsychologInnen in Österreich: Identitätskrise als Ausgangspunkt zur Neupositionierung

Das seit 1991 in Österreich geltende „Psychologengesetz" schützt den Titel „Psychologe/Psychologin" und regelt die Ausübung des psychologischen Berufs im Bereich des Gesundheitswesens durch die Definition von zwei neuen Berufsfeldern, der „Klinischen Psychologie" und der „Gesundheitspsychologie" (Kierein et al., 1991). Eine inhaltliche Unterscheidung der beiden Berufsfelder bietet das Psychologengesetz jedoch nicht, sondern meint lediglich, dass „… deren Arbeitsschwerpunkt im krankheitspräventiven und gesundheitsfördernden Bereich liegt. Das Gebiet der Gesundheitsförderung ist sowohl nomenklatorisch als auch aufgabenspezifisch schwer einzugrenzen, da es sich um ein erst in Entwicklung begriffenes Gebiet im Rahmen des Gesundheitswesens handelt" (Kierein et al., 1991, S. 34). Was die zur Erlangung des Berufstitels „GesundheitspsychologIn" vorgeschriebene postgraduale Ausbildung betrifft, formuliert das Gesetz: „Da der theoretische Erwerb der fachlichen Kompetenz keinen Unterschied zwischen den beiden Fähigkeiten kennt" ... hängt die Berufsbezeichnung „von der Selbstdefinition dessen ab, der sein jeweiliges Aufgaben- und Tätigkeitsgebiet anlässlich seiner Eintragung in die Liste zu umschreiben hat" (Kierein et al., 1991, S 61ff).

Ein Großteil der in die jeweiligen Listen der Klinischen PsychologInnen und der GesundheitspsychologInnen Eingetragenen verfügt über beide Berufsberechtigungen (96 Prozent). Jene 152 PsychologInnen – 4 Prozent der Anfang September 2003 eingetragenen 3640 –, die ausschließlich als GesundheitspsychologInnen in die Liste eingetragen sind, arbeiten in der Forschung, als SchulpsychologInnen, beim Arbeitsmarktservice oder bei Berufsförderungsinstituten (BFI, WIFI), in der Personalentwicklung, als VerkehrspsychologInnen oder im Kur- und Rehabilitationsbereich.

Etwa die Hälfte der Klinischen PsychologInnen und GesundheitspsychologInnen ist auch in die PsychotherapeutInnenliste eingetragen. Die regionale Verteilung an GesundheitspsychologInnen ist zugunsten von Wien und Salzburg ungleich. Ein Drittel der Klinischen PsychologInnen und GesundheitspsychologInnen arbeitet freiberuflich, ein Drittel im Rahmen von Dienstverhältnissen und ein weiteres Drittel in beiden Beschäftigungsformen. Zwei Drittel der PsychologInnen sind weiblich (ÖBIG, 2002a, b).

Im Rahmen der vom ÖBIG (2002b) durchgeführten Befragung aller österreichischen GesundheitspsychologInnen wurde unter anderem die Frage gestellt, in welchem Bereich – Klinische Psychologie, Gesundheitspsychologie, Psychotherapie oder anderes – die eigene berufliche Identität liege: 43 Prozent der GesundheitspsychologInnen sehen sich als Klinische PsychologInnen, 26 Prozent als PsychotherapeutInnen, 17 Prozent einer anderen Berufsgruppe zugehörig und nur 14 Prozent der Befragten sehen sich selbst als GesundheitspsychologInnen. In der ÖBIG-Studie (2002b) wurde auch die Frage nach den Problemen gestellt, die der praktischen gesundheitspsychologischen Tätigkeit im Wege stehen: Hier wird an erster Stelle das unklare Berufsbild genannt (48 Prozent), gefolgt von geringem Bekanntheitsgrad (41 Prozent) und von Abgrenzungsproblemen und Konkurrenz zu anderen Berufsgruppen, aber auch zu den eigenen KollegInnen.

Public Health und Gesundheitspsychologie:
Differenzen und komplementäre Ansätze

Der Begriff *Public Health* kann zum einen als Gesundheitswissen-schaften, zum anderen im Sinne von öffentlicher Gesundheitsförderung verstanden werden. Public Health ist eine interdisziplinäre, jedoch eigen-ständige Disziplin auf der Grundlage einer gleichberechtigten Koopera-tion zwischen Medizin, Psychologie, Soziologie, Ökologie, Gesundheits-ökonomie, Biologie und weiteren Grundlagenwissenschaften. Sie berück-sichtigt vielfältige Einflüsse auf die Gesundheit: körperliche, psychische, geistige, ökologische, ökonomische, soziale, gesellschaftliche und politi-sche. Mit Hilfe bio-öko-psycho-sozialer Systemmodelle sollen Gesund-heits- und Krankheitsentwicklungen besser verstehbar werden und es sollen Maßnahmen zur Gesundheitsförderung abgeleitet werden, zum Einsatz kommen und ihre Qualität überprüft werden (Bund Deutscher Psychologen, http://www.bdp-gus.de).

Public Health „...steht für fachliche Grenzüberschreitung und für Pluralismus ... Zugleich Pradigma, Vision und Hoffnung, versteht sich Public Health als Plattform für alle Akteure im Gesundheitsbereich ..." (Polak, 1999, S. VI). Dementsprechend wird Public Health nicht normativ, sondern offen, assoziativ und pluralistisch verstanden.

„New Public Health" hat eine ihrer Wurzeln in der Ottawa-Charta zur Gesundheitsförderung der WHO (1986, http://www.who.int/hpr/archi-ve/docs/ottawa.html). Eckpfeiler der New Public Health sind (Fürnkranz und Untermarzoner, 1996: 287)

– ein neuer Gesundheitsbegriff, der entsprechend einem bio-psycho-so-zialen Gesundheitsverständnis Gesundheit verstärkt als soziale und weniger als medizinische Kategorie sieht;

– die Verlagerung bzw. Erweiterung des Ansatzpunktes für Interven-tionen vom Individuum zum System durch einen Setting-Ansatz;

– die Auffassung von Gesundheit als interdisziplinäre, multiprofessio-nelle Querschnittsaufgabe.

Die *Gesundheitspsychologie* hat im Rahmen einer New Public Health eine mittlere und vermittelnde Position zwischen den individuumzent-rierten Disziplinen Medizin, Pflegewissenschaften, Biologie, Philosophie, Religion und den gesellschaftsbezogenen, umweltzentrierten Disziplinen Soziologie, Wirtschafts- und Politikwissenschaften, Ökologie. Der Ge-sundheitspsychologie kommt somit ein besonders hohes Integrations-potenzial im Feld der gesundheitsbezogenen Wissenschaften zu.

Die angewandte Gesundheitspsychologie bietet Menschen, Gruppen und Organisationen vielfältige psychologische Maßnahmen bzw. Maß-nahmen einer psychologischen Gesundheitsförderung an, um sie in der

Erreichung von positiven und ganzheitlichen Gesundheitszielen zu unterstützen und sie zu gesundheitsfördernden Erlebensweisen, Denk- und Handlungsgewohnheiten bzw. zu aktiver regelmäßiger gesundheitsbezogener Selbsthilfe anzuregen. Die Maßnahmen sind als „Hilfe zur Selbsthilfe" zu verstehen; sie dienen nicht zur Diagnose und Therapie von körperlichen und psychischen Erkrankungen; sie ersetzen also keine ärztlichen und psychotherapeutischen Behandlungen; sie gelten nicht als „heilkundliche" Maßnahmen (Bund Deutscher Psychologen http://www.bdp-gus.de).

Gemeinsamer Nenner von Gesundheitspsychologie und New Public Health: Gesundheitsförderung als multidisziplinäre Aufgabe

Definition von Gesundheit als Prozess mit multiplen Determinanten

1948 definierte die Weltgesundheitsorganisation WHO Gesundheit als Zustand des vollständigen körperlichen, geistigen und sozialen Wohlbefindens – diese Definition ist für die Entwicklungen der letzten Jahrzehnte zu statisch und zu absolut geworden. In einem erweiterten Gesundheitsverständnis wird Gesundheit als ein dynamischer Prozess verstanden, der durch multiple Determinanten positiv oder negativ zu beeinflussen ist. Gesundheit wird als ein homöostatisches Gleichgewicht gesehen, dass nicht allein mehr durch hygienische oder medizinischen Rahmenbedingungen, biologisch-genetische Faktoren oder das persönliche Verhalten bestimmt wird, sondern auch durch Determinanten der allgemeinen Lebensbedingungen wie sozialer Status, Geschlecht/Gender, Bildung, Arbeitssituation, Einkommen, Wohnen und Umwelt.

Gesundheitsförderung als zentrales Prinzip: die Ottawa-Charta

Gesundheitsförderung wird zunehmend zum zentralen Prinzip im Gesundheitsbereich – ihr Anliegen ist, die vielfältigen Ressourcen der Gesundheit zu bestimmen und zu stärken und sie setzt darum sowohl bei den *Verhaltensweisen* der Menschen an, als auch bei den *Verhältnissen*, in denen Menschen leben. Gesundheitsfördernde Maßnahmen beschränken sich nicht auf das Gesundheitswesen – sie setzten bei jedem/jeder Einzelnen an, ebenso wie bei den AkteurInnen aus der Politik und dem

Sozial- und Gesundheitswesen. Ein zentrales Ziel von Gesundheitsförderung ist die *Chancengleichheit* und der *Ausgleich der Benachteiligungen* in Bezug auf Schicht, Geschlecht/Gender und ethnischer Zugehörigkeit.

Die Ottawa Charta der WHO aus dem Jahr 1986 (http://www.who.int/
hpr/archive/docs/ottawa.html) stellt eine der Grundlagen der Gesundheitsförderung dar. Als Grundvoraussetzung für die Ermöglichung eines
aktiven, gesundheitsfördernden Handelns wird in der Ottawa-Charta die
Entwicklung einer gesundheitsfördernden Gesamtpolitik gefordert, weil
Gesundheitsförderung weit mehr als medizinische und soziale Versorgung beinhaltet: Gesundheit muss in allen Politiksektoren auf die politische Tagesordnung gesetzt werden.

Das Konzept der Gesundheitsförderung birgt somit besonders für
die österreichische Situation eine Chance, die durch die ausschließliche
Investition in den kurativen Sektor entpolitisierte Gesundheitsthematik
zu einem öffentlichen gesundheitspolitischen Diskurs zurückzuführen
(Grossmann, 1996, S. 12).

Politik der Gesundheitsförderung in Österreich

Vergleichbar zur Entwicklung in anderen europäischen Ländern und
den USA dominieren seit den 70er Jahren auch in Österreich medizinisch
geprägte Präventionsansätze, wie sie z.B. im Mutter-Kind-Pass oder in der
Gesundenuntersuchung realisiert werden.

Auf politischer Ebene beginnt sich nur sehr langsam ein Bewusstsein
für Gesundheitsförderung und Prävention zu entwickeln – diese sind jedoch aufgrund der aktuellen Diskussion über die Finanzierbarkeit des
Gesundheitssystems vermehrt im Gespräch. Die Gesundheitsämter, die
politiknahen Arbeitskreise für Gesundheitsvorsorge in den Bundesländern und die Abteilung für Gesundheitsförderung im Gesundheitsministerium beziehen sich nach wie vor weitgehend auf die kurativ-medizinische Prophylaxe; auf Bundesebene angesiedelte Organisationen wie das
Bundesinstitut für Gesundheitswesen (ÖBIG) oder der Fonds Gesundes
Österreich beginnen langsam – mit vielen Jahren Verzögerungen zu vergleichbaren Einrichtungen in Deutschland und der Schweiz – sich programmatisch umzuorientieren. Die Realisierung von Public Health und
Gesundheitsförderung bleibt in Österreich auf vereinzelte Interventions-
und Forschungsprojekte beschränkt.

Anders als z.B. in Deutschland schließt sich die *gesetzliche Sozialversicherung* aus dem Österreichischen Gesundheitsförderungsgesetz (GfG
vom 27. März 1998), dem „Bundesgesetz über Maßnahmen und Initiativen
zur Gesundheitsförderung, -aufklärung und -information", explizit aus:

„Gegenstand des Bundesgesetzes sind Maßnahmen und Initiativen, die zur Erreichung folgender Zielsetzungen beitragen:
- Erhaltung, Förderung und Verbesserung der Gesundheit der Bevölkerung im ganzheitlichen Sinn und in allen Phasen des Lebens;
- Aufklärung und Information über vermeidbare Krankheiten sowie über die die Gesundheit beeinflussenden seelischen, geistigen und sozialen Faktoren [§1(1)].

Maßnahmen und Initiativen, die in den Aufgabenbereich der gesetzlichen Sozialversicherung fallen, sind nicht Gegenstand des Bundesgesetzes [§1(2)]. "

In der Bundesrepublik Deutschland ist „Gesundheitsförderung und Krankheitsverhütung" seit 1988 per Gesetz eine Pflichtaufgabe der Krankenkassen (§ 20 des Gesundheitsreformgesetzes vom 20. Dezember 1988):

„Die Krankenkassen haben ihre Versicherten allgemein über Gesundheitsgefährdungen und über die Verhütung von Krankheiten aufzuklären und darüber zu beraten, wie Gefährdungen vermieden und Krankheiten verhütet werden können. Sie sollen den Ursachen von Gesundheitsgefährdungen und Gesundheitsschäden nachgehen und auf ihre Beseitigung hinwirken. "

Auch was die *Forschung im Bereich Public Health* betrifft, hinkt Österreich weit hinter seinen deutschsprachigen Nachbarländern nach: Seit Anfang der 90er Jahre gibt es in Deutschland einen staatlich geförderten Forschungsschwerpunkt Public Health, wobei fünf Public Health-Forschungsverbünde (Berlin, Nordrhein-Westfalen, Norddeutschland, München, Sachsen) gesundheitswissenschaftlich relevante Themen bearbeiten.

Ebenso gibt es in Deutschland an vielen Universitäten postgraduale Studienplätze für Gesundheitswissenschaften/Public Health. In Österreich bearbeiten jeweils rund fünf universitäre und außeruniversitäre Forschungseinrichtungen neben anderen Schwerpunkten auch Public Health-Themen. Die Ausbildungssituation im Bereich Public Health ist in Österreich im Vergleich zu Deutschland oder die Schweiz nicht zufrieden stellend. AbsolventInnen, die einen Public Health-Abschluss im Ausland erworben haben, sehen sich in Österreich häufig mit ihrer Qualifikation entsprechenden eingeschränkten beruflichen Möglichkeiten konfrontiert (Noack, 1998).

Die Psychologie schneidet aber auch in Deutschland bei einem Vergleich mit dem Innovationspotential des Public Health-Bereichs schlecht ab: Zum einen ist das Fach Gesundheitspsychologie in der universitären Ausbildung in nicht ausreichendem Maß vertreten, zum anderen beschränken sich gesundheitsfördernde Interventionen von PsychologInnen

meist auf individuenbezogene Maßnahmen – strukturell ansetzende Maßnahmen, wie Organisationsberatung und -entwicklung sind eher selten.

Ausblick

Die Diskussion um die Bedeutung von Gesundheitsförderung und New
Public Health wird in den kommenden Jahren nicht zuletzt im Zuge von
Bemühungen um eine Kostenreduktionen im öffentlichen Gesundheits-
system zunehmend an Bedeutung gewinnen.

Wie weit GesundheitspsychologInnen in der Zukunft an dieser gesundheitspolitischen Diskussion teilnehmen und an Reformprozessen mit-
arbeiten, wird davon abhängen, wie weit sie in der Lage sind, umfassende gesundheitsfördernde Konzepte auch auf einer breiteren gesellschaftspolitischen Eben zu entwickeln, umzusetzen und nachhaltig zu imple-
mentieren.

Die vermehrte Einbindung der Gesundheitspsychologie in den weiten,
allgemeinen Rahmen einer New Public Health kann neue Handlungs-
felder und Optionen erschließen: was bei der beruflichen Lage der PsychologInnen in Österreich essenziell ist.

Ein wichtiger Schritt zu einer Öffnung der Gesundheitspsychologie zu
anderen Disziplinen ist es aber, zunächst die Identität der GesundheitspsychologInnen zu stärken – nicht durch eine scharfe Abgrenzung,
sondern durch eine Förderung der Bereitschaft zur Interdisziplinarität.
Dass in Österreich kaum vier Prozent der PsychologInnen ausschließlich
GesundheitspsychologInnen sind, lässt zunächst auf eine noch nicht vorhandene eigene Berufsidentität schließen. Andererseits lässt die Tatsache,
dass fast ein Viertel aller PsychologInnen angibt, die gesundheitspsychologische Tätigkeit sei der Schwerpunkt der beruflichen Tätigkeit, auf ein
wachsendes Selbstbewusstsein der GesundheitspsychologInnen hoffen.

Gesundheitspsychologie und Public Health müssen stärker miteinander verknüpft werden, um damit eine eingeschränkte Perspektive zu verhindern und den praktischen Nutzen sowohl für die PsychologInnen als
auch für die Zielgruppen gesundheitspsychologischer Arbeit zu erweitern. Effektivste Ansatzpunkte für eine Stärkung der Identität von GesundheitspsychologInnen und für eine Umorientierung zu neuen, weiter
gesteckten Arbeitsfeldern sind sicherlich zunächst die universitäre
Ausbildung, aber viel mehr die postgraduellen Weiterbildungscurricula.
Flexibilität, Offenheit, Professionalität und multidisziplinäres Denken anstelle von Eingrenzung und Konkurrenzdenken innerhalb der eigenen
und mit benachbarten Disziplinen sind erforderlich, wenn wir ein starkes
Selbstbewusstsein als GesundheitspsychologInnen entwickeln und die
Gesundheitspsychologie und die Psychologie generell in einer zentralen,

angemessenen Rolle – und nicht als medizinischen Hilfsberuf – im Gesundheitssystem verankern wollen.

Literatur

Deutsche Gesellschaft für Public Health (Hrsg) (1999) Public Health-Forschung in Deutschland. Stand und Perspektiven der Public Health-Forschung; Epidemiologie und Gesundheitsberichterstattung; Prävention und Gesundheitsförderung; Versorgungsforschung und Qualitätsmanagement; Gesundheitssystemforschung und Gesundheitsökonomie. Verlag Hans Huber, Bern Göttingen Toronto Seattle

Fürnkranz W, Untermarzoner D (1996) Gesundheitspsychologie in einer New Public Health. In: Grossmann R (Hrsg) Gesundheitsförderung und Public Health. Öffentliche Gesundheit durch Organisation entwickeln. Reihe Gesundheitswissenschaften/Gesundheitsförderung, Band 1. Facultas-Universitätsverlag, Wien, S 323–343

Grossmann R (Hrsg) (1996) Gesundheitsförderung und Public Health. Öffentliche Gesundheit durch Organisation entwickeln. Reihe Gesundheitswissenschaften/Gesundheitsförderung, Band 1. Facultas-Universitätsverlag, Wien

Haisch J, Kessler M, Weitkunat R (1997) Zum Verhältnis von Public Health und Gesundheitspsychologie. In: Weitkunat R, Haisch J, Kessler M (Hrsg) Public Health und Gesundheitspsychologie: Konzepte, Methoden, Prävention, Versorgung, Politik. Huber, Bern Göttingen Toronto Seattle

Kierein M, Pritz A, Sonneck G (1991) Psychologengesetz – Psychotherapiegesetz. Kurzkommentar. Wien

Noack HR (1998) Public Health in Österreich und der Schweiz. In: Schwartz FW (Hrsg) Das Public Health Buch. Gesundheit und Gesundheitswesen. Urban & Schwarzenberg, München Wien Baltimore, S 600–608

ÖBIG/Österreichisches Bundesinstitut für Gesundheitswesen. Psychotherapeuten, Klinische Psychologen, Gesundheitspsychologen. Entwicklungsstatistik 1991–2001. Forschungsbericht erstellt von E Schaffenberger und M Willinger. Wien, Mai 2002a

ÖBIG/Österreichisches Bundesinstitut für Gesundheitswesen. Gesundheitspsychologen in Österreich. Einsatzbereiche und Tätigkeiten. Forschungsbericht erstellt von Daniela Danzer, Eva S, Waltraud G, Eva S. Wien, Mai 2002b

Polak G (Hrsg) (1999) Das Handbuch Public Health. Theorie und Praxis. Die wichtigsten Public Health-Ausbildungsstätten. Springer, Berlin Heidelberg New York Tokyo

Schlicht W (2000) Gesundheitsverhalten im Alltag: Auf der Suche nach einem Paradigma. Zeitschrift für Gesundheitspsychologie 8 (2): 49–60

Schwarzer R (Hrsg) (1990) Gesundheitspsychologie. Ein Lehrbuch. Verlag für Psychologie Dr. C. J. Hogrefe, Göttingen Toronto Zürich

Schwartz FW (Hrsg) (1998) Das Public Health Buch. Gesundheit und Gesundheitswesen. Urban & Schwarzenberg, München Wien Baltimore

Trojan A, Legewie H (2000) Nachhaltige Gesundheit und Entwicklung – Leitbilder, Politik und Praxis der Gestaltung gesundheitsförderlicher Umwelt- und Lebensbedingungen. Verlag für Akademische Schriften, Frankfurt

Weitkunat R, Haisch J, Kessler M (Hrsg) (1997) Public Health und Gesundheitspsychologie: Konzepte, Methoden, Prävention, Versorgung, Politik. Verlag Hans Huber, Bern Göttingen Toronto Seattle angemessenen Rolle ... sind sie in der medizinischen Bibliothek im Krankenhaussystem ansiedeln wollen.

Literatur

Badura B, Gesellschaft für Public Health ... (Hrsg) Prävention durch ... Gesundheitspolitik und Versorgungsforschung. Meran, Hans Huber, Bern, Göttingen ...

Everlink M, Groenemeijer ... (Hrsg) Gesundheitspsychologie: in einer New Public Health ... Greenberg P (Hrsg) Gesundheitsförderung und Public Health ...

Grossmann R, Scala K (1994) Gesundheit durch Projekte fördern. Ein Konzept ...

Ministry ... Weihofen H (1993) ... von Gesundheit und ...

Rosenbrock R (1995) ...

... Public health ...

Weihofen H (Hrsg) ...

Psychologie und Medizin. Eine historische Skizze

Hans Hirnsperger und **Gernot Sonneck**

Abgrenzung und Entwicklung des Fachgebietes Medizinische Psychologie

Psychologie als wissenschaftliche Disziplin findet anfänglich über Psychophysik und physiologische Psychologie den Zugang zur Medizin. Dies gilt auch noch für eine Medizinische Psychologie, deren Begriff nach verbreiteter Ansicht auf Rudolph Hermann Lotze zurückgeht, der als Professor der Medizin in Halle nach einer Allgemeinen Physiologie des körperlichen Lebens (Lotze, 1851) ein Jahr später eine Medicinische Psychologie oder Physiologie der Seele (Lotze, 1852) vorlegt – eine Physiologie des geistigen Lebens – und sich in diesem Werk „[...] auf die Wechselverhältnisse zwischen Körper und Seele beschränkt und die Gegenstände ausschließt, die einer spekulativen Psychologie allein zugänglich sind" (Lotze, 1966 [1852], S. V).

Paul Schilder, der verkannte Nestor der Medizinischen Psychologie in Österreich meinte zu Lotze: „Das Material, das hierbei zur Verarbeitung kommt, ist dem damaligen Wissen entsprechend ein dürftiges. Hingegen findet man kaum eine Bemerkung, welche auf eine wirkliche Situation des Lebens hinzielte" (Schilder, 1929, S. 601).

Die Psychoanalyse Sigmund Freuds war es, die der im 19. Jahrhundert aufstrebenden Physiologisierung der Medizinischen Psychologie ein radikales Ende bereitet hatte, da mit ihrer Theorie psychische Funktionen wie Traum und Symptombildung mit psychologischen Begriffen erklärt werden konnten. War der Widerstand von Seiten der medizinischen Welt anfänglich sehr groß so wurde doch bald der Wert der Psychoanalyse für die Medizinischen Wissenschaften insbesondere für die ärztliche Praxis erkannt. Schilder stellt fest: „Es ist ein Hauptkennzeichen der derzeitigen Bestrebungen in der medizinischen Psychologie, dass nicht mehr ein einzelnes Element zum Ausgangspunkt der Gesamtbetrachtung gewählt wird, sondern eine Situation, die dem Leben entnommen ist" (Schilder, 1929, S. 601).

Freud hat mit seinen Studien zur Hysterie (1895), der Traumdeutung (1900) und Zur Psychopathologie des Alltagslebens (1904) diesen Weg vorgezeichnet und Schilder betont:

Man kann den Fortschritt, der in einer solchen Umstellung liegt, gar nicht hoch genug veranschlagen. Es ist eine wirkliche neue Betrachtungsweise kurz formuliert: Lebenssituation statt Seelenelementen (Schilder, 1929, S. 602).

Medizinische Psychologie im heutigen Sinne ist also an die 100 Jahre alt, wenngleich anfänglich Naheverhältnisse zu Psychiatrie und Neurologie um vieles enger waren als heute.

Der Herausgeber des ersten Handwörterbuchs der Medizinischen Psychologie Karl Birnbaum (1930) definiert das Fachgebiet als ein sehr weites, wenn er zwei Prinzipien nennt, die seit jeher Medizin und Psychologie bestimmen: das psychologische Prinzip in der Medizin und das medizinische Prinzip in der Psychologie. Das psychologische Prinzip umreißt er folgendermaßen: „Das Seelische in all seinen Gegebenheitsformen, die verschiedensten psychischen Kräfte und Mechanismen, ganz gleich ob elementare oder komplexe, primitive oder hoch differenzierte, triebhaft-instinktive oder ziel- und zweckgerichtet willkürliche, bewusste oder unbewusste, normale oder pathologische: sie alle greifen vielfach und vielgestaltig in das lebendige Geschehen des psychophysischen Organismus und zwar ebenso gut in das des krankhaft gestörten, wie in das des normal funktionierenden ein. Daher können zahlreiche und verschiedenartige Erscheinungsformen der körperlich-seelischen Lebensvorgänge in Krankheit wie Gesundheit nicht ohne den Anteil psychischer Momente, psychodynamischer Vorgänge usw. erklärt und verstanden werden" (Birnbaum, 1930, S. 3).

Diese Sichtweise ist für Birnbaum keineswegs eine moderne medizinische Errungenschaft, sondern „ein zentraler Grundgedanke aller Medizin" (Birnbaum, 1930, S. 3). Mit dieser offenen Definition nimmt er alle psychologischen Schulen in das Fachgebiet „Medizinische Psychologie" auf, die Psychologie der Elemente ebenso wie die Psychoanalyse. Allerdings räumt Birnbaum ein: „Würde das medizinische Prinzip in der Psychologie nur auf alles das sich beziehen, was gemeinhin auf Heilwissenschaft in theoretischem wie praktischem Sinne, auf Krankheitslehre und Heilkunde Bezug hat, so würde von da aus das Wesen einer medizinischen Psychologie zweifellos nicht genügend erfasst werden. Es würde sich dann in erster Linie eine pathologische Psychologie ergeben, die sich vorwiegend um Psychopathologisches und Psychiatrisches bewegt" (Birnbaum, 1930, S. 6).

Diese Unschärfe in der Abgrenzung zu Psychiatrie und Psychopathologie ist in den Anfangsjahren des Fachgebietes durchaus üblich, trifft heute allerdings nicht auf die Medizinische sondern eher auf die Klinische Psychologie zu. Und nach wie vor gilt für die heutige Medizinische Psychologie Birnbaums Feststellung: „Alles in allem strömt so, von den beiden herausgehobenen Prinzipien bestimmt, ein ungemein reiches und vielgestaltiges Material in der medizinischen Psychologie zusammen, dessen Zuflüsse z. T. von einander so fern liegenden und selbst wesensfremden Wissenschaftsgebieten, wie klinische Medizin, Neurologie und Psychiatrie auf der einen Seite, Sozial- und Kulturwissenschaften auf der anderen herkommen. Und damit ergibt sich zugleich für die medizinische Psychologie ein Gesamtinhalt von scheinbar so heterogenem Charakter, dass ihre innerliche Einheitlichkeit auf den ersten Blick mehr als in Frage gestellt scheint" (Birnbaum, 1930, S. 9).

Dieser heterogene Charakter bleibt der Medizinischen Psychologie erhalten und führt auch immer wieder zu „Identitätskrisen" bezüglich Verwandtschaft und Bedeutung der Medizinischen Psychologie mit und unter anderen Wissenschaften. (Rosemeier, 1976) Der Mensch als Objekt der Forschung von Sinnesphysiologie, Psychosomatik, Psychopathologie und Psychoanalyse bedingt die unauflösbare Verzahnung von Psychologie und Medizin. Eine Medizinische Psychologie wäre überfordert müsste sie alle Fachrichtungen zwischen Medizin und Psychologie in sich vereinen. Allerdings ergibt sich als ein zentrales Anliegen der Medizinischen Psychologie die Vermittlung und Anwendung von psychologischem Wissen in der ärztlichen Praxis unter Einbeziehung der verschiedensten Psychologien.

Anfänge von Ausbildung, Lehre, Forschung

Obwohl bereits um 1900 Alfred Adler (1880–1937), der Begründer der Individualpsychologie vom Arzt fordert: „[...] die menschliche Seele sei ihm ein vertrautes Instrument [...] soll er [...] die heilenden Kräfte im Kranken erschließen, wecken und fördern" (Adler, 1904, S. 4) und ihn als Erzieher, besser als Helfer der Erziehung der Kinder sehen will, erschienen die ersten Lehrbücher der Medizinischen Psychologie erst in den 20er Jahren. Während Ernst Kretschmer in seiner Medizinische Psychologie (1922) betont „Eine medizinische Psychologie muss durchaus lebensnah sein [...]" (Kretschmer, 1975, S. 1), stellt er in seinem Werk „biologische Grundmechanismen" in den Vordergrund, es liest sich dadurch streckenweise wie ein Lehrbuch der Psychiatrie oder Psychopathologie. Paul Schilder, in seiner Medizinischen Psychologie für Ärzte und Psychologen (1924) zwar ebenfalls von einer biologischen Grundeinstellung getragen, versucht jedoch „Phänomenologie, Psychoanalyse, experimentelle Psychologie und Hirnpathologie zu einem Ganzen zu vereinigen" (Schilder, 1924, S. IV). Das Buch ist durch die Fülle der aufgeworfenen Fragen heute noch lesenswert. Als eines der ersten Lehrbücher zur Psychosomatik kann das viel beachtete Buch Psychogenese und Therapie körperlicher

Symptome (1925) herausgegeben von Oswald Schwarz (1883–1949) gelten: „Stellt doch die Psychobiologie, wie sie im Folgenden vorgetragen werden soll, nichts anderes dar als das Ergebnis des Bestrebens einer systematischen und daher lehr- und lernbaren Durchbildung der ärztlichen Intuition. Diese allerdings muss jeder Arzt mitbringen und in langer Erfahrung am Leben schulen, soll sein fachliches Wissen nicht nur Krücke, sondern wirkliche Grundlage seines Handelns werden" (Schwarz, 1925, S. VII).

Es mag kein Zufall sein, dass sich der Herausgeber und die Wiener Autoren wie Rudolf Allers, Paul Schilder und Ludwig Braun im wissenschaftlichen Beirat des Akademischen Vereins für medizinische Psychologie wieder finden, der die Ausbildung von Studierenden und Ärzten in Medizinischer Psychologie fördern will (s. u.).

Auch die Einführung eines Unterrichts in Psychoanalyse steht in den 20er Jahren zur Diskussion, der Sigmund Freud allerdings kritisch gegenübersteht: „Wir halten es nämlich gar nicht für wünschenswert, dass die Psychoanalyse von der Medizin verschluckt werde und dann ihre endgültige Ablagerung im Lehrbuch der Psychiatrie finde [...] Sie verdient ein besseres Schicksal und wird es hoffentlich haben" (Freud, 1972 [1926], S. 283).

Freud sieht zwar den Bedarf an einer zusätzlichen Schulung künftiger Ärzte, will diese allerdings den Studierenden in einer ökonomisch so angespannten Zeit nicht zumuten. „Macht man sich die gewiss vollberechtigte Forderung zu eigen, dass der Arzt auch mit der seelischen Seite des Krankseins vertraut sein müsse, und dehnt darum die ärztliche Erziehung auf ein Stück Vorbereitung für die Analyse aus, so bedeutet das eine weitere Vergrößerung des Lehrstoffes und die entsprechende Verlängerung der Studienjahre" (Freud, 1972 [1926], S. 280).

Freuds Urteil über ärztliche Ausbildung und Umgang mit Kranken insbesondere mit Patienten mit neurotischen Störungen ist jedoch hart: „Der kranke Mensch ist ein kompliziertes Wesen, er kann uns daran mahnen, dass auch die so schwer fassbaren seelischen Phänomene nicht aus dem Bild des Lebens gelöscht werden dürfen. Der Neurotiker gar ist eine unerwünschte Komplikation, eine Verlegenheit für die Heilkunde nicht minder als für die Rechtspflege und den Armendienst. Aber er existiert und geht die Medizin besonders nahe an. Und für seine Würdigung wie für seine Behandlung leistet die medizinische Schulung nichts, aber auch gar nichts" (Freud, 1972 [1926], S. 263/264).

Wohl auch um diesen Missstand zu beheben gründen 1925 Studierende der Medizin, unter ihnen Viktor E. Frankl und Maximilian Silbermann den Akademischen Verein für Medizinische Psychologie. Ziel des Vereins ist es für „Hebung des Interesses für medizinische Psychologie in medizinischen Kreisen durch Aufklärung über den Zusammenhang von Psyche und Krankheitsbild" zu sorgen. Im wissenschaftlichen Beirat des Vereines waren neben Dozenten und Professoren der medizinischen Fakultät die bekannten Psychologen Charlotte (1893–1974) und Karl (1879–1963) Bühler sowie die Psychoanalytiker Paul Schilder(1886–1940), Josef Karl Friedjung (1871–1946) und Fritz Wittels (1880–1950). Die Leitung des Vereins hatten die Studierenden selbst inne und sie nahmen auf Unabhängigkeit im damals vehement geführten psychotherapeutischen Schulenstreit besonders Bedacht. Dezidiertes Ziel war es, alle psychologischen und psychotherapeutischen Richtungen in Vorträgen und Kursen, die durchwegs von akademischen Lehrern auf universitärem Boden abgehalten wurden, zu Wort kommen zu lassen. Im 12-jährigen Bestehen des Vereins wurden über 200 wissenschaftliche Vorträge und Kurse abgehalten. Neurosenlehre der Psychoanalyse sowie der Individualpsychologie, Entwicklungspsychologie, Psychosomatik (damals noch die psychophysischen Zusammenhänge) sowie Fragen und Schulen der Psychotherapie waren neben psychiatrischen Themen wichtige Inhalte. Unter den Vortragenden finden sich Namen wie Alfred Adler, Anna Freud, August Aichhorn, Heinz Hartmann, David Katz, Kurt Lewin, Egon Brunswick, Ludwig Binswanger, Viktor von Weizsäcker, Adhemar Gelb, Kurt Goldstein und Emil Utitz.

In der Festsitzung zum 10-jährigen Vereinsjubiläum im Jahre 1934 wird von den Festrednern, darunter auch Karl Bühler, als „eines der wichtigsten Ziele der Vereins die Schaffung einer Lehrkanzel für Medizinische Psychologie an der Wiener Universität" formuliert. Rudolf Allers (1883–1963) einer der aktivsten Mitarbeiter schließt seine Rede der unstabilen politischen Lage entsprechend mit Friedenswünschen. Aber politische Katastrophen und kollektiver Antisemitismus zwingen so gut wie alle Vertreter einer differenzierten Medizinischen Psychologie ins Exil oder sogar wie Alexander Neuer und Rudolf Leidler in den Tod. Der Verein muss somit seine Aktivität mit März 1938 einstellen und wird 1942 aus dem Vereinkataster gelöscht, da „sämtliche zuletzt im Jahre 1938 hieramts gemeldeten Vorstandsmitglieder in das Ausland abgereist sind und auch abgemeldet erscheinen" (Benetka, 1995, S. 308). Die Mittlerrolle, die der Verein für Medizinische Psychologie zwischen Akademischer Psychologie, Psychoanalyse und Psychotherapie und Medizinischen Fachrichtungen eingenommen hatte war damit aufgehoben und eine Annäherung wird erst wieder in den späten 60er Jahren erfolgen.

Schon 1936 wurde in Wien ein Ableger des so genannten Göring Instituts (Deutsches Institut für psychologische Forschung und Psychotherapie) gegründet, in dem auch Viktor E. Frankl Mitglied war. Damit wurde der Niveauverlust der Medizinischen Psychologie, entstanden durch Antisemitismus und Bestrebungen gewisse psychologische Richtungen auszuschalten oder zu vereinheitlichen, eingeleitet (vgl. Pytell, 1999, S. 132).

Zeit nach 1945

Auch wenn mit allgemeiner Not und Wiederaufbau argumentiert wird fest steht, dass Versuche exilierte Mitglieder der Universität nach 1945 zurückzuholen so gut wie nicht unternommen wurden. Während Paul Schilders Medizinische Psychologie für Ärzte und Psychologen 1953 in englischer Übersetzung in den USA eine Neuauflage erfährt, erscheint hingegen in Österreich in dritter Auflage die Psychotherapie für Studierende und Ärzte von Heinrich Kogerer (Kogerer, 1953), der 1938 feststellt, dass „[...] nunmehr endlich das ausgesprochen werden kann, was dem Kundigen längst bekannt war: nämlich, dass die Psychoanalyse Freuds spezifisch jüdische Psychologie ist und nur teilweise allgemeine Geltung hat" (Kogerer, 1938, S. 118).

Diesen „Geist", den manche gerade auch für eine Psychotherapie und Medizinische Psychologie beschworen hatten, loszuwerden, dauert in Österreich besonders lange. „Im Nachkriegsösterreich gab es bis Ende der 70er Jahre weder eine öffentliche Auseinandersetzung noch eine wissenschaftliche Beschäftigung mit der NS-Medizin und deren verbrecherischen Aspekten. Die politisch-gesellschaftliche Dominanz der durch Faschismus und Kriegsteilnahme geprägten Generation erstreckte sich auch auf den wissenschaftlichen Bereich: Die österreichische Medizingeschichte war das Spiegelbild einer von in der NS-Zeit tätigen oder ausgebildeten Ärzten dominierten Medizin, die naturgemäß kein Interesse an einer historischen Aufarbeitung hatte. Weder die Spitäler, Anstalten und Ärzteorganisationen noch die medizinischen Fakultäten und die dazu berufenen Lehrkanzeln und Institute für Geschichte der Medizin lieferten auch nur den geringsten Beitrag. Ein Musterbeispiel für diesen Umgang mit der Vergangenheit ist der von namhaften Medizinern herausgegebene Bildband zur Geschichte der Psychiatrie in Wien, in dem apologetisch die Verdienste der Wiener Medizin unter missbräuchlicher Instrumentalisierung der Vertriebenen und unter Aussparung der NS-Medizinverbrechen und -verbrecher gefeiert werden" (Neugebauer, 2003).

Psychoanalyse, Individualpsychologie und andere psychologische Richtungen, die zu einem Aufbau einer Medizinischen Psychologie als Lehr- und Unterrichtsfach an der Universität fähig wären, erholen sich nur langsam.

60er Jahre und Studienreform

Waren die Studierenden des Akademischen Vereins für Medizinische Psychologie zumindest die Lehrinhalte betreffend relativ unabhängig und konnten damit ein intelligentes Programm bieten, waren an der Medizinischen Fakultät der Wiener Universität der Nachkriegszeit psychologische und psychotherapeutische Lehrinhalte und klinische Aktivitäten, soweit überhaupt nennenswert vorhanden, alle an die neurologisch-psychiatrische Klinik gebunden, deren Vorstand Hans Hoff (1897–1969) ab 1950 war. Hoff, zwar schon im Akademischen Verein für Medizinische Psychologie als wissenschaftlicher Beirat aktiv, war nicht in der Lage sein Imperium zu öffnen. Die Studentenbewegung der späten 60er und frühen 70er Jahre, die wie in den 20er Jahren wiederum eine Aufnahme von psychoanalytischen Lehrinhalten an der Universität forderte und zudem von der Anti-Psychiatrie Bewegung geprägt war, konnte dieser neurologisch-psychiatrisch-psychotherapeutischen Institution nichts abgewinnen. In Hörsälen waren Professoren der Psychiatrie scharfer Kritik ausgesetzt. Eine paternalistische Psychiatrie, ein Fehlen von differenzierten psychotherapeutischen Therapieansätzen waren berechtigte Vorwürfe und leiteten ein Umdenken ein, welches letztlich zu der schon lange geforderten Trennung von Neurologie, Psychiatrie und Psychotherapie führte.

Gründung der Institute (Kliniken) für Medizinische Psychologie in Österreich

Im Zuge der Deinstitutionalisierung der Psychiatrie wurden scheinbar paradox neue Institutsgründungen notwendig. Vorreiter in Österreich war das Institut für Medizinische Psychologie und Psychotherapie an der Medizinischen Fakultät in Graz. Erster Vorstand 1968 war Erich Pakesch. Er gründete im Jahr darauf die Fortbildungsveranstaltung „Integratives Seminar für Psychotherapie", das immer noch jährlich in Bad Gleichenberg abgehalten wird.

In Wien konnte 1971 das Institut (später die Klinik) für Tiefenpsychologie und Psychotherapie unter Hans Strotzka, dem ehemaligen Leiter des psychotherapeutischen Ambulatoriums der Wiener Gebietskrankenkasse, nach längeren Bemühungen seine Arbeit aufnehmen. In der Studienreform unter Hertha Firnberg wird Medizinische Psychologie als Vorprüfungsfach für den zweiten Studienabschnitt eingeführt, denn nach dem Hochschulgesetz sind „auch Lehrveranstaltungen einzurichten, welche die Fachgebiete wissenschaftstheoretisch und philosophisch vertiefen" (§15 Abs. 5 AHStG).

Das Institut für Medizinische Psychologie in Wien beginnt im Jahre 1981. Nach dem plötzlichen Tod von Raoul Schmiedeck, der ursprünglich als Vorstand des Instituts für Medizinische Psychologie vorgesehen war, wurde Erwin Ringel (1921–1994) erster Vorstand und leitete das Institut bis 1991. In Innsbruck war ein Ordinariat für Medizinische Psychologie und Psychotherapie ab 1984 zunächst der Psychiatrie zugeordnet. Wolfgang Wesiak übernahm 1987 als erster Vorstand das neu gegründete Institut für Medizinische Psychologie und Psychotherapie. Ein von diesem aber auch vom Strotzka-Institut und der Psychosomatik der Wiener Psychiatrischen Klinik initiiertes Ausbildungscurriculum für Ärzte in Psychosomatischer Medizin hatte Vorbildfunktion für die später geschaffenen PSY-Diplome der Ärztekammer (s.u.).

Mit der Gründung dieser Institute (Kliniken) waren erstmals an den Medizinischen Fakultäten psychoanalytische und psychotherapeutische Lehrinhalte für alle Studierenden verbindlich. Die Unabhängigkeit in Forschung und Lehre von anderen Neurowissenschaften brachte einen Aufschwung bisher vernachlässigter Aufgaben. Themenbereiche wie Beziehung von Arzt und Patient, Patientenkarrieren und psychosomatische Medizin wurden in die Ausbildung der Studierenden aufgenommen. „Nachdem sich die Universitäten – mit einer gewissen zeitlichen Verzögerung – erneut intensiv mit Fragen der Psychotherapie auseinandergesetzt hatten und die Psychotherapie damit Gegenstand der universitären Forschung und Lehre geworden war, konnte sie sich nunmehr endgültig im Kreis der wissenschaftlichen Disziplinen etablieren" (Kierein et al., 1991, S. 112).

Psychosomatische und psychosoziale Medizin

War die Zusammensetzung der Forschenden und Lehrenden im Bereich Medizinische Psychologie und Psychotherapie auch in historischer Betrachtung immer schon multiprofessionell und multidisziplinär, so wurden doch erstmals neben Ärztinnen und Ärzten vermehrt PsychologInnen und SozialarbeiterInnen als fixe MitarbeiterInnen aufgenommen. An beiden Wiener Instituten wurde eine für alle Schulen offene Politik gehandhabt wenn auch Schwerpunkte zu setzen waren. Hans Strotzka vertrat einerseits die Psychoanalyse, zeigte sich aber anderen psychotherapeutischen Richtungen aufgeschlossen, beispielsweise Carl Rogers gegenüber, dem Begründer des personenzentrierten Ansatzes, dem er 1981 an seinem Institut eine Veranstaltung widmet. Auf Initiative von Hans Strotzka, Erich Pakesch u.a. wird 1982 der Dachverband Österreichischer Psychotherapeutischer Vereinigungen gegründet, ein wichtiges Gremium im Vorfeld des Psychotherapiegesetzes. Erwin Ringel ist als leidenschaftlicher Rufer nach psychosomatischer Medizin und als Psychotherapeut der „Österreichischen Seele" äußerst populär geworden. Seine Stimme wurde von allen gehört. Beide waren gemeinsam mit ihren MitarbeiterInnen treibende Kräfte um Psychotherapie und Psychosomatik in ärztliche Ausbildung und Praxis zu verankern. Eine breitere Anwendung im Krankenhaus wurde dadurch ermöglicht und das bio-psycho-sozio-kulturelle Paradigma beginnt den Ruf nach psychosomatischer Medizin abzulösen.

„Durch ihr Augenmerk auf die Arzt-Patienten Beziehungen unterscheidet sich die medizinische Psychologie grundsätzlich von der psychosomatischen Medizin und von der dynamischen Psychiatrie. Die medizinische Psychologie definiert sich über […] das Studium aller Aspekte der Medizin, in denen Beziehungen Bedeutung haben. […] Im Grunde ist die medizinische Psychologie alles, was die Medizin des menschlichen Körpers bereichert um die Dimension der Persönlichkeit" (P. Sivadon (1972) zit. nach Luminet, 1989, S. 12).

Ausbildungsmodule der Ärztekammer

Etwa gleichzeitig mit der Parlamentsvorlage für ein Psychotherapie- und Psychologengesetz begann die Österreichische Ärztekammer mit Fortbildungsveranstaltungen zu psychosozialen, psychosomatischen und psychotherapeutischen Themenfeldern. Hieraus entstanden die drei Ausbildungsmodule oder Spezialdiplome kurz PSY-Diplome: Psychosoziale Medizin. Psychosomatische Medizin und Psychotherapeutische Medizin.

Psychosoziale Medizin mit den Ausbildungsschwerpunkten Theorie und Praxis des diagnostisch-therapeutischen ärztlichen Gesprächs, die Arzt-Patient-Beziehung, Bio-psycho-soziales Krankheitsmodell, Biografische Anamnese, Lebenszyklen und entsprechende Konflikte, entspricht grob den Einführungsinhalten der universitären Medizinischen Psychologie.

Psychosomatische Medizin: Vertiefung der Gestaltung der Arzt-Patienten-Interaktion mit psychosomatischem Fokus, Konzepte der psychosomatischen Medizin in Diagnose und Therapie, Psychiatrische Differentialdiagnose, Ärztliche Ethik, Medizinische Philosophie, Psychoonkologie, Psychopharmakotherapie, Psychotherapiemethoden, Krisenintervention. Auch diese Lehrinhalte werden an der Universität an zahlreichen Instituten unterrichtet.

Das Diplom für Psychotherapeutische Medizin umfasst: Erstellung einer Diagnose, die sich als differenzierte und kritische Zusammenschau biologischer, sozialer und psychischer Perspektiven darstellt sowie die

Fähigkeit zur Behandlung von Patienten mit spezifischen Methoden der psychotherapeutischen Medizin. Die Theorie der verschiedenen Schulen in tiefenpsychologischer, verhaltenstherapeutischer, systemischer und humanistischer Tradition wird vermittelt. Dieser Bereich wird an der Universität an der Klinik für Tiefenpsychologie und Psychotherapie in Wien sowie den Kliniken für Medizinische Psychologie und Psychotherapie (Graz und Innsbruck), im Rahmen der Ärztekammern und in psychotherapeutischen Ausbildungsvereinen gelehrt.

Medizinische Psychologie im weitesten Sinne steht damit als klar definiertes Ausbildungsangebot für alle Ärzte zur Verfügung.

Psychologen-Gesetz, Psychotherapie-Gesetz, Krankenanstaltengesetz

Die Schaffung des Psychologen- und Psychotherapiegesetzes 1990 klärte Rechte, Pflichten, Ausbildung und Aufgabenbereich von Klinischen PsychologInnen und GesundheitspsychologInnen sowie von PsychotherapeutInnen und beseitigte bestehende Kompetenzstreitigkeiten und Standesdünkel. Praktisch alle Inhalte des Psychotherapeutischen Propädeutikums und fast die gesamte Theorie des Fachspezifikums werden an den Medizinischen Fakultäten angeboten. Als besonders bedeutsam wird die Psychologie in der Aufgabe erachtet „[...]das gesamte soziokulturelle Umfeld des Menschen, seine individuellen Lebensstile, aber auch seine aktuelle Lebenssituation in die Beurteilung des Gesundheitsverhaltens miteinzubeziehen und so einen systematischen Zugang zu seinen Risikofaktoren zu erarbeiten" (Kierein et al., 1991, S. 33).

Mit der Gesundheitspsychologie und Klinischen Psychologie sind zwei mächtige Partner zur Medizinischen Psychologie und den Gesundheitsberufen hinzugekommen. Widmet sich Gesundheitspsychologie grob gesprochen der Gesundheitsförderung und -erhaltung, befasst sich die Klinische Psychologie „vorwiegend mit der Behandlung von Kranken oder psychisch leidenden Personen. [...] Dabei ergeben sich häufig Überschneidungen mit medizinischen Aufgabenstellungen, insbesondere der Psychiatrie. Oftmals sind auch ähnliche inhaltliche Kompetenzen feststellbar, wie sich anhand der klinisch-psychiatrischen Diagnostik zeigen lässt" (Kierein et al., 1991, S. 35).

Ab Mitte der 90er Jahre wird in den Krankenanstaltengesetzen der Bundesländer, zuletzt 2000 im Burgenland, festgeschrieben, dass in Krankenanstalten „eine ausreichende psychotherapeutische Versorgung sowie eine ausreichende klinisch psychologische und gesundheitspsychologische Betreuung vorzusehen [ist, insbesondere für] onkologische, psychiatrische Patienten und Patienten mit psychosomatischen Erkrankun-

gen oder sonstige Patienten mit besonders belastender Krankheits-
bzw. Lebensproblematik und langen Aufenthalten in Krankenanstalten"
(B-KAG, BGBl. 801/1993).

Derzeitige Situation im Berufsfeld

Wichtige Arbeitsstätten sind Universitäten und Fachhochschulen, somit bilden Unterricht und Forschung ein zentrales Betätigungsfeld Medizinischer Psychologen. (Medizinische Soziologie, an den Medizinischen
Fakultäten (Universitäten) nicht gesondert vertreten, wird von der
Medizinischen Psychologie mitbetreut). Medizinische Psychologie umfasst: Arzt-Patient-Beziehung, Ärztliches Gespräch, Säuglingsforschung,
Entwicklungspsychologie und psychosexuelle Entwicklung, Psychosomatik, Psychoneuroimmunologie, Psychoonkologie, Reaktionen auf
Krankheit, Krankheitsbewältigung (Coping), Rehabilitation, Psychologie
der Gehörlosigkeit, Schmerz, Verhaltensmedizin, Familienmedizin, Krisenintervention, Suizidologie, Umgang mit alten Menschen, Präterminal-
ität, Sterben und Tod, Belastungen im Arbeitsfeld wie Burnout oder
Mobbing.

Ein Facharzt für Medizinische Psychologie und Psychotherapie wird in
Österreich zwar von einigen Fachvertretern angestrebt, die Chance auf
eine Umsetzung ist derzeit allerdings als gering einzuschätzen. Da ein
eigenes Berufsbild nicht definiert ist, arbeiten verschiedene Berufsgruppen im Bereich der Medizinischen Psychologie. Die Ärztin, die Psychologin oder Psychotherapeutin, der Arzt, der Psychologe oder Psychotherapeut arbeiten in der Betreuung von Schwerkranken und deren Angehörigen, im Rahmen von Institutionen und Vereinen, die sich mit Krisenintervention im weitesten Sinne beschäftigen. Die Teilnahme an Schmerzkon-
ferenzen, wie überhaupt Konsiliar- und Liaisondienste sind ein weiteres
Feld. Kommunikation zwischen Patient und Arzt und Kommunikation im
Krankenhaus stellen ein wichtiges Element dar, Burnout und Mobbing,
sowie deren Prophylaxe stellen neuerdings einen Schwerpunkt dar.
Supervision und Balintgruppen sind immer gefragt.

Alljährlich findet eine „Medizin-psychologische Fachtagung" statt, die
sich mit aktuellen Forschungsschwerpunkten sowie der Ausbildung der
Studierenden widmet. Viermal jährlich erscheint „Psychologie in der
Medizin. Österreichische Fachzeitschrift für Medizinische Psychologie,
Psychotherapie und Psychosomatik." Ein wissenschaftlicher Beirat, der
bei der Planung und Errichtung psychosomatischer Kliniken eine wichtige Funktion hat, wurde eingerichtet.

Die Studienreform Medizin 2001 stellte besondere Anforderungen an die medizinpsychologisch Tätigen, war doch die Absicht der neuen Reform eine Ausbildung mit ausgesprochener Praxisnähe zu bieten. Kommunikative Kompetenz ist als Ausbildungsziel vorgesehen und ruft die Medizinische Psychologie auf den Plan. Tatsächlich konnte die Medizinische Psychologie ihren Anteil an der universitären Lehre nicht unwesentlich vergrößern.

Anerkennung der Medizinischen Psychologie

Die Anerkennung von ÄrztInnen und PsychologInnen, die im Bereich der Medizinischen Psychologie arbeiten, darf als angemessen eingeschätzt werden. Leiter und Personal von Krankenhausabteilungen, die sich mit schwer- und chronisch kranken Menschen befassen, fordern seit Jahren ein mehr an „psychologischer" Betreuung und die Akzeptanz seitens der PatientInnen ist hoch. Der häufig punktuell und zeitlich begrenzte Einsatz der Medizinischen PsychologInnen stellt insofern ein Hindernis dar, als deren psychologisches Know-how von den medizinischen MitarbeiterInnen zwar geschätzt aber oft nur schwer übernommen oder in die eigene Arbeit integriert werden kann. Konkret besteht in der Versorgung von kranken Menschen in Österreich im Bereich Medizinische Psychologie und Psychotherapie immer noch Aufhol- oder Nachholbedarf. Gesetzliche Grundlagen sind geschaffen, deren Umsetzung ist nach wie vor schwierig und mangelhaft.

Zusammenfassung

Die Psychologie ist, wie diese kurze historische Skizze zeigt, der Medizin konstruktiv näher gekommen, sobald eine gewisse Eigenständigkeit von Medizinischer Psychologie, Psychotherapie und Psychoanalyse gewahrt wurde. Eine Angliederung an medizinische Disziplinen, wie an die Psychiatrie hat sich als nicht förderlich herausgestellt. Aber offensichtlich besteht für diese Fachrichtungen eine latente Gefahr vereinnahmt zu werden, wie dies die jüngste Universitätsgeschichte zeigt: An der Medizinischen Fakultät der Universität Wien wurden zehn Forschungsschwerpunkte definiert. Unter dem Schwerpunkt Neurowissenschaften sollten die Fächer der Psychiatrie, der Medizinischen Psychologie und der Tiefenpsychologie und Psychotherapie subsumiert werden. Die Ordinarii von Psychiatrie, Neuropsychiatrie des Kindes- und Jugendalters, der Medizinischen Psychologie sowie der Tiefenpsychologie und Psychotherapie sehen sich nun genötigt als Arbeitsgruppe mit wissenschaftslogischen Argumenten für eine Eigenständigkeit der „psychiatrischen und psychosozialen Wissenschaften" im Rahmen der Medizin einzutreten, damit neben den sogenannten Neurowissenschaften unter den wissenschaftlichen Schwerpunkten der Medizinischen Universität die Psychiatrischen und psychosozialen Wissenschaften eine gleichwertige Position einnehmen, um das bestehende bio-psycho-sozio-kulturelle Defizit der Medizin wirksam ausgleichen zu können.

Literatur

Adler A (1904) Der Arzt als Erzieher. Ärztliche Standeszeitung 13: 4–6

Benetka G (1995) Psychologie in Wien. Sozial- und Theoriegeschichte des Wiener Psychologischen Instituts 1922–1938. WUV-Universitätsverlag, Wien

Birnbaum K (1930) Handwörterbuch der medizinischen Psychologie. Thieme, Leipzig

Bundeskrankenanstaltengesetz (B-KAG) Das Krankenanstaltengesetz, BGBl. Nr. 1/1957, geändert durch das Bundesgesetz BGBl. Nr. 801/1993

Freud S (1972) Die Frage der Laienanalyse GW 14: Werke aus den Jahren 1925–1931. (5. Aufl) Fischer, Frankfurt

Kierein M, Pritz A, Sonneck G (1991) Psychologen-Gesetz, Psychotherapie-Gesetz. Kurzkommentar. Orac, Wien

Kogerer H (1953) Psychotherapie. Ein Lehrbuch für Studierende und Ärzte. (3. Aufl) Maudrich, Wien

Kogerer H (1938) Spezielle klinische Prognose und Psychotherapie. In: Curtius O (Hrsg) Psychotherapie in der Praxis. Kongressbericht über die die 2. Tagung der Deutschen Allgemeinen Ärztlichen Gesellschaft für Psychotherapie zu Düsseldorf vom 27. bis 29. September 1938. R. Knorsch, Düsseldorf

Kretschmer E (1975) Medizinische Psychologie (14. erg. und bearb. Aufl) Thieme, Stuttgart

Lotze H (1851) Allgemeine Physiologie des körperlichen Lebens. Weidmann, Leipzig

Lotze HR (1852) Medicinische Psychologie oder Physiologie der Seele. Weidmann, Leipzig

Lotze HR (1966) Medicinische Psychologie oder Physiologie der Seele. Bonset, Amsterdam

Luminet D (1989) Was ist medizinische Psychologie? In: Rossmanith S, Frischenschlager O (Hrsg) Wege zu einer neuen Medizin. Der Beziehungsaspekt in der Ausbildung. Facultas, Wien

Neugebauer W (2003) NS-Medizin in Österreich: Bruch oder Kontinuitäten? http://www.doew.at/thema/ns_medizin/neugeb.html [On-line]

Pytell TE (1999) The man who would be king: Viktor Frankl's struggle for meaning. UMI Dissertation Services, Ann Arbor

Rosemeier HP (1976) Zur Frage der Identität der medizinischen Psychologie. Enke, Stuttgart

Schilder P (1924) Medizinische Psychologie für Ärzte und Psychologen. Springer, Berlin Heidelberg New York Tokyo

Schilder P (1929) Welche wirklichen Fortschritte hat die medizinische Psychologie

seit Lotze gemacht? Allgemeine Ärztliche Zeitschrift für Psychotherapie und
Psychische Hygiene, S 601–612

Schwarz O (1925) Psychogenese und Psychotherapie körperlicher Symptome.
Springer, Wien New York

Psychologinnen und Psychologen im Umfeld der Sozialversicherung

Marion Venus

Leistungen der Sozialversicherung

Das österreichische Gesundheitssystem ist eines der besten der Welt. Die Sozialversicherung ermöglicht es, dass 99% aller ÖsterreicherInnen unabhängig von ihrem Einkommen medizinische Behandlung auf höchstem Niveau erhalten. Auf diesem Gebiet liegen wir international im Spitzenfeld. Die österreichische Krankenversicherung ist vorrangig auf die bestmögliche Versorgung mit medizinischer Behandlung ausgerichtet, sowohl im kurativen Bereich als auch in der Prävention und bei der Rehabilitation (Schutzimpfungen, humangenetische Untersuchungen, Vorsorgeuntersuchung, Jugendlichenuntersuchung, Mutter-Kind-Pass-

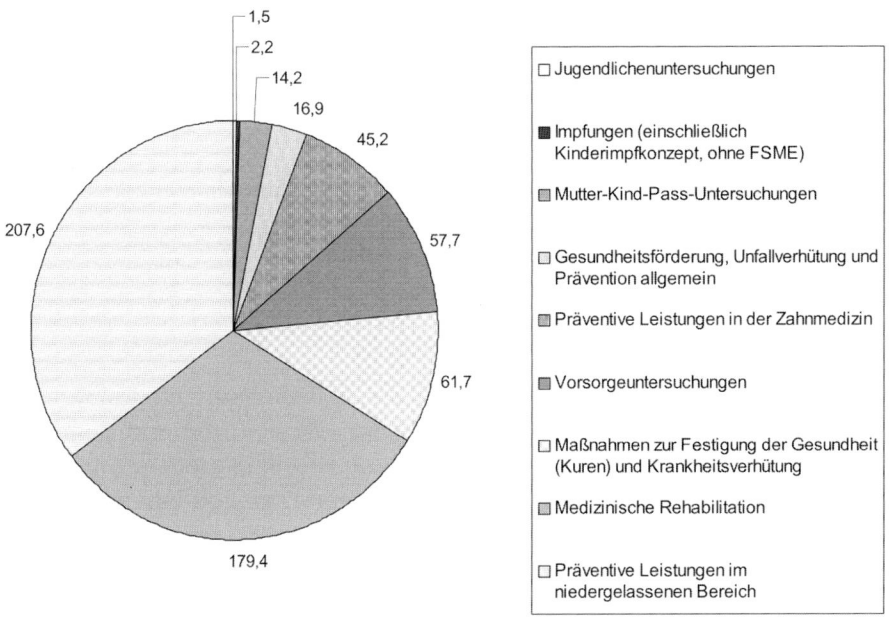

Abb. 8. Präventionsbilanz der österreichischen Sozialversicherung (Quelle: Hauptverband, 2001)

Tabelle 3.

Soziale Krankenversicherung	Aufwand in Mio. Euro
Jugendlichenuntersuchungen	1,5
Impfungen (einschließlich Kinderimpfkonzept, ohne FSME)	2,2
Mutter-Kind-Pass-Untersuchungen	14,2
Gesundheitsförderung, Unfallverhütung und Prävention allgemein	16,9
Präventive Leistungen in der Zahnmedizin	45,2
Vorsorgeuntersuchungen	57,7
Maßnahmen zur Festigung der Gesundheit (Kuren) und Krankheitsverhütung	61,7
Medizinische Rehabilitation	179,4
Präventive Leistungen im niedergelassenen Bereich	207,6
insg.	586,4

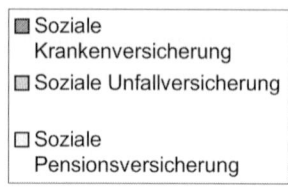
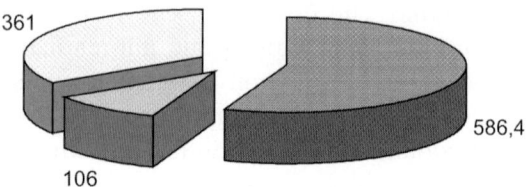

Abb. 9. Aufteilung der Präventionsausgaben nach Sozialversicherungsträger (Quelle: Hauptverband, 2001)

Tabelle 4.

Sozialversicherung insgesamt	Aufwand in Mio. Euro
Soziale Krankenversicherung	586,4
Soziale Unfallversicherung	106
Soziale Pensionsversicherung	361

Untersuchungen ...). Die Präventionsbilanz, insbesondere die Kategorien der Abb. 8 leiten sich aus den gesetzlichen Vorschriften und dem Abrechnungsmodus der Sozialversicherung ab. Sie entsprechen nicht der professionellen Meinung der Autorin und dem aktuellen wissenschaftlichen Stand der Public Health und Health Promotion. Die psychische Gesundheit und die Gesundheitsförderung im Sinn der aktuellen Gesundheitsforschung (z.B. Salutogenese, Psychoneuroimmunologie) steht derzeit noch nicht im Mittelpunkt unseres Gesundheitssystems.

PsychologInnen in der Sozialversicherung

Derzeit gibt es erst wenige PsychologInnen, die in der Sozialversicherung arbeiten, zur genauen Anzahl und zu den Arbeitsbereichen liegen derzeit keine Statistiken vor. Im folgenden Abschnitt sollen einige erfolgreiche Beispiele ohne Anspruch auf Vollständigkeit dargestellt werden.

Ambulatorien der Sozialversicherung

Es gibt verschiedene Ambulatorien der Sozialversicherungsträger, in denen auch PsychologInnen und PsychotherapeutInnen z.B. in psychosomatischen Abteilungen arbeiten. In speziellen psychotherapeutischen Ambulatorien wird Psychotherapie von erfahrenen ExpertInnen angeboten, die für die KlientInnen kostenfrei sind, wenn sie beim jeweiligen Sozialversicherungsträger versichert sind.

Gesundheitsinformationszentrum der Salzburger Gebietskrankenkasse

Im Gesundheitsinformationszentrum (GIZ) der Salzburger Gebietskrankenkasse bieten Klinische und GesundheitspsychologInnen Beratung zu verschiedenen Themen, z.B. Rauchen, Raucherentwöhnung, Ernährung, Bewegung, psychosoziale Probleme etc. an. Darüber hinaus veranstalten sie regelmäßig Gesundheitstage mit verschiedenen Schwerpunktthemen, bei denen sich alle BesucherInnen umfangreich informieren und professionell beraten lassen können.

Versicherungsanstalt des österr. Bergbaus

Die Versicherungsanstalt des österr. Bergbaus (VAdöB) ist schon lange aktiv im Bereich Betriebliche Gesundheitsförderung und auch Gesundheitsförderung allgemein. Einige große und erfolgreiche Projekte der Betrieblichen Gesundheitsförderung wurden von der VAdöB initiiert. Die VAdöB unterhält eine Gesundheitsvorsorge-Einrichtung in Graz (Josefhof), wo neben anderen gesundheitsförderlichen Programmen auch schwer nikotinabhängigen RaucherInnen stationäre Raucherentwöhnung angeboten wird. Das Konzept dafür wurde vom Gesundheitspsychologen Prof. Rudolf Schoberberger (Institut für Sozialmedizin Wien) entwickelt, und wird seit einigen Jahren sehr erfolgreich von GesundheitspsychologInnen betreut. Auch andere Sozialversicherungsträger wie z.B. die OÖGKK und die WGKK bieten bereits stationäre Raucherentwöhnung in ihren Einrichtungen an.

Psychologische Leistungen der Sozialversicherung

Eine der wichtigsten Weichenstellungen für die Etablierung der Klinischen und GesundheitspsychologInnen in Österreich war das Psychologengesetz, das seit 1991 wirksam ist. Das Gesetz war die Basis dafür, dass die Sozialversicherung klinisch psychologische Diagnostik in ihren Leistungskatalog aufgenommen hat. Sie kann bereits seit mehreren Jahren mit der Sozialversicherung abgerechnet werden. Zur Qualitätssicherung wird eine Liste mit anerkannten Vertragspsychologen geführt. Diese klinischen PsychologInnen können von Probanden nach einer ärztlichen Überweisung in Anspruch genommen werden. Die Sozialversicherung bezahlt z.B. für die Leistung „Intelligenztest lang" mit etwa 1,5 Stunden Aufwand ca. 73 Euro.

Die psychotherapeutische Behandlung ist durch § 135 Abs. 1 Z.3 ASVG der ärztlichen Hilfe gleichgestellt. Obwohl kein Gesamtvertrag zur Regelung der Beziehungen zwischen der Sozialversicherung und den Psychotherapeuten abgeschlossen werden konnte, gelang es einigen Krankenversicherungsträgern (z.B. Wiener und Niederösterreichische Gebietskrankenkasse) für ihren Zuständigkeitsbereich bundeslandweite Vereinbarungen mit Vereinen wie z.B. dem Verein für ambulante Psychotherapie (VAP) des Berufsverbandes Österreichischer PsychologInnen abzuschließen. Beim VAP können alle InteressentInnen umfangreiche professionelle Beratung und Information zum Thema Psychotherapie erhalten.

Raucherberatung und Raucherentwöhnung

Die Niederösterreichische und die Wiener Gebietskrankenkasse finanzieren ambulante Raucherentwöhnung, die nachhaltig sehr erfolgreich ist. Auch hier arbeiten mehrere PsychologInnen, die die Gruppen der Nikotinabstinenzwilligen leiten und auch gesundheitspsychologische und Lebensstilberatung anbieten.

Hauptverband der Sozialversicherungsträger

Ich selbst bin Klinische, Gesundheits- und Arbeitspsychologin und arbeite im Hauptverband der Sozialversicherungsträger in der Abteilung Gesundheitsförderung und Prävention. In der Sozialversicherung gibt es das Netzwerk Gesundheitsförderung, zu dem alle AnsprechpartnerInnen der Sozialversicherungsträger im Bereich Gesundheitsförderung und Prävention gehören. Das Netzwerk dient als Informationsdrehscheibe. Zu meinen Zielen gehört es, die Gesundheitsförderung im Sinne der Public Health und Health Promotion in der Sozialversicherung stärker zu etablieren, und die Aufgaben nicht wie bisher nur im verhaltensorientierten, individualpräventiven Bereich zu belassen.

PsychologInnen in der Rehabilitation

Generell lag der Schwerpunkt der Aktivitäten der Sozialversicherung bisher in der medizinisch orientierten Prävention. Die Allgemeine Unfallversicherungsanstalt (AUVA) geht einen neuen und innovativen Weg, indem sie in ihren Rehabilitationszentren neuropsychologische Rehabilitation auf höchstem Niveau anbietet. In diesen Rehabilitationszentren arbeiten zahlreiche Klinische und GesundheitspsychologInnen in interdisziplinären Teams mit anderen RehabilitationsexpertInnen zusammen.

Derzeit überlegt die Wiener Gebietskrankenkasse ein Pilotprojekt, bei dem klinisch psychologische Behandlung im niedergelassenen Bereich im Anschluss an einen stationären Krankenhaus- oder Rehabilitationsaufenthalt angeboten werden soll. Dieses Projekt wird zeigen, dass neuropsychologische Rehabilitation den Betroffenen einen wirklichen Vorteil bei der Wiederherstellung der Lebens- und Arbeitsfähigkeit bringt. Auch dieses Projekt soll gut evaluiert werden.

Betriebliche Gesundheitsförderung

Ein weiteres interessantes Betätigungsfeld für PsychologInnen ist die Betriebliche Gesundheitsförderung. In fast allen Bundesländern gibt es bereits regionale AnsprechpartnerInnen des Netzwerks Betriebliche Gesundheitsförderung in den Sozialversicherungsträgern, die Oberösterreichische Gebietskrankenkasse beheimatet die Österreichische Kontaktstelle des europäischen Netzwerkes. Die OÖGKK bietet schon sehr lange und erfolgreich Betriebliche Gesundheitsförderung an, auch die Versicherungsanstalt des österr. Bergbaus, die Salzburger und die Niederösterreichische Gebietskrankenkasse sind in diesem Bereich sehr aktiv. Sie unterstützen viele interessante und erfolgreiche Projekte, die sowohl den Qualitätsrichtlinien des Fonds Gesundes Österreich als auch denen des Netzwerkes für Betriebliche Gesundheitsförderung entsprechen.

Auch die Sozialpartner wie z.B. die Wirtschaftskammer, Gewerkschaft, Arbeiterkammer, Industriellenvereinigung und der Hauptverband der Sozialversicherungsträger sind Netzwerkpartner, ebenso der Fonds Gesundes Österreich. Die Sozialversicherungsträger unterstützen immer wieder sowohl personell als auch finanziell Projekte der Betrieblichen Gesundheitsförderung, sofern diese nach dem Stand der Technik abgewickelt werden. Gesundheits- und ArbeitspsychologInnen haben in diesem spannenden und anspruchsvollen Setting sehr gute Einsatzmöglichkeiten und leisten hier wertvolle Arbeit.

PsychologInnen im Krankenhaus

Seit 1993 ist im Krankenanstalten- und Kuranstaltengesetz die Psychologische Betreuung und psychotherapeutische Versorgung verankert: BGBI. Nr 1/1957 zuletzt geändert durch BGBI. Nr. 801/1993 § 11b besagt: „Die Landesgesetzgebung hat sicherzustellen, dass in den auf Grund des Anstaltszwecks und des Leistungsangebots in Betracht kommenden Krankenanstalten eine ausreichende klinisch psychologische und gesundheitspsychologische Betreuung und eine ausreichende Versorgung auf dem Gebiet der Psychotherapie angeboten wird. Die Länder haben nach diesem Gesetz sicherzustellen, dass in den Krankenanstalten eine ausreichende klinisch psychologische und gesundheitspsychologische Betreuung und eine ausreichende Versorgung auf dem Gebiet der Psychotherapie angeboten wird." Diesem gesetzlichen Auftrag kommen die Länder nur sehr zögerlich nach, obwohl die Sozialversicherung die flächendeckende Betreuung der PatientInnen durch Klinische und GesundheitspsychologInnen zur Unterstützung des Heilungsprozesses, zur Krankheitsverarbeitung und zur Gesundheitsförderung ausdrücklich befürwortet. Ein positives und bekanntes Beispiel ist die Psychoonkologie, bei der krebskranke PatientInnen und deren Angehörige während des Krankheitsverlaufs bereits in mehreren Spitälern psychologisch betreut werden.

Psychosomatik – ein Bereich mit Zukunft

Die Sozialversicherung finanziert die österreichischen Krankenanstalten mit einer jährlichen Pauschale in der Höhe von 3 Mrd. Euro, die von den Ländern verwaltet wird. In diesem Betrag ist seit 1993 auch die psychologische und psychotherapeutische Behandlung im Krankenhaus inkludiert. Die Länder jedoch verlangen dafür ein zusätzliches Budget von der Sozialversicherung. Seit Juni 2003 steht fest, dass in Österreich drei spezialisierte psychosomatische Kliniken eingerichtet werden sollen. Gleichzeitig ist nicht abzusehen, dass das Krankenanstaltengesetz bezüglich der Beschäftigung von Klinischen und GesundheitspsychologInnen entsprechend den gesetzlichen Vorgaben flächendeckend umgesetzt wird.

Andere Vertragspartner der Sozialversicherung

Es gibt zahlreiche Vertragspartner-Einrichtungen, in denen PsychologInnen arbeiten, wie z.B. das Anton-Proksch-Institut und Grüner Kreis, beides Einrichtungen für Drogenentzug und Rehabilitation. Darüber hinaus arbeiten auch im Kriseninterventionszentrum KIZ zahlreiche PsychologInnen, sowohl in der Telefonberatung als auch in der persönlichen Beratung. Diese Einrichtungen haben einen Vertrag mit der Sozialversicherung, der mit dem Hauptverband verhandelt wird; die Sozialversicherung ist aber nicht Träger dieser Einrichtungen.

Ausblick

Generell sieht die Sozialversicherung den Beitrag der PsychologInnen für das österreichische Gesundheitssystem als sehr wichtig an. Leider gibt es aber zu wenig PR und Kommunikation seitens der PsychologInnen, um die psychologischen Kompetenzen und Einsatzgebiete in der Sozialversicherung gut darzustellen und die PsychologInnen im Gesundheitsbereich zu etablieren. Es fehlen teilweise auch noch breit angelegte wissenschaftliche Studien, die den Nutzen und die Wirksamkeit psychologischer Behandlung mittel- und langfristig mit empirischen Beweisen belegen (evidence based health and health-promotion).

Ein wichtiger berufspolitischer Schritt wird sein, die Psychologie im Krankenhaus zu etablieren und den positiven Effekt von klinisch-psychologischer und gesundheitspsychologischer Intervention für den Genesungsprozess darzustellen.

Wichtig wären wissenschaftlich fundierte, gut angelegte Modell-Projekte in verschiedenen Bereichen unseres Gesundheitssystems, die empirisch die positive Wirkung von psychologischer und psychotherapeutischer Behandlung und Beratung und den Nutzen dieser Intervention darstellen. Nicht nur die heute so wichtige Kostenersparnis soll im Mittelpunkt stehen, sondern auch die Auswirkungen auf das Wohlbefinden und die Lebensqualität sowie die langfristige Festigung der Gesundheit.

Wichtig wäre auch, den Unterschied zwischen klinisch psychologischer Behandlung und Psychotherapie deutlich zu machen, sowohl bei der Einzelintervention als auch bei Gruppenintervention in verschiedenen Settings, wie z.B. Gemeinde, Schule, Betrieb, etc. Wir PsychologInnen können aufgrund unserer Ausbildung einen wertvollen Beitrag zu qualitativ hochwertiger Gesundheitsförderung leisten, die sich durch Empowerment, Partizipation, Vernetzung und Nachhaltigkeit auszeichnet.

Psychologie im Krankenhaus

Ulla Konrad

Etablierung der Psychologie im Krankenhaus – eine schwere Geburt

Seit mehr als 50 Jahren arbeiten Psychologinnen und Psychologen im institutionellen Bereich des Krankenhauses mit psychischen Störungen und psychischen Aspekten somatischer, psychosomatischer und somatopsychischer Erkrankungen. Nach Baumann (1998, in Beiglböck et al., 2000) umfasst dies Aspekte der Ätiologie, Klassifikation, Diagnostik, Epidemiologie und Intervention. Die einzelnen Arbeitsbereiche haben sich zu Spezialisierungen weiterentwickelt, wie z.B. der Bereich der Neuropsychologie, der Psychiatrie, Psychosomatik und Kinderheilkunde.

Aufgrund der historisch gewachsenen medizinischen Dominanz im Krankenhaus sind hinsichtlich der Nomenklatur Begriffe wie Psychosomatik und Psychiatrie wesentlich präsenter als Psychologie oder gar Klinische Psychologie und Gesundheitspsychologie. Die Eigenständigkeit der Psychologie in der medizinischen Fachliteratur wird kaum sichtbar (Egger, 1996). Uexküll (2003) erwähnt, dass etwa in der ersten Hälfte des 19. Jahrhunderts „vereinzelt die Forderung nach einer Integration von Seelen- und Körpermedizin" gestellt wurde (Uexküll, 2003, S. 579).

Mit der Psychobiologie wurden in den 20er Jahren des vergangenen Jahrhunderts schließlich erste konkrete Verbindungen zwischen Psychiatrie und somatischen Fächern initiiert (Uexküll, 2003). So wurde erstmals 1946 in Rochester (USA) von Internisten nach einem Psychologischen Training ein Konsiliar-/Liaisondienst – sogenannte CL-Dienste – durchgeführt. In der Folge wurden in den USA zunehmend mehr Cl-Dienste aufgebaut. In den 80er und 90er Jahren des letzten Jahrhunderts kam es hier aufgrund finanzieller Faktoren wieder zu einem Rückschritt. Erst in den Forschungen der letzten 10 Jahre rücken psychische Komorbiditäten, etwa mit den sogenannten Zivilisationskrankheiten (Diabetes, Adipositos, Koronare Herzerkrankungen), wieder vermehrt ins Licht des Interesses. Nicht zuletzt ist auch aufgrund ökonomischer Überlegungen ein gewisses Maß an Bewusstseinsbildung zu erkennen.

In Deutschland findet sich eine ähnliche Entwicklung wie in den USA hinsichtlich „psychologischer Elemente" in der stationären medizinischen Versorgung, wobei hier insbesondere in Heidelberg eine integrierte psychosomatische Medizin quasi als Vorläufermodell beschrieben ist (Uexküll, 2003). In Österreich ist die Untersuchung von Ringel und Kropiunigg (1983) über psychosomatische Patientenkarrieren, die 6 Jahre „brauchen", um eine adäquate psychologische/psychotherapeutische Behandlung zu erhalten, beispielgebend.

Am längsten arbeiten in Österreich Psychologinnen und Psychologen vor allem im diagnostischen Bereich im Rahmen der Psychiatrie, aber auch im Bereich der Kinder und Jugendheilkunde sowie der Gynäkologie im stationären Setting. Nach Egger (1996) sind diese von PsychologInnen besetzten Tätigkeitsfelder unerlässliche Meilensteine in der Entwicklung des Psychologie- und Psychotherapiegesetzes geworden. Konkret ist hier in der Psychiatrie und Neurologie auch die Tätigkeit der Rehabilitationspsychologie und Gesundheitspsychologie in den 60er und 70er Jahren zu nennen. Beispielhaft ist vor allem die Auseinandersetzung der Gesundheitspsychologie mit Herzinfarkten, koronaren Herzerkrankungen und Stress (vgl. die Typ A Forschung, von Rosenman und Friedman, 1974).

Wichtige Weichenstellungen: Psychologengesetz und Krankenanstaltengesetz

Der erste strukturierte, umfassende Schritt zur Sichtbarmachung der Psychologie im Krankenhaus wurde mit dem Psychologengesetz 1990 gesetzt, wo mit der postgraduellen Ausbildung zur Klinischen und Gesundheitspsychologie erstmals auch die „Fachpsychologie" im Gesundheitsbereich als solche klarer definiert wurde. Der klinisch psychologische, gesundheitspsychologische und psychotherapeutische Versorgungsauftrag wurde 1993 im Krankenanstaltengesetz vom Gesetzgeber festgehalten, wonach grundsätzlich jeder Patient das Recht auf eine psychologische Betreuung im stationären Setting hat.

Dazu ein Auszug aus dem Wiener Krankenanstaltengesetz: Psychotherapeutische Versorgung und psychologische Betreuung § 22a

– In Krankenanstalten, in denen dies auf Grund des Anstaltszwecks und des Leistungsangebots erforderlich ist, ist eine ausreichende psychotherapeutische Versorgung sowie eine ausreichende klinisch psychologische und gesundheitspsychologische Betreuung vorzusehen.

– Psychotherapeutische sowie klinisch psychologische und gesundheitspsychologische Hilfen sind insbesondere für onkologische, psychiatrische Patienten, Patienten mit psychosomatischen Erkrankungen und sonstige Patienten mit besonders belastender Krankheits- bzw. Lebensproblematik und langen Aufenthalten in Krankenanstalten vorzusehen.

– Die Rechtsträger von Krankenanstalten haben zumindest sicherzustellen, dass sowohl für psychotherapeutische Hilfen als auch für klinisch psychologische und gesundheitspsychologische Hilfen in Standardkrankenanstalten je ein Dienstposten, in Schwerpunktkrankenanstalten je zwei Dienstposten und in Zentralkrankenanstalten je drei Dienstposten für entsprechend qualifizierte Personen bestehen.

Das Krankenanstaltengesetz als Bundesgesetz mit seinen Länderausführungen bietet hinsichtlich der psychologischen Versorgung eine unterschiedliche Bandbreite. Einzig das Bundesland Wien hat einen Personalschlüssel, der inhaltlich zwar lediglich eine Mindestabdeckung beinhaltet aber doch deutlicher als in anderen Bundesländern die Notwendigkeit hervorhebt, dass zumindest eine Psychologin/in vor Ort angestellt sein muss.

Modelle, die psychologische Leistungen im Sinne eines Konsiliardienstes quasi „hinzukaufen" sind hingegen aus qualitativen Gründen eher abzulehnen, da wichtige Aspekte der psychologischen Versorgung im stationären Setting, wie etwa der fortlaufende Austausch und die enge Kooperation mit dem interdisziplinären Team durch Konsiliartätige nicht gewährleistet werden kann.

Im Jahr 2000 wurde erstmals vom ÖBIG (österreichisches Bundesinstitut für Gesundheitswesen) eine Studie zur stationären psychologischen und psychotherapeutischen Versorgung durchgeführt. Ziel und Inhalt der Studie war, einschätzen zu können, inwieweit die Vorgaben des Gesetzgebers bereits umgesetzt wurden. Hinsichtlich der Qualifikationen zeigen die Ergebnisse, dass die Hälfte aller beschäftigten Personen Klinische und Gesundheitspsychologinnen sind, 30 Prozent davon wiederum sind auch PsychotherapeutInnen. Ein Großteil der Befragten – nämlich 41% – ist in psychiatrischen bzw. neurologischen Krankenhäusern tätig, 35% in Zentral- bzw. Schwerpunktkrankenhäusern. In 40% aller befragten Einrichtungen sind keinerlei personelle Ressourcen vorhanden, insbesondere sind davon Standardkrankenanstalten und Pflegeanstalten für chronisch Kranke betroffen. Im Durchschnitt wird von den befragten Einrichtungen eine Steigerung der personellen Kapazitäten um 50 Prozent für erforderlich gehalten, in Standardkrankenanstalten eine Verdoppelung und in Pflegeanstalten ausgehend von der sehr geringen Ausgangsbasis eine Steigerung um 70%.

Tätigkeiten und Stellenbeschreibung der PsychologInnen im Krankenhaus

Als Klinische/r Psychologe/in und Gesundheitspsychologe/in kann im Krankenhaus arbeiten, wer nach Studienabschluss die vom Psychologengesetz geforderte notwendige theoretische und praktische fachliche Kompetenz erworben hat und in die Liste der Klinischen und GesundheitspsychologInnen eingetragen ist. Der Tätigkeitsbereich von Klinischen und GesundheitspsychologInnen im Krankenhaus umfasst die eigenverantwortliche Untersuchung, Auslegung, Änderung und Vorhersage des Erlebens und Verhaltens von PatientInnen unter Anwendung wissenschaftlich psychologischer Erkenntnisse und Methoden.

Ziele der Arbeit sind die Durchführung eigenverantwortlicher klinisch-psychologischer Diagnostik, psychologische Beratung und Behandlung bei somatischen, psychosomatischen und psychischen Erkrankungen, die Evaluation von Behandlungsmaßnahmen, die Mitarbeit bei gesundheitsfördernden Maßnahmen und Projekten, die Qualitätssicherung, sowie die Förderung der interdisziplinären Zusammenarbeit und nicht zuletzt die Durchführung von Forschungsprojekten zu relevanten klinisch-psychologischen, gesundheits-psychologischen und medizinischen Fragestellungen.

Zu den patientenbezogenen Aufgaben gehören

- Klinisch-psychologische Diagnostik (Exploration/Anamnese, Durchführung psychologischer Untersuchungen, Auswertung und Interpretation, Diagnosenerstellung nach ICD 10, Indikationsstellung für spezielle Behandlungsmaßnahmen)
- Klinisch-psychologische Beratung (Einzelberatung von PatientInnen, Gruppenberatung von PatientInnen, Angehörigenberatung)
- Klinisch-psychologische Behandlung (Methodenübergreifende theoriegeleitete Interventionen und Maßnahmen wie z.B.: Krisenintervention, Operationsvorbereitung, psychoedukative Maßnahmen, psychologische Therapie)
- Gesundheitspsychologische Diagnostik (Exploration/Anamnese, Einsatz von relevanten Fragebögen, Checklisten, technische Hilfsmittel – etwa Biofeedback, Verhaltensbeobachtung, Behandlungsplan und Besprechung, Befunderstellung) Inhaltliche Schwerpunkte sind dabei die Erfassung von Ressourcen und Risikofaktoren und die Erhebung des gesundheitsbezogenen Verhaltensrepertoires im Hinblick auf die physische und psychische Gesundheit

- Gesundheitspsychologische Beratung und Behandlung (Beratung und Informationsvermittlung bei spezifischen Problemstellungen im Rahmen der Gesundheitsförderung und Krankheitsverhütung, gesundheitspsychologische Trainings (Abbau gesundheitsschädigenden Verhaltens, Aufbau von Compliance und aktiver Copingmechanismen), Erlernen einer Entspannungsmethode und Beratung Angehöriger) Inhaltlich wird dabei Wissen hinsichtlich gesundheitsbezogener Maßnahmen zur Gesundheitsförderung in physischer und psychischer Hinsicht vermittelt (etwa Diabetesberatung, Raucherberatung, Stressverarbeitung) mit dem Ziel des Aufbaus von Compliance, Lebensqualität und nachhaltiger Änderungen im Gesundheitsverhalten
- Gesundheitspsychologische Maßnahmen (Psychologische Prävention und Rehabilitation und Gesundheitsfördernde Maßnahmen)
- Führung der patientenbezogenen klinisch- und gesundheitspsychologischen Dokumentation
- Befundung und Begutachtung
- Erstellen von Abschlussberichten, Jahresberichten
- Nachkontrollen, Evaluation

MitarbeiterInnen- team- und betriebsbezogene Aufgaben

- Mitwirkung bei der Anleitung und allgemeiner Einschulung neuer MitarbeiterInnen
- Teilnahme an Teamgesprächen, Besprechungen, Visiten, medizinischen Fortbildungen
- Durchführung von Fort- und Weiterbildungsveranstaltungen
- Mitwirkung bei der Erstellung von Qualitätsstandards
- Psychologische Leistungsdokumentation im Rahmen der LKF
- Unterricht in Krankenpflegeschulen, medizinisch-technischen Akademien, Hebammenakademien etc.
- Betreuung von PraktikantInnen und DiplomandInnen

Anforderungen an und Einordnung der PsychologInnen

Die Organisatorische Einordnung (ausgenommen eigenverantwortlicher Tätigkeitsbereiche) ist in einer psychologischen Hierarchie verankert – die/der LeiterIn Psychologischer Dienst (wenn vorhanden) bzw. Abteilungsvorstand bzw. Ärztliche(r) DirektorIn sind Vorgesetzte. Anforderungungsprofil für PsychologInnen sind formal:
- ein abgeschlossenes Hochschulstudium der Psychologie
- die Fachausbildung zum/r Klinischen/r Psychologen/in und Gesundheitspsychologen/in

- die Eintragung in die Liste der Klinischen PsychologInnen und/oder GesundheitspsychologInnen
- wichtig sind weiters Basiskenntnisse über Aufgaben und Tätigkeiten anderer Gesundheitsberufe insbesondere medizinische Fachkenntnisse

Als persönlichkeitsbezogene Kriterien sind die Bereitschaft, Eigenverantwortung zu übernehmen, Einfühlungsvermögen, Flexibilität, Kooperationsfähigkeit, Teamfähigkeit, Stressstabilität und Belastbarkeit zu nennen.

Dokumentation

Seit 1997 ist in Österreich das sogenannte LKF System – die leistungsorientierte Krankenhausfinanzierung zur Abrechnung stationärer Leistungen implementiert. Im LKF System sind 3 explizit definierte psychologische Einzelleistungen sogenannte MELs (medizinischen Einzelleistungen) zu vergeben. 7552, Orientierung/Psychologische Diagnostik, 7556 psychologische Behandlung und 7557 Psychologische Prävention und Rehabilitation. Maximal dürfen pro Patient pro Aufenthalt diese drei Leistungen dokumentiert werden, eine Tatsache, die nicht der Bandbreite der vielen Tätigkeiten der PsychologInnen im Krankenhaus entspricht.

Eine tatsächliche Abbildung des Leistungsspektrums der Psychologie im Krankenhaus bedarf einer „internen" Dokumentation, also quasi einer doppelten Buchführung. Bewährt haben sich hier etwa ICPM Codes (Internationales Klassifikationsschema für Prozeduren in der Medizin), ein System, das derzeit in Deutschland zur Abrechnung eingesetzt wird, welches auch österreichweit vermehrt in den Krankenanstalten zur besseren Leistungsdifferenzierung und Differenzierung der Abläufe eingesetzt wird. Psychologische Leistungen sind darin zumindest partiell detaillierter aufgeschlüsselt. Psychologinnen in den Krankenhäusern sind dazu aufgerufen gut, regelmäßig und vor allem umfassend zu dokumentieren. Denn die Transparenz und Nachvollziehbarkeit der psychologischen Tätigkeit ist eine häufig unterschätzte Notwendigkeit, das eigene Tun im System Krankenhaus und hier vor allem gegenüber der Führung sichtbar zu machen.

Weiters ist eine genaue Dokumentation der inhaltlichen psychologischen Tätigkeit ebenso unerlässlich, wobei diese selbstverständlich nach den Richtlinien der Schweigepflicht zu erfolgen hat. Die Erstellung eines standardmäßigen schriftlichen Befundes sollte routinemäßig erfolgen.

Organisatorische Eingliederung der Psychologie im Krankenhaus

PsychologInnen im Krankenhaus sind in Ihrer Tätigkeit unterschiedlich in den Betrieb eingebunden. Abteilungsdienste werden von Konsiliar- bzw. Liaisiondienst unterschieden. In diesem Zusammenhang wird sichtbar, dass es österreichweit unterschiedlich gewachsene organisatorische Positionen von PsychologInnen gibt. Aus Sicht der aktuellen Gesetzeslage; des tatsächlichen Arbeitsgebietes und natürlich auch durch berufspolitische Überlegungen ist die organisatorische Stellung durch die Einrichtung eines eigenen psychologischen Dienstes, der sozusagen eine eigene Abteilung bildet, am nachvollziehbarsten. Eine Zuordnung zur Psychiatrischen Abteilung beschreibt die Klinische und Gesundheitspsychologie wieder als „Anhängsel" der Medizin und ignoriert die Psychologie als eine eigenständige Wissenschaft und als eigenständiges Arbeitsfeld – nämlich des (gesunden) Erlebens und Verhaltens. Eine solche Eingliederung wird dem tatsächlichen Aufgabengebiet und der Stellenbeschreibung von PsychologInnen im Krankenhaus nicht gerecht, wo etwa auch Aspekte der Gesundheitsförderung und präventive psychologische Ansätze explizit genannt sind.

Wie zahlreiche Studien zeigen (Haag und Stuhr, 1994 in Ehlert, 1998), ist eine kontinuierliche Zusammenarbeit und Präsenz der Psychologie auf den Stationen und Abteilungen vonnöten, damit das psychologische Angebot gut genutzt werden kann. Psychologisches Fachwissen wird an das Pflegepersonal, die Ärzteschaft und andere Berufsgruppen – etwa PhysiotherapeutInnen – weitervermittelt, mit dem Ziel einer Qualitätssteigerung in der gesamten und ganzheitlich konzipierten PatientInnenversorgung. Reine Konsiliartätigkeit hat oft eher den Charakter einer „Krisenfeuerwehr" und ist für alle Beteiligten langfristig unbefriedigend. Tatsache ist, dass die Präsenz der Psychologie vor Ort für PatientInnen ein niederschwelliges Angebot darstellt, psychologische Aspekte seiner/ihrer Erkrankung wahrzunehmen und sie auch zu bearbeiten. Im Bedarfsfall werden auch Angehörigen Beratungen angeboten.

Ziele der psychologischen Tätigkeit im Krankenhaus

Zusätzlich zu der direkten PatientInnenbetreuung ist der Aufbau und Beitrag zu einer tragfähigen interdisziplinären Zusammenarbeit vorrangiges Ziel, um einen reibungslosen Ablauf in der Tätigkeit zu erreichen, und um die Akzeptanz der psychologischen Arbeit durch bessere Trans-

parenz zu erhöhen. Neben der Kooperation mit ärztlichem und pflegeri-
schem Personal ist auch Teamwork mit anderen Berufsgruppen wie etwa
PhysiotherapeutInnen, SozialarbeiterInnen, KrankenhausseelsorgerIn-
nen, DiätassistentInnen etc. zu nennen. Neben dem zuvor erwähnten
schriftlichen Befund ist ein laufender informeller Austausch sowie die
Teilnahme an Besprechungen und Visiten entscheidend. Eine schnelle,
unbürokratische Verfügbarkeit ist eine wesentliche Voraussetzung für die
Praktikabilität im Akutkrankenhaus, eine tägliche Präsenz ermöglicht
eine effiziente und frühzeitige Einbindung in den Behandlungsplan und
bewirkt eine Qualitätssteigerung in der ganzheitlichen Versorgung, neben der immer wieder auch zitierten ökonomischen Komponente (Ehlert,
1998).

Eine präzise Diagnosestellung ist wichtig, um die Akzeptanz psychologischer Tätigkeit weiter zu forcieren, ebenso wie die Formulierung weiterer Therapievorschläge bzw. auch die Empfehlung weiterführender
Maßnahmen.

Aufgrund der oftmals kurzen Verweildauer im Allgemeinkrankenhaus
ist es notwendig, sehr gezielte Interventionen zu setzen; inhaltlich ist ein
eklektisches Vorgehen (Baumann, 1998) zielführend. Zumeist steht vor allem die Vermittlung von Information über die Erkrankung und die Beteiligung psychischer Faktoren im Vordergrund. Das Erfassen begleitender
psychosozialer Belastungsfaktoren und daraus entstehende Wechselwirkungen sind ebenso entscheidend wie subjektive Krankheitstheorien und
in diesem Kontext auch „Gesundungstheorien". Der Schwerpunkt liegt
also in einem stützenden ressourcenorientierten Vorgehen, und im
Bedarfsfall auch im Motivationsaufbau nachfolgender weiterer Behandlungsschritte. Das Übermitteln konkreter Verhaltensweisen und Methoden ist ein wichtiges Ziel psychologischer Interventionen im Krankenhaus
auch im Sinne von psychoedukativen Maßnahmen bzw. gesundheitspsychologischen Interventionen.

Wünsche für die Zukunft

Personelle Ressourcen

An erster Stelle steht der Wunsch nach vermehrten personellen Ressourcen. Anhand der Zahlen der Studien hinsichtlich des Versorgungs-
bedarfs im Allgemeinkrankenhaus wird deutlich, dass für das vielfältige
Aufgabengebiet der Klinischen Psychologie und Gesundheitspsychologie
im Krankenhaus Personalressourcen geschaffen werden müssen. Aus
Sicht des Berufsverbandes ist etwa ein Bettenschlüssel von 1:100 auf

Normalstationen und 1:25 auf Schwerpunktstationen wie etwa Onkologien, Gerontologische Abteilungen, Suchtstationen, Neurologien und Psychiatrische Abteilungen zielführend. Strukturell wäre ein einheitlicher zentraler psychologischer Dienst vorzuziehen, der als eigene Kostenstelle wie eine Abteilung geführt wird und Abteilungen und Stationen „beschickt", im Sinne eines Liaisondienstes, wo durch eine enge kontinuierliche Zusammenarbeit auf Stationen der bestmögliche Einsatz der fachlichen Kompetenzen der PsychologInnen möglich wird.

Ausbildungsstellen für Klinische Psychologie und Gesundheitspsychologie

Da ein Großteil der in der Ausbildung geforderten praktischen Stunden sinnvollerweise in einem Krankenhaus als facheinschlägige Einrichtung im Gesundheitswesen absolviert werden sollen, erscheint hier die Schaffung fortlaufender Ausbildungsplätze besonders notwendig. Die derzeitige Situation, dass Kolleginnen und Kollegen unbezahlterweise psychologische Tätigkeit erbringen, ist auf Dauer auch im Sinne der Qualitätssicherung nicht haltbar. Es ist davon auszugehen, dass die AusbildungskandidatInnen nach einer Einarbeitungszeit angestellte Kolleginnen entlasten und unterstützen und hier oftmals zu wenig Wertschätzung erhalten. Nicht zuletzt dadurch ist die Situation problematisch, da unrealistische Erwartungen innerhalb des Systems geweckt werden und psychologische Leistungen quasi zum Nulltarif sicher nicht zu einer adäquaten Wertschätzung beitragen. Wichtig erscheint hier, dass KollegInnen in Ausbildung selbstbewusst ihr Können darstellen lernen müssen und Mut und Ideen zu Projekten und Initiativen bringen müssen. Die KollegInnen vor Ort müssen den „Nachwuchs" unterstützen und natürlich auch die Entscheidungsträger, die um die Notwendigkeit einer ausgewogenen qualitativ hochwertigen psychologischen Versorgung wissen.

Erstellung von Standards

Zur Vereinheitlichung und Transparenz der Psychologie im Krankenhaus erscheint es notwendig, einheitliche Standards für die Klinische Psychologie und Gesundheitspsychologie im stationären Setting zu erarbeiten, ebenso wie weiter berufspolitisch das Leistungsspektrum der Psychologie im Krankenhaus aufzuzeigen, sichtbar zu machen und selbstbewusst darzustellen.

Wissenschaftlichkeit

Nicht zuletzt erscheint es wichtig, psychologische Interventionen wissenschaftlich darzustellen, wie Knahr und Kryspin-Exner et al. (1998) zum Thema Befund/Befinden, wo psychologische Aspekte der subjektiven Wahrnehmung von PatientInnen nach dem Einsatz einer Hüftendoprothese objektiven medizinischen Befunden gegenübergestellt wurden, Studien zur Lebensqualität von onkologischen PatientInnen von Kopp et al. (1994), Bedarfsstudien zur Versorgungsquantität mit Psychotherapie im Krankenhaus von Söllner et al. (1996). Ebenda ist die Arbeit zur Effektivität von stationärer Psychotherapie von Kropiunigg (1987). Nach Ehlert (1998) sind forschungsrelevante Ziele insbesondere in der Auswahl diagnostisch relevanter Fragebögen zur Früherkennung bzw. Selektion „behandlungsbedürftiger" PatientInnen zu sehen, weiters die Evaluierung psychologischer Behandlungskonzepte, sowie auch die weitere Durchführung von Effektivitätsstudien zur Psychologie im Krankenhaus. Regelmäßige Beforschungen, wie hier erwähnt wurde, helfen Ressourcen gezielt und effektiv einsetzen zu können.

Literatur

Beiglböck W et al (2000) Handbuch der klinisch-psychologischen Behandlung. Springer, Wien New York

BÖP (2002) Tagungsband. Klinisch psychologische Behandlung im Krankenhaus. Jahrestagung der Sektion Klinische Psychologie und Gesundheitspsychologie. (Unveröffentlicht, erhältlich im BÖP, 1040, Möllwaldplatz 4)

Egger J (1996) Klinische Psychologie im Krankenhaus. Psychologie in Österreich 3–4/96: 116–124

Ehlert U (1998) Psychologie im Krankenhaus. Verlag Hans Huber, Bern

Knahr K, Kryspin-Exner I, et al (1998) Beurteilung der Lebensqualität vor und nach Implantation einer Hüft-Totalendoprothese. F. Enke Verlag, Stuttgart, Z Orthop 136: 321–329

Kopp M et al (1994) Psychoonkologischer Liaisondienst zur Versorgung von Krebspatienten im Rahmen einer Knochenmarkstransplantation. Psychotherapeut 39: 380–385

Kropiunigg U (1987) Psychosomatischen Patientenkarrieren nach stationärer Psychotherapie: Behandlungseffekte. Psychotherapie, Psychosomatik, medizinische Psychologie 37: 343–346

ÖBIG (2001) Stationäre Psychologische und psychotherapeutische Versorgung. Wien

Pritz A et al (1994) Psychotherapie im Krankenhaus. Verlag Orac, Wien

Ringel E, Kropiunigg U (1983) Der fehlgeleitete Patient. Facultas Wien

Scholz H (1999) Kommunikation im Gesundheitswesen. Verlag für Angewandte Psychologie, Göttingen

Uexküll Th v et al (2003) Psychosomatische Medizin. 6. Auflage. Urban & Fischer

Frauen, soziale Benachteiligung und psychische Gesundheit

Hilde Wolf und **Huberta Haider**

Frauengesundheit und soziale Situation

Frauen und Männer unterscheiden sich hinsichtlich ihrer psychischen und physischen Erkrankungen und Beschwerden, hinsichtlich ihrer Arbeits- und Lebensbedingungen, die Gesundheit und Krankheit beeinflussen, hinsichtlich ihres Umgangs mit gesundheitlichen Belastungen sowie der Inanspruchnahme von Gesundheitsversorgung und -vorsorge.

Wenn es um die eigene Gesundheit geht, haben Frauen spezifische Bedürfnisse, die häufig in männlich dominierten Institutionen der Gesundheitsversorgung nicht berücksichtigt werden. Während es Frauen aus guten sozioökonomischen Verhältnissen aufgrund größerer finanzieller und persönlicher Ressourcen eher gelingt, eine bedürfnisadäquate Betreuung zu erhalten, ist dies für sozial benachteiligte Frauen besonders erschwert.

Dazu kommt, dass Angehörige sozial schwächerer Schichten (niedrige Bildung, niedriger beruflicher Status, niedriges Einkommen) häufiger gesundheitliche Probleme haben. Dies trifft nicht nur auf das Auftreten von physischen wie psychischen Beschwerden, sondern auch auf den subjektiven Gesundheitszustand zu. Mit einer höheren Armutsgefährdung von Frauen geht ein insgesamt schlechterer Gesundheitszustand einher, der die Lebenserwartung von Frauen beeinträchtigt.

Angehörige höherer sozioökonomischer Schichten praktizieren häufiger einen gesundheitsförderlichen Lebensstil, erkranken seltener und leben länger.

Der sozioökonomische Status ist weiters entscheidend für das Ausmaß individueller Ressourcen – beispielsweise im Hinblick auf die Inanspruchnahme von Angeboten der Gesundheitsförderung und -vorsorge.

Das Gesundheitshandeln bzw. der Lebensstil ist auch bei Frauen sehr stark mit sozialen Faktoren verbunden. So findet sich ein deutlich höherer Prozentsatz an Raucherinnen unter arbeitslosen Frauen, Frauen, die unter der Armutsgrenze leben, sowie generell bei Frauen mit niedriger Schulbildung (Maschewsky-Schneider, 2002; Wiener Gesundheits- und Sozialsurvey, 2001).

Geschlechtsspezifische Unterschiede im Bereich psychischer Belastungen

Von Seiten der Gesundheitsberichterstattung und Forschung wurde lange Zeit kein Augenmerk auf Unterschiede zwischen Männern und Frauen in den Bereichen Diagnoseerstellung und Behandlungsmaß-nahmen gelegt. Eine Umkehr ist mit der Erstellung von geschlechtsspe-zifischen Gesundheitsberichten mit entsprechenden Analysen von Gesundheits- und Krankheitsdaten erfolgt.

Im Bereich psychischer Belastungen und Störungsbilder finden sich – international übereinstimmend – folgende Unterschiede zwischen Män-nern und Frauen (Quellen: Bericht zur gesundheitlichen Lage von Frauen in Deutschland, 2002; Erster Wiener Frauengesundheitsbericht, 1996):

- Depressionen werden bei Frauen 2–3-mal häufiger als bei Männern diagnostiziert.
- Angststörungen werden bei Frauen häufiger diagnostiziert als bei Männern.
- Von Ess-Störungen sind Schätzungen zufolge zu 95 % Mädchen und Frauen betroffen.
- Affektive Psychosen werden bei Frauen doppelt so häufig wie bei Män-nern diagnostiziert.
- Funktionelle Störungen führen bei Frauen doppelt so häufig wie bei Männern zu stationären Aufenthalten.
- 60 % der Suizidversuche werden von Frauen unternommen.
- Gewalt gegen Frauen hat gravierende physische und psychische Gesundheitsprobleme zur Folge. Laut WHO ist zumindest eine von fünf Frauen in ihrem Leben physischen bzw. sexuellen Übergriffen ausgesetzt.

Diese geschlechtsspezifischen Unterschiede lassen sich zunächst auf bio-psycho-soziale Faktoren zurückführen. Neben biologisch-somati-schen Voraussetzungen (im Bereich von Hormonen, reproduktiver Ge-sundheit ...) treten bei Frauen aufgrund unterschiedlicher Sozialisations-erfahrungen und Lebensbedingungen andere gesundheitliche Belas-tungen auf.

Krankmachende Lebenszusammenhänge von Frauen manifestieren sich einerseits in der Festlegung auf traditionelle Frauenrollen mit der Verpflichtung zur Selbstlosigkeit und Sorge für andere, andererseits in Doppel- und Mehrfachbelastungen durch Beruf, Erziehung, Haushalt, Partner, Pflege von Familienangehörigen. Entsprechend ihrer Sozialisa-tion nehmen Frauen bei auftretenden psychischen Problemen häufiger Hilfe in Anspruch, und zwar nicht nur für sich selbst, sondern auch für den Partner und Familienangehörige. So machen Frauen etwa zwei Drittel der Klientel psychosozialer Einrichtungen aus (Wimmer-Puchinger et al., 1996).

Wesentlich ist aber auch die Qualität der Gesundheitsversorgung von Frauen zu betrachten: vielfach ist immer noch eine strukturelle Benachteiligung von Frauen vorhanden: so werden die gleichen Symptome bei Männern eher als somatisch diagnostiziert und therapiert, bei Frauen eher als psychisch bzw. psychosomatisch. Die typischerweise Frauen zugeschriebenen „Merkmale" decken sich mit den häufigsten psychopathologischen Diagnosen: Schwäche, Passivität, übersteigerte Empfindsamkeit und Emotionalität finden sich in den Diagnosen Depressivität, Hysterie, vegetative Dystonie etc (Sickendiek, Nestmann, 2001).

In weiterer Folge bekommen Frauen bis zu zweimal häufiger als Männer folgende Medikamente verordnet: Beruhigungs- und Schlafmittel, Antidepressiva und Neuroleptika, Schmerzmittel sowie Medikamente zur Gewichtsreduktion (Maschewsky-Schneider, 2002).

Die vorhandenen Forschungsergebnisse zur Benachteiligung von Frauen in bestimmten Bereichen der Diagnostik und Therapie zeigen weiters auf, dass Frauen mit schlechteren Bildungs- und ökonomischen Voraussetzungen davon besonders betroffen sind. Die soziale Lage scheint insgesamt von großer Bedeutung zu sein. Nach bisherigen empirischen Ergebnissen sind vor allem verheiratete Frauen mit geringer Schulbildung, die unteren Schichten angehören, mehrere Kinder haben und nicht berufstätig sind, gesundheitlich stark gefährdet. Alleinerziehende Mütter sowie Migrantinnen zählen ebenfalls zu den besonders belasteten Personen (Wimmer-Puchinger, Gartner, Wolf, 1998).

Zugangsbarrieren im Bereich der Gesundheitsvorsorge und -versorgung

Eine Studie des Österreichischen Bundesinstituts für Gesundheitswesen (ÖBIG, 2002) analysierte die Inanspruchnahme von Gesundheitseinrichtungen durch Angehörige verschiedener sozialer Schichten und kam zu folgenden Ergebnissen:

Angehörige der Unterschicht:
- beurteilen ihren Gesundheitszustand deutlich schlechter
- weisen häufiger Erkrankungen auf
- berichten häufiger über regelmäßigen Medikamentenkonsum
- nehmen das Angebot von Gesundenuntersuchungen deutlich seltener in Anspruch
- setzen erheblich weniger Aktivitäten der Gesundheitsvorsorge
- verfügen über einen schlechteren Zugang zu Gesundheitsinformationen

Sozial benachteiligte Personengruppen tendieren generell eher zur Reparaturmedizin, Krankheitssymptome werden länger ignoriert. Die Hemmschwelle im Bereich psychosozialer Versorgung ist besonders groß und ist vor allem auf mangelnde Information bzw. die meist damit verbundenen Kosten zurückzuführen.

Die in der Literatur beschriebenen Zugangsbarrieren bei der Nutzung von Gesundheitseinrichtungen sind in folgender Tabelle zusammengestellt (zit. nach ÖBIG, 2002):

Tabelle 5

Materielle und strukturelle Barrieren	Psychosoziale und soziokulturelle Barrieren
– Finanzielle Barrieren – Angst vor bürokratischen und komplexen Abläufen – Unkenntnis von Leistungsansprüchen Schwierigkeiten bei der Kontaktaufnahme mit Gesundheitseinrichtungen – Existenzsorgen, die gesundheitliche – Probleme überdecken – Kinderbetreuung – Zeitmangel – Große Entfernung vom Wohnort	– Schamempfinden – Sprach- und Kulturbarrieren – Angst vor dem Ergebnis von Arztbesuchen – „Mechanistisches" Körperbild mit erhöhter Symptomtoleranz – Rein somatisches Krankheitsverständnis – Mangelnde Ausbildung eines Gesundheitsbewusstseins (durch Erziehungsdefizite) – Geringes Wissen über Krankheiten und Behandlungsmöglichkeiten

Rahmenbedingungen für psychologische Interventionen

In Folge wurde eine Studie zur „Entwicklung von Strategien zur zielgruppenspezifischen Gesundheitsförderung von sozial benachteiligten Frauen, Migrantinnen und schwangeren Frauen" durch das Ludwig Boltzmann-Institut für Frauengesundheitsforschung erarbeitet (Wimmer-Puchinger, Löschke, Venus, 2000). Konkrete Umsetzung fanden diese Strategien in der Arbeitsweise des F.E.M.Süd, das Gesundheitszentrum für Frauen, Eltern und Mädchen im Kaiser Franz Josef-Spital im 10. Wiener Gemeindebezirk. Aufgabe des Zentrums ist es unter anderem, Barrieren des Zuganges zum Gesundheitssystem abzubauen und die Eigeninitiative von sozial benachteiligten Frauen und Migrantinnen zu fördern. Da im kommunalen Umfeld des Gesundheitszentrums eine große Zahl von MigrantInnen lebt, bietet das F.E.M.Süd Aufklärung und Beratung auch in den Sprachen Bosnisch, Kroatisch, Serbisch und Türkisch an. Im Folgenden wird auf strategisch begründete Rahmenbedingungen sowie auf frauenspezifische psychologische Beratungsmethoden und Leitlinien näher eingegangen.

Rahmenbedingungen der psychosozialen Tätigkeiten

Gerade die Arbeit für sozial schwächere Frauen erfordert aktiven Zugang in ihrer Wohn- oder Arbeitsumgebung. Durch herkömmliche „Komm-Strukturen" kann die Zielgruppe nicht adäquat erreicht werden. Ein Verlassen des üblichen Settings zugunsten aufsuchender Arbeit z.B. in Moscheen, Frauenvereinen, Jugendzentren, Schulen und/oder auch Bezirksfesten, um auf die Angebote aufmerksam zu machen, erwies sich als wesentlich zielführender.

Zentrale Zugangsbarriere zu psychosozialen Einrichtungen des sozial schwächeren Klientels ist ein Mangel finanzieller Ressourcen. Leider stehen auch kostenlose Therapieplätze nicht in ausreichendem Maß zur Verfügung. Die Möglichkeit, klinisch-psychologische Beratung zu einem geringen finanziellen Beitrag anzubieten, ist anders als in einem subventionierten institutionellen Rahmen kaum möglich.

Zu den stärksten Barrieren, die von der Nutzung psychosozialer Einrichtungen abhalten, zählen neben dem Fehlen von finanziellen auch der Mangel an zeitlichen Ressourcen – die eigene Gesundheit und das eigene Wohlbefinden werden besonders von Frauen zugunsten beruflicher oder familiärer Pflichten und Prioritäten hintangestellt. Niederschwelliges Arbeiten mit einfachem, unbürokratischem Zugang zu psychosozialen Hilfestellungen, wie schnelle Terminvergabe und – möglichst – kurze Wartezeiten sind hier ebenso zentral wie die Möglichkeit der Kinderbetreuung.

Eng damit im Zusammenhang steht die Notwendigkeit einer wohnortnahen Lage der Beratungseinrichtung. Dadurch entfallen lange Anfahrtszeiten bzw. wird bei fehlender Möglichkeit, ein Auto zu benutzen, das Aufsuchen der Einrichtung erst ermöglicht. Die Grundskepsis, die leider immer noch gegenüber psychosozialen Einrichtungen besteht, kann durch Etablierung von Institutionen in „vertrauten Einrichtungen" wie z.B. Krankenhaus oder Magistrat, zumindest verringert werden. Hier kann der Imagetransfer von als besonders „seriös" geltenden Institutionen genutzt werden.

PsychologInnen, die mit sozial schwacher Klientel arbeiten, werden von sozialarbeiterischen Fragen nicht völlig Abstand nehmen können. Ein wesentlicher Bestandteil der Qualität psychosozialer Arbeit besteht in der Vernetzung. Durch qualifizierte Weitervermittlung innerhalb der psychosozialen Versorgung (z.B. in rechtlichen und sozialen Angelegenheiten) kann umfassende Betreuung gewährleistet werden.

Methoden der frauenspezifischen klinisch-psychologischen Beratung

Die im Folgenden angeführten Methoden und Leitlinien können teilweise auch auf andere Zielgruppen übertragen werden, sind allerdings gerade für die psychologische Intervention mit weiblichem, sozial schwächerem Klientel wie z.B. Alleinerzieherinnen, Migrantinnen oder Frauen mit niedrigerer Bildung zugeschnitten.

Aufklärung über den Beratungsprozess

In der Beratung selbst ist die Klärung bzw. die Information über das, was im Prozess geschieht, besonders wichtig, da es sich gerade bei sozial schwächeren Frauen um Klientinnen handelt, die in den meisten Fällen keine therapeutische Vorerfahrung haben und über das Vorgehen bei psychologischen Behandlungen bzw. deren Möglichkeiten und Grenzen wenig informiert sind. Um die subjektiven Erfahrungswelten der Klientin mitberücksichtigen zu können und so die Gradwanderung zwischen Altbekanntem und Abschreckung zu erleichtern, eignen sich Fragen wie „Wie kommt es, dass Sie gerade hierher gekommen sind? Was denken Sie, was hier passieren wird? Warum glauben Sie, dass das für Ihre Beschwerden in irgendeiner Weise hilfreich sein könnte?" (Skutta, 1998).

Parteilichkeit

Frauenspezifische klinisch-psychologische Beratung sollte ausschließlich „von Frau zu Frau" erfolgen, wobei die Beraterin eindeutig parteilich, auf Seiten ihrer Klientin, arbeitet. Die Klientin wird in ihrem Anliegen und Recht auf Selbstbestimmung unterstützt und kann sich darauf verlassen, in ihren Wahrnehmungen und Erfahrungen als Frau ernst genommen zu werden (Sickendiek, Nestmann, 2001). Zentraler Aspekt psychologischer Arbeit ist die Herstellung und Wahrung einer achtungs- und vertrauensvollen Atmosphäre.

Interkulturelle Kompetenz

Bei klinisch-psychologischer Behandlung und Psychotherapie handelt es sich um Behandlungsformen, die in besonderer Weise von der jeweiligen Kultur her bestimmt sind. Eine beidseitige Anpassungsleistung – sowohl von Seiten der/s Behandlerin/s als auch der/s Klientin/en – ist notwendig. Interkulturelle Kompetenz, wie Kenntnis der Phänomene interkultureller Kommunikation, soziokulturelles Hintergrundwissen über den kulturellen Kontext und kommunikative Interaktionsformen der Klientin/des Klienten, kann durch gleiche Herkunft und Muttersprache erleichtert werden.

Lösungsorientierte Vorgehensweise

In der klinisch-psychologischen Beratung wird vorwiegend „lösungsorientiert" gearbeitet. Die Bearbeitung einer konkreten Störung bzw. einer aktuell vorherrschenden Symptomatik steht im Vordergrund. Die Thematiken, die mit den Klientinnen bearbeitet werden, werden auf diejenigen eingegrenzt, die am dringlichsten sind, die realistischerweise veränderbar erscheinen oder die im Vordergrund stehen. Der Arbeitsschwerpunkt liegt darin, Veränderungsprozesse anzustoßen, wobei jedoch sehr sensibel vorgegangen werden muss und auf die Vereinbarkeit mit der Lebenssituation der Klientin Rücksicht zu nehmen ist.

Leitlinien der klinisch-psychologischen Beratung für Frauen

Im Beratungsprozess erwiesen sich Empowerment, Ressourcenorientierung und ein sensibler Umgang mit Machtfragen als zentrale Leitlinien.

Ressourcenorientierung

Im Mittelpunkt steht immer eine große Bedürftigkeit, Gefühle der Ohnmacht und der Hilflosigkeit. Sensible psychologische Arbeit, die die Ressourcen der Frau in den Vordergrund rückt, stärkt dadurch ihr Selbstbewusstsein („empowering women"). Nach Nestmann (1996, S. 362 zit. nach Willutzki, 2001) kann unter Ressourcen potenziell „alles, was von einer bestimmten Person in einer bestimmten Situation wertgeschätzt wird oder als hilfreich erlebt wird" verstanden werden. Damit wird die positive Evaluation von Eigenschaften, Verhaltensweisen, Möglichkeiten und Lebensbedingungen zum leitenden Merkmal für die Identifikation von Ressourcen (Willutzki, 2001). Besonders für Migrantinnen erweist sich die Arbeit an den Selbsthilfepotenzialen der Klientinnen als besonders wichtig, zumal damit auch der Rollenerwartung entgegengewirkt wird, die sich aus dem traditionellen Bild des/r Arztes/Ärztin ergibt, der/die

heilend handelt, während der/die Patient/in geduldig die Ergebnisse ab-
wartet.

Sensibilität für Machtfragen

Gerade bei psychologischen Hilfestellungen für Frauen, die in ihren
privaten oder auch beruflichen Beziehungen vielfach Ohnmacht und
Unterlegenheit erleben, soll die Erfahrungen von Gleichberechtigung ermöglicht werden (vgl. Sickendiek, Nestman, 2001). Der professionellen
Expertise auf Seiten der Helferin steht die Klientin als Expertin ihrer
Lebenssituation gegenüber, die den Hilfeprozess mitgestaltet, statt ihn als
passives Objekt professioneller Behandlung zu erdulden. Durch Beto-
nung der Rechte von Klientinnen in der Therapie, Förderung der aktiven
Teilnahme oder Herstellung von Transparenz des therapeutischen Prozesses wird ein Zugewinn von Selbstwertgefühl und Selbstvertrauen angestrebt (Willutzki, 2001).

Systemisches Arbeiten

Systemisches Denken ist in der frauenspezifischen Therapie und Bera-
tung besonders geeignet, da immer auch der Kontext miteinbezogen wird.
Der rein individuelle Ansatz wird einem Frauenleben, das inmitten einer
Vielzahl von Beziehungen abläuft, nicht gerecht. Die Orientierung an
Lebenswelten und persönlichen Lebensumständen erfordert auf Thera-
peutInnenseite Neugier und Bereitschaft, sich auf neue Erfahrungen im
gegenseitigen Austausch einzulassen sowie eine Reflexion der eigenen
Wirklichkeitskonstruktion. In der Beratung mit Migrantinnen erfolgt ein
Zusammentreffen mit Expertinnen der jeweiligen anderen Kultur. Erforderlich ist allerdings ein Paradigmenwechsel: nicht der/die Thera-
peut/in allein ist der/die Experte/in, sondern es ist wichtig, die Klientin
nach den Bedeutungen und Erklärungen zu Krankheit, Schuld, Verantwortung, Krisen, Bewältigungsstrategien zu befragen und welche Bedeutung diese in der heimatlichen Kultur haben könnten, in der die Klientin
ihre familiären und kulturellen Wurzeln hat (Oestereich, 1998).

Beziehung versus Autonomie

Zentraler Inhalt psychologischer Beratungen mit und für Frauen besteht in problematischen Beziehungen und Partnerschaften. Gerade das
Spannungsfeld zwischen Beziehung und Autonomie spielt hier eine entscheidende Rolle. Aus feministischer Perspektive wurde bereits als therapeutische Grundannahme formuliert, dass Beziehung und Autonomie

nicht einander ausschließende, sondern einander ergänzende Strebungen sein können (Willutzki, 2001). Die Arbeit an sozialen Kompetenzen, wie Wahrnehmung und Einforderung eigener Rechte und Bedürfnisse, Äußerung von Wünschen und Forderungen, Durchsetzungs- und Konfliktverhalten etc., zeigen sich immer wieder als zentrale Elemente der klinisch-psychologischen Beratungen.

Ausblick

Entgegen der herkömmlichen Ansicht, dass sozial schwächere Frauen und Migrantinnen für psychosoziale und ganzheitliche Gesundheits-Angebote schwer ansprechbar sind, steigen die Besucherinnenstatistiken des Frauengesundheitszentrums F.E.M.Süd kontinuierlich an. Die klinisch-psychologischen Hilfestellungen zählen zu den am stärksten frequentierten Angeboten.

Die Motivation von Klientinnen, klinisch-psychologische Beratung in Anspruch zu nehmen und durchzuführen, ist sehr hoch. Viele Klientinnen kommen auf Empfehlungen von FreundInnen und Bekannten zur klinisch-psychologischen Beratung ins F.E.M.Süd, andere wurden durch diverse Aktivitäten oder über unser Programm auf uns aufmerksam. Zuweisungen erfolgen hauptsächlich über Krankenhäuser, niedergelassene ÄrztInnen, NGOs oder Beratungsstellen.

Basis einer effizienten frauenzentrierten Gesundheitsversorgung ist Klientinnenorientierung und Kompetenzstärkung, wobei die Priorität auf Gesundheitsförderung und Prävention von Krankheiten gesetzt wird. Wesentlich dabei scheint die Überzeugung, dass eine Stärkung der Eigenkompetenz und des Selbstbewusstseins von Frauen gleichzeitig allgemeine Gesundheitsförderung und gezielte, problemspezifische Prävention bewirkt.

Als grundlegendes Leitmotiv frauenzentrierter Praxisansätze, ob medizinisch, psychisch oder sozial, sollte der Ressourcenorientierung vorrangige Bedeutung beigemessen werden. Damit ist die Überzeugung verbunden, dass der Einsatz und die Entfaltung bislang unerkannter Potenziale, Kräfte und Fähigkeiten von Frauen sie selbst in die Lage versetzen, sich aktiv für den Erhalt ihrer Gesundheit oder für die Bewältigung von Krankheit und Leid einzusetzen. Solche Ressourcen, die körperlichen oder seelischen Ursprungs oder in sozialen Beziehungsnetzen verborgen sein können, kommen dann ans Licht, wenn Frauen aus einer oft selbstverständlichen Selbst- und Fremdabwertung heraustreten, Stolz auf ihre eigenen Leistungen entwickeln und sich selbst Genuss und Freude zubilligen können. Dies zu fördern sollte Anliegen der unterschiedlichen Praxiskonzepte sein.

Literatur

Bericht zur gesundheitlichen Situation von Frauen in Deutschland (2002) Bundesministerium für Familie, Senioren, Frauen und Jugend (Hrsg). Kohlhammer, Stuttgart

Maschewsky-Schneider U (2002) Die gesundheitliche Situation von Frauen in Deutschland. In: Gold CH, Geene R (Hrsg) Gesundheitsziele gegen Armut: Netzwerke für Menschen in schwierigen Lebenslagen. Materialien für Gesundheitsförderung, Band 10. Berlin: b_books 2002

Oestereich C (1998) Systemische Therapie an den Grenzen. In: Heise T, Schuler J (Hrsg) Transkulturelle Psychotherapie. Hilfen im ärztlichen und therapeutischen Umgang mit ausländischen Mitbürgern. VLB, Verl. für Wiss. und Bildung, Berlin

Österreichisches Bundesinstitut für Gesundheitswesen (2002) Soziale Ungleichheit und Gesundheit. Bundesministerium für soziale Sicherheit und Generationen (Hrsg) Wien

Sickendiek U, Nestmann F (2001) Frauen in der psychosozialen Versorgung und Psychiatrie. In: Franke A, Kämmerer A (Hrsg) Klinische Psychologie der Frau. Ein Lehrbuch. Hogrefe, Göttingen

Skutta S (1998) Systemische Ansätze in der psychotherapeutischen Arbeit mit türkischen Migrantinnen. In: Heise T, Schuler J (Hrsg) Transkulturelle Psychotherapie. Hilfen im ärztlichen und therapeutischen Umgang mit ausländischen Mitbürgern. VLB, Verl. für Wiss. und Bildung, Berlin

Wiener Gesundheits- und Sozialsurvey (2001) Bereichsleitung für Gesundheitsplanung und Finanzmanagement, Gesundheitsberichterstattung (Hrsg) Magistrat der Stadt Wien

Willutzki U (2001) Feministische Perspektiven für die psychosoziale Versorgung. In: Franke A, Kämmerer A (Hrsg) Klinische Psychologie der Frau. Ein Lehrbuch. Hogrefe-Verlag, Göttingen Bern Toronto Seattle

Wimmer-Puchinger B, Löschke K, Venus M (2000) Entwicklung von Strategien zur zielgruppenspezifischen Gesundheitsförderung von sozial benachteiligten Frauen, Migrantinnen und schwangeren Frauen. Ludwig Boltzmann-Institut für Frauengesundheitsforschung, Wien

Wimmer-Puchinger B, Gartner D, Wolf H (1998) Die Lebens- und Gesundheitssituation von Frauen im 10. Wiener Gemeindebezirk. Ludwig Boltzmann-Institut für Frauengesundheitsforschung. Wiener Krankenanstaltenverbund, Wien

Wimmer-Puchinger B et al (1996) 1. Wiener Frauengesundheitsbericht. Wien: Ludwig Boltzmann-Institut für Frauengesundheitsforschung. Magistrat der Stadt Wien

Männerpsychologie. Das komplementäre Arbeitsfeld im Bereich der Männergesundheit

Margit Somweber

Warum braucht es eine spezifische Männerpsychologie?

Männer in den Mittelpunkt des Gesundheitsbedarfs zu stellen wurde aus psychologischer Sicht bisher vernachlässigt (Brähler et al., 2001). In bisherigen Publikationen und Angeboten für den Mann stehen häufig körperliche Erkrankungen im Zentrum der Betrachtung. So lassen die Möglichkeiten des Gesundheits-Verhaltens des Mannes noch viele Fragen offen, die es zu beantworten gibt.

In meiner Arbeit in der Beratungsstelle der Universität Salzburg am Institut für Klinische Psychologie und Gesundheitspsychologie (1997 bis 1999) habe ich wissenschaftlich im gerontopsychologischen Bereich gearbeitet und hatte im Zuge von Befragungen viele Kontakte zu älteren Menschen und Hochbetagten, darunter wenige, aber interessante und offene Gespräche mit älteren Männern über deren Einsamkeit im Alter, deren Umgang mit Trauer und Tod, über Sexualität im Alter und über erfolgte sexuelle Übergriffe durch Frauen im Altenheim.

Durch die Konzeption, den Aufbau und die Leitung des Gesundheits-Informations-Zentrums GIZ der Salzburger Gebietskrankenkasse – seit 1999 ein österreichweites Pilotprojekt – zeigte sich in der täglichen Arbeit, dass mehr als 75% der Kunden im GIZ (n = 12.000), welche Informationen zum Thema Gesundheit einholten oder eine individuelle Beratung suchten, Frauen waren. Zwangsläufig stellte sich die Frage: Wo bleiben die Männer? Welche Anlaufstellen und Wege gibt es für Männer, wenn Fragen auftauchen, die die Bewältigung von Krankheiten betreffen? Wie kommen Männer zu einer Beratung, wenn sie sagen, dass sie „niemals den Fuß in eine Beratungsstelle setzen würden"? Wie kann man Männer optimal dort erreichen und abholen, wo ein Bedarf besteht? (Somweber, 2002).

Am 1. Salzburger Männergesundheitstag im Schloss Mirabell am 24. 1. 2002, der vorwiegend von Männern über 60 Jahre besucht wurde, kam es zu ca. 200 Kontakten bzw. Gesprächen beim Infostand zum Thema Männergesundheit. Die Themen und Anfragen der Männer aus unter-

schiedlichen Gesellschaftsschichten waren vielfältig: Beziehungskon-
flikte, Krisen, Umgang/Bewältigung mit körperlichen und seelischen Erkrankungen, Belastungen durch die Erkrankungen von Familienmitgliedern, Umgang mit Stress, Mobbing am Arbeitsplatz, Arbeitslosigkeit,
Informationsbedarf über mögliche Präventionsmaßnahmen, Umgang mit
Suchtmitteln, Identität und Selbstbild.

Der Salzburger Arbeitskreis Männerpsychologie formierte sich schließlich anlässlich der Männergesundheitstage in Salzburg, die vom 16. bis
17. November 2002 als Fachveranstaltung der Landeskliniken Salzburg,
der Ärztekammer Salzburg und der Stadt Salzburg stattfanden. Ein an-
sprechender Informationsstand zum Thema Männergesundheit wurde für
die Salzburger Bevölkerung aufgebaut und rege in Anspruch genommen.
Die Psychologen und Psychologinnen aus dem Arbeitskreis Männerpsychologie nahmen gemeinsam mit Salzburger Ärzten an den Podiumsdiskussionen zu Themen wie „Mann im Sport", „Mann hat Seele",
„Lustobjekt Mann", und „Die Ängste des Mannes" teil. Die Salzburger
Medien berichteten in diesem Zeitraum mehrmals über die neu entstandenen Aktivitäten des Arbeitskreises.

Voraussetzung zur Inanspruchnahme – Niederschwelligkeit

In der Literatur häufen sich Hinweise, dass immer mehr Männer Rat
im Internet suchen. Warum? Fehlt die Beratungsstelle vor Ort, ist es
Bequemlichkeit, braucht es eine gewisse Art von Anonymität? Männer
schätzen offenbar ein extrem niederschwelliges Angebot. Viele Männer
sagen, sie würden niemals einen Fuß in eine Beratungsstelle setzen. Eine
Beratungsstelle in der eigenen Stadt möchten sie nicht aufsuchen, weil sie
fürchten jemanden zu treffen und als jemand erkannt zu werden, der
Probleme hat. Manche haben Angst vor einem „face to face" Kontakt.
Manche Männer könnten ihrer Meinung nach bei Blickkontakt kein Wort
sagen. Die Online-Beratung ist in diesem Fall ein Kontaktangebot, das
Männer ohne Wissen anderer wahrnehmen können (Hünerfauth, 2001;
Schaffmann, 2001).

Der Männeranteil bei der Internet-Beratung liegt höher als bei der
herkömmlichen Beratung. Männer in der Altersgruppe der 21- bis 40-Jäh-
rigen ziehen die Internetberatung anderen Informations- und Beratungs-
wegen vor. Die zunehmende Inanspruchnahme des Internets legt den
Schluss nahe, dass die Bedeutung der Online-Beratung weiter steigen
wird. Über das Internet können neue Wege – auch in der Prävention –
beschritten werden. (Lechner, Kustermann und Czermak-Loges, 2002).

Das Internet spielt auch eine immer größere Rolle bei der Beratung bei psychischen Schwierigkeiten. Online-Benutzer scheuen häufig aus Angst vor Ablehnung den Weg in die Öffentlichkeit, haben aber ein großes Bedürfnis sich auszutauschen. Online-Beratung und Chat-Rooms im Internet, von Ärzten/Psychologen/Psychotherapeuten moderiert, stellen für Betroffene eine wichtige Präventions- und Umsetzungsmöglichkeit dar (APAmed, 2002).

Im Zuge laufender Projekte können Online-Benutzer auch im Anschluss an eine stationäre Behandlung von einem Experten-Team professionell online beraten und unterstützt werden. Wer nach einer Entlassung aus dem Krankenhaus im Internet chattet, meistert den Alltag besser. Besonders psychosomatisch Erkrankte benötigen Beratung und Unterstützung durch professionelle Experten mit dem Ziel Rückfälle zu verhindern. Die überraschend positive Resonanz und Akzeptanz von Seiten des Online-Benutzers und die Offenheit und Bereitschaft, auch schwierige persönliche Themen einzubringen, ist dem direkten psychologischen Gespräch gleichzusetzen (APAmed, 2002).

Für den einzelnen Psychologen bzw. die einzelne Psychologin ist die Internetberatung – wie einzelne Erfahrungsberichte deutscher Psychologen zeigen – keine Quelle zu schnellem Reichtum (Hünerfauth, 2001). Stellt man die Grundkosten für die Infrastruktur zur Errichtung von Internet-Diensten, die anfallenden laufenden Betreiberkosten, die Beratungskosten für Live-Chat und Email-Beratung, die meist notwendigen Kosten für Mediaplanung, Corporate Design und Logoentwicklung, die Kosten für eine ordentliche Internet Projektierung und Umsetzung mit den entsprechenden Sicherheitskonzepten in Relation zu den möglichen Einnahmen durch die Online-Beratung, so stellt sich bald die Frage nach Sponsoren.

Es gibt zu viele kostenlose Beratungsmöglichkeiten im Internet, so dass ein Rat suchender Nutzer keine Notwendigkeit sieht, eine kostenpflichtige Beratung zu nutzen. Beratung im Internet macht Sinn, wenn Sponsoren die Umsetzung und laufenden Projektkosten finanzieren. (Der Salzburger Arbeitskreis Männerpsychologie ist aus diesem Grund zur Zeit auf Sponsorensuche für ein ausgereiftes Internet-Konzept für die Domains www.maennerpsychologie.at und www.maennerfragen.at).

Männer und Gesundheit

Jeder zweite Mann arbeitet auch dann, wenn er krank ist. Die meisten gehen nur zum Arzt, wenn es sich nicht mehr vermeiden lässt. Nur jeder vierte Mann interessiert sich für medizinische Fragen und nur 25% nehmen Vorsorgeuntersuchungen wahr. Das Wissen über wichtige Gesundheitsheitsfaktoren ist unter Männern ungleich verteilt, ebenso die Einschätzung der gesundheitlichen Gefahren. 42% Prozent der Befragten gaben an, Medikamente anders als vom Arzt verordnet eingenommen und Ratschläge missachtet zu haben. Jeder dritte misstraut dem Ratschlag des Arztes (ifD, 2002).

Eng in Verbindung mit typisch männlichen Rollenkomponenten (anderen überlegen sein, unabhängig und auf niemanden angewiesen sein, psychisch stabil zu sein …) scheint gleichermaßen die Berufstätigkeit für Männer einen zentralen Stellenwert für das Identitätserleben zu haben. Die Inanspruchnahme ärztlicher Hilfe ist demnach mit einem unvermeidlichen Verlust an Ansehen und Männlichkeit seitens der Mitarbeiter und Vorgesetzten assoziiert und wird daher vermieden. Seelische Einflüsse auf die Gesundheit werden von Männern eher negiert. Eine Veränderung der Einstellung von Männern zu gesundheitlichen Aspekten kann am ehesten über den Arbeitskontext erfolgen (Brähler et al., 2001).

Nur 5% der über 45-jährigen Männer nutzen die kostenlosen Untersuchungen zur Krebsfrüherkennung. Als Grund für die niedrige Beteiligung an den Vorsorgeuntersuchungen werden psychische Faktoren wie Angst, Scham oder Bequemlichkeit vermutet (Ärztezeitung, 2002). Die wichtigsten Aspekte dabei scheinen zu sein:

Gefühle

Die Notwendigkeit der Verbesserung gesundheitsbezogener mentaler, emotionaler und sozialer Kompetenzen wie Selbstsicherheit, Selbstvertrauen und Kommunikationsfähigkeit und ein gesundheitsfördernder Umgang mit Gefühlen und Gedanken ist notwendig. Männer betrachten Ereignisse häufig nüchtern und weisen eine Emotion abschwächende Regulation auf: Emotionale Inhalte werden aus Situationen eliminiert. Männer versuchen häufig sich einfach emotional nicht bewegen zu lassen, weder in die positive noch in die negative Richtung. Aufkommende Affekte werden neutralisiert und die Welt so emotionsfrei wie möglich gehalten. Eine umfassende Kontrolle über das Leben und Innenleben wird angestrebt. Diese Emotions-Abschwächer tendieren zu Depressivität, Unzufriedenheit mit der Partnerschaft, der Arbeit, dem Leben. Der Gesundheit bekommt das nicht sonderlich gut (Saum-Aldehoff T., 2002).

Schmerz

Auch das unterschiedliche Schmerzempfinden von Männern und Frauen beruht einerseits auf der Tatsache, dass die Schmerzwahrneh-

mung eine Gefühlswahrnehmung ist. Negative Gefühle wie Angst, Trau-
rigkeit und Ärger spielen eine große Rolle in Bezug auf die Schmerzwahr-
nehmung und die Schmerzbewältigung. Männer gehen mit Gefühlen anders um als Frauen. Andererseits sind Männer es leider gewöhnt, lästige
Stimmungsaufwallungen beizeiten einzudämmen. Häufig fehlen entsprechende Copingstrategien. Passive Vermeidungsstrategien korrelie-
ren mit schlechter Schmerzbewältigung, während eine aktive und die
Gefühlsebene berücksichtigende Copingstrategie zu besseren Ergebnissen führt. (Mogil, Fillingim, 2001).

Stress und Scheidung

Berufsstress und Scheidung sind eine tödliche Mischung für Männer.
Verheiratete Männer können besser mit chronischem Stress am Arbeitsplatz umgehen, für geschiedene Männer verdoppeln dagegen die ständige berufliche Belastung und die Trennung das Risiko, einen frühen
Herztod zu erleiden oder an einer anderen Ursache zu sterben. Diese
Männer sind 100 Prozent stärker gefährdet, früher als verheiratete Männer mit weniger beruflichem Stress zu sterben. Bekannte Risikofaktoren
wie Rauchen, Alkohol und Cholesterin waren in dieser Studie zuvor
berücksichtigt worden. Sie hatten keinen Einfluss auf das Ergebnis.
Ausschlaggebend war lediglich der psychologische Effekt. Zu diesem
Ergebnis kommt eine siebenjährige US-Studie mit 12.336 Männern, die
die Amerikanische Ärztegesellschaft AKA im Fachjournal „Archives of
Internal Medicine" veröffentlicht hat (APAmed, 2002).

Männer leiden besonders unter Stress im Beruf. Die häufigsten Probleme, die im Zusammenhang mit einer Arbeitsbelastung genannt werden,
sind Verspannungen, Reizbarkeit, Schlaflosigkeit und Konzentrationsstörungen. Bei Männern ist dieser Anteil höher als bei Frauen (41,5% vs.
29,9% lt. Wiener Männergesundheitsbericht 1999). Ständige Angst, Unsicherheit, geringes Selbstwertgefühl, soziale Isolation, geringe Kontrolle
über die eigene Arbeit und das Familienleben können sich im Laufe des
Lebens als Stressfaktoren akkumulieren und zur Erkrankung und früh-
zeitigem Tod führen.

Bereits 30-jährige Männer leiden unter dem Burnout-Syndrom, unter
psychosomatischen Erkrankungen, Hörsturz und Ohrgeräuschen. Die
Belastungen steigen weiter. Die Folgen von Karrierestress und Leistungsdruck führen zu mentalen Problemen, Leistung killenden Selbstzweifeln,
Ängsten und sinkendem Durchsetzungsvermögen. Die Belastungen steigen weiter, da ein „Web-Jahr", d.h. permanent vernetzt zu arbeiten,
einer Belastung von drei „normalen" Arbeitsjahren entspricht (Haefeli,
2002).

Depression

Der typische Verlauf einer Depression bei Männern zeigt sich in anfänglichen Ärger-Attacken, auf welche die Verstimmung folgt. Innere Unruhe, Unzufriedenheit und Aggressivität können auf eine Depression hinweisen (Pressetext, 2001).

Suizidalität

Suizid ist ein bedeutendes Problem in der westlichen Kultur, vor allem bei Männern. Aufgrund von Unterschieden der sozialen Rollenformung und der biologischen Ausstattung ist das Suizidrisiko beim Mann drei- bis vier Mal höher als bei der Frau. Suizid unter 15–24-jährigen Männern ist die dritthäufigste Todesursache (Sugrue, 2002). Die Suizidrate der Männer ist in Österreich in etwa doppelt so häufig wie jene der Frauen und das Risiko an Suizid zu sterben, steigt mit zunehmendem Alter (Nindl, 2003).

Die Seele des Mannes ist immer häufiger Ausgangspunkt von vielfältigen Beschwerden, die „man(n)" sich schwer eingesteht. Um die Hemmschwelle herabzusetzen und Männern ein konkretes und auch anonymes Angebot außerhalb einer Online-Beratung zu unterbreiten, hat sich der Salzburger Arbeitskreis Männerpsychologie zusammengefunden und bietet sehr individuelle Möglichkeiten der Beratung. Denn nicht jeder Mann besucht gerne eine öffentliche Beratungsstelle, sondern zieht es vor, sich mit einem Psychologen bzw. einer Psychologin an einem individuell vereinbarten Ort zu treffen – in einem Kaffeehaus, am Arbeitsplatz, zu Hause, in der anonymen Hotelbar.

Einige Psychologen und Psychologinnen haben sich auf jene Themen spezialisiert, die häufig im Mittelpunkt von Männerfragen stehen: Beziehungsprobleme und Scheidung, drohender Arbeitsplatzverlust und Belastungen im Rahmen der täglichen Erwerbstätigkeit, Angst, Zwang, Depression und Suizidgedanken, Belastungen in der Familie, Lebens-, Existenz- und Sinnkrisen, Einsamkeit und Isolation, Gesundheits- und Übergewichtsmanagement, Raucherentwöhnung, Sexualitätsprobleme, Krankheitsbewältigung, Trauer und Verlust, gewollte und ungewollte Vaterschaft, Erlernen von Entspannungstechniken und Stressmanagement (auch bei Bluthochdruck), Motivationstraining im Rahmen der Sportpsychologie, Life-Style-Beratung, Persönlichkeitsentwicklung (Selbstsicherheit, Selbstvertrauen), und Genusstraining.

Literatur

Brähler E, Goldschmidt S, Kupfer J (2001) Männer und Gesundheit. In: Brähler E, Kupfer J (Hrsg) Jahrbuch der Medizinischen Psychologie: Mann und Medizin 19: 7–33. Hogrefe, Göttingen

Haefeli R (2002) Männer entdecken ihre Gesundheit. Neue Züricher Zeitung 146: 55

Hünerfauth T (2001) Erfahrungsbericht über den Onlineberatungsdienst www.psycho-online.de: Seid umschlungen, Millionen. Report Psychologie, Fachzeitschrift des BDP 26: 513–514

Lechner S, Kustermann W, Czermak-Loges D (2002) Online-Beratung ist gefragt. Gesundheit und Gesellschaft – AOK Forum für Politik, Praxis und Wissenschaft 4: 19

Mogil J, Fillingim R (2001) Sex, gender, and pain. Newsletter of the IASP Special Interest Group on Sex. Gender and Pain 8: 2–3

Schmeiser-Rieder A, Kunze M (1999) Wiener Männergesundheitsbericht 1999. Magistratsabteilung für Angelegenheiten der Landessanitätsdirektion, Wien

Saum-Aldehoff T (2002) Hedonisten schlafen besser. Psychologie Heute 29: 68–71

Schaffmann C (2001) Hilfe aus dem Internet. Report Psychologie, Fachzeitschrift des BDP 26: 515–517

Somweber M (2002) Gesundheits-Informations-Zentrum GIZ – Ein Pilotprojekt der Salzburger Gebietskrankenkasse. In: Meggeneder O, Hengl W (Hrsg) Gesundheitswissenschaften: Der informierte Patient 21: 123–133

Sugrue DP (2002) Der suizidale Mann. In: Kirby R, Kirby M, Farah R (Hrsg) Männerheilkunde. Hans Huber, Bern, S 287–301

Internet

Ärzte Zeitung: www.aerztezeitung.de

APAmed: Austria Presse Agentur, Medizin: www.apamed.at

ifD Institut für Demoskopie Allensbach: www.ifd-Allensbach.de

Nindl A (2003) Suizidprävention-Salzburg: www.lebens-klick.info

Pressetext: www.pressetext.at: www.maennerdepression.ch

Psychoonkologie

Hedwig Wölfl

Einleitung und Definition

Die Psychoonkologie ist eine junge interdisziplinäre Fachrichtung im Schnittbereich von Medizin, Psychologie und Psychotherapie, die sich erst in den letzten 25 Jahren entwickelt und langsam etabliert hat. Sie stellt die psychologischen, sozialen und das Verhalten betreffenden Dimensionen von Krebserkrankungen in den Mittelpunkt von Forschung und Behandlung. In der Psychoonkologie wird mit Methoden der klinischen Psychologie und Psychotherapie (verschiedener Schulen), der Gesundheitspsychologie, der Psychiatrie und der Kommunikationswissenschaft gearbeitet. Insofern ist die Psychoonkologie ein gutes Beispiel für das Gelingen und die Bedeutung einer breiten multidisziplinären Anwendung von Sozial- und Verhaltenswissenschaften innerhalb der Medizin (Holland 2002).

In der Praxis zeigt sich nach wie vor eine gewisse Skepsis der Psychoonkologie gegenüber. Sowohl seitens medizinischer Berufsgruppen als auch seitens der PatientInnen und Angehörigen sind Berührungsängste beobachtbar. Dies hat einerseits mit Krebs als sozial stigmatisierende Erkrankung und den negativen Konnotationen von psychischen Störungen zu tun, andererseits kämpft die Psychoonkologie als Wissenschaft mit dem entlang medizinisch üblicher Maßstäbe schwer objektivierbaren Nutzen für PatientInnen und den begrenzten ökonomischen Ressourcen des Gesundheitswesens. Ein Hauptgrund für die Schwierigkeiten einer Etablierung der Psychoonkologie als Behandlungsansatz liegt nach J. Holland (2002) in der emotionalen Barriere physisch Kranker gegenüber psychologischer Behandlung aufgrund der Angst, mit der Annahme psychoonkologischer Unterstützung nicht nur als krebskrank, sondern darüber hinaus auch noch als psychisch oder geistig abnorm angesehen zu werden.

Gleichzeitig ist jedoch festzuhalten, dass eine fundierte psychoonkologische Versorgung (Prävention, Diagnostik, Therapie, Rehabilitation, Palliative Care) mittlerweile state of the art einer umfassenden und ganzheitlichen Betreuung krebskranker Menschen ist. Die Psychoonkologie verfügt bereits über ein beachtliches Volumen an Wissen und Methodenvielfalt. Die Bedeutung der Psychoonkologie kann auch an der wachsenden Zahl diesbezüglicher Beratungsstellen, Publikationen und psychoonkologisch tätigen Fachpersonals gemessen werden, wobei international die Schere zwischen Betreuungsbedarf und vorhandenen psychoonkologischen Versorgungseinrichtungen noch weit auseinander klafft.

Weichenstellungen für die Entwicklung der Psychoonkologie

Mit der Weiterentwicklung der medizinischen Onkologie – etwa mit der Verfeinerung chirurgischer und strahlentherapeutischer Techniken und der ersten Chemotherapie Anfang der 50er Jahre des letzten Jahrhunderts – standen zunehmend effektive Behandlungsmöglichkeiten für Krebserkrankungen zur Verfügung. Die Diagnose Krebs musste nun nicht mehr automatisch mit einem Todesurteil gleichgesetzt werden. Das bildete Voraussetzungen für die Entwicklung der Psychoonkologie. Seit Mitte der 70er Jahre wurde sie langsam zu einer forschungs- und behandlungsrelevanten Subdisziplin der Onkologie aufgebaut. Mit den neuen Therapieoptionen, die auch die Überlebensprognose verbesserten, wurde die häufig übliche Verheimlichung einer Krebsdiagnose zugunsten einer umfassenden Aufklärung schrittweise aufgegeben, was die Frage nach der geeigneten Form der Vermittlung dieser zweifelsohne schlechten Nachricht aufwarf.

Erst durch die Enttabuisierung der Diagnose Krebs waren Patienten gefordert, sich bewusst mit ihrer Erkrankung und den Folgen der Behandlung auseinander zu setzen. Demzufolge wurden erstmals auch psychische Aspekte der Krebserkrankung thematisiert und damit einhergehend fand die Notwendigkeit von psychologischer Behandlung und Forschung Beachtung. Weichenstellungen dieser historischen Entwicklung waren auch die Frauen-, Patienten- und Konsumentenrechtsbewegungen, die Rechte und Bedürfnisse dieser Interessensgruppen in den Mittelpunkt stellten und damit aktive Mitbestimmung und Zustimmung ("informed consent") auch bei medizinischen Behandlungsentscheidungen einforderten, ohne die heute keine Behandlung mehr denkbar oder möglich wäre. Aus den Besuchsdiensten selbst betroffener Krebsüberlebender entwickelten sich nach anfänglichen Akzeptanzschwierigkeiten durch behandelnde Mediziner Selbsthilfegruppen für Krebserkrankte, die mittlerweile nicht nur diagnosespezifisch (z.B. für Prostatacarcinompatienten), sondern auch behandlungsspezifisch (z.B. für StomaträgerInnen) existieren und einen Gutteil der oft fehlenden psychosozialen Krebsnachsorge kompensieren.

Die stark psychoanalytisch beeinflusste Psychosomatik versuchte seit den 50er Jahren des 20. Jahrhunderts einen vermuteten Zusammenhang zwischen Krebserkrankung und vorangegangenen traumatischen Ereignissen oder spezifischen Persönlichkeitsfaktoren zu untersuchen. In der Folge wurde – oft unter dem Stichwort „Krebspersönlichkeit" – den psychologischen Faktoren ein großes Gewicht in der Ätiologie von Krebs zugeschoben. Studien zu den häufigsten psychosozialen Variablen, die mit dem Auftreten einer Krebserkrankung in Verbindung gebracht werden (Stress, Todesfall, Psychose/Schizophrenie, Depression, Unterdrückung von Gefühlen, Hilflosigkeit und Hoffnungslosigkeit, mangelnde soziale Unterstützung), zeigen unter Berücksichtigung methodischer Mängel tendenzielle Zusammenhänge und liefern manchmal widersprüchliche Ergebnisse. Meist kann jedoch ein eindeutiger positiver Zusammenhang belegt werden. Bei einigen Variablen bleibt die Bedeutung unklar, wie beispielsweise im Bezug auf die soziale Unterstützung, die keinen Einfluss auf das Auftreten der Krebserkrankung, aber auf ihre Prognose hat. Im Sinne einer Abgrenzung vom Mythos „Krebs als psychosomatische Erkrankung" soll hier nur kurz erwähnt werden, dass sozioökonomische und psychosoziale Faktoren sowie lebensführungsbezogene (Nikotin- und Alkoholkonsum) und psychoneuroimmunologische (-endokrinologische) Faktoren ein erhöhtes Krebsrisiko mit bedingen können.

Die generelle Angst vor Krebs ist zwar im vergangenen Jahrzehnt zurückgegangen. Populäre Vorstellungen über Krebs, die als gesellschaftliche Bedingungen auch großen Einfluss auf die Krankheitsbewältigung haben, wie die sehr häufig anzutreffende Annahme einer Geist-Körper-Krebs-Achse (engl. mind-body-cancer connection), implizieren eine psychisch-geistige Eigenverantwortlichkeit der Betroffenen, sowohl hinsichtlich der Entstehung als auch bezüglich der Behandlung bzw. Heilung der Krankheit. Einige Angebote des breiten Spektrums alternativ- bzw. komplementärmedizinischer Therapien, die von sehr vielen KrebspatientInnen in Anspruch genommen werden, greifen diese weit verbreitete Überzeugung auf. Gerade hier ist daher eine sensible, wissenschaftlich fundierte und differenzierte psychoonkologische PatientInneninformation und Herangehensweise nötig.

Aus der psychosomatischen Medizin entwickelten sich der Forschungsansatz der Psychoneuroimmunologie und die Einführung von Konsiliar-Liaison-Diensten, zwei Fachrichtungen, die nach wie vor große Bedeutung für die Onkologie haben. Die Psychoneuroimmunologie trug beispielsweise durch ihre Forschungsarbeiten zum Verständnis der antizipatorischen Übelkeit bei Chemotherapie bei und durch psychiatrische Konsiliar-Liaison-Dienste wurden erstmals die psychische Belastung von KrebspatientInnen und ihre emotionalen Reaktionen auf die Krebserkrankung und -behandlung beschrieben. Auch Kübler-Ross, indem sie das Tabu, über Tod und Sterben zu sprechen, aufbrach, trug wesentlich zur öffentlichen Sensibilisierung für psychologische Themen Krebskranker und zur Akzeptanz der Hospizbewegung bei.

Gefördert von den nationalen und internationalen Krebsgesellschaften (z.B. in den USA von der American Cancer Association oder in Europa von EORTC) kam es in den 1980er Jahren zu ersten Forschungskonferenzen zu psychoonkologischen Themen. Vor allem das Konstrukt „Lebensqualität" wurden vielfach beforscht und diesbezügliche Fragebögen standardisiert und weiterentwickelt, wozu vor allem GesundheitspsychologInnen beigetragen haben. Auch das Einbringen von psychologischen Theorien wie Coping und kognitiv-verhaltenstherapeutischen Modellen für psychologische Interventionen trug wesentlich zur weiteren Reifung psychoonkologischer Forschung und Behandlung bei. Im Rahmen der Verhaltensmedizin gewinnen psychologische und v.a. verhaltenstherapeutisch orientierte Interventionen zur Lebensstiländerung (z.B. Raucherentwöhnung, Ernährungsgewohnheiten etc.) hinsichtlich der Krebsprävention an Bedeutung. Weitere Einflüsse auf die Psychoonkologie kamen in den letzten Jahren aus der Krankenpflegeforschung (z.B. zu Palliativpflege), der Sozialarbeit (z.B. Bedürfnisse Angehöriger) und der Seelsorge (z.B. spirituelle Dimensionen).

International gesehen hat die Psychoonkologie seit 1984 in der International Psycho-Oncology Society ein Forum für die Vielfalt an Themen und Forschungsanliegen gefunden, in der auch der Multidisziplinarität der Fachrichtung Sorge getragen wird (www.ipos-aspboa.org).

Tätigkeitsbereiche

Die Hauptaufgaben der Psychoonkologie innerhalb der Versorgung liegen in der PatientInnenbetreuung und -behandlung sowie in der Angehörigenbetreuung. Auf der Basis zahlreicher Studien kann gesagt werden, dass etwa die Hälfte aller KrebspatientInnen normale Reaktionen auf die existenzielle Krise, die eine Krebsdiagnose meist bedeutet, zeigt. Etwa 30% leiden jedoch in Folge der Krebsdiagnose an Anpassungsstörungen, am häufigsten mit Symptomen hoher Ängstlichkeit und Depressivität. Auch verschiedenste psychiatrische Diagnosen im engeren Sinn, wie z.B. Major Depression, Klaustrophobie, antizipatorische Ängste und andere Angststörungen oder auch Persönlichkeitsstörungen treten vermehrt (bei ca. 20% der KrebspatientInnen) auf. Neben psychisch krankheitswertigen Symptomen und Störungen kommt es auch häufig zu psychosozialen

Folgeproblemen (Rollenveränderungen, Partnerschaftskonflikte, Veränderung der Sexualität, berufliche Probleme ...) sowie zu Compliance-Problemen.

Psychoonkologie umfasst alle Aspekte und Phasen von Krebserkrankung: beginnend bei der Prävention über vorstationäre und stationäre Diagnostik, die Akutbehandlung sowie Nachsorge und Rehabilitation bis zur Terminalphase. Aktuell gewinnt die Prävention wieder an Bedeutung, da mit der Zunahme an empfohlenen Krebs-Screenings und der Möglichkeit zu genetischen Testungen für Risikopersonen auch vorbeugende Maßnahmen wieder mehr im öffentlichen Interesse stehen. Hier sind besonders psychologische Hilfestellungen zur gesundheitlichen Optimierung des Lebensstils gefragt.

Nachdem der PsychoonkologIn eine Vielzahl an Methoden (die je nach Quellberuf auch variieren) zur Verfügung steht, bedarf es vor ihrer Anwendung eines diagnostischen Erstgesprächs, in dem je nach individueller Indikation die adäquate Vorgehensweise geklärt wird. Ob sozialarbeiterisches Vorgehen, psychiatrisch-pharmakologische Behandlung, supportive Gesprächstherapie oder seelsorgerische Betreuung anzuraten ist, muss innerhalb einer psychoonkologischen Gesamtversorgung individuell und sorgfältig geprüft werden. Die Grenzen der jeweiligen Berufsgruppe können durch die ergänzenden Kompetenzen einer anderen im Sinne einer umfassenden PatientInnenversorgung erweitert werden.

Die wichtigsten psychoonkologischen Tätigkeiten sind im Folgenden mit dem Schwerpunkt auf klinisch-psychologisch und psychotherapeutisch orientierten Interventionen angeführt:

- Krisenintervention
- Psychologische Diagnostik (Depressionen, spezifische Ängste, Anpassungsstörungen, posttraumatische Belastungsreaktionen, Gründe für Therapieverweigerung etc.)
- psychologische Beratung von Risikopersonen (z.B. bei genetischer Vorbelastung), von Krebskranken und Angehörigen
- klinisch-psychologische Behandlung und supportive Betreuung
- psychotherapeutische Interventionen (verschiedene psychotherapeutische Methoden werden mit KrebspatientInnen angewendet, von analytischer Psychotherapie bis zu kreativen Therapien wie Kunst- und Musiktherapie)
- psychoedukative Interventionen
- Entspannungstraining
- Imaginationstechniken
- psychologische Schmerzbehandlung
- Leitung von Selbsthilfegruppen
- Angehörigenbetreuung

– Sterbebegleitung
– Trauerarbeit

Ein weiteres wichtiges Feld für psychoonkologisch tätige PsychologInnen ist die Fortbildung des medizinischen Personals: Hier steht die Vermittlung psychosozialer Themen im Vordergrund, mit dem Ziel, die Aufmerksamkeit für psychosoziale Problembereiche auf PatientInnen und Behandlerseite zu erhöhen und eine Optimierung der ganzheitlichen PatientInnenversorgung zu erreichen (Diagnosemitteilungen, Gesprächsführung, Complianceproblematik, Umgang mit emotionalen Reaktionen wie z.B. Aggressionen, Burn-out und supervisorisches Angebot).

Nicht selten führt die reflektierende Teilnahme am medizinisch-therapeutischen System, das gerade in der Onkologie oft an seine Grenzen herangeführt wird, auch zur Schwierigkeit für die/den PsychoonkologIn. Die Funktion einer VermittlerIn zwischen den TrägerInnen des Systems (ÄrztInnen, Pflegepersonal etc.) und dessen NutznießerInnen und Leidtragenden (PatientInnen) verlangt oft eine analytisch-distanzierte Haltung und ein Pendeln zwischen den Standpunkten, Erlebens- und Sichtweisen beider Seiten. Dies erfordert oft eine schwierige Gratwanderung, die nur durch die integrative Fähigkeit zum Brückenschlag gelingen kann. Parteilichkeiten und Bündnisse, die eine neutrale psychoonkologische Arbeit erschweren, sind durch gegenseitige Teilhabe an den Enttäuschungen und Erfolgen der Behandlung und durch eine enge Teamarbeit vermeidbar.

Weitere psychoonkologische Arbeitsgebiete betreffen Koordinationsaufgaben in der Zusammenarbeit mit anderen Berufsgruppen (Organisation psychosozialer Versorgung, Weitervermittlung an spezialisierte Berufsgruppen), Prävention (Raucherentwöhnung, Diätberatung, Früherkennungsscreenings, genetische Vorbelastung), die Öffentlichkeitsarbeit (Informationsbroschüren) sowie Forschung und Lehre.

Pychoonkologische Behandlungsziele

Immer wieder steht die Frage nach dem psychoonkologischen Behandlungsziel im Mittelpunkt der Diskussion um die Sinnhaftigkeit psychoonkologischer Interventionen. Muss die Psychoonkologie den medizinischen Heilungsanspruch übernehmen, um als effektive Behandlungsmethode innerhalb der Onkologie bestehen zu können? Die sehr kontroversiell geführte Diskussion zum Thema der Lebensverlängerung durch Psychotherapie bzw. psychoonkologische Interventionen wurde insbesondere durch die kontrollierte Studie von Spiegel (1989) zur Überlebensdauer von Brustkrebspatientinnen mit und ohne Gruppentherapie entfacht, die diesbezüglich einen signifikanten Zusammenhang feststellte. Die Ergebnisse weiterer Studien bleiben bislang widersprüchlich und daher kann zurzeit kein gesicherter Nachweis für den Leben verlängernden Effekt von Psychotherapie für KrebspatientInnen behauptet werden.

Umso mehr bleiben sorgfältig geplante und durchgeführte Interventionsstudien wichtig, um auch die Sicht freizugeben für jene Effekte, die psychologische Interventionen nachweislich haben:

- Verbesserung der Schmerzkontrolle
- Verbesserung der emotionalen Befindlichkeit, Reduktion reaktiver psychischer Störungen
- Verbesserung der funktionalen Anpassungsleistung
- Verbesserung der Lebensqualität
- Verbesserung der Kommunikation zwischen PatientInnen und sozialem Netz
- Verbesserung der Therapietoleranz (Reduktion therapiebedingter Symptome)

Es ist weiterhin zu diskutieren, ob sich die Psychoonkologie in ihrer Behandlungszielsetzung nicht darauf konzentrieren sollte, das „bessere Überleben" im Sinne einer Erhöhung der Lebensqualität dem faktisch längeren Überleben vorzuziehen. Jedenfalls erscheint als Konsequenz aus dem derzeitigen Forschungsstand eine Arbeitshaltung sinnvoll, patientInnengerecht und zielführend, die den PatientInnen praktische Unterstützung und realistische Hoffnung bezüglich ihrer konkreten Lebenssituation anbietet.

In erster Linie geht es um

- die Unterstützung in der Krankheitsbewältigung
- die Stärkung des Selbsthilfepotenzials
- die Ermutigung zum offenen Ausdruck von Gefühlen (z.B. Verluste zu betrauern)
- die Verbesserung des Selbstwertgefühls
- die adaptive Einstellung zur Krebserkrankung
- die Förderung der verbleibenden Gesundheit
- die Nutzung personaler Ressourcen und
- die Verbesserung der Kommunikation zwischen allen Beteiligten.

Rahmenbedingungen der psychoonkologischen Tätigkeit

PsychoonkologInnen arbeiten in unterschiedlichen institutionellen Kontexten und Settings, wobei sich eben nicht nur die Arbeitsstätten, sondern auch die thematischen und methodischen Zugänge den Neuerungen der Krebsbehandlung, Krebsvorsorge und -nachsorge laufend anpassen.

Die psychosoziale Behandlungsbedürftigkeit von KrebspatientInnen liegt durchschnittlich bei etwa 30% und ist abhängig vom jeweiligen Behandlungsangebot und dem Stadium der Krebserkrankung, wobei generell der Anteil an Frauen, die ein psychoonkologisches Betreuungsangebot in Anspruch nehmen, überwiegt.

Historisch gesehen war die psychoonkologische Versorgung vor allem im Krankenhaus angesiedelt und stationären PatientInnen zugedacht. Es ist auch als eine der größten Leistungen der Psychoonkologie zu werten, dass mittlerweile zumindest die Notwendigkeit einer psychologischen/ psychotherapeutischen bzw. psychosozialen Versorgung von TumorpatientInnen anerkannt ist (s. auch Österr. Krankenanstaltengesetz). Die Erreichbarkeit eines psychologischen/psychotherapeutischen Dienstes vor Ort im Krankenhaus ist auch in Österreich zunehmend, wenn auch noch nicht flächendeckend gewährleistet.

Grundvoraussetzung für die Akzeptanz und Inanspruchnahme psychoonkologischer Versorgung im stationären Bereich ist eine enge Zusammenarbeit mit dem ärztlichen und pflegerischen Team. Diese Zusammenarbeit funktioniert im Spitalsalltag am besten durch einen integrierten Liaisonsdienst – die regelmäßige Anwesenheit der/des psychoonkologisch Tätigen auf der Station bzw. die Teilnahme an Besprechungen und Visiten sowie eine gute Erreichbarkeit innerhalb des Krankenhauses. Unabhängig davon, ob die psychoonkologische Versorgung über Konsiliar- oder Liaisontätigkeiten gewährleistet wird, ist die Vernetzung und gezielte Zusammenarbeit mit zuständigen SozialarbeiterInnen, der Seelsorge oder extramuralen Einrichtungen, wie z.B. mit diagnosespezifischen Selbsthilfegruppen, unerlässlich.

Zuweisungsmodalitäten variieren je nach psychoonkologischem Angebot und Verfügbarkeit und begründen sich auf Screenings zur Erfassung des psychoonkologischen Betreuungsbedarfs (z.B. Strittmaters Kurzfragebogen), Zuweisungen von Ärzten, Pflegepersonal und anderen Behandlungsdiensten (z.B. RTAs) und Initiativen der Kontaktherstellung durch PatientInnen oder Angehörige selbst.

Die Tendenz zu Tageskliniken und Ambulanzen führt verstärkt zu einer Verschiebung der Krebsbehandlungen, die die Präsenz eines psychoonkologischen Angebots auch im ambulanten und häuslichen Bereich notwendig macht. Bereits jetzt findet von der Diagnosestellung (z.B. Mammographien) über die Krebstherapien (z.B. ambulante Chemo- oder Strahlentherapie) bis zur genetischen Beratung von Risikopersonen ein Großteil der onkologischen Versorgung im ambulanten Bereich statt. Ebenso wie in Krebshilfeinstitutionen sollte auch in mobilen Hospizteams und ähnlichen mobilen Einrichtungen psychoonkologische Beratung integriert sein. Für PsychoonkologInnen in der Praxis bedeutet dies unter

Umständen auch die Notwendigkeit größerer Flexibilität bezüglich Arbeitszeiten und Tätigkeitsorten sowie weniger fixe Anstellungsverhältnisse.

Weitere Tätigkeitsfelder von PsychoonkologInnen sind interdisziplinäre Fachpraxen, die niedergelassene Praxis und – in Österreich erst im Aufbau – Rehabilitations- und Nachsorgeeinrichtungen (z.B. im Rahmen von Kuraufenthalten).

Aktuelle Forschungsschwerpunkte

Ein wichtiger Forschungsschwerpunkt der Psychoonkologie ist heute die Effektivität psychoonkologischer Interventionen. Im Gegensatz zu den Anfängen der psychoonkologischen Forschung, wo an zentraler Stelle Fragen der psychischen Ätiologie („Krebspersönlichkeit") und Risikofaktoren für eine Krebserkrankung standen, gilt das derzeitige Forschungsinteresse mehr den psychosozialen Krankheitsfolgen und Bewältigungsstilen und deren Auswirkungen auf den Verlauf der Erkrankung sowie der Effektivität psychoonkologischer und psychoedukativer Interventionen auf Befindlichkeit, Lebensqualität und Überleben. Einen umfassenden Überblick zum psychoonkologischen Forschungsstand der Jahrtausendwende bietet Holland in ihrem Sammelwerk (2002).

Im Bereich der Bewältigungsforschung (aktive und problemfokussierende Strategien vs. passive und verleugnende Strategien oder Hilflosigkeit) liegen teilweise widersprüchliche Ergebnisse in Bezug auf günstige und weniger günstige Copingstrategien für den Verlauf und das Überleben der Erkrankung vor. Insgesamt finden sich Hinweise, dass sich die flexible und individuell auf die körperliche Befindlichkeit, das Krankheitsstadium und die Behandlungsphase abgestimmte Anwendung eines möglichst breiten Spektrums an Verarbeitungsstrategien am günstigsten auf die Krankheitsbewältigung auswirkt.

Zunehmend gewann auch das Lebensqualitätskonzept als Erfolgskriterium für die Beurteilung von medizinischen Therapien an Bedeutung. Hier wurden in den letzten Jahren multidimensionale Messinstrumente entwickelt, die eine valide und reliable Erfassung sowie eine differenzierte Verlaufsbeschreibung der Lebensqualität möglich machen (z.B. EORTC-30 und FACT). In diesen Bereich gehört auch die Forschung zu Fatigue und Palliativversorgung.

Die genetische Diagnostik eröffnete in den letzten Jahren wiederum ein neues Feld psychoonkologischer Forschung: Es sind vor allem psychologische und soziale Aspekte, die eine Teilnahme an Screenings beeinflussen und bei der Verarbeitung eines erhöhten Krebsrisikos für das

Individuum eine Rolle spielen. Die Kriterien zur Identifikation von Personen mit erhöhtem Risiko, die einer genetischen Testung zugeführt werden sollen, müssen transparent gemacht werden. Die Untersuchungs-Einladung erfordert hohes psychologisches Feingefühl, da die Ängstlichkeit dieser Gruppe erhöht ist. Besonders im Bereich der genetischen Beratung ist interdisziplinäre Zusammenarbeit durch speziell ausgebildetes Personal gefordert, da medizinisch, genetisch und emotional hochkomplexe Informationen patientInnengerecht weitergegeben werden müssen. Genetische Beratung innerhalb der Onkologie muss sowohl das klientInnenorientierte Verstehen der medizinischen und psychologischen Aspekte einer möglichen Krebserkrankung als auch die Vermittlung an Vorsorgeeinrichtungen und Beratungsstellen gewährleisten.

Berufsbild PsychoonkologIn

Wie bereits erwähnt zeichnet sich das Berufsbild Psychoonkologie stark durch die Vielfalt der ihm angehörenden Berufsgruppen aus. Sie ist in ihren Themenstellungen und methodischen Ansätzen durch Multidisziplinarität geprägt und von kollegialer Zusammenarbeit bestimmt. Trotz nationaler Unterschiede in der berufsgruppenspezifischen Dominanz der jeweiligen VertreterInnen bleibt international gesehen die Offenheit gegenüber den Einflüssen und Anliegen verschiedenster Disziplinen (Psychiatrie, Klinische Psychologie, Gesundheitspsychologie, Verhaltensmedizin, Seelsorge, Sozialarbeit, Pflege, psychotherapeutische Schulen etc.) und deren Integration und Zusammenschau fachimmanent. Die Rolle der Psychologie ist hier sowohl im Forschungs- als auch im Interventionsbereich eine tragende (Holland, 2002). Insgesamt ist der Betreuungsschlüssel von qualifizierten Fachkräften im psychoonkologischen Bereich noch lange nicht ausreichend, was Schwarz zu dem Schluss kommen lässt, dass sich die Psychoonkologie noch in einem „Stadium der Existenzsicherung" befindet.

In einer Umfrage von 1998 (Bilek u.a.) an allen österreichischen Institutionen, die stationär onkologische PatientInnen behandeln, wurde festgestellt, dass eine psychosoziale Betreuung nur etwa an einem Viertel der Institutionen angeboten wird, hauptsächlich an onkologischen Schwerpunktkrankenhäusern. Ein überwiegender Teil der psychoonkologisch Tätigen sind in ihrem Quellberuf Klinische PsychologInnen (57%), wobei mehr als die Hälfte von ihnen über eine psychotherapeutische Zusatzausbildung verfügen. Neben ÄrztInnen (20%) mit und ohne Psychotherapieausbildung werden noch SozialarbeiterInnen, PsychotherapeutInnen und in Ausbildung stehende Personen (Klinische PsychologIn oder PsychotherapeutIn) genannt. Obwohl die Repräsentativität der Umfrage stark in Frage gestellt werden muss, soll darauf hingewiesen werden, dass dort, wo es ein psychosoziales Betreuungsangebot gab, dieses von 23% der onkologischen PatientInnen in Anspruch genommen wurde. 66% der psychosozial betreuten KrebspatientInnen waren weiblich und etwa die Hälfte befand sich in der Krankheitsphase nach Erstdiagnose.

Leider liegen für Österreich, weder was die psychoonkologisch tätigen Berufsgruppen noch deren Tätigkeitsfelder betrifft (von der stationären Versorgung bis in den niedergelassenen Bereich), umfassende und repräsentative Daten vor. Der Eindruck, dass Klinische PsychologInnen unter den vorwiegend und hauptberuflich psychoonkologisch Tätigen, v. a. im Spitalsbereich, am stärksten vertreten sind, wird durch die oben zitierte Umfrage bestätigt. Österreichweit hat sich der Austausch und die Zusammenarbeit zwischen verschiedenen psychoonkologisch tätigen Berufsgruppen in den letzten Jahren intensiviert, was auf das Entstehen neuer Strukturen der Vernetzung hinweist.

Bereits 1993 wurden Standards für Curricula zur Ausbildung in Psycho-Oncology entwickelt, um minimale Anforderungen innerhalb unterschiedlicher Institutionsbedingungen und Berufsgruppen sowie Nationen zu definieren. Diese Entwicklung ist bereits sehr vorangeschritten.

In Österreich werden zurzeit von drei Institutionen spezielle psychoonkologische Aus- bzw. Fortbildungen angeboten:
- Fortbildungscurriculum Psychoonkologie des Netzwerks Krebs – Vorsorge-Nachsorge (für verschiedenste Berufsgruppen) – Verein Netzwerk mit Sitz in Innsbruck
- Onkologie-Coaching: interdisziplinäre Fortbildung, Burnout-Prophylaxe und Ressourcenmanagement für ÄrztInnen, Betreuungspersonal und Interessierte der Österreichischen Gesellschaft für somatische und psychosoziale Onkologie und Hämatologie (ÖSPO)
- Postgraduate-Lehrgang in Psychoonkologie der Österreichischen Gesellschaft für Psychoonkologie (ÖGPO) für ÄrztInnen, PsychotherapeutInnen und Klinische PsychologInnen

Leider liegen hier auch keine umfassenden Lehrgangsstatistiken bzw. Absolventenzahlen vor, so dass sich bezüglich der Anzahl ausgebildeter PsychoonkologInnen keine Rückschlüsse ableiten lassen, zudem auch einige in Österreich tätige PsychoonkologInnen in Deutschland entsprechende Ausbildungen absolviert haben. Es scheint, dass die Mehrzahl der psychoonkologisch Arbeitenden sich ihre psychoonkologischen Kompetenzen in Praxis und Fortbildung erwarben und sie sich über ihre Quellberufs- und diverse psychosoziale Zusatzausbildungen definieren. Diese Situation führt direkt zur Diskussion um das Fehlen einer geschützten

Berufsbezeichnung und damit einhergehendem Titel- und Tätigkeits-schutz. Die möglichen Vorteile einer Weiterentwicklung in diese Richtung werden durch die Verkomplizierung einheitlicher Richtlinien der Quali-tätssicherung durch die Multidisziplinarität der Fachgruppe und die Gefährdung der Offenheit des Berufsfeldes kritisch betrachtet. Anderer-seits ist die Entwicklung und Umsetzung von verbindlichen Qualitäts-standards und Versorgungsleitlinien eine wichtige Aufgabe der Zukunft, um dem Berufsbild Psychoonkologie schärfere und nachvollziehbare Konturen zu verleihen und den Einsatz psychoonkologischer Kompeten-zen zu optimieren.

Nicht zuletzt bedingt durch die Tatsache, dass niemand davor ge-schützt ist, im Laufe seines Lebens an Krebs zu erkranken, provoziert die psychologische Arbeit mit KrebspatientInnen verstärkt Gegenübertra-gungsphänomene wie Abwehr und Abscheu, die Angst selbst zu erkran-ken, Hypochondrie, eigene Todesängste, Todeswünsche gegenüber Pa-tienten oder Überidentifikation, Überforderung und Überschreitung der eigenen Grenzen. Die Inanspruchnahme von Supervision bzw. die Teil-nahme an Balintgruppen oder Intervisionstreffen muss neben dem Besuch von Fortbildungen und der Fachlektüre als wichtigste qualitätssichernde Maßnahme genannt werden.

Ausblick und Wünsche

Seit 1985 ist laut Statistik Austria 2002 ein Rückgang der Krebs-sterblichkeit bei gleichzeitigem Anstieg der Krebsneuerkrankungen zu verzeichnen. D.h. immer mehr Menschen müssen lernen mit einer Krebs-erkrankung zu leben – die Krebsüberlebenden mit ihren Erfahrungen als KrebspatientInnen, den Beeinträchtigungen durch Behandlungen und der oft lebenslangen Angst vor Wiedererkrankung sowie der inneren Anspannung vor den Kontrolluntersuchungen; die chronisch und progre-dient Erkrankten mit den fortschreitenden Symptomen und Folgen der Erkrankung und den Folgen und Nebenwirkungen der Therapien.

Allein diese demografische Entwicklung verlangt ein verstärktes En-gagement auch der Psychologie im Rahmen der Psychoonkologie. Wün-schenswert ist, dass Psychoonkologie als Tätigkeitsbereich der Klinischen Psychologie eine stärkere Verankerung auch in der postgraduellen Aus-bildung erfährt und eine somit gut für die Bedürfnisse von Krebspatient-Innen, deren Angehörigen und des onkologischen Betreuungspersonals gerüstete Fachgruppe den zunehmenden Versorgungsanforderungen ge-recht wird. Es wird eine Herausforderung für die Psychologie, namentlich die Klinische Psychologie, die Gesundheitspsychologie und die psycho/

neuroimmuno/logische Forschung bleiben, ihre jeweilige Verortung und ihren Stellenwert innerhalb des multidisziplinären Feldes der Psychoonkologie zu finden, einzunehmen und zu behaupten.

Literatur

Biener D (2003) Psychologische/psychotherapeutische Interventionen. Krebs:hilfe! 1: 22–24

Bilek HP, Schmidl E, Hladschik B, Frischenschlager O (1999) Erhebung über die aktuelle Situation der psychosozialen Betreuung von Krebspatienten an Institutionen in Österreich. Psychotherapie-Forum Supplement 7 (2): 46–48

Die-Trill M, Holland J (1995) A model curriculum for training in Psycho-oncology. Psycho-Oncology 4: 169–182

Holland JC (1998) (ed) Psycho-oncology. Oxford University Press, New York

Holland JC (2002) History of Psycho-Oncology: Overcoming attitudinal and conceptual barriers. Psychosomatic Medicine 64: 206–221

Schwarz R (1993) Psychosoziale Versorgungsangebote in der Onkologie. In: Schwarz R, Zettl S (Hrsg) Praxis der psychosozialen Onkologie – Versorgungsangebote für Klinik, Praxis und häusliche Pflege. Psychosoziale Onkologie Band 2, Verlag für Medizin Dr. Ewald Fischer, Heidelberg, S 17–20

Weis J (2001) Die Psychoonkologie und ihre Bedeutung für die Krebsmedizin: Aktuelle Entwicklungstrends und zukünftige Forschungsaufgaben. Onkologie 24 [Suppl] 1: 74–79

Weitere Literatur ist gerne bei der Autorin anzufragen: hedwig.woelfl@akhwien.at

Psychologische Betreuung von Flüchtlingen in Österreich

Barbara Preitler

Einleitung

„Bin ich den verrückt geworden?" mit dieser bangen Frage kommen viele Flüchtlinge zum psychologischen/psychotherapeutischen Erstgespräch. Hinter ihnen liegen Folter, Verfolgung und Krieg. Auf der Flucht waren sie immer wieder gefährlichen und menschenunwürdigen Situationen ausgesetzt. Von der Familie, die zurückgeblieben ist, konnten sie sich nicht verabschieden. Ja, in vielen Fällen besteht nicht einmal eine Kontaktmöglichkeit und die Angst, dass politische Wirren im Heimatland lebensgefährlich für die Eltern, Partner, Kinder sein können, ist groß.

All das haben diese Menschen erlitten. Meist sehr tapfer – die Folterer haben ihnen keine Träne entlocken können. Und einige Wochen, Monate nach der Ankunft im Exil, werden sie „verrückt". Nachts können sie nicht mehr schlafen, sind nervös, unruhig, leicht aus der Fassung zu bringen, sie vergessen mitten in der Bewegung, was sie wollten. Das Erlernen der deutschen Sprache wird zur Qual, da es an Konzentration mangelt. Wegen Kleinigkeiten beginnen sie zu weinen und können nicht mehr aufhören. Nicht nur die Erinnerung an die Zeit der Verfolgung, des Krieges, der Folter ist quälend. Es kommt vor, dass sie in der Nacht aufwachen und es Minuten dauert, bis sie realisieren können, dass sie nicht mehr im Gefängnis, nicht mehr im kalten Bunker sind, sondern hunderte Kilometer weit weg im Exil, in Österreich.

Symptome posttraumatischer Belastungsstörungen

Alle, die zu uns kommen, haben Situationen erlebt, in denen sie vollkommen schutz- und hilflos waren: Es ist ihnen Ungeheuerliches geschehen, verursacht durch andere Menschen.

Folter richtet sich gegen die körperliche aber auch gegen die psychische Integrität eines ganz individuellen Menschen. Sie zielt darauf ab, diesen Menschen zu zerstören – ohne dabei unbedingt den physischen

Tod herbeizuführen. Folter ist möglicherweise die grausamste Form des menschlichen Umgangs: Ein Mensch nimmt sich alle Macht über einen anderen und nutzt diese auf die denkbar destruktivste Weise. Überlebt jemand die Folter physisch, bedeutet die Entlassung aus dem Gefängnis oder Lager nicht das Ende des zugefügten Schmerzes: die Psyche ist meist schwer verletzt.

Hier ist die Erklärung der Diagnose PTSD bzw. PTBS (Post Traumatic Stress Disorder bzw. übersetzt Posttraumatische Belastungsstörung nach dem ICD 10) sehr hilfreich. Dass wir ihre Symptome erklären und ihre Leidenszustände diagnostisch einordnen können, wird von vielen unserer PatientInnen als große Entlastung erlebt: Sie sind nicht „verrückt" geworden.

Folgende Kriterien beschreiben die Post-traumatischen Belastungsstörung (PTBS oder PTSD – Post Traumatic Stress Disorder):

Die Ereignisse und Umstände müssen außerhalb normaler menschlicher Erfahrung liegen und für nahezu jeden außerordentlich belastend sein

Das umfasst Situationen ernsthafter Lebensbedrohung, Bedrohungen der eigenen körperlichen Integrität, aber auch die Bedrohung anderer Menschen oder die Zeugenschaft bei Tod, Verletzung oder Bedrohung von anderen Menschen. Das kann bei einer Naturkatastrophe, einer technischen Katastrophe oder bei durch Menschen verursachter Gewalt („man made desaster") geschehen. Die von Menschen verursachten Verletzungen müssen als schwerwiegender betrachtet werden, da sie das Vertrauen in menschliche Beziehungen fundamental erschüttern.

Das traumatische Ereignis wird ständig wieder erinnert und als sehr quälend erlebt

Diese belastenden Erinnerungen können sowohl während des Tages auftreten wie auch in den nächtlichen Träumen. Ein Kind kann das Erlebnis z.B. in einem ständig wiederholenden Spiel zeigen; auch wiederkehrende Bewegungsmuster können ein Hinweis sein. Durch bestimmte Reize, wie z.B. eine Melodie, eine Uniform, einen Brandgeruch werden Ereignisse in Illusionen, Halluzinationen wieder erlebt. In sog. „Flashbacks" (Rückblenden) fühlen sich Betroffene in die belastende Situation zurückversetzt und vermögen Vergangenes und Gegenwärtiges nicht zu unterscheiden. Sie werden von dem „Flashback" überwältigt und erleben die traumatische Situation erneut als jetzt gegenwärtig. Bei der Konfrontation mit Ereignissen, die an das Geschehene erinnern, entsteht massiver psychischer Stress. Dies können bestimmte Jahrestage; Briefe und Telefonanrufe etc. sein.

Es wird alles vermieden, was in irgendeiner Form an das Ereignis erinnert

Gedanken oder Gefühlen, die mit dem Trauma verbunden sind, werden vermieden, um den Schmerz, der damit verbunden ist, nicht mehr spüren zu müssen. Z.B. wird nur über die schönen Zeiten des Lebens berichtet. Manche Betroffene reagieren auf Fragen, die das Erlebnis berühren, mit Verleugnung.

Es wird aber auch der Kontakt mit Personen, die die Erinnerung an das Trauma wachrufen könnten, vermieden. Zum Beispiel wird sofort die Straßenseite gewechselt, wenn eine uniformierte Person entgegenkommt oder es werden alle Personen der ‚feindlichen' Nation gemieden. Manche unserer PatientInnen weichen aber auch den Kontakt mit ihren eigenen Landsleuten aus. In schlimmen Fällen kann dies bis zum totalen Rückzug und den Abbruch aller sozialen Kontakte gehen.

Der Versuch, sich durch Vermeidung zu schützen, führt mitunter dazu, dass wichtige Aspekte des Traumas nicht mehr erinnert werden können, dass allgemeine Interesse an Aktivitäten verloren geht. Aus Angst vor Alpträumen kommt es zu massiven Schlafstörungen. Die Menschen fühlen sich dumpf und abgestumpft. Gefühle werden nicht mehr gespürt und gezeigt. Es erscheint besser, nichts zu fühlen als sich mit der ganzen Wucht der Wut und der Verzweiflung konfrontieren zu müssen. In massiven Fällen fühlten sich die betroffene Person von anderen entfremdet, getrennt. Jean Amery nannte es in seiner sehr persönlichen Reflexion über Folter und Konzentrationslager: „Wer der Folter erlag, kann nicht mehr heimisch werden in dieser Welt" (Amery, 1988, S 58).

Betroffene sind dauerhaft gesteigert schreckhaft und erregt

An und für sich normale Alltagssituationen werden negativ überbewertet und es kommt sehr leicht zu Panik. Körper und Psyche sind ständig in „Alarmbereitschaft"; immer wird mit dem Schlimmsten gerechnet. Schwer traumatisierte Menschen wirken so, als müssten sie noch immer Lebensbedrohung abwenden.

Auf die Umwelt wird nervös reagiert. Viele unserer PatientInnen klagen über Lärmbelästigungen. Besonders quälend wird dabei erlebt, wenn Eltern ihre Kinder nicht mehr ertragen können. Während ich die Endfassung dieses Artikels noch einmal durcharbeite, höre ich von der fürchterlichen Schlägerei im Lager Traiskirchen, die einem jungen Tschetsche-

nen sogar das Leben gekostet hat. Auslöser für diesen massiven Gewalt-
ausbruch, bei dem angeblich bis zu 200 Menschen beteiligt waren, soll
abendliches Kindergeschrei gewesen sein. Aber auch Merk- und Konzentrationsstörungen sind Kennzeichen von posttraumatischen Stress und
können den Alltag stark beeinträchtigen. Dies sollte vor allem bei Menschen, die Kurse besuchen, in die Schule oder zur Universität gehen, besonders berücksichtigt werden.

Gekoppelt mit der im PTSD beschriebenen Symptomatik sehen wir in
unserer Praxis häufig:

Orientierungsstörungen (zeitlich und räumlich), schwere Essstörungen
und Schmerzzustände (hauptsächlich Kopfschmerzen und Schmerzen
im Rücken und Brustkorb) und gynäkologische Probleme. Neben der
Diagnose des PTSD können aber auch andere psychiatrische Folgen von
Extremtraumatisierungen vorliegen. Diese reichen von Persönlichkeits-
veränderung nach Extremtrauma (F 62.0 nach ICD 10) hin zu schweren
Depressionen, dissoziative Störungen bis – in extremen Fällen – reaktiven
Psychosen (vgl. Haenel, 2002, S 173f).

Heilung im Sinne von Wiedergutmachung ist nicht möglich. Was geschehen ist, kann nicht mehr rückgängig gemacht werden. Die toten
Familienangehörigen und Freunde sind tot, die körperlichen Verstüm-
melungen und Narben bleiben sichtbar. Das Grauen der Folter wurde ein
überdimensionaler Bestandteil der Lebensgeschichte. Ziel der psychologischen und psychotherapeutischen Intervention kann es aber sein, die
Zeitdimensionen wieder richtig zu stellen: Die Folter muss nicht mehr jede Nacht in Alpträumen und tagsüber in ständig wiederkehrenden Erinnerungen wiedererlebt und -erlitten werden.

Die psychologische Betreuung von Flüchtlingen in Österreich: Die Rahmenbedingungen in der Arbeit mit AsylwerberInnen

Menschen, denen es nach so extremen Erfahrungen wie Folter gelingt,
nach Europa zu flüchten, wünschen sich vor allem einen Platz, an dem sie
sicher vor Verfolgung durch andere Menschen sind und einen Ort, wo sie
sich ausruhen können (vgl. Herman J., 1992). Das Entsetzen ist groß, wenn
sie sich im schlimmsten Fall in Schubhaft oder in verhörartigen Interviews
zum Asylverfahren wiederfinden. Das, was sie am liebsten vergessen wollen, wird auf einmal minutiös abgefragt: Ob und wann und wie sie gefoltert worden sind. Viele reagieren abwehrend und verneinen die Frage
nach der Folter – Verzögerungen und Ablehnung des Asylantrags sind die

Folgen. Sehr oft werden AsylwerberInnen von ihren Sozial- und Rechtsbe-
treuerInnen zu uns geschickt, um zuerst einmal ein medizinisches und in
manchen Fällen auch ein psychologisches Gutachten über die Folgen der
Folterungen für das Asylverfahren zu erhalten.

Die Wartezeit auf die Erledigung des Asylantrags wird meist in be-
engten Flüchtlingsunterkünften verbracht. Im Vordergrund steht der
Stress der Bewältigung des täglichen Lebens: ein Leben mit wenig Geld
auf knappen Raum in einem fremden Land. Und dies ist zugleich ständig
mit der Angst, zurück in die Heimat – und damit ins Folterland – geschickt
zu werden, verbunden.

Um psychologische Krisenintervention werden wir meist erst dann ge-
beten, wenn die Situation noch „extremer" wird: bei Suizidversuchen,
nach Gewaltausbrüchen in einer Unterkunft oder wenn jemand durch völligen Rückzug oder völlige Orientierungslosigkeit auffällt. Unsere Aufgabe ist es dann vor allem, bei der Bewältigung der Ängste vor einer
Abschiebung und bei der Bewältigung des Stresses, der das tägliche
Leben als AsylwerberIn bestimmt, zu unterstützen. Wichtig ist hierbei
immer wieder die genaue Erklärung der rechtlichen Situation und der
Schritte, die unternommen werden, um die drohende Rückschiebung zu
verhindern. Die Zusammenarbeit mit den jeweiligen RechtsberaterInnen
ist dabei unbedingt erforderlich, um die beängstigenden Fragen möglichst präzise beantworten zu können. Dabei genügt es nicht, diese Punkte
einmal zu besprechen (dies könnten schließlich die RechtsberaterInnen
besser als wir): immer wieder werden die gleichen Fragen gestellt – es
geht schließlich um die gesamte Existenz und aufgrund der überfluten-
den Angst kann eine Erklärung oft nicht beim ersten Mal erfasst und verstanden werden.

Unsere Räume sind vielfach die ersten in Österreich, in denen sich jemand exklusiv eine Stunde für diese Person Zeit nimmt. Immer wieder erleben wir, dass es Menschen bei uns erstmals gelingt, ein wenig zur Ruhe
zu kommen. Hier ist Platz für ein Stück Regression: Die aufgestauten
Tränen und die Wut auf dieses System, das Sicherheit verwehrt, haben
endlich einen Raum.

Auch die eigene Wahrnehmung wird überprüft: Die Folter wird als so
ungeheuerlich erlebt, dass manche, die sie erlitten haben, danach selbst
an dieser Realität zweifeln. Mit der Zusicherung, dass sie hier erzählen
können, was ihnen passiert ist und der Zusicherung, dass wir glauben,
was sie von ihren Foltererfahrungen erzählen, kann es gelingen, der
eigenen Erinnerung wieder zu trauen. Solange der Aufenthalt nicht gesichert ist, bleibt unsere Intervention meist in diesem Rahmen. Die schmerz-
hafte Erinnerung an das traumatische Geschehen ist für viele aber erst
dann möglich, wenn soziale Sicherheit im Asylland gegeben ist und

damit auch genug Energie mobilisiert werden kann, um die Bewältigung in Angriff zu nehmen.

Psychologische und psychotherapeutische Betreuung für Flüchtlinge

Es ist fast 10 Jahre her, dass wir mit sehr wenig Geld und sehr viel mehr Idealismus begonnen haben, medizinische, psychotherapeutische und psychologische Betreuung für extrem traumatisierte Flüchtlinge in Wien anzubieten. Das Thema war in diesen Jahren immer brennender geworden: die Flüchtlinge aus den Kriegen im Balkan haben neue Herausforderungen mitgebracht. Und es gab zum Glück viele Freiwillige, die ihre berufliche Kompetenz zur Verfügung gestellt haben.

So wurden etwa im Rahmen der Aktion „Bosnische Gäste der Universität Wien" Flüchtlinge psychologisch betreut (vgl. Lueger-Schuster, 1996). Viel Engagement wurde dabei in Wien, aber auch in anderen Teilen des Landes, wo es Flüchtlingslager gab, aufgebracht. Aber es war auch eine Zeit des Lernens: „Was sind denn die spezifischen Probleme von Flüchtlingen? Was heißt Traumatisierung und wie ist sie psychologisch/ psychotherapeutisch behandelbar?" In Wien entstand 1994/95 „Hemayat" – Verein zur Betreuung von Folter- und Kriegsüberlebenden. In Graz hat die Flüchtlingsorganisation „Zebra" ihr Angebot erweitert und bot ab Mitte der 90er Jahre psychologische und psychotherapeutische Betreuung für Flüchtlinge und MigrantInnen an und später ist dort auch der Verein „Omega" mit der Zielsetzung psychosozialer Betreuung von Flüchtlingen entstanden. Als nächstes engagiertes Projekt in diesem Bereich startete „Aspis – Forschungs- und Beratungszentrum für Opfer von Gewalt" in Klagenfurt. Und seit mehr als einem Jahr nimmt sich auch das psychosoziale Projekt der Volkshilfe Oberösterreich der psychologischen Betreuung von Flüchtlingen an. Viele Flüchtlingseinrichtungen haben in den letzten Jahren Stellen für PsychologInnen geschaffen. Als Netzwerk versuchen wir uns gegenseitig in unserer Arbeit zu unterstützen, aber auch gemeinsam Lobbyarbeit zu machen.

Unsere Erfahrung hat gezeigt, dass psychologische Betreuung von schwer traumatisierten Menschen weit über das Behandlungssetting hinausreicht. Nicht nur die traumatischen Erlebnisse selbst für die spätere Bewältigung ausschlaggebend. Hans Keilson hat bereits in seiner Studie ‚Sequenzielle Traumatisierung bei Kindern' (1979) nachgewiesen, dass sehr wohl die prätraumatische Phase wie auch die Phase nach dem eigentlichen Trauma von wesentlicher Bedeutung für die psychischen (Spät-)Folgen sind. Wenn wir mit Flüchtlingen arbeiten, haben wir keinen Einfluss mehr auf die Phase vor und während des Traumas. Was diesen Menschen, die nun hier in unserem Land Schutz suchen, passiert ist, kann nicht mehr ungeschehen gemacht werden. Wie sie aber die Phase NACH der Traumatisierung erleben, können wir sehr wohl mitgestalten und beeinflussen.

Ich will die in Österreich gemachten re-traumatisierenden Erlebnisse an einer Therapiesitzung illustrieren. Die junge Patientin K. kommt in die Therapiestunde und beginnt lautlos zu weinen. Erst nach einigen Minuten ist sie ansprechbar. Sie fühle sich nicht gut, habe Magen- und Kopfschmerzen und deshalb auch die letzte Nacht nicht geschlafen. Auf die Frage, ob es denn gestern einen besonderen Vorfall gegeben hat, beginnt sie stockend zu erzählen. In einem Bus ist ihr eine junge weinende Frau aus Afrika aufgefallen. Diese Frau wurde gerade aus dem Wohnheim entlassen und wusste nicht, wohin sie sollte, wo sie essen und schlafen kann. Sie erzählte K., dass sie völlig verzweifelt sei und ‚es wäre wohl besser tot zu sein als hier in Österreich um Asyl anzusuchen'.

K. ist vollkommen verstört und verängstigt. Sie konnte der jungen Afrikanerin nicht helfen – da sie ja selbst auf die Bundesbetreuung angewiesen ist. Und zugleich hat es die alte Angst wieder aufleben lassen: schon zweimal hat sie den Brief mit dem Datum ihrer vorgesehenen Entlassung aus der Bundesbetreuung bekommen und es hat beide Male Interventionen von Seiten ihres Betreuungsteams inkl. einer psychotherapeutischen Stellungnahme bedurft, um ihre Betreuung zu verlängern. Trotzdem ist die Angst, plötzlich auf der Straße zu stehen, groß.

K. hat in den letzten Monaten in der Psychotherapie sehr viele Fortschritte gemacht: sie konnte beginnen, den Tod von Familienangehörigen zu betrauern, ihre Wut und Aggression auf ihre Folterer verbalisieren und hat gelernt damit besser zurecht zu kommen.

Die innere Sicherheit hat sie ein Stück weit für sich zurückerobern können – die äußere Sicherheit wird ihr auch mehr als zwei Jahre, nachdem sie in Österreich um politisches Asyl angesucht hat, noch immer verweigert.

Manchmal frage ich mich in meiner Arbeit, ob es denn wirklich einer akademisch ausgebildeten Fachkraft bedarf, um Stellungnahmen – wie die für K. – abzugeben, die kurz so zusammengefasst werden könnte: ‚Nach dem Verlust der Heimat, der Ermordung mehrerer Familienmitglieder, Verhaftung und Folter wäre der erneute Verlust von Wohnung, Nahrung und medizinischer Versorgung für die psychische Gesundheit der betroffenen Person ungünstig'. Würde hier nicht ein wenig Empathie und menschlicher Hausverstand reichen, um zu dieser Erkenntnis zu gelangen? Aber vielleicht ist es gerade deshalb wichtig, dass wir als PsychologInnen, PsychotherapeutInnen, ÄrztInnen und SozialarbeiterInnen immer wieder auf dieses Problem aufmerksam machen.

Notwendige Konsequenzen

Wir fordern, dass die Gutachten für Asylverfahren nur von qualifizierten klinischen PsychologInnen und PsychiaterInnen erstellt werden. Das heißt, die KollegInnen müssen – neben der Qualifizierung als GutachterIn – sich im Bereich Psychotraumatologie weitergebildet haben, damit sie auch um die Probleme und Symptomatiken genau Bescheid wissen. Damit ist gemeint, dass nicht nur die Sorgfaltspflicht gegenüber den besprochenen Fakten und der Interpretation besteht, sondern auch das Wissen, um die re-traumatisierende Kraft, die das systematische Wiederholen der traumatischen Erlebnisse für den Flüchtling haben kann, vorhanden ist. Die Sitzungen, die für die Erstellung des Gutachtens notwendig sind, müssen daher in einem sehr geschützten Raum und Rahmen stattfinden. Es bedarf einer genauen Erklärung, warum diese Befragung jetzt durchgeführt wird, wer eine Abschrift des Gutachtens erhalten wird und warum.

Nachdem extreme Traumatisierung auch immer großen Kontrollverlust beinhaltet, soll in allen weiteren Interventionen dem/r Klienten/in möglichst viel und genaue Information zur Verfügung gestellt werden und damit auch das – zumindest subjektive – Gefühl, dieser Situation nicht unkontrollierbar ausgeliefert zu sein. Der zeitliche Rahmen sollte sich auch nach den Bedürfnissen der begutachteten Person richten: über die schrecklichsten und beschämtesten Lebenserfahrungen zu berichten, kostet Überwindung und die möglicherweise durch die Erinnerung ausgelöste Verzweiflung und Trauer braucht Zeit. Pausen und eventuelle Unterbrechungen sollten im Terminplan des/r GutachterIn möglich sein.

Trotz der sorgfältigsten Begutachtung bleibt aber die Möglichkeit, dass diese Befragung zu einer Re-traumatisierung geführt hat, bestehen. Im Idealfall kann in dieser Zeit mit einer Psychotherapie begonnen werden bzw. ist die betroffene Person bereits in Therapie. Dabei ist es günstig, wenn der/die GutachterIn nicht zugleich die/der TherapeutIn ist, da es sonst massive Probleme mit dem Vertrauen auf die Verschwiegenheit des/der TherapeutIn geben kann.

Psychotherapeutische Schwerpunkte in der Arbeit mit Flüchtlingen

Zwei Zugänge sind hier notwendig: zum einen geht es um die Bewältigung der Folterungen; zum anderen haben schwer traumatisierte Menschen immer auch viel zu betrauern.

Trauerbegleitung

Die meisten unser KlientInnen konnten ihre Verstorbenen nicht verabschieden. Um dies nachzuholen, besprechen wir oft über längere Phasen der Therapie die kulturellen Zeremonien, die im Herkunftsland vorgesehen wären und wie dies für den jeweiligen Angehörigen ausgesehen hätte. Die KlientInnen formulieren die Texte für die Inschriften am Grabstein und den Nachruf. Oft steht die Art des Todes als absolut beherrschende Erinnerung an den Verstorbenen im Mittelpunkt. Gelingt es, in der Erinnerung auch wieder die Zeit vor den traumatischen Ereignissen zurückzugewinnen, ist ein Stück Trauerarbeit gelungen.

Ein Beispiel dazu: Eine junge Patientin ist die einzige Überlebende ihrer Kernfamilie. Sie war gerade im Badezimmer als Paramilitärs in das Haus eindrangen. Ihr gelang als einzige der Familie die Flucht, da das Badezimmerfenster auf der gegenüberliegenden Seite des Hauses war. Aus einem nahegelegenen Wald wurde sie Zeugin, wie es zuerst zu einer Schießerei im Haus kam und anschließend ihr Elternhaus völlig niederbrannte. Die Erinnerung an die Mutter und die Geschwister konzentrierte sich monatelang ausschließlich auf diese grauenvollen Minuten. Erst langsam konnte sie sich wieder an die Zeit davor erinnern: an gemeinsame Mahlzeiten, Spiele mit den Geschwistern, Gespräche mit der Mutter.

In der therapeutischen Arbeit wird behutsam versucht, an die Zeit vor dem traumatischen Ereignis zu erinnern und damit dem Grauen der Ermordung etwas entgegenzusetzen. Wenn die Mutter nicht mehr nur in ihrer Todesstunde erinnert werden muss, sondern durchaus auch wieder als die fröhliche Frau, die ihre Kinder umsorgt, ist dies ein wichtiger Schritt in der Trauerarbeit. Die Erinnerung an die Mutter wird langsam wieder positiv besetzt, der Verlust dieser Beziehung kann betrauert werden. Die Erstarrung der Trauer durch die gewaltsamen Todesumstände ist gelöst.

Bearbeitung der Traumatisierung

Zur psychologischen und psychotherapeutischen Arbeit mit der Foltererfahrung ist die enge Zusammenarbeit mit unseren ÄrztInnen unbedingt erforderlich. Vor dem Beginn einer Psychotherapie werden alle unsere KlientInnen daher von unseren ÄrztInnen gesehen. Die körperliche Symptomatik spielt fast immer eine wesentliche Rolle, um Hilfe in der Psychotherapie zu suchen. Wichtig ist es daher, zu klären ob die Schmerzen über die psychische Nicht-Bewältigung hinaus eine physische Ursache haben.

Einer meiner Patienten klagte über massive Rückenschmerzen. Aufgrund seiner Biographie wäre es durchaus verständlich gewesen, dass es hier zu langfristigen organischen Schädigungen gekommen ist. Allerdings hat die sorgfältige medizinsche Abklärung keine körperliche Ursache für diese Schmerzen ergeben und auch physikalische Therapien brachten keine Besserung. In der Psychotherapie konnten wir schließlich herausarbeiten, dass er unter der Last seiner Geschichte schwer zu tragen hat und diese „seinen Rücken krümmt". Sehr langsam beginnt er in der Therapie, diese Lasten zu benennen und wagt es, sie sich anzusehen, auch wenn dies erneut mit großen Schmerzen und Trauer verbunden ist. Die Folter war ein so ungeheuerliches Erlebnis, dass die im Alltag erprobten Bewältigungsstrategien vollkommen wirkungslos sind. „Die Schmach der Vernichtung lässt sich nicht austilgen ... Darüber blickt keiner hinaus in eine Welt, in der das Prinzip Hoffnung herrscht. Der gemartert wurde, ist waffenlos der Angst ausgeliefert" schrieb Jean Amery (1988, S. 58) in seiner Reflexion über die Folter, die er selbst im NS-Regime erlitten hatte. Unsere psychotherapeutische Arbeit setzt ein mit einem „Trotzdem.." Es geht darum die Angst langsam zu bewältigen und die Schmach an die zurückzugeben, die sie verursacht haben: die, die gefoltert und getötet haben.

Der Raum der Therapie ist oft der erste Raum seit dem Gefängnis und der Flucht, in dem unsere KlientInnen ein wenig zur Ruhe kommen können. Es ist oft der erste Raum, in dem die Angst keinen Zutritt hat. Von dieser Position aus kann langsam der Weg in eine angstfreiere Gegenwart zurückgewonnen werden. Die therapeutische Beziehung ist ein Modell, wie die von anderen Menschen zutiefst Verletzten wieder Vertrauen lernen. Der Aufbau dieser Beziehung dauert mitunter Monate und braucht auch unkonventionelle Wege. Ein Schritt dabei ist, dass wir den KlientInnen in der ersten Therapiesitzung die Möglichkeit einräumen, auch Fragen an uns TherapeutInnen (und wenn anwesend auch an den/die ÜbersetzerIn) zu stellen. Die KlientInnen fragen wenig, und wenn, geht es meistens um politische Positionen. Trotzdem gibt dieses Angebot die Sicherheit als gleichwertiger Mensch behandelt zu werden und nicht erneut einer unüberschaubaren Situation ausgesetzt zu sein. Die KlientInnen dürfen sich auch ihren Platz selbst aussuchen und den Raum – im gewissen Rahmen – verändern. Z.B. fand ein Klient das Sonnenlicht unerträglich und zog die Vorhänge vor, sodass wir im Dämmerlicht saßen.

Folter bedeutet absoluten Kontrollverlust, daher ist es in der Arbeit mit diesen Menschen notwendig, ihnen möglichst viel Autonomie einzuräumen. Abgeschlossen kann die psychologische und psychotherapeutische Arbeit in Hemayat dann werden, wenn Beziehungen erneuert und neu aufgebaut werden konnten und auch Strategien für ein Leben in Österreich bereits praktisch umgesetzt werden. Z.B. war für eine junge Frau das Ende der Therapie gekommen, als sie in Österreich eine Berufsausbildung beginnen konnte. Zu diesem Zeitpunkt war sie bereits seit vier Monaten mit einem Mann befreundet, den sie in Österreich kennen gelernt hatte. Wir sind zuversichtlich, dass ihr Lebensweg sich günstig entwickeln wird. Trotzdem bleibt unser Angebot, dass sie zurück in Psychotherapie kommen kann, aufrecht. Retraumatisierungen sind nach wie vor möglich. Aber die junge Frau hat inzwischen gelernt, die Angst besser zu kontrollieren und weiß auch, wo sie Hilfe bekommt, wenn sie sie braucht.

Schlussbemerkungen

Abschließend möchte ich noch auf die wichtige Rolle der Psychologie in der aufklärenden Arbeit gegen Folter hinweisen: Eine Arbeitsgruppe der WHO hat Folter wie folgt definiert:

„Die zwischenmenschliche Verhängung bedeutender, vermeidbarer Schmerzen und Leiden durch eine organisierte Gruppe entsprechend einer erklärten oder angewandten Strategie und/oder eines Ideen- oder Beziehungssystems. Sie umfasst jede gewalttätige Handlung, die für allgemeine menschliche Maßstäbe nicht akzeptierbar ist und die mit den Gefühlen des Opfers zusammenhängt" (Corvalan, 1989). Folter ist keine Naturgewalt und daher nicht außerhalb des Menschlichen angesiedelt – es handelt sich um die, meiner Meinung nach, grausamste Form der menschlichen Destruktion gegenüber anderen Menschen. Die Formen der Folter nutzen auch Ergebnisse der psychologischen Forschung, wie zum Beispiel Deprivationstechniken.

Folter ist nicht akzeptierbar – ein politischer Auftrag, der sich vor allem an uns, die wir nicht Betroffene sind, richtet. Folter muss weltweit geächtet werden. Dort wo Menschen bereits Folter erlitten haben, sollen die Betroffenen vor weiteren Retraumatisierungen geschützt werden. Das heißt speziell im neuen Europa einen behutsameren und achtsameren Umgang mit Flüchtlingen – wer Schutz braucht, muss ihn auch wirklich bekommen. Wer psychologische oder psychotherapeutische Hilfe braucht, sollte sie so rasch und so unbürokratisch wie möglich erhalten.

Literatur

Amery J (1988) Jenseits von Schuld und Sühne. Bewältigungsversuche eines Überwältigten. Deutscher Taschenbuchverlag, München
Corvalan C (1989) Folter und die Folgen. In: Schulz-Hageleit P (Hrsg) Alltag Macht Folter. Elf Kapitel über die Verletzung der Menschenwürde, Düsseldorf
Haenel F (2002) Zur Bedeutung der Psychiatrie in der Therapie von Folterüberlebenden oder Braucht eine Behandlungseinrichtung für Folteropfer einen Psy-

chiater? In: Brick A et al (Hrsg) Das Unsagbare. Die Arbeit mit Traumatisierten im Behandlungszentrum für Folteropfer Berlin. Springer, Berlin Heidelberg
New York Tokyo, S 173–186

Herman J (1992, 1997) Trauma and recovery. The aftermath of violence – from
domestic abuse to political terror. Basis Books, New York

Hemayat – Verein zur Betreuung von Folter- und Kriegsüberlebenden. Engerthstraße 161–163/4 St., A-1020 Wien, Tel. und Fax: 0043/1/216 43 06

Keilson H (1979) Sequenzielle Traumatisierung bei Kindern. Enke, Stuttgart

Lueger-Schuster B (Hrsg) (1996) Leben im Transit. Über die psychosoziale Situation von Flüchtlingen und Vertriebenen. WUV-Universitätsverlag, Wien

Preitler B (1998) Extreme Gewalt erzeugt extreme Traumatisierungen – Krisenintervention und Psychotherapie mit Folterüberlebenden in Hemayat (Wien).
In: Pulverich G (Hrsg) Gewalt – Möglichkeiten Psychologischer Interventionen. 6. Brixener Tage für Psychologen der Arbeitsgemeinschaft Deutschsprachiger Psychologenverbände. Deutscher Psychologen Verlag GMBH, Bonn
Heidelberg New York Tokyo, S 64–69

Preitler B (2002) Kriegs- und Folterverletzungen der Seele. Psychotherapeutische
Betreuung von Folter- und Kriegsüberlebenden bei Hemayat. In: Ottomeyer
K, Peltzer K (Hrsg) Überleben am Abgrund. Psychotrauma und Menschen-
rechte, Drava, Klagenfurt, S 171–186

Der Stellenwert der Psychologie in der Suchtbehandlung

Senta Feselmayer und **Wolfgang Beiglböck**

Historische Entwicklung

Die Geschichte der psychologischen Behandlung von Suchterkrankungen ist in Österreich wohl untrennbar mit der Anerkennung der „Trunksucht" als Erkrankung durch den Obersten Sanitätsrat im Jahre 1953 – also ebenfalls vor genau 50 Jahren – verbunden. Vorsitzender des Sanitätsrates war zu jener Zeit der Psychiater Hans Hoff, der sich vehement für die Errichtung separierter Trinkerheilstätten aussprach, in die nur behandlungswillige Freiwillige aufgenommen werden sollten. Er war es auch, der sich für die Errichtung der ersten stationären Behandlungseinrichtung Österreichs in Wien-Kalksburg einsetzte (vgl. Eisenbach-Stangl, 1991). Dementsprechend war die Behandlung der Suchterkrankungen in Österreich – im Gegensatz zu Deutschland – lange Zeit vorwiegend von Psychiatern und Ärzten geprägt.

Eine wesentliche Erweiterung erfuhr der Bereich der Suchtbehandlung im Rahmen der Verbreitung illegalisierter Drogen seit den 70er Jahren (vgl. Springer at al., 1994). Mit dem Ausbau ambulanter v.a. niedrigschwelliger Behandlungsangeboten kam es hier zu einer, im Vergleich zur Anzahl der Alkoholkranken, unverhältnismäßig vermehrten Angebot von Arbeitsmöglichkeiten in diesem Berufsfeld, das allerdings von Psychologen anfänglich nur mäßig genutzt wurde. Dem mehrdimensionalen Charakter der Suchterkrankung entsprechend ist spezialisierte Suchttherapie multiprofessionell und interdisziplinär ausgerichtet. Die Anerkennung dieses Umstandes hat z.B. dazu geführt, dass sich der Anteil der Psychologen in Suchtbehandlungseinrichtungen – auch unter Berücksichtigung der gestiegenen Bettenanzahl – seit Ende der 70er Jahre vervielfacht hat.

Der Beitrag der Psychologie in Suchtforschung und -behandlung

Psychologische Theorien stellen neben neurobiologischen Theorien und Modellen die momentane Basis der Suchtforschung und -behandlung dar. Tretter (2001, S. 10) sieht den Stellenwert der Psychologie in der Suchtarbeit in zumindest 3 Bereichen:

1. „Zentrale Bereiche sachkundiger Suchtarbeit beruhen auf einem psychologischen Fundament" – begonnen von der Motivationsforschung über die Diagnostik bis zur Entwicklung evaluierter therapeutischer Methoden.
2. „Suchtforschung rekurriert ganz wesentlich auf psychologische Forschungskompetenz" – Wenn man die wesentlichen wissenschaftlichen Veröffentlichungen zum Thema Sucht – abgesehen jenen mit medizinisch/biologischem Hintergrund – verfolgt, so wird man erkennen, dass von Designplanung über Konstruktauswahl bis zur Auswahl geeigneter statistischer Verfahren kaum eine ohne psychologisches „Know-how" auskommt.
3. „Die psychologische Theorienbildung hat entscheidend zum gegenwärtigen Suchtverständnis und zur Hinterfragung empirisch ungeprüfter Dogmen beigetragen…"

Der Stellenwert der psychologischen Theorien im Suchtbereich wird jedoch selten als solcher wahrgenommen und auch nicht genügend kommuniziert. Daher sollen sie an dieser Stelle zumindest kurz aufgelistet werden. Die Entwicklung psychologischer Theorien der Suchtentstehung bzw. Suchtbehandlung haben zwar – v.a. was Auswirkungen auf psychomotorische und kognitive Funktionen betrifft – schon in der Mitte des 19. Jahrhunderts begonnen. Die wesentlichen Beiträge dazu erfolgten jedoch erst seit den 40er bzw. in Europa seit den 50er Jahren des vorigen Jahrhunderts – sieht man von der Psychoanalyse (vgl. Lürssen, 1976) und einigen wenigen Ansätzen vor dem 2. Weltkrieg ab (vgl. Klatt, 1932).

Neben den Modellen die auf Basis der Lerntheorie entwickelt wurden, haben sich in den letzten Jahrzehnten v.a. auch kognitive und sozialpsychologische Modelle etabliert, wobei die Tendenz in Richtung transtheoretischer Modelle geht (vgl. dazu u.a. Lindenmeyer, 1999 und Leonard et al., 1999 sowie Beiglböck et al., 2000).

Außer durch Lernen am Erfolg und durch klassische Konditionierung kann sich Sucht auch durch Lernen am Modell entwickeln. Der Erfolg und damit die operante Konditionierung kann dadurch entstehen, dass die Drogenwirkung als z.B. spannungslösend und enthemmend erlebt wird. Genauso aber kann bereits die in unserer Kultur mit dem Alkoholkonsum verbundene gesellschaftliche Anerkennung einen positiven Verstärker darstellen. Die Klassische Konditionierung dient u.a. mittlerweile nicht nur als Erklärung für das Auftreten von Entzugserscheinungen (situative Stimuli als Auslöserreiz oder introceptive Stimuli, die früheren Entzugserscheinungen ähneln) und Craving, sondern erfahren in den letzten Jahren im Bereich der „cue exposure"-Therapie auch in Kombination mit Biofeedback neue Bedeutung. Das klassische Konditionieren gilt auch als ein Erklärungsmodell für die deutlich reduzierten Selbstwirksamkeitserwartungen bei Suchtkranken, die in der Therapie besonderer Beachtung bedürfen.

Das Lernen am Modell ist derzeit weniger als direktes Nachahmen des elterlichen Trinkverhaltens zu sehen als in der Übernahme von Erwartungshaltungen. Smith (1994) konnte zeigen, dass die Erwartung des Kindes an die verstärkende, positive Wirkung des Alkohols einen hohen Zusammenhang mit einem späteren problematischen Trinken aufweist. Diese Erwartungshaltungen werden vornehmlich in der Familie erlernt und können auch psychodiagnostisch erfasst werden (Frank et al., 1999). Dies ist nicht nur für die Prävention von entscheidender Bedeutung, sondern auch für die Behandlung. Entsprechende Untersuchungen haben ergeben, dass Alkoholkranke mit hohen positiven Erwartungen – gemessen am Ende ihrer Therapie – wesentlich rückfallgefährdeter sind als Patienten mit weniger positiv ausgeprägten Alkoholerwartungen.

Im Bereich der kognitiven Theorien kommt vor allem den Ansätzen des kognitiven Suchtmodelles von Beck (1997) besondere Bedeutung zu. Wesentliche kognitive Mechanismen in diesem Zusammenhang sind neben der Dissonanztheorie Attributionsmechanismen: Bezüglich einer angenommenen Dimension „Kontrollüberzeugung" lassen sich Personen danach unterscheiden inwieweit sie Ereignisse ihres Lebens als durch ihr eigenes Verhalten determiniert oder als von äußeren Bedingungen bestimmt erleben. Diese aus frühen Erfahrungen in Rahmen des sozialen Lernens entstandenen Kontrollüberzeugungen lassen sich als generalisierte Erwartungshaltungen auffassen. Die Attributionstheorie geht davon aus, dass Alkoholkranke dazu neigen ihren Alkoholkonsum eher external zu attribuieren (vgl. Krampen et al., 1978). Das heißt, dass sie die Ursachen für ihr Trinken externen, von ihnen nicht kontrollierbaren Faktoren zuschreiben.

Psychologische Modelle orientieren sich aber im Sinne der multifaktoriellen Genese der Suchterkrankung nicht nur an intrapsychischen Gegebenheiten, sondern auch an interpsychischen und letztendlich systemischen Bedingungen (vgl. Feselmayer et al., 1991; Tretter, 1998; Schwertl et al., 1998).

Compliance und Behandlungsbereitschaft waren von jeher wesentliche und oft strapazierte Begriffe in der Suchtbehandlung. Erst psychologische Theorien konnten konkrete Handlungsanweisungen liefern. Die wesentliche psychologische Theorie bzw. das wesentlichste Theoriengebäude wurde als transtheoretisches Modell von Prochaska und DiClemente 1986 beschrieben. Dieses Modell geht von der Annahme aus, dass sich Menschen mit einer Abhängigkeit zu unterschiedlichen Zeitpunkten in unterschiedlichen Phasen der Auseinandersetzung mit ihrem Problem befinden. Die unterschiedlichen Phasen können im Wesentlichen diagnostisch erfasst werden (Haslinger et al., 2001), wobei die Autoren für jede Phase geeignete und evaluierte Interventionen beschreiben (vgl. Feselmayer et al., 2001).

Aus der Vielfalt der wissenschaftlich begründeten psychologischen Theorien wird deutlich, dass Suchtbehandlung ein genuines Feld psychologischer Behandlung darstellt. Suchtbehandlung muss nicht nur multiprofessionell sein, sondern bedarf eines breiten multitheoretischen psychologischen Behandlungsansatzes und nicht nur einer schulengebundenen Psychotherapie.

Die österreichische Suchtpsychologie im gesellschaftlich-beruflichen Umfeld

Die Arbeits- und Betätigungsfelder für Psychologen haben in diesem Bereich wie oben ausgeführt deutlich zugenommen. Psychologen arbeiten nicht nur in den klassischen Behandlungsfeldern wie z.B. in Suchtkliniken, sondern auch in einer Vielzahl ambulanter Einrichtungen. Die Arbeitsfelder für Psychologen wären also breit gefächert. Was die Arbeitsmöglichkeiten betrifft sind neue Tätigkeitsfelder aufzutun, da im Klinischen Bereich aufgrund des niedrigen Durchschnittsalters der Psychologen der Markt weitgehend gesättigt ist.

Durch das neue Suchtmittelgesetz besteht z.B. im Bereich der sogenannten „Gesundheitsbezogenen Maßnahmen" im Rahmen von gerichtlichen Verfahren die Möglichkeit – bei geeigneter Qualifikation – psychologische Behandlung anzubieten. Neben der ärztlichen Überwachung des Gesundheitszustandes und Behandlung stellt auch die klinisch-psychologische Beratung und Betreuung neben der Psychotherapie einen wesentlichen Bestandteil dieser Maßnahmen dar. Die diesbezüglichen Einrichtungen müssen vom Bundesministerium für Arbeit, Gesundheit und Soziales anerkannt und zertifiziert werden (§ 15 SMG). Derzeit erarbeitet das Ministerium im Zusammenarbeit mit dem österreichischen Bundesinstitut für Gesundheit (ÖBIG) Ausbildungsrichtlinien für in derartigen Einrichtungen arbeitende Berufsgruppen aus. Der BÖP ist in diesem Gremium vertreten und plant entsprechende Schulungen anzubieten.

Ebenso stellt die Prävention ein ureigenes Interventionsfeld für Psychologen dar, die auch das geeignete theoretische und wissenschaftliche Rüstzeug mitbringen würden. Die Beteiligung von Psychologen an Präventionsmaßnahmen muss aber derzeit noch als eher gering betrachtet werden (vgl. Beitrag von Uhl in diesem Buch).

Ein in Österreich generell noch massiv tabuisiertes und nicht bearbeitetes Feld ist die große Gruppe der Kinder von Suchtkranken. Immerhin leben in Österreich 250.000 Kinder in Familien mit zumindest einem suchtkranken Elternteil. Behandlungs- und Präventionskonzepte fehlen hier weitgehend. Es existieren nur wenige Initiativen. Es wäre wünschenswert wenn sich die Psychologie auch den ihr zustehenden Platz verschaffen würde.

Ein Problem scheint aber unserer Erfahrung nach darin zu bestehen, dass Suchtkranke in der freien Praxis nicht immer nach den Erkenntnissen der modernen Suchtforschung behandelt werden bzw. als Patienten abgelehnt werden. Ein Grund mag darin liegen, dass die Suchterkrankung nicht als eigene Erkrankung erkannt wird und vorwiegend an der Grundstörung – wie Ängste, Unsicherheiten, Depressionen etc ... – gearbeitet wird. Beide Störungsbilder beeinflussen sich jedoch wechselseitig; wird die Behandlung der Suchterkrankung übersehen, sind die Krankheitsverläufe mit häufigen Rückfällen oft schwierig und wenig erfolgversprechend. Eine profunde Ausbildung wäre wohl angebracht, wird aber oft nicht angeboten oder nicht angenommen.

Ausblick

Tretter (2001) sieht eines der Probleme der Suchtpsychologie in der Aus-, Fort- und Weiterbildung. Er bedauert, dass in den universitären und außeruniversitären Aus- und Fortbildungseinrichtungen die Suchtpsychologie unterrepräsentiert ist bzw. dass kein suchtbezogenes Weiterbildungsangebot für Psychologen existiert. (Dies gilt in Österreich wohl auch für die Psychotherapeutenausbildung, was unserer Erfahrung auch zu einigen Kunstfehlern in diesem Bereich führen kann.) Diese Situation ist zwar teilweise für Österreich zu übernehmen, aber immerhin sind auf universitärer Ebene (z.B. in Wien) in den letzten Jahren Aktivitäten gesetzt worden, die es zumindest ermöglichen, dass die Suchtpsychologie in Ansätzen auf universitärem Boden vertreten ist – so diese ersten Ansätze nicht der momentanen Ideologie der Budgetkonsolidierung zum Opfer fallen. Auch auf außeruniversitärer Ebene wurde zumindest vom Berufsverband österreichischer Psychologinnen und Psychologen Seminare mit suchtpsychologischem Inhalt in das Curriculum für Klinische

PsychologInnen und GesundheitspsychologInnen aufgenommen. Im Bereich der Weiterbildung herrscht in Österreich die merkwürdige Situation, dass Fortbildungsangebote der Fortbildungsakademie des BÖP für PsychologInnen nicht angenommen werden, während Ausbildungen für psychologische Laien zum „Suchtberater" geradezu boomen. Es steht zu befürchten, dass hier wieder einmal eine Chance vertan wird und später das große Jammern ausbricht.

Weiters führt Tretter (2001) an, dass diskussionswürdige Entwicklungen im Suchtbereich, wie z.B. Anti-Craving-Therapien nicht in einem Ausmaß, wie es den wissenschaftlichen Möglichkeiten der Psychologen entsprechen würde, mit Vertretern der Suchtpsychologie diskutiert werden. Er geht davon aus, dass „Ergebnisse und Ansätze der Psychologie in der Öffentlichkeit aber auch bei gesundheitspolitischen Problemstellungen (z.B. heroingestützte Behandlung), Forschungsausschreibungen und Anhörungen zu wenig rezipiert (werden)" (Tretter, 2001, S. 10). In der BRD wurde versucht durch die Gründung einer „Deutschen Gesellschaft für Suchtpsychologie" (siehe: www.suchtpsychologie.de) diesem Umstand entgegenzuwirken. Obwohl die Anzahl der österreichischen SuchtpsychologInnen für die Gründung einer derartigen Organisation zu gering ist, können deren Ziele wohl auch für Österreich gelten:

– Das neue Fach Suchtpsychologie wissenschaftlich fundieren und für die Praxis nutzbar machen
– Den Dialog zwischen Forschung und Praxis … vertiefen und intensivieren
– Die Aus- und Weiterbildungssituation in Suchtpsychologie (einschließlich Psychotherapie) verbessern
– Im Bereich der ambulanten psychologischen Suchttherapie die Kompetenz zur Suchtbehandlung stärken und weiterentwickeln
– Der Suchtpsychologie stärkere Anerkennung … bei politischen und gesellschaftlichen Entscheidungsträgern verschaffen und die Suchtpsychologie damit in gesellschaftspolitische Entscheidungsprozesse, die Suchtprävention und Suchtbehandlung betreffen, einbinden
– Die psychologische Suchtforschung verstärken und ausbauen
– Den fachlichen Austausch durch Fachtagungen und Kongresse fördern
– Den Austausch mit Kolleginnen und Kollegen anderer Disziplinen pflegen und fördern sowie den fachlichen Diskurs im internationalen Bereich vertiefen.

An sich wären Psychologen – v.a. Klinische und Gesundheitspsychologen – aufgrund ihrer breiten Ausbildung und der Tatsache, dass ein Großteil der relevanten Suchtentstehungstheorien auf psychologischen Theorien fußen, für Tätigkeiten im Bereich der Suchtbehandlung und Suchtprävention bestens geeignet. Umso bedauerlicher ist es aus standespolitischer Sicht, dass sich nur wenige KollegInnen mit der Suchtpsychologie beschäftigen und anderen Berufsgruppen oft den Vortritt lassen. Es steht zu hoffen, dass die nicht nur gesetzlichen Entwicklungen der letzten Jahre zu einem vermehrten Engagement der Psychologenschaft in diesem Bereich führen werden.

Literatur

Beck AT, Wright FD, Newman CF, Liese BS (1997) Kognitive Therapie der Sucht. Weinheim, Beltz

Beiglböck W, Feselmayer S (2000) F10-Störungen durch Alkohol. In: Beiglböck W, Feselmayer S, Honemann E (Hrsg) Handbuch der klinisch-psychologischen Behandlung. Springer, Wien New York

Eisenbach-Stangl I (1991) Eine Gesellschaftsgeschichte des Alkohols. Campus Vlg., New York Frankfurt

Feselmayer S, Beiglböck W (1991) Kranker Mensch – Krankes System. Charakteristische Systemkonstellation bei Suchtkranken, In: Wanke K, Bühringer G (Hrsg) Grundstörungen der Sucht. Springer, Berlin Heidelberg New York Tokyo

Feselmayer S, Beiglböck W (2001) Motivationsarbeit und therapeutische Grundhaltungen. Wr.Z.f. Suchtforschung 24: 2

Frank H, Puhm A, Bauer W, Mader R (1999) Alkoholbezogene Erwartungen, Einstellungen und Alkoholkonsum bei Jugendlichen und Erwachsenen. Wr.Zf.f. Suchtforschung 22: 4

Haslinger S, Beiglböck W (2001) Phasen der Veränderungsbereitschaft und Veränderungsprozesse bei Alkoholabhängigen in Therapie. Wr.Z.f. Suchtforschung 24: 2

Klatt G (1932) Psychologie des Alkoholismus. Carl Marhold Verlagsbuchhandlung, Halle a.S

Krampen G, Nispel L (1978) Zur subjektiven Handlungsfreiheit von Alkoholikern. Z.f.klin. Psychologie 7, Hogrefe, Göttingen

Leonard KE, Blane HT (Ed) (1999) Psychological Theories of Drinking and Alcoholism. Guilford Press, New York London

Lindenmeyer J (1999) Alkoholabhängigkeit. Hogrefe, Göttingen Bern Toronto Seattle

Lürssen E (1976) Das Suchtproblem in neuerer psychoanalytischer Sicht. In: Eicke T (Hrsg) Psychologie des 20. Jahrhunderts, Band 2. Kindler, München

Prochaska JO, DiClemente CC (1986) Toward a comprehensive model of change. In: Miller WR et al (eds) Treating addictive behaviors: processes of change. Plenum Press, New York

Schwertl W, Emlein G, Staubach ML, Zwingmann E (1998) Sucht in Systemischer Perspektive. Vandenhoek & Ruprecht, Göttingen

Smith GT (1994) Psychological expectancy as mediator of vulnerability to alcoholism. Ann NY Acad of Sc 708, New York

Springer A, Feselmayer S, Burian W, Eisenbach-Stangl I, Lentner S, Marx R (1994) (Hrsg) Suchtkrankheit. Das Kalksburger Modell und die Entwicklung der Behandlung Abhängiger. Festschrift für Rudolf Mader zum 60. Geburtstag. Springer, Wien New York

Tretter F (1998) Ökologie der Sucht. Hogrefe, Göttingen Bern Toronto Seattle
Tretter F (2001) Systemisch-kybernetische Modellansätze der Psychologie der
    Sucht. In: Tretter F, Müller A (Hrsg) Psychologische Therapie der Sucht.
    Hogrefe, Göttingen Bern Toronto Seattle
Tretter F, Müller A (2001) (Hrsg) Psychologische Therapie der Sucht. Hogrefe,
    Göttingen Bern Toronto Seattle
www.suchtpsychologie.de

Notfallpsychologie in Österreich

Clemens Hausmann

Die Notfallpsychologie ist einer der jüngsten und zugleich aktuellsten Bereiche der Psychologie. In ihr überschneiden sich theoretische Forschung und praktische Interventionen, Prävention und Behandlung, Einzel- und Gruppensetting, kurz- und langfristige Perspektiven sowie unterschiedliche Arbeitshaltungen und Organisationskulturen.

Die psychischen Folgen von Notfällen und Traumatisierung werden von Psychologen, Psychotherapeuten und verschiedene Forschergruppen seit Jahrzehnten untersucht und behandelt. Eine breitere Öffentlichkeit nimmt die psychischen Folgen von traumatischen Ereignissen jedoch oft erst nach kollektiven Katastrophen und besonders dramatischen Vorfällen wahr. Seit Ende der 1990er Jahre geraten auch die Folgen sogenannter „individueller Katastrophen" – Unfälle, sexuelle und physische Gewalt, plötzliche schwere Krankheit, Familientragödien, plötzlicher Kindstod, Überbringung einer Todesnachricht – mehr und mehr ins öffentliche Bewusstsein.

Bereiche der Notfallpsychologie

Die Notfallpsychologie beschäftigt sich mit dem Erleben und Verhalten während und nach Notfallsituationen. Dabei geht es einerseits um konkrete Interventionen, die die betroffenen Personen und Gruppen bei der Aufrechterhaltung bzw. Wiedererlangung ihrer psychischen Stabilität unterstützen, und andererseits um wissenschaftliche Erklärungsmodelle bezüglich der auftretenden Symptome und Störungen sowie der Wirksamkeit der Interventionen. Der theoretische Bereich, die Psychotraumatologie, ist definiert als die allgemeine Lehre der psychischen Traumafolgen. In den Bereich der praktischen Notfallpsychologie fallen die konkreten Interventionen für Betroffene.

Tabelle 6. Die Bereiche der Notfallpsychologie

A. Theoriebildung (Psychotraumatologie)	B. Interventionen (praktische Notfallpsychologie)
1. Forschung bezüglich Traumatisierung und ihren Folgen 2. Entwicklung und Evaluation von Interventionen 3. Formulierung von Versorgungs- und Interventionsstandards	1. notfallpsychologische Akuthilfe 2. psychologische Stabilisierung 3. individuelle Weiterbetreuung und Behandlung 4. Information und Schulung

C. Psychohygiene

Nicht jeder Notfall bewirkt eine psychische Krise. Tatsächlich kann ein Großteil der Betroffenen – mit Unterstützung – den Notfall und seine Folgen verarbeiten und mittelfristig überwinden. Nach dem anfänglichen Schock beginnen die individuellen Bewältigungsmechanismen zu greifen. Der/die Betroffene kann die Ereignisse rund um den Notfall einordnen und innerlich verarbeiten sowie die verschiedenen Folgeprobleme nach und nach bewältigen.

Bei Notfällen, die die Bewältigungsmöglichkeiten des Betroffenen überfordern, kann es jedoch zu psychischer Dekompensation („Nervenzusammenbruch") und zu psychischen Störungen kommen. Das gleiche gilt, wenn die Bewältigungsmechanismen aufgrund anderer Belastungen bereits geschwächt oder bisher nur ungenügend ausgebildet waren. Die Symptome können während oder unmittelbar nach dem Notfall, aber auch erst Tage, Wochen oder sogar Monate später auftreten. Neben der häufig genannten Posttraumatischen Belastungsstörung (PTBS) sind nach traumatischen Ereignissen insbesondere Angststörungen, Depression, Suizidalität, Probleme in der Partnerschaft, sexuelle Störungen, Alkohol-, Medikamenten- und Drogenmissbrauch sowie Herz-Kreislauf-Erkrankungen, chronische Schmerzen, Somatisierungsstörungen und allgemeine körperliche Beschwerden zu beobachten. Aufgrund der Schwere der Symptome ist eine psychologische Unterstützung bzw. Behandlung in vielen Fällen unverzichtbar.

Notfallpsychologie ist mehr als nur Akutpsychologie und Krisenintervention. Viele Betroffene brauchen darüber hinaus kontinuierliche Unterstützung oder auch Behandlung. Notfallpsychologische Interventionen setzen oft weit vor dem Auftreten manifester psychischer Störungen ein, die mit klinisch-psychologischen oder psychotherapeutischen Mitteln behandelt werden müssen. Die Verschränkung von präventiven und kurativen Elementen ist charakteristisch für die Notfallpsychologie.

Geschichtliche Entwicklung

Die Untersuchung und Behandlung von traumatisierten Personen hat ihre Anfänge im 19. und erstreckt sich über das ganze 20. Jahrhundert. Psychotraumatologische Fragestellungen wurden zuerst im Rahmen der Medizin, dann der Psychiatrie untersucht. Ab Mitte des 20. Jahrhunderts verlagerte sich der Schwerpunkt weiter in Richtung einer interdisziplinären Krisenintervention und führte schließlich zu einer Spezialisierung der Professionen und u.a. zur Ausbildung einer spezifischen Notfallpsychologie.

Militär, Krieg

Kriege und die Auswirkungen von Belagerungen, Grabenkämpfen, Trommelfeuer etc. gehörten zu den ersten Gebieten, in denen im heutigen Sinn notfallpsychologische Erhebungen durchgeführt und Interventionen versucht wurden. Während des 1. und 2. Weltkriegs traten bei Soldaten aller Kriegsparteien zahlreiche Symptome wie Zittern, vorübergehende Lähmungen, unkontrollierte Affekte sowie Apathie bis hin zu Stupor auf. Erste Behandlungsversuche von Psychiatern, die diese Symptome nicht als Simulation, sondern als Folge von Traumatisierung auffassten, brachten z.T. überraschende Erfolge.

Die Erfahrungen des Vietnamkriegs und die gravierenden psychischen und sozialen Auffälligkeiten, die viele amerikanische Soldaten nach ihrer Rückkehr zeigten, lenkten die Aufmerksamkeit auf die Notwendigkeit einer entsprechenden Betreuung dieser traumatisierten Personen. Sie trugen bei zur Aufnahme der Posttraumatischen Belastungsstörung (PTBS, engl. PTSD) in das Diagnosemanual der American Psychiatric Association (DSM) sowie in das Klassifikationssystem psychischer Störungen der Weltgesundheitsorganisation (ICD). Damit wurden die Symptome und Leidenszustände quasi offiziell als behandlungswürdige Störung – und nicht als Simulantentum – anerkannt. Das erleichterte wesentlich den Aufbau und die Finanzierung von Präventions- und Behandlungseinrichtungen.

Die frühen notfallpsychologischen Interventionsformen wurden u.a. in Israel aufgegriffen und weiterentwickelt. Während es anfangs vor allem um eine möglichst rasche Rückkehr der traumatisierten Soldaten zum Dienst bzw. an die Front ging, stand später auch eine längerfristige Prävention der Posttraumatischen Belastungsstörung im Vordergrund.

Seit den 1990er Jahren gehören spezifisch notfallpsychologische Maßnahmen als Teil der Heerespsychologie in vielen Ländern, darunter auch in Österreich, zum militärischen Standard, mit umfangreichen Erfahrungen bei friedenssichernden Auslandseinsätzen, Katastrophen- und Hilfseinsätzen, aber auch bei Gefechten und Kriegshandlungen.

Folter, Vertreibung

Lange Jahre hindurch verstand man unter Psychotraumatologie vor allem die wissenschaftliche Beschäftigung mit den Folgen von KZ-Haft, Folter und Verfolgung. Psychologen. Psychiater und Psychotherapeuten der unterschiedlichsten Richtungen versuchten, die Opfer der Nationalsozialisten, aber auch der kommunistischen Regimes und verschiedener Militärdiktaturen in der Aufarbeitung ihrer traumatischen Erfahrungen und bei ihrer Neuorientierung zu unterstützen. Die Therapien von Opfern des Holocaust zeigten, wie lange die Traumatisierung bei vielen Betroffenen nachwirkt. Zugleich wurden dabei wichtige Erkenntnisse bezüglich schützender Faktoren, individueller Selbstheilungskräfte und psychischer Stabilität gewonnen.

Mit den Kriegen im ehemaligen Jugoslawien kam in den 1990er Jahren eine neue große Herausforderung auf die psychosozialen Helferinnen und Helfer in der Flüchtlingsbetreuung zu. Einer breiten Schicht der Bevölkerung wurde die Notwendigkeit notfallpsychologischer Betreuung unmittelbar bewusst. Die Welle der Hilfsbereitschaft erfasste damals Psychologen, Psychotherapeuten und viele andere, die sich um eine angemessene Unterbringung, Versorgung und Betreuung kümmerten. In Österreich entstanden dabei u.a. die Voraussetzungen zur Gründung des Notfallpsychologischen Dienstes Österreich (NDÖ).

Die kontinuierliche psychologisch-psychotherapeutische Betreuung von traumatisierten Flüchtlingen und Vertriebenen wird gegenwärtig häufig von speziellen Vereinen geleistet. Die Betreuung leidet jedoch unter den oft ungesicherten Bedingungen der Betroffenen und der Betreuung. Der Kontakt einzelner Behördenvertreter mit den Flüchtlingen kann zu massiven Retraumatisierungen führen. Diese widrigen Umstände, die die gesellschaftliche Abwehr von Trauma und Flucht widerspiegeln, erschweren die Betreuung von Flüchtlingen und Vertriebenen.

Sexuelle Gewalt, Verbrechensopfer

Gegen Ende des 19. Jahrhunderts formulierten Janet und Freud die Hypothese, dass bestimmte Symptome, die man damals unter dem Begriff Hysterie zusammenfasste, auf sexuelle Traumatisierung und Missbrauch in der Kindheit zurückzuführen seien. Diese Theorien warfen ein erstes grelles Licht in einen bis dahin praktisch völlig tabuisierten Bereich.

Sexuelle Gewalt, vor allem an Frauen und Minderjährigen, wurde in den folgenden Jahrzehnten wiederholt aufgegriffen und sanktioniert. In oftmals demütigenden Verfahren waren es immer wieder die Opfer, die belegen sollten, dass ihre körperlichen und psychischen Symptome erstens nicht eingebildet waren und zweitens ihre Ursache in der sexuellen Gewalt der Täter hatten und nicht in einer besonderen „Empfindlichkeit" oder einem Defizit.

Die jahrzehntelangen Anstrengungen der Frauenbewegung sowie der einschlägigen Forschung hatten Erfolg. Der Umgang der Öffentlichkeit und auch der Behörden mit den Opfern sexueller Gewalt hat sich gewandelt, auch wenn ein angemessener Umgang mit Traumatisierten leider noch nicht überall gewährleistet ist.

Die psychologische Betreuung von Verbrechensopfern nach Überfällen (auf Einzelpersonen, Banken u.a.), Gewaltakten und tätlichen Angriffen, Entführungen, Terroranschlägen etc. ist in Einzelfällen gewährleistet. Der Schwerpunkt liegt dabei oft auf psychotherapeutischer Behandlung von Folgestörungen (PTBS, Angststörungen, Depression). Die zusätzlich notwendige sekundäre Prävention im Sinne von psychologischen Stabilisierungsmaßnahmen kurz nach dem Verbrechen steckt vielerorts noch in den Anfängen.

Katastrophen, Großschadensereignisse

Unzählige Katastrophen und Unglücksfälle führten seit dem Ende des 19. Jahrhunderts zu Versuchen, die Betroffenen in der Verarbeitung ihres Leides zu unterstützen. Dabei stießen die vorhandenen psychologisch-psychiatrischen Einrichtungen, oft an ihre Grenzen. Gegen Ende des 20. Jahrhunderts brachte eine Serie verheerender Unglücksfälle einer breiten Öffentlichkeit die Notwendigkeit einer professionellen psychologischen Betreuung überaus deutlich ins Bewusstsein. Das Zugsunglück von Eschede 1998, bei dem 101 Personen ums Leben kamen, die Lawinenkatastrophe von Galtür 1999, die einen ganzen Ort verwüstete, und der Brand der Tunnelbahn von Kaprun 2000, bei dem 155 Menschen starben, zeigten die positiven Wirkungen eines gezielten, systematischen und professionellen notfallpsychologischen Einsatzes. Spätestens die Terroranschläge in New York und Washington 2001 sowie die katastrophalen Überschwemmungen in Mitteleuropa vom August 2002 haben vielen Entscheidungsträgern die Notwendigkeit einer notfallpsychologischen Versorgung der betroffenen Personen und Gruppen klargemacht. So wird die notfallpsychologische Arbeit heute generell als hilfreich und entlastend anerkannt.

Suizidprävention und notfallpsychologische Versorgung

1928 eröffnete in Wien die suizidprophylaktisch ausgerichtete „Lebensmüdenstelle". Sie war Vorbild für ähnliche Einrichtungen in Ungarn, Deutschland und der Tschechoslowakei. Nach dem 2. Weltkrieg gründete Erwin Ringel ein interdisziplinär ausgerichtetes Selbstmordverhütungszentrum, in dem Menschen nach Suizidversuchen medizinisch und psychiatrisch versorgt wurden. Ähnliche stationäre und ambulante Einrichtungen entstanden in ganz Europa und in den USA. Die Suizidprophylaxe war lange vorwiegend psychiatrisch ausgerichtet. Erst nach und nach wurden in den verschiedenen Institutionen auch Psychologen und Psychotherapeuten beschäftigt, wobei die Leitung in den meisten Fällen in den Händen von Medizinern blieb.

Es etablierte sich eine „Regelversorgung" für Menschen in psychischen Krisen, in der regionale Kriseninterventionszentren mit psychiatrischen Einrichtungen und psychosozialen Diensten kooperieren. Hinzu kamen Psychologen und Psychotherapeuten in Akutspitälern und Rehabilitationseinrichtungen, die die psychologisch-psychotherapeutische Betreuung von Patienten nach Unfällen und anderen traumatischen Ereignissen in zunehmendem Maße übernehmen konnten. Ihnen wurde zunächst auch die psychologische Betreuung nach Katastrophen und Großschadensereignissen überantwortet. Es zeigte sich jedoch, dass in diesen Fällen spezielle Interventionsteams sowohl personell als auch organisatorisch besser geeignet waren, die Anzahl der Betroffenen zu bewältigen.

Die psychologische Betreuung von traumatisierten Menschen hat sich über ein Jahrhundert in verschiedenen Tätigkeitsfeldern entwickelt und in den letzten Jahren zu einer eigenständigen Notfallpsychologie ausdifferenziert. Diese historische Entwicklung ist die Geschichte

- eines zunehmenden und sich vertiefenden Verständnisses für psychische Traumata und ihre Folgen;
- der Ausdifferenzierung von Behandlungsmethoden und Interventionsformen;
- des Aufbaus von Präventions-, Akut- und Nachbetreuungsprogrammen;
- der Ausformulierung einer spezifischen Notfallpsychologie in Theorie und Praxis;
- der kontinuierlichen Weiterentwicklung der Methoden und Modelle;
- hin zu einer modernen, systematischen und professionellen notfallpsychologischen Versorgung im Kontext der anderen Krisendienste.

Der psychologische Beitrag im Feld der Notfallhilfe und Traumabewältigung

Die Notfallpsychologie berücksichtigt das Erleben und Verhalten während und nach Notfällen, d.h. von den ersten Minuten und Stunden des Ereignisses über die Tage und Wochen danach bis zu den möglichen Langzeitfolgen Monate oder Jahre später. Die Interventionen erfolgen in mehreren Phasen, in denen die Betroffenen jeweils unterschiedliche Formen der Unterstützung und Betreuung brauchen. Zum Teil werden auch speziell für die einzelnen Phasen entwickelte Methoden angewandt. Generell hat sich folgende Einteilung bewährt:

– *Notfallpsychologische Akuthilfe:* in den ersten Stunden bis Tagen nach dem Notfall.
– *Psychologische Stabilisierung:* in den ersten Tagen und Wochen nach dem Notfall.
– *Weiterbetreuung und Therapie:* Monate bis Jahre nach dem Notfall.
– *Schulung und Vorbereitung:* laufend vor zu erwartenden Notfällen und Einsätzen.

Spezifisch notfallpsychologische Tätigkeiten der Akuthilfe umfassen psychologische Diagnostik/Triage, Behandlung und Präventionsmaßnahmen. Das Verhältnis zwischen allgemeinen psychosozialen Akutbetreuern und speziell ausgebildeten Notfallpsychologen entspricht dem zwischen Sanitätern und Notärzten.

Psychologische Stabilisierungsmaßnahmen werden von Psychologen und Psychotherapeuten (Mental Health Professionals) mit Unterstützung von Peers durchgeführt. Sie verfügen über eine spezielle Ausbildung. Bei nicht fachgerechter Durchführung der Stabilisierungsmaßnahmen besteht die Gefahr, dass diese wirkungslos bleiben oder gar eine Besserung des Zustandes verzögern.

Die Behandlung psychischer Störungen und Symptome bleibt Klinischen Psychologen, Psychotherapeuten und Psychiatern vorbehalten. Einschlägige Weiterbildungen im Bereich der Traumatherapie sind dabei eine wesentliche Voraussetzung für die erfolgreiche Behandlung von PTBS und anderen traumabezogenen Störungen.

Bis in die 1990er Jahre wurden Akuthilfe und Therapie vor allem durch Institutionen des Gesundheitswesens (Kriseninterventionsstellen, Krankenhäuser, Rehabilitationszentren) sowie Psychotherapeuten in freier Praxis abgedeckt. In den letzten Jahren setzten sich auch Maßnahmen zur psychologischen Stabilisierung als weiterer Standard durch. Dazu gehört auch die entsprechende Schulung potenziell betroffener Einsatzkräfte. Zugleich wurden verschiedene mobile Kriseninterventions-Dienste aufgebaut, die für die Akutbetreuung von Opfern und Angehörigen zur Verfügung stehen.

Notfallpsychologische Versorgung beschränkt sich nicht auf Akuthilfe. Angesichts des nachgewiesenen großen Bedarfs sollten z.B. in jedem Krankenhaus mit Unfallabteilung Notfallpsychologen tätig sein. Zur Weiterbetreuung und Psychotherapie haben sich Spezialabteilungen und -kliniken ebenso bewährt wie regionale Netzwerke von Psychotherapeuten, die sich in Traumatherapie spezialisiert haben und mit den anderen involvierten Personen und Institutionen kooperieren.

Die Inanspruchnahme der Interventionen und Maßnahmen richtet sich nach dem Grad der Betroffenheit und Traumatisierung. Kurz nach einem Notfall nehmen viele Menschen notfallpsychologische Hilfe in Anspruch, später weniger. Psychologische Stabilisierungsmaßnahmen wirken einerseits präventiv, was die Entwicklung späterer Symptome und Störungen betrifft, andererseits bieten sie Möglichkeiten des Screenings, um jene Betroffenen zu identifizieren, die individuelle Weiterbetreuung oder Therapie benötigen.

Die Arbeit mit Notfallopfern, Angehörigen und Traumatisierten gehört zu den schwierigsten und belastendsten Tätigkeiten im psychosozialen Bereich. Sie erfordert spezifisches Wissen, Übung und große Sicherheit im Umgang mit schwierigen und komplexen Situationen, die leicht entgleisen können. Es versteht sich von selbst, dass diese Aufgaben neben der persönlichen Eignung eine systematische und umfassende Ausbildung erfordern.

Der Notfallpsychologische Dienst Österreich (NDÖ)

Der Notfallpsychologische Dienst Österreich (NDÖ) kam im Herbst 2000 unter das Dach des BÖP. Er entwickelte sich aus dem „Psychologischen Akutservice Tirol" (1994 gegründet) und der „Plattform Notfallpsychologie" des Berufsverbandes. 2004 übernahm die neu gegründete Sektion Notfallpsychologie im BÖP die berufspolitischen Aufgaben sowie die Qualitätssicherung der Ausbildung und Zertifizierung von Notfallpsychologinnen und Notfallpsychologen. Die Aufgaben des NDÖ umfassen Unterstützung, Beratung und Behandlung nach traumatischen Ereignissen (für Einzelpersonen, Gruppen und Organisationen) sowie qualifizierte Schulung und Ausbildung von Einsatzkräften und Multiplikatoren.

Die NotfallpsychologInnen des NDÖ verfügen über ein abgeschlossenes Studium der Psychologie und eine abgeschlossene Ausbildung in

Klinischer Psychologie und Gesundheitspsychologie. Die spezifisch notfallpsychologische Ausbildung umfasst weitere 140 Stunden Theorie, Praxis und Supervision und schließt mit einer Zertifizierung durch den BÖP ab. Die Qualitätssicherung erfolgt gemäß den Richtlinien für Psychologinnen und Psychologen des Berufsverbandes. Die angewandten Interventionen umfassen sämtliche gängigen Interventionstechniken (einzeln und in Gruppe), die den internationalen Standards und dem aktuellen Stand der Psychotraumatologie entsprechen.

Der NDÖ und die Sektion Notfallpsychologie des BÖP zählen zu den aktivsten notfallpsychologischen Organisationen in Europa. Ihre Mitglieder arbeiten in der *Task Force Disaster & Crisis Psychology* der EFPA (European Federation of Psychological Associations) ebenso mit wie im *Atelier europeen sur le suivi psychological des victimes et des familles des victimes d'accidents majeurs* der Europäischen Union. Eine enge Kooperation besteht weiters mit der EMDR European Association (EMDREA) und dem EMDR-Institut Deutschland. Die internationalen Kontakte zu einschlägigen Institutionen und Organisationen reichen über Deutschland und die Schweiz bis nach Finnland, Italien und in die Slowakei sowie in die USA.

In Österreich ist der NDÖ bundesländerweise organisiert. Die NotfallpsychologInnen stehen entweder in eigenen Einsatzteams bereit oder sind in verschiedene Organisationen und Institutionen eingebunden (z.B. Akutteam Niederösterreich, Rotes Kreuz).

Darüber hinaus steht er in enger Kooperation mit verschiedenen Einsatzorganisationen (z.B. Feuerwehr, Exekutive, Bundesheer), psychosozialen Institutionen (z.B. Kuratorium für Verkehrssicherheit, Krankenhäuser) und Betrieben (z.B. Tyrolean Airlines, ÖBB). In diesen werden Mitarbeiter notfallpsychologisch geschult oder bei Bedarf notfallpsychologische Interventionen organisiert bzw. selbst durchgeführt.

Schließlich bemüht sich der NDÖ auch um eine intensive Medienarbeit. Der Stellenwert, den die Notfallpsychologie als Werbe-, Image- und Verständnisträger für die Psychologie als Ganzes einnimmt, zeigt sich in einer Unzahl von TV-, Radio-, Zeitschriften- und Zeitungsberichten zur Notfallpsychologie allgemein und zu konkreten Anlässen (z.B. Hochwasser 2002). Die Psychologie bleibt damit in der Berichterstattung präsent, was auch auf andere psychologische Themen „abfärbt". Journalisten fragen inzwischen fast routinemäßig, ob die Opfer eines Unfalls oder Verbrechens auch psychologische Betreuung erhalten. Das erhöht nicht zuletzt bei den Verantwortlichen die Bereitschaft, eine solche einzuleiten bzw. zu ermöglichen. Damit kommt die Medienarbeit indirekt auch den Betroffenen zugute.

Literatur

Hausmann C (2003) Handbuch Notfallpsychologie und Traumabewältigung. Grundlagen, Interventionen, Versorgungsstandards. Facultas, Wien

Kollmann G, Morawetz R, Münker-Kramer E (2003) Notfallpsychologie in Österreich: Aktivitäten des Notfallpsychologischen Dienstes NDÖ 2000 bis 2003. Psychologie in Österreich 23 (1): 84–103

www.notfallpsychologie.at

Psychologische Hilfen in allen Lebensphasen

Familienpsychologie

Brigitte Rollett und **Harald Werneck**

Einleitung

Die anwendungsorientierte Familienpsychologie stellt heute eines der am stärksten wachsenden psychologischen Forschungsgebiete dar. Schneewind (2002, S. 105) definiert ihren Gegenstandsbereich wie folgt:

Familienpsychologie ist eine wissenschaftliche Disziplin, die sich mit der familiären Lebenspraxis, d.h. mit dem Verhalten, Erleben und der Entwicklung von Personen im Kontext des Beziehungssystems „Familie" beschäftigt, und zwar mit der Absicht der Beschreibung, Erklärung, Vorhersage und Veränderung der dabei auftretenden Phänomene und ihrer Bedingungen.

In dieser Definition fehlt allerdings der systemische Aspekt: Die Familie als Ganzes folgt eigenen Gesetzlichkeiten, die sich nicht allein aus den Besonderheiten jedes einzelnen Familienmitglieds herleiten lassen. Als komplexes dynamisches System ist sie eigengesetzlichen Entwicklungen unterworfen, wobei die individuelle Entwicklung jedes Einzelnen, insbesondere aber die der heranwachsenden Kinder ständig Neudefinitionen im Rahmen der gemeinsamen Familienentwicklung und Aktualisierungen der Anpassungsvorgänge notwendig macht.

Obwohl es sich um ein zentrales Phänomen menschlichen Zusammenlebens handelt, trifft man bei der Definition des Begriffs „Familie" auf Probleme. Dies ist nicht zuletzt eine Folge der zunehmenden Pluralität der heute gelebten Familienformen, die es erschwert, objektive Kriterien der Familie, wie z.B. Blutsverwandtschaft oder Leben im gemeinsamen Haushalt, zu formulieren. Petzold (2002) plädiert daher einerseits für die Orientierung an einem subjektiven Familienbegriff, wobei die Familienmitglieder selbst bestimmen können, mit welchen Personen sie ein familiäres Naheverhältnis haben, andererseits dafür, die vielfältigen heute zu beobachtenden Familienformen durch den Rückgriff auf das öko-psychologische Modell von Bronfenbrenner (s. z.B. 1986) theoretisch zu ordnen, wobei er im Hinblick auf die Kernfamilie vier Bereiche unterscheidet: Partnerbeziehung (Mikrosystem), Kinder (Mesosystem), soziale Verpflichtungen (Exosystem) und gesellschaftliche Rahmenbedingungen (Makrosystem).

Weichenstellungen in der Entwicklung der Familienpsychologie von den Anfängen bis zur Gegenwart

Die Familienpsychologie als wissenschaftliche Disziplin und als Anwendungsfach hat im Laufe der Zeit die verschiedensten Perioden durchlebt. Die erste Welle anwendungsbezogener familienpsychologischer Forschung und Praxis im 20. Jahrhundert war vor allem von den Arbeiten der psychoanalytischen bzw. tiefenpsychologischen Schulen und ihren Weiterentwicklungen bestimmt. Im Zentrum stand daher das einzelne Individuum und die es bestimmenden (krankmachenden) familiären Einflüsse.

In den 50er und 60er Jahren wurde dieser Ansatz durch die Integration von Konzepten aus der familiensoziologischen Forschung erweitert, repräsentiert z.B. durch die Forschergruppen um Talcott Parsons in den USA und Helmut Schelsky im deutschen Sprachraum. Ein erster einflussreicher, neben familiendynamischen verstärkt kommunikative Aspekte einbeziehender Interventionsansatz, der in diesem Zusammenhang zu nennen ist, war die Intensive Familientherapie und ihre Vorläufer (vgl. Boszormenyi-Nagy und Framo, 1965). Sie baute unter anderem auf den Arbeiten zur Schizophreniegenese von Bateson, Jackson, Haley und Weakland (1956) auf. Kernkonzepte dieses Zugangs waren z.B. das Konstrukt der „Doppelbindung" und der damit verbundenen Viktimisierung von betroffenen Familienmitgliedern sowie die Beschreibung der resultierenden defizitären Kommunikationsmuster. Das von dieser Forschergruppe propagierte Konzept der „schizophrenogenen Mutter" und die dadurch nahegelegte einseitige Sicht einer Verursachung schizophrener Interaktionsstörungen musste allerdings in der Folge aufgegeben werden, da es der empirischen Überprüfung nicht standhielt. (Heute ist an seine Stelle das allgemeinere Konzept der – negativen – „expressed emotion" als Risikofaktor für die Gestaltung des familiären Zusammenlebens getreten). Diese Ansätze blieben nicht ohne Folgen für die Theoriebildung in der Familienpsychologie allgemein. Die Analyse von familientypischen Kommunikations- und Interaktionsmustern wurde zu einer Standardmethode der Familienpsychologie.

Die nächsten Weichenstellungen für die psychologische Aufarbeitung des Phänomens Familie kamen nicht aus der Forschung, sondern waren Folge gesellschaftspolitischer Neuorientierungen: Die 1968er Studentenrevolte stellte die „herrschaftsabhängigen" traditionellen Familienstrukturen grundsätzlich in Frage und propagierte ihre Auflösung (wie dies, ideologisch anders motiviert, bereits die Kibbuzbewegung in Israel als Reaktion auf die psychoanalytische Deutung der Entstehung von Neurosen durch die Abhängigkeit von den Eltern getan hatte). Gleichzeitig löste die Frauenemanzipationsbewegung und der vermehrte Zustrom von Frauen zu höheren Bildungseinrichtungen sowie die zunehmende Berufstätigkeit von Frauen eine grundsätzliche Diskussion und Neudefinition überkommener Familienrollen aus. Nicht zu unterschätzen ist außerdem der Einfluss, den, langfristig gesehen, die damals neue Möglichkeit einer sicheren Empfängnisverhütung auf die Änderung der gesellschaftlichen Bestimmungen der männlichen und weiblichen Rolle und damit der Partnerschaftsgestaltung ausübte. Weibliche Selbstverwirklichung wurde zu einem wichtigen, in Konkurrenz zur traditionellen Familienrolle als Hausfrau und Mutter stehenden Ziel. Mit einer gewissen Zeitverschiebung wurden Untersuchungen zum veränderten Rollenbild des Vaters unter dem Stichwort „neue Väter" zu einem bedeutenden Forschungsthema (z.B. Fthenakis und Minsel, 2002; Rollett und Werneck, 2002c; Werneck, 1998).

Umfassende gesellschaftliche Veränderungen bedingen immer auch einen verstärkten Beratungsbedarf, da es den Betroffenen nicht mehr gelingt, ihre Probleme mit Hilfe ihres erlernten Verhaltens- und Einstellungsrepertoires zu lösen. Die Familienpsychologie musste sich mit diesen Entwicklungen auseinandersetzen, sie empirisch erfassen und interpretieren, wobei die Interpretationen ihrerseits die Veränderungen nicht nur kommunizierbar und medial transportierbar machten, sondern sie auch konsolidierten. Durch die Zunahme der Scheidungsziffern – österreichweit z.B. von 28,5 % im Jahr 1982 auf 44,4 % im Jahr 2002 (Statistik Austria, 2003) – wurden z.B. die Themen Trennung und Scheidung nicht nur zu einem vordringlichen und entsprechend öffentlich dokumentierten Forschungsgebiet, es entstand auch eine tolerantere Haltung der Scheidung gegenüber (z.B. Beham, Werneck, Wilk und Zartler, 2002; Sander, 2002; Werneck und Werneck-Rohrer, 2003). Die Scheidungs- und Trennungsberatung und vor allem die neue berufliche Spezialisierung der Scheidungs- und Trennungsmediation sind Folgen dieser Entwicklung.

Eine weitere politische Entwicklung hatte ebenfalls nachhaltige Auswirkungen auf die Gestaltung des Familienalltags in den westlichen Ländern und, in ihrem Gefolge, auf die resultierenden Anpassungsprobleme der Betroffenen. Die Zeit des „Wirtschaftswunders" in den 1960er Jahren und den beginnenden 1970er Jahren wurde durch die „Ölkrise" abgelöst: die dramatische Verteuerung des Rohstoffs durch die Öl fördernden Länder hatte weltweit eine Rezession zur Folge, die nicht ohne Einfluss auf die Familien blieb. Während zuvor ein Überangebot an Lehrstellen und anderen attraktiven Berufsmöglichkeiten für junge Menschen herrschte, wurde die Sorge um den zukünftigen Arbeitsplatz der Jugendlichen (heute bereits der Kindergartenkinder) in vielen Familien immer mehr zum Thema, und zwar trotz der phasenweise immer wieder erfolgenden Erholung der wirtschaftlichen Lage. Heute stellen negative Schulleistungen der Kinder und Jugendlichen eines der wichtigsten Krisenthemen in Familien dar, in der Dramatik der Arbeitslosigkeit eines der Elternteile oft durchaus vergleichbar. Verschärft wurde diese Problematik durch die hohen Geburtenraten während der Zeit des Wirtschaftswunders, da die „Babyboomer" gerade in Zeiten der Verknappung der Ressourcen auf dem Arbeitsmarkt drängten. Heute sind diese Jahrgänge zwischen 30 und 45 Jahre alt. Im Vorgriff auf kommende Finanzierungsprobleme der Altersversorgung hat dies nicht nur dazu geführt, dass die mit dem Altwerden verbundenen individuellen und familienpsychologischen Probleme in Forschung und Praxis einen besonderen Stellenwert erhielten, sondern auch entsprechende Spezialisierungen auf dem Beratungssektor entstanden, denen in Zukunft eine immer größere Bedeutung zukommen wird.

Das Feld der familienpsychologisch relevanten Themenkreise hat sich daher in den letzten 20 Jahren beträchtlich ausgeweitet (s. z.B. Rollett und Werneck, 2001; Schneewind, 1999, 2000; Werneck und Werneck-Rohrer, 2000). Gleichzeitig zeigen diese Beispiele auf, dass es sich bei der Familie um ein höchst komplexes dynamisches System mit vielfachen Außenbezügen handelt. Es ist daher nicht von ungefähr, dass sich in diesem Zeitraum die systemischen Erklärungsansätze der Familie einen wichtigen Platz in der Familienforschung und vor allem in der interventionsbezogenen Anwendung eroberten. Kriz (2001, S. 15) charakterisiert die systemischen Therapieansätze plakativ dadurch, dass „nicht mehr das Individuum, sondern die sozialen Beziehungen (besonders die Familie) einschließlich der über Kommunikation und Sprache vermittelten Wirklichkeits-Definitionen im Zentrum der Betrachtung stehen".

Neben diesen als Reaktion auf gesellschaftliche Veränderungen aufzufassenden Entwicklungen der Familienpsychologie und verwandter Disziplinen wurden weitere Zugangsweisen zu dem Forschungsfeld Familie durch die Wissenschaftsentwicklung in der Psychologie initiiert. Die sogenannte kognitive Wende in der Psychologie, vor allem die Einsicht, dass Information bzw. ihre Verarbeitung eine messbare und für die Erklärung des Verhaltens und Erlebens von Menschen unverzichtbare Größe darstellt, brachte die Abkehr von den einfachen Konzepten des Behaviorismus, die bis zu den 1960er Jahren das Feld beherrschten und sich für die Erfassung des komplexen Familiengeschehens nicht eigneten. Die verhaltenstherapeutischen Schulen, die sich zunächst nur dem Individuum gewidmet hatten, begannen in den 1980er Jahren zunehmend, sich mit dem Phänomen Familie auseinanderzusetzen. Charakteristisch für diesen Zugang ist die Entwicklung von formalisierten Trainingsprogrammen (z.B. zur Verbesserung der Kommunikationsmuster in der Familie), die sich aufgrund ihrer stärkeren Systematisierung besonders für eine erfahrungswissenschaftliche Evaluation der Trainingserfolge eignen. Ein weiterer wesentlicher Impuls in Richtung einer Differenzierung familienpsychologischer Erklärungsmodelle und Zugangsweisen kam von Seiten der Klinischen Entwicklungspsychologie bzw. der Entwicklungspathologie. Die elterliche Partnerschaft und ihre positive oder negative Entwicklung, die vielfältigen Interaktionen mit der sich entfaltenden kindlichen Persönlichkeit unter Berücksichtigung der jeweiligen individuellen Charakteristika der Eltern und ihren Auswirkungen auf das System Familie wurden Gegenstand entwicklungspsychologisch fundierter empirisch kontrollierter familienpsychologischer Interventionsprogramme (vgl. z.B. Bodenmann, 2000; Engl und Thurmaier, 2002; Hahlweg, Baucom, Bastine und Markman, 1998; Reichle, 1999). Aufgrund der vielfältigen relevanten Gebiete versteht sich die Familienpsychologie heute als integratives Fachgebiet.

Die Familienpsychologie in professionellen und wissenschaftlichen Fachgesellschaften

Die Bedeutung der Familienpsychologie in der Gegenwart wird nicht zuletzt durch ihre Repräsentation in wichtigen professionellen und wissenschaftlichen Fachgesellschaften dokumentiert. Im Berufsverband Österreichischer Psychologinnen und Psychologen zählt die Sektion Kinder-, Jugend- und Familienpsychologie zu den besonders aktiven Bereichen. Die Österreichische Gesellschaft für Interdisziplinäre Familienforschung (ÖGIF), die es sich zum Ziel gesetzt hat, die Vernetzung unterschiedlicher Fachdisziplinen im Bereich der Familienforschung zu fördern, hat speziell für die Belange der Familienpsychologie den „Arbeitskreis für familienpsychologische Aspekte" eingerichtet, um einen systematischen Informationsaustausch und Kooperationen zwischen Forscher- und Berufsgruppen, die unmittelbar und mittelbar im Bereich Familienpsychologie tätig sind, zu intensivieren. Die American Psychological Association verfügt über eine eigene Division Family Psychology (Nr. 43), deren Publikationsorgan, das Journal of Family Psychology, derzeit die am schnellsten wachsende wissenschaftlichen Zeitschrift der APA ist. Daneben sind als einschlägige wissenschaftliche Plattformen v.a. die weltweit agierende „International Academy of Family Psychology" sowie auf europäischer Ebene die „European Society on Family Relations zu erwähnen".

Die Diversifikation der Familienpsychologie

Einen Eindruck über die Differenzierung des Feldes Familienpsychologie in Forschung und Anwendung heute liefert die Sachgebietsklassifikation der Deutschen Gesellschaft für Psychologie (DGPs): Klinische Familienpsychologie, Familiendiagnostik, familiäre Intervention, Familienentwicklung, Eltern-Kind-Beziehung, mehrgenerationale Familienbeziehungen, alternative Familienformen und Trennungs- und Scheidungsforschung. Bibliometrische Analysen der Fachdatenbanken PSYNDEX, die mehr Indexierungen familienpsychologischer als z.B. gesundheitspsychologischer Arbeiten enthält, sowie von PSYTKOM und PsycINFO bestätigen die Konsolidierung der Familienpsychologie als eigenständige Teildisziplin der Psychologie (Schui, Krampen und Montada, 2003).

Als neues Forschungs- und Anwendungsgebiet, das familienentwicklungspsychologische und klinische Ansätze in der Diagnose und Intervention im System Familie integriert, ist die Klinische Entwicklungspsychologie der Familie zu nennen (vgl. Rollett und Werneck, 2002a, 2002b), die, entsprechend dem fortschreitenden Alter ihrer Mitglieder, unterschiedliche Stadien durchläuft. Gefragt ist daher die Transitionskompetenz, die Anpassung der Familie an die sich verändernden Bedürfnisse und die entwickelnden Kompetenzen vor allem der heranwachsenden Kinder. Dies bedeutet, dass eingespielte Beziehungsmuster verändert werden müssen, ohne dass die gemeinsame Identität der Familie darunter leidet (z.B. Reichle und Werneck, 1999; Wicki, 1997). Die kulturspezifischen und gesellschaftlichen Vorgaben konstituieren dabei den übergreifenden Rahmen für die positiven und negativen Entwicklungen der Familienmitglieder und des Systems Familie als Ganzem. Dies hat Konsequenzen für die Familiendiagnostik: Statische Momentaufnahmen im Sinn von Familiendiagnosen, ihre Interaktionen und Kommunikationsmodelle können zwar punktuell Informationen liefern, die geeignet sind, gewünschte Veränderungen zu initiieren, umfassende Beeinflussungen erfordern aber einen prozessbezogenen Ansatz. Das zukünftige Berufsbild des Familienpsychologen bzw. der Familienpsychologin wird dieser differenzierten Anforderung genügen müssen.

Die derzeitige Situation im Berufsfeld in Österreich – Arbeitsmöglichkeiten und Arbeitsstätten

Es gibt kaum ein Feld, das sich mit psychologischer Beratung bzw. Intervention beschäftigt, welches nicht familienpsychologische Expertise benötigt. In der Praxis wird dieses Problem in der Regel so gelöst, dass die dort Tätigen familienpsychologische bzw. familientherapeutische Zusatz-qualifikationen erwerben.

So bietet z.B. die Fortbildungsakademie des BÖP Kurse zur Familientherapie an; der Österreichische Arbeitskreis für Gruppentherapie und Gruppendynamik, die Lehranstalt für Systemische Therapie und die Österreichische Arbeitsgemeinschaft für Systemische Studien und Systemische Therapie offerieren Fachspezifika im Rahmen der psychotherapeutischen Ausbildung in Systemischer Familientherapie nach dem Österreichischen Psychotherapiegesetz.

In Österreich erhielt die Familienberatung durch das Familienbera-tungsfördergesetz vom 23. 1. 1974 einen wesentlichen Aufschwung. Es legte die gesetzliche Förderung der Familienberatung fest, wobei folgende Schwerpunkte angesprochen wurden: Angelegenheiten der Familien-planung, wirtschaftliche und soziale Probleme werdender Mütter, Fami-lienangelegenheiten insbesondere rechtlicher und sozialer Natur, sexuelle Fragen und sonstige Partnerschaftsbeziehungen. Unter dem zur Durchführung der Beratung berechtigten Personenkreis werden zwar vor allem Absolventen der Akademie für Sozialarbeit oder einer mit dem Öffentlichkeitsrecht ausgestatteten Lehranstalt für Ehe- und Familienbe-rater angeführt; unter den Personen, die bei Bedarf zur Verfügung stehen müssen, werden jedoch ausdrücklich Berater genannt, die ein Univer-sitätsstudium mit dem Hauptfach Psychologie vollendet haben. Je nach Fragestellung können weitere Experten (Juristen/innen, Ärzte/innen, Pädagogen/innen, Jugend- und Familiensoziologen/innen) hinzugezogen werden. Mittlerweile existiert in Österreich ein Netz von über 300 Familienberatungsstellen (vgl. Janda, 2002).

Auf 26.000 Österreicherinnen und Österreicher kommt derzeit im Durchschnitt eine Familienberatungsstelle. Die Anzahl der Beratungen pro Jahr hat sich von 1988 (200.000) bis 1999 (370.000) beinahe verdop-pelt. Ein Beratungsgespräch dauert dabei, statistisch gesehen, durchschnittlich 45 Minuten. Die Adressen der einzelnen Familienberatungs-stellen (für sämtliche Bundesländer) finden sich unter: http://www.bmsg. gv.at/bmsg/relaunch/familie/content/familienberatung/welcome.htm.

Die zentralen Themen der Beratungen haben sich in den letzten Jahren von Fragen der Familienplanung und von sozialen und wirtschaftlichen Aspekten der Mutterschaft hin zu familiären Angelegenheiten rechtlicher und sozialer Natur (z.B. Scheidungen) sowie zu Partnerschaftskonflikten verlagert. Diese beiden Themenstellungen nehmen in der Statistik der Familienberatungsstellen bereits 42% aller Beratungen in Anspruch, ge-folgt von psychologischen (13%) und sozialen (11%) Problemen.

Da die Familienberatungsstellen nahezu flächendeckend vorhanden sind, bezieht sich die Weiterentwicklung dieser wichtigen Anlaufstellen vor allem auf inhaltliche Schwerpunkte, sodass sich multifunktionale Zentren entwickeln können. Geplant sind dabei an einzelnen Standorten Schwerpunkte wie Beratung bei Gewalt in der Familie, Schwangeren-beratung oder Beratung in Scheidungsfragen. Seit 1998 ist in jedem Bundesland auch eine Familienberatungsstelle eingerichtet, die Partnern und Partnerinnen, Kindern, Jugendlichen und sonstigen Bezugspersonen bei Kontakt eines oder einer Angehörigen oder einer sonstigen naheste-henden Person zu einer sogenannten *„Sekte"* Hilfestellung geben kann. Als neuer Schwerpunkt wird seit 2000 Beratung zur Vereinbarkeit von Familie und Beruf unter besonderer Berücksichtigung der im Rahmen einer längeren Familienpause erworbenen Familienkompetenzen ange-boten. In jedem Bundesland wurde dazu im Rahmen eines Pilotprojektes eine Familienberatungsstelle ausgewählt, die sich diesem Schwerpunkt widmet (Janda, 2002).

Nicht zuletzt durch das umfassende Angebot an Familienberatungs-stellen hat sich die angewandte Familienpsychologie zu einem wichtigen Teil der psychosozialen Versorgung in Österreich entwickelt. Aufgrund der oben kurz geschilderten gesellschaftlichen Veränderungen besteht von Seiten der Bevölkerung ein hoher Bedarf an familienpsychologischer Beratung und Unterstützung bei der Lösung konkreter Probleme. Dies hatte zur Folge, dass sich auf dem grauen Markt der mit viel Werbe-aufwand propagierten pseudopsychologischen Trainings auch im Feld der Familienpsychologie und -therapie eine Vielfalt von zweifelhaften Angeboten etabliert hat. Als Beispiel seien die Familienaufstellungen er-wähnt, die geradezu eine Modeerscheinung geworden sind. In einem se-riösen, diagnostisch fundierten Behandlungsplan kann die gelegentliche Anwendung des Verfahrens durch ausgebildete Familienpsychologen und -psychologinnen im Rahmen einer bestimmten Behandlungsetappe durchaus seine Berechtigung haben. Die alleinige Anwendung, noch da-zu durch weder psychologisch noch therapeutisch ausgebildete Personen ist äußerst bedenklich. Immer wieder kommt es daher vor, dass Teil-nehmer und Teilnehmerinnen derartiger Familienaufstellungen anschlie-ßend eine seriöse Beratung oder Therapie aufsuchen müssen, da sie ent-weder durch fehlerhafte Interpretationen ihrer familiären Probleme ver-unsichert wurden oder durch das Anstoßen – aber nicht Bearbeiten – einer Problematik in eine Krise geraten sind. Es ist daher dringend erfor-derlich, dass dieser Bedarf durch niedergelassene Familienpsychologen und -psychologinnen gedeckt wird. Schon jetzt ist absehbar, dass sich hier ein interessantes Berufsfeld für Psychologen und Psychologinnen ent-wickeln könnte, die den Weg in die Selbstständigkeit nicht scheuen.

Literatur

Bateson G, Jackson DD, Haley J, Weakland JH (1956) Towards a theory of schizophrenia. Behav Sci 1: 251–264

Beham M, Werneck H, Wilk L, Zartler U (2002). Folgen von Scheidung/Trennung – Aktueller Forschungsstand. In: Zartler U, Wilk L, Kränzl-Nagl R (Hrsg) Ursachen und Folgen von Scheidung/Trennung für Kinder, Frauen und Männer. Europäisches Zentrum für Wohlfahrtspolitik und Sozialforschung (im Auftrag des Bundesministeriums für soziale Sicherheit und Generationen). Wien, S 261–314

Bodenmann G (2000) Kompetenzen für die Partnerschaft. Das Freiburger Stresspräventionstraining. Reihe Familienbildung und Beratung. Juventa, Weinheim

Boszormenyi-Nagy I, Framo JL (1965) Intensive Family Therapy. Theoretical and practical aspects. Harper & Row, Hagerstown, Maryland

Bronfenbrenner U (1986) Ecology of the family as a context for human development: research perspectives. Developmental Psychology 22: 723–742

Engl J, Thurmaier F (2002) Kommunikationskompetenz in Partnerschaft und Familie. In: Rollett B, Werneck H (Hrsg) (siehe 2002b) Klinische Entwicklungspsychologie der Familie. Hogrefe, Göttingen, S 326–350

Fthenakis WE, Minsel B (2002) Die Rolle des Vaters in der Familie. Schriftenreihe des Bundesministeriums für Familie, Senioren, Frauen und Jugend (Band 213). Kohlhammer, Stuttgart

Hahlweg K, Baucom DH, Bastine R, Markman HJ (Hrsg) (1998) Prävention von Trennung und Scheidung – Internationale Ansätze zur Prädiktion und Prävention von Beziehungsstörungen (Schriftenreihe des Bundesministeriums für Familie, Senioren, Frauen und Jugend, Bd. 151). Kohlhammer, Stuttgart

Janda M (2002) Auf- und Ausbau der Familienberatung in Österreich. [Online im Internet]. URL: http://www.bmsg.gv.at/bmsg/relaunch/familie/welcome.htm [12. 6. 2003]

Kriz J (2001) Grundkonzepte der Psychotherapie (5. Aufl) Beltz PVU, Weinheim

Parsons T, Bales RF (1955) Family, socialization and interaction process. The Free Press, Chicago

Petzold M (2002) Definition der Familie aus psychologischer Sicht. In: Rollett B, Werneck H (Hrsg) (siehe 2002b), S 22–31

Reichle B (1999) Wir werden Familie. Ein Kurs zur Vorbereitung auf die erste Elternschaft. Juventa, Weinheim

Reichle B, Werneck H (Hrsg) (1999) Übergang zur Elternschaft. Aktuelle Studien zur Bewältigung eines unterschätzten Lebensereignisses. Enke, Stuttgart

Rollett B, Werneck H (2001) Die Bewältigung des Übergangs zur Elternschaft durch Mütter und Väter in Österreich. In: Nickel H, Quaiser-Pohl C (Hrsg) Junge Eltern im kulturellen Wandel. Untersuchungen zur Familiengründung im internationalen Vergleich. Juventa, Weinheim, S 255–261

Rollett B, Werneck H (2002a) Klinische Entwicklungspsychologie der Familie. Aufgaben und Perspektiven. In: Rollett B, Werneck H (Hrsg) (siehe 2002b), S 1–21

Rollett B, Werneck H (2002b) (Hrsg) Klinische Entwicklungspsychologie der Familie. Hogrefe, Göttingen

Rollett B, Werneck H (2002c) Die Vaterrolle in der Kultur der Gegenwart und die väterliche Rollenentwicklung in der Familie. In: Walter H (Hrsg) Männer als Väter. Sozialwissenschaftliche Theorie und Empirie. Psychosozial-Verlag, Gießen, S 323–343

Sander E (2002) Scheidungsforschung im Rahmen einer Klinischen Entwicklungspsychologie der Familie. In: Rollett B, Werneck H (Hrsg) (siehe 2002b),
S 266–296

Schelsky H (1967) Wandlungen der deutschen Familie in der Gegenwart. Klett,
Stuttgart

Schneewind KA (1999) Familienpsychologie (2. überarbeitete Aufl) Kohlhammer,
Stuttgart

Schneewind KA (Hrsg) (2000) Familienpsychologie im Aufwind. Brückenschläge
zwischen Forschung und Praxis. Hogrefe, Göttingen

Schneewind KA (2002) Familienentwicklung. In: Oerter R, Montada L (Hrsg)
Entwicklungspsychologie. Beltz PVU, Weinheim, S 105–127

Schui G, Krampen G, Montada L (2003) Bibliometrische Befunde zur Entwicklung
der familienpsychologischen Forschung in der Psychologie. Paper, präsentiert
auf der 3. Münchner Tagung für Familienpsychologie, München

Statistik Austria (2003) Presseinformation [Online im Internet]. URL: http://www.
statistik.at/cgi-bin/pressetext.pl?INDEX=2003114 [20. 7. 2003]

Werneck H (1998) Übergang zur Vaterschaft: auf der Suche nach den „Neuen
Vätern". Springer, Wien New York

Werneck H, Werneck-Rohrer S (Hrsg) (2000) Psychologie der Familie. Theorien,
Konzepte, Anwendungen. WUV, Universitätsverlag, Wien

Werneck H, Werneck-Rohrer S (2003) Psychologische Aspekte von Scheidung und
Trennung. Ein Überblick. In: Werneck H, Werneck-Rohrer S (Hrsg) Psychologie der Scheidung und Trennung. Theoretische Modelle, empirische Befunde
und Implikationen für die Praxis. Facultas Universitätsverlag, Wien, S 9–18

Wicki W (1997) Übergänge im Leben der Familie. Veränderungen bewältigen.
Huber, Bern

Von der Notwendigkeit einer Sexualpsychologie

Rotraud A. Perner

Der Wille zum Wissen

In dem populären Lexikon der Psychologie, herausgegeben 1995 vom Faktum Lexikoninstitut und geedelt durch ein Vorwort von Eva Jaeggi, in dem sie Psychologie als sowohl Wissenschaft als auch „Handlungsfeld, das alle modernen Menschen angeht", ausweist, finden sich etliche Auflistungen: unter dem Stichwort „Psychologie" etwa als „Grundlagenfächer" Allgemeine Psychologie, Persönlichkeitspsychologie, Sozialpsychologie, Entwicklungspsychologie, Psychophysiologie. Unter „Bereiche der angewandten Psychologie" finden sich Klinische Psychologie, Organisationspsychologie, Arbeitspsycholoqie, Markt- und Werbepsychologie, Verkehrspsychologie, Pädagogische Psychologie, Neuropsychologie und Gerichtliche Psychologie. Sexualpsychologie fehlt.

Eine Psychologie der Geschlechtlichkeit und insbesondere ihrer Differenzen wäre aber allen diesen Kategorien zuzuordnen – und das um so mehr, als heute sogar die klassische Medizin erkannt hat, dass weibliche Körper sogar bei größen- und gewichtsgerechter Medikation anders reagieren als männliche.

Sexualität definiert das zitierte Lexikon als „Geschlechtlichkeit; alle Triebregungen und Erlebnisse, die mit dem Lustgewinn aus der Reizung der Geschlechtsorgane und ‚erogenen' Körperzonen … zusammenhängen … Stammesgeschichtlich dient die Sexualität der Fortpflanzung. Sexualverhalten kommt aber häufig auch losgelöst vom Ziel der Fortpflanzung vor …".

Allein diese Definition aus einem Nachschlagewerk, das mit großer Sicherheit viele Menschen als Quelle für ihre Orientierung, was denn „normal" sei, heranziehen, zeigt die einseitige Körperorientierung einerseits und Verleugnung der Machtdynamik andererseits auf. Aber wenn Sexualität nicht nur als – gesellschaftlich erwünschter oder verpönter – „Gebrauch der Genitalien" oder als „Triebgeschehen" definiert wird, sondern als leibseelischgeistiges subjektives Erleben, müssen vermutete Motive und Ätiologien der zunehmenden Flucht aus einer personal gelebten sexuellen Begegnung in beziehungsarme oder gar -lose virtuelle Erfahrungen zum Nachforschen anregen.

Der Innsbrucker Sexualmediziner Kurt Loewit bezeichnet Sexualität als „intimste Form der Kommunikation". Form – das besagt noch nichts über den Inhalt. Aber auch der Begriff Intimität kann vieldeutig ausgelegt werden: möglicherweise verfangen sich viele Sozialutopisten im Wunschdenken einer Vorstellung von kraftvoll – zärtlicher Annäherung zweier Liebenden. In der Realität dominiert eher das manipulative Einschüchtern oder brutale Unterwerfen einer schwächeren, weil kindlich – jungen, unwissenden, finanzarmen oder aus sonstigen Gründen zur Gegenwehr unfähigen Person.

Das zitierte Lexikon bemüht sich nicht um eine Begriffsbestimmung von Sexualpsychologie; es nennt nur Sexualpädagogik („die auf ein genügendes Wissen über geschlechtliche Sachverhalte und Probleme sowie auf eine verantwortungsvolle Einstellung zur Sexualität und zum anderen (!) Geschlecht gerichteten erzieherischen Maßnahmen"), Sexualsoziologie („Teilgebiet der Soziologie, das die Ausprägungen und Regelungen sexueller Beziehungen in verschiedenen Epochen und Gesellschaften untersucht. Besonderes Interesse haben dabei die Formen der Ehe, der gesellschaftlichen Sexualmoral und der Auseinandersetzung mit normwidrigem Sexualverhalten ...") und Sexualwissenschaft („die wissenschaftliche Erforschung des Geschlechtsverhaltens und seiner körperlichen, seelischen und sozialen Voraussetzungen sowie seiner Folgen").

Bleibt Sexualpsychologie als quasi kleine Schwester der Gynäkologie und Urologie also auf reine Datenerhebung und Evaluation psychotherapeutischer Behandlungen beschränkt? Ist sie nur eine (von vielen) spezifische „wissenschaftliche Berufsvorbereitung" für weiterführende Qualifikation für eine psychotherapeutische Berufsausübung? Hat sie den Sexualsoziologen etwas Eigenständiges entgegen zu setzen? Oder ist sie nur eine Unterdisziplin der Sexualwissenschaft?

In Anlehnung an eine Bemerkung Clémenceaus, Krieg wäre eine so ernste Angelegenheit, dass man ihn nicht allein den Generälen überlassen sollte, formulierte der Londoner Psychologieprofessor Hans Jürgen Eysenck, die Wissenschaft sei eine zu ernste Angelegenheit, um allein den Wissenschaftlern überlassen zu bleiben. Eysenck kritisiert die Vermischung der statistischen mit der idealen oder auch biologischen Bedeutung des Wortes „normal" – insbesondere wenn es um die Geschlechtlichkeit geht.

Dass die „Erlebnisgesellschaft" des 21. Jahrhunderts immer mehr Varianten sexueller Erfahrungen als „normal" zu definieren versucht, darf nicht darüber hinwegtäuschen, dass hinter diesem veränderten Werteverhalten teilweise durch intensive Werbung einer wachsenden Sexindustrie künstlich hervorgerufene Pseudobedürfnisse stehen, teilweise aber auch zunehmende Sinnentleerung im Sinne eines nicht nur den Berufs- sondern auch den Privatmenschen erfassenden Burn-Outs. Diese Interdependenzen zu erfassen, zu beschreiben und ihre Veränderungs-möglichkeiten aufzuzeigen wäre einer der dringendsten Aufgaben einer Sexualpsychologie, die sich damit klar von einer primär auf Veränderung entsprechend dem subjektiven Bedürfnis des jeweiligen Klienten zielen-den Psychosexualtherapie unterscheiden kann.

Der Gebrauch der Lüste

Während Sexualmedizin versucht, die Unwissenheit einer traditionell ausgebildeten Ärzteschaft über psychosexuelle Faktoren in der all-gemeinmedizinischen wie psychiatrischen Patho- wie Salutogenese zu verkleinern, müsste eine universitär verankerte Sexualpsychologie die Grundlagen dazu erheben, absichern und publizieren. Aber genau da be-ginnt das Dilemma: ob man die Gesamtdimension der Geschlechtlichkeit nur aus einem Blickwinkel auf die Funktion der Fortpflanzung und ihre physiologischen Beeinträchtigungen betrachtet oder auch wagt, das Lusterleben – auch in seinen abweichenden Formen! – näher unter die Lupe zu nehmen, hängt immer von eigenen biographischen Erfahrungen ab und damit wird man leichter angreifbar.

Denken wir etwa an die hartnäckige Weigerung der Krankenkassen, erektionsfördernde Medikamente wie Viagra & Co in ihren Leistungs-katalog aufzunehmen. Das wären keine Medikamente, die Leben retten oder verlängern, sagt Walter Rettenmoser, Pressereferent der Österrei-chischen Apothekerkammer, im ORF – Interview am 21. 8. 2003, sondern Lifestyle-Medikamente wie Abnehmpulver oder Haarwuchsmittel. Dass Erektionsstörungen auf Herzerkrankungen oder Diabetes hinweisen, scheint ihm ebenso entgangen zu sein wie die systemische Erkenntnis der gesundheits- und damit lebensverlängernden Wirkung von liebevollem Geschlechtsverkehr.

Erst die Absicherung des Erfahrungswissens – so vorhanden – durch statistische Daten macht manchen Meinungsbildnern möglich, ohne Scham- und Schuldgefühle über „Sexuelles" zu sprechen. Zu lange hat traditionelle Angstmache vor dem oder im Beichtgespräch genau die kritische Selbstreflexion behindert, die es ja anbieten wollte. Aber auch andere Bildungs-, Sozial- und Gesundheitsberufe haben die Auf-gabe aufzuklären, bei Problemlösungsversuchen beizustehen, aber eben mit naturwissenschaftlicher Fundierung Meinung zu bilden und nicht nur persönlichen Ansichten mehr oder weniger direktiv weiterzuge-ben.

Aus dem Blickwinkel der Salutogenese zählen nicht nur Licht, Luft und Bewegungsraum zu den „sozialen" Bedingungen von Gesundheit – auch wenn das Politiker in ihren Absichtserklärungen in Hinblick auf die leichtere planerische Herstellung gerne in den Vordergrund stellen – sondern vor allem auch interpersonelle Beziehungsformen. Dass – bewusste wie unbewusste – Befürchtungen und Ängste Stress auslösen und bei längerer Dauer zu psychosomatischen Symptombildungen führen, sollte wohl nicht als unvermeidbares Interaktionsgeschehen gesehen werden sondern als Herausforderung, Gegenmodelle zu entwickeln zu der Befehls- und Gehorsamskultur vergangener Jahrhunderte, die sich nicht nur in der Arbeitswelt sondern auch in der Gestaltung von Lebenspartnerschaften entgegen dem in Gesetzesform gegossenen gesellschaftlichen Bekenntnis zu partnerschaftlicher respektvoller Kommunikation erhalten hat.

Untersuchungen etwa des Instituts für betriebliche Gesundheitsförderung (Dr. Rudolf Karazmann) haben klar bewiesen, dass privater Beziehungsstress bei beruflicher Zufriedenheit wesentlich größere Gesundheitsbelastungen bewirkt als die umgekehrte Konstellation. Wesentliche Ursachen für privates Konfliktgeschehen sehe ich dabei nicht in ökonomischen Sorgen sondern in durchaus realistischen aber fehlkommunizierten Unterstützungs- und Beglückungserwartungen, besonders bei der Gestaltung der sexuellen Beziehung: zu wenig Zeit, verzerrte mediale Vor-Bilder, Gier und Trotz, Druckausübung und Kommunikationsabbrüche zerstören da nicht nur die Bereitschaft zur Herz- wie Leiboffenheit sondern auch das zur Regeneration der Arbeitskraft nötige Entspannungsklima. So bleibt die Lust am eigenen wie anderen Erleben mangels operativer Anleitung oft utopische Zukunft oder schmerzlich vermisste Vergangenheit.

Die Sorge um sich

Wenn wir heute den „mündigen Bürger" zitieren aber auch einfordern, dürfen wir nicht vergessen, dass es zu wenig ist, nur „den Mund auf zu machen" – es sollte auch Inhalt herauskommen. Jahrhundertelang haben „moralische" Autoritäten vorgegeben, was allgemein gedacht werden sollte. Heute wollen wir die dahinter liegenden Interessen wissen: wer zielt auf welchen Vorteil?

Wir sind sensibel geworden für ökologische Umweltverschmutzung. Wir sollten auch für unsere Leibseelegeisteinheit keine Verschmutzung dulden. Dass eine – wie andere Industrien – auf Marktausweitung und Umsatzsteigerung orientierte Sexindustrie geistige Inhalte von einseitig vorgeblich lustvoller Dominanz eines Geschlechts über das andere vermarktet, zeigt, wie groß das Bedürfnis nach „Herr"schaft und wie klein das Wissen um die damit verbundene Gesundheitsschädigung bei allen Beteiligten ist – denn wer sich zur Waffe macht, tut sich selbst auch nichts Gutes.

Wenn Ärzte zunehmend klagen, dass Menschen durch ihre Ernährungs-, Schlaf- und Bewegungsgewohnheiten ihre Gesundheit schädigen, vergessen sie, dass dies vielfach auch mit ihrer eigenen kommunikativen Inkompetenz zusammenhängt. Psychologen könnten hier einen besseren Weg aufzeigen: im Sinne einer pädagogischen Psychologie, die sich nicht allein auf den Schulbereich beschränkt, sondern allen Menschen, egal welchen Alters, egal welchen Geschlechts aufzeigt, was alles wie unsere Gesundheit beeinflusst – Sexualität inbegriffen.

Literatur

Eysenck H (1956) Wege und Abwege der Psychologie. rowohlts deutsche enzyklopädie, Hamburg

Loewit K (1988, 1992) Die Sprache der Sexualität. Fischer TB, Frankfurt/Main

Perner RA (1996) Scham macht krank. Sexualpädagogik – Sexualberatung – Sexualtherapie. aaptos, Wien

Psychologische Beratung in der frühen Kindheit: Früh genug – rechtzeitig – zeitgerecht!

Dores Beckord-Datterl

Geänderte Lebensverhältnisse fordern neue Maßnahmen

Das soziale „Nest", in das ein Kind hineingeboren wird, besteht im Idealfall aus Vater und Mutter, vielleicht auch Geschwister, die alle am selben Ort wohnen und die in erreichbarer Nähe auf gute Verwandtschaftsbeziehungen und Freunde zurückgreifen können. Im sozial ungünstigen Extremfall besteht das Nest aus einer Ein-Eltern-Familie in einer Ein-Zimmer-Wohnung mit einem dislociertem Zweitelternteil, umgeben von auswärts arbeitenden Nachbarn, die spät abends nach Hause kommen bzw. ihre Freizeit mit Menschen verbringen, die wo anders wohnen. Dieses soziale Szenarium ist Produkt einer modernen, hoch industrialisierten Lebensweise, von der Eltern mit Säuglingen und Kleinkindern nur wenig profitieren.

Junge Familien sind daher mehr denn je auf institutionelle Unterstützungssysteme angewiesen, die dabei behilflich sind, Entlastungs- und Betreuungsmöglichkeiten zu organisieren, Kontakt- und Informationsangebote zu machen und professionelle Beratung zur besseren Alltagsbewältigung im Zusammenleben mit Säuglingen und Kleinkindern zu geben. Im Fachjargon der Soziologie sprechen wir von „externen Sozialisationsagenten", die die privaten Beziehungen von Menschen in einer Gesellschaft ergänzen und entlasten. Dazu kommt, dass vor allem intime Beziehungen – wie Freundschaften, Verwandtschafts- und Liebesbeziehungen, Eltern-Kind-Beziehungen – notwendigerweise Wachstumskrisen durchlaufen, die auch entgleisen und katastrophal enden können. Sie enden dann mit Beziehungsabbrüchen und Trennungen, wenn Ohnmachtsgefühle überwiegen und nur mehr Wut und Ablehnungshass agiert werden. Dann, wenn Intimität sich zu „gefährlicher Nähe" zugespitzt hat, sind externe, sachlichere und emotional distanziertere Beziehungen eine rettende Instanz. Auch aus diesem psychohygienischen Grund sind Familien heute auf kostenlose Beratungsangebote angewiesen. Eine zukunftsorientierte Sozial- und Gesundheitspolitik wird daher vorsorgemedizinische Maßnahmen wie den Mutter-Kind-Pass um psychosoziale Präventionsangebote ergänzen.

Psychosoziale Prophylaxe am Lebensbeginn – die Mutter-/Elternberatung im Bundesland Salzburg

Sensibilisiert dafür, dass Gesundheit mehr ist als das Fehlen von Krankheit, gelang es in den 80er Jahren die medizinisch-pflegerisch und sozialarbeiterisch ausgerichtete Institution der Mutter-/Elternberatung in Salzburg um die Fachgruppe der Psychologinnen zu erweitern. Ausgehend von dem WHO-Gesundheitsbegriff, wonach sich Gesundheit als körperliches, seelisches, geistiges und soziales Wohlergehen versteht, wurde auch im prophylaktischen Handlungsfeld der Jugendwohlfahrt dieser ganzheitlichen Definition Folge geleistet. In der Salzburger Kinder- und Jugendwohlfahrtsordnung von 1992 wurde die „soziale, medizinische und rechtliche Beratung zur besonderen Betreuung und begleitenden Unterstützung von werdenden Eltern, Säuglingen und Kleinkindern sowie deren Eltern" um die psychologische Beratung ergänzt.

1985 wurde die erste Psychologin über einen Werkvertrag beschäftigt. Es waren die leitende Sozialarbeiterin der Mutterberatung Salzburg Stadt, Frau Sibylla Aschauer und die zuständige Referatsleiterin Dr. Adelheid Kastner, die den Zug der Zeit erkannten und sich dafür einsetzten, Psychologinnen in das Mitarbeiterinnenteam aufzunehmen. Dann erfolgte ein Arbeitsvertrag über das Akademikertraining, schließlich eine Anstellung über einen Verein. Derzeit arbeiten elf Psychologinnen teilzeitbeschäftigt über den freien Jugendwohlfahrtsträger PEPP oder mittels Werkverträge im Bereich der Mutter-/ Elternberatung.

Damit hat sich die traditionell auf Gesundheits- und Sozialprophylaxe ausgerichtete Mutterberatung weiterentwickelt: Psychologische Beratung und Interventionsmöglichkeiten bei frühen kommunikativen Störungen in der Eltern-Kind-Beziehung, bei Verhaltensregulationsstörungen von Säuglingen und Kleinkindern sowie bei psychischen Belastungen und Beeinträchtigungen elterlicher Kompetenzen gehören heute zu den Angeboten der Mutter-/Elternberatung im Bundesland Salzburg.

Zeitgerechte Prävention in der frühen Kindheit?

Früh genug: Elternberatung und Elternbildung stellen wichtige primärprophylaktische Maßnahmen für die nächste Generation dar. Wer Kindern und Jugendlichen ein Heranwachsen in Gesundheit ermöglichen möchte, muss früh genug damit anfangen. Ein guter Zeitpunkt ist die werdende Elternschaft (wenn möglich schon vor der Zeugung eines Kindes) und die aktive Begleitung von Eltern durch niederschwellige, klientennahe psychosoziale Angebote. Prophylaktische Hilfsangebote müssen für Eltern attraktiv und leicht erreichbar sein, d.h. sie dürfen nur eine niedrige Interventions- und Kontrollintensität aufweisen. Wichtig ist, dass auf moralisierende, strafende und Schuld zuweisende Interventionen verzichtet wird. (1) Nur eine annehmende Beziehung wirkt emotional korrigierend und kann sich positiv auf die Eltern-Kind-Beziehung auswirken. So können auch mögliche Schatten aus der Vergangenheit, die ihre Wurzeln in der Biographie der Eltern haben und die sich als negative bzw. entwicklungshemmende Zuschreibungen in die Eltern-Kind-Beziehung einschleichen, bearbeitet werden.

Rechtzeitig: Wenn es die Eltern und/oder das Kind brauchen. Die Initiative für eine psychologische Beratung geht in der Regel von den Eltern aus. Auf deren Wunsch ist auch eine aufsuchende Beratungsstruktur durch Hausbesuche möglich. Wert wird auf die intensive Zusammenarbeit mit Wochenstation, Psychosomatische Ambulanz, Schreiambulanz, Jugendamt und anderen Mitarbeiterinnen der Elternberatung, die Kontakte oft einfädeln, gelegt.

Da Identität vor allem in und durch Beziehungen zu „bedeutungsvollen Anderen" entsteht, gilt die frühe Eltern-Kind-Beziehung als besonders schützens- und unterstützenswert: Das Zufriedenstellen kindlicher Grundbedürfnisse erfordert eine kontinuierliche Dialogbereitschaft seitens der Eltern sowie eine hohe Achtsamkeit gegenüber den individuellen Verarbeitungs- und Steuerungsmechanismen des Säuglings. Das Einüben in die Elternrolle bedarf eigener persönlicher Ressourcen aber auch sozialer „Tankstellen", die die Eltern zwischendurch entlasten und seelisch „aufbauen". Professionelle Helfer in Elternberatungsstellen können „bedeutungsvolle Andere" für die Familie werden: sie helfen die Balance zu finden zwischen verschiedenen Ansprüchen, die Erziehungsratgeber, Großeltern, Politik und Medien bzw. eigene verinnerlichte Idealvorstellungen an Elternschaft stellen. Sie sind Vermittler zwischen Eltern und Kindern, indem sie Eltern mit ihrem Fachwissen und ihrer Erfahrung helfen, das Verhalten ihrer Kinder besser zu verstehen. Mit alternativen Sichtweisen erweitern sie den Möglichkeits- und Handlungsspielraum, in dem sich kompetente Elternschaft entwickeln kann.

Zeitgerecht: Das moderne Schlüsselwort für Prävention lautet „Empowerment", was soviel bedeutet wie: „Förderung von Fähigkeiten zur Selbststeuerung des eigenen Lebens". Dies geschieht durch Herausarbeiten und Stärkung von körperlichen, seelischen und sozialen Widerstands-Ressourcen.

Professionelle Hilfe am Lebensbeginn wirkt primärpräventiv, indem

versucht wird Bedingungen, die physische oder psychische Fehlentwicklungen verursachen oder begünstigen, abzuwenden. Sie greift sekundar-
präventiv durch Früherkennung bereits negativ wirksamer Risikofaktoren (Diagnose) und wirkt korrigierend, unterstützend oder heilend durch
Therapie und Behandlung, um negative Folgewirkungen möglichst gering zu halten. Ähnlich arbeiten KollegInnen der Stadt Wien.

Interdisziplinäre Zusammenarbeit im Team erfor-dert klare Tätigkeitsfelder und gegenseitige Achtung

Durch die direkte Zusammenarbeit mit verschiedenen Gesundheits-
bzw. Sozialberufen (Sozialarbeiterinnen, Ärztinnen, Hebammen, Ge-
sundheits- und Krankenschwestern, Kindergärtnerinnen) ergeben sich
für die in der Elternberatung tätigen Psychologinnen spezifische Aufgabenfelder und Arbeitsmethoden (siehe Tabelle):

Tabelle 7.

Psychologische Beratung in der frühen Kindheit:	
Spezifische Aufgabenfelder	Arbeitsmethoden
Individuelle Eltern-Kind-Beratung für werdende Eltern, Eltern mit Säuglingen und Klein-kindern bis zum Schulalter	Klientenzentrierte Gesprächsführung Systemische Familienberatung (lösungs- und ressourcenorientiert), Achtgeben auf Generationengrenzen und dysfunktionale Verstrickungen Fokussierung auf die elterliche Fähigkeit zur Triadenbildung Verhaltensbeobachtung: halbstandardisierte und teilnehmende Beobachtung, Beobachtung in natürlichen Situationen z.B. zu Hause; video-unterstützte Erziehungsberatung in Planung Verhaltensbeschreibung: verbal, bildhaft anschaulich; Orientierung an positiven, entwicklungsfördernden Dialogen Anwendung entwicklungs-psychologischen Fachwissens
Psychologische Elternberatung	Die Persönlichkeit der Eltern als Resultat ihrer bisherigen Lebensgeschichte: Reflektieren der eigenen Lebensgeschichte, Aufarbeitung traumatischer Erlebnisse, die die entwicklungs-fördernde Interaktion mit dem Kind blockieren Die jetzigen Lebensumstände der Familie: gesellschaftliches Umfeld, Rollenzuweisungen

(Fortsetzung von Tabelle 7)

Leitung von Eltern-Kind-Gruppen	Gruppenangebot mit strukturiertem Ablauf, teilnehmerorientierte Spiel- und Themenangebote, kontinuierliche Interaktionsbegleitung von Eltern und Kindern geleitete Gruppengespräche zum Erfahrungsaustausch, Reflektieren, Lernen
Referententätigkeit in Eltern-Kind-Gruppen: auf Anfrage einmal pro Gruppensemester (in der Regel acht Treffen)	Impulsreferat zu einem bestimmten Wunschthema oder offene Fragestunde und Gruppengespräch
5. Elternbildung in Form von Elternbildungsreihen und Einzelveranstaltungen in Kooperation mit anderen Elternbildungsorganisationen (wird im Rahmen der Jugendwohlfahrt nur im Pinzgau und Pongau über den freien Träger PEPP angeboten)	Referententätigkeit zu speziellen Entwicklungsthemen

Theoretische Grundlagen und fachliche Standards

Das Wissen um die Entwicklungsprozesse in der frühen Kindheit ist in den letzten zwei Jahrzehnten explosionsartig angestiegen. Orientierung über die fachlichen Standards und neuesten Erkenntnissen bieten neben dem Studium der Literatur und dem kollegialen Fachaustausch die jährlichen Fachtagungen der Deutschen Gesellschaft für seelische Gesundheit in der Frühen Kindheit. Supervision, Intervision und Selbstreflexion sind unerlässliche Instrumente der Qualitätssicherung.

Hilfreiche diagnostische Kategorien bei psychischen Gesundheitsproblemen und Entwicklungsstörungen für das Alter der Null- bis Dreijährigen finden sich im Klassifikationsschema „Zero to Three". (3) Zur diagnostischen Abklärung bei psychischer Erkrankung von Eltern ist die Zusammenarbeit mit niedergelassenen Psychiatern und dem Sozialmedizinischem Dienst unerlässlich. Die psychologische Eltern-Kind-Beratung ersetzt im Falle schwerer psychischer Belastungen von Müttern und Vätern keine Psychotherapie. Dient die Psychotherapie der Wiederherstellung psychischer Gesundheit und guter Ich-Funktionen, so konzentriert sich die psychologische Arbeit mit Eltern auf die Interaktion mit dem Kind, auf geteilte Elternaufgaben und auf praxisorientierte Alltagsbewältigung im Umgang mit Kindern.

Der Methodenzugang und die Perspektiven in der Elternberatung sind vielfältig und unerschöpflich. Die Beziehungsgestaltung zwischen Psychologin, Eltern und Kind ist letztlich ein ähnlich kreativer Prozess wie die Beziehung zwischen dem Kind und seinen Bezugspersonen: einerseits sollen die Eltern antwortende Interaktionspartner für ihr Kind sein, die Impulse bzw. Entwicklungsreize geben, Einfluss nehmen und Erfahrungen herantragen. Andererseits ist es wichtig, dass Eltern auch bereitwillig und fähig sind, die Selbststeuerungsimpulse ihres Kindes wahrzunehmen, zu respektieren und sich darauf einzustellen. (4) Dieses Spiel mit den entwicklungsfördernden Kräften setzt sich in der Beratungssituation fort. Es gedeiht dort zum Wohle des Kindes, wo sich Berater und Eltern dem System „Leben" öffnen und so einen evolutiven Prozess vorantreiben.

Ein Fallbeispiel: „Valentin, das Schreibaby, dessen Nabelschnur zu kurz zum Herzen der Mutter war" (Vogel, 1995)

Eine junge Mutter – Anfang zwanzig – bittet um einen Einzeltermin bei mir als Psychologin. Sie hatte mich vor einer Woche als Referentin in der Stillrunde kennen gelernt.

Das Problem: Frau P. kommt zusammen mit ihrem Mann und deren gemeinsamen Sohn Valentin, $2^1/_2$ Monate alt. Das Thema war, dass Valentin sehr viel schreit und die Kindesmutter schon am Ende ihrer Kräfte ist. Nichts helfe – Valentin sei mit nichts zufrieden. Im Gespräch erfahre ich, dass Frau P. sich untertags sehr alleine fühlt. Die Decke falle ihr auf den Kopf. Ab und zu könne sie ihre Mutter besuchen, doch auch diese habe wenig Zeit und ihr signalisiert, sie sei zwar herzlich willkommen, aber wenn Valentin so viel schreit, liege es wohl daran, dass er lieber zu Hause in seinem Bettchen schlafen möchte. Am Wochenende sei es ein bisschen besser, weil sich dann Vater und Mutter beim Herumtragen von Valentin abwechseln können.

Frau P. führt das Schreien von Valentin vor allem auf Verdauungsprobleme und Wunsch nach Abwechslung hin. Er mag am liebsten herumgetragen werden, vor allem in aufrechter Haltung, mit dem Gesicht nach außen, damit er alles sehen könne. Kaum bleibt sie stehen oder will ihn hinlegen schreit er wieder auf. Es kommt auch vor, dass er beim Herumtragen schreit, aber beim Hinlegen schreit er noch mehr. Seine Schlafenszeiten untertags sind eher kurz, meistens schläft er am Arm ein und wacht auf, wenn sie ihn hinlegen möchte. Auch der Kindesvater hat die gleichen Erfahrungen gemacht. Beide Eltern geben sich die größte Mühe.

Die erste Beratungsstunde: Valentin wird in der Autowippe mitgebracht. Kurz nach Gesprächsbeginn wacht er auf. Nach ca. 10 min beginnt er zu weinen. Die Mutter nimmt ihn heraus. Ich frage die Eltern, was sie glauben, warum Valentin jetzt weint. Beide sind der Auffassung, Hunger könne es nicht sein, da er vor einer Stunde seine Mahlzeit hatte. Es sei ihm wohl langweilig. Die Mutter nimmt ihn auf den Arm, mit dem Gesicht nach außen. Er beruhigt sich kurz, fängt aber bald wieder zu weinen an. Ich mache ihr den Vorschlag, ob sie ihn zu sich drehen könne um mit ihm zu spielen. Valentin schaut konzentriert in das Gesicht der Mutter. Diese beginnt nach anfänglicher Befangenheit mit ihm zu plaudern und ihn anzulächeln. Valentin zeigt eine stark ausgeprägte Mimik, ahmt nach, macht Laute – es entwickelt sich ein wunderbarer Dialog zwischen Mutter und Kind. Auch der Vater, der neben der Mutter sitzt, kann abwechselnd die Aufmerksamkeit von Valentin auf sich ziehen. Dieses Spiel dauert ca. 10 min. Die Mutter spricht dann mit mir weiter, der Vater beschäftigt sich mit seinem Sohn. Schließlich entsteht ein Gespräch zwischen allen drei Erwachsenen. Valentin quäkt. Der Vater dreht ihn zu mir, er ist wieder kurzfristig zufrieden. Dann scheint es ihm zu reichen und er beginnt zu weinen. Die Mutter macht sich bereit zum Aufspringen mit den Worten: „So, jetzt geht's los! Jetzt beginnen die Runden, wo ich im Kreis gehe um ihn ruhig zu halten." Ich frage sie, ob es auch eine andere Möglichkeit gäbe ihn zu schaukeln und trotzdem sitzen zu bleiben und das Gespräch mit mir weiterzuführen. Sie schaut mich ungläubig an. Sie glaube nicht, dass das ausreiche. Sie probiert es doch. Ich ermutige sie, sich eine bequeme Sitzhaltung zurechtzumachen. Sie bewegt Valentin rhythmisch auf ihren Knien, spricht mit ihm und dann wieder mit mir. Valentin scheint die nächsten 10 min zufrieden zu sein. Er ist inzwischen 30 min wach und im intensiven Austausch mit uns. Die Mutter sagt, dies sei eher ungewöhnlich für ihn – zu Hause ließe er sich nie solange zufrieden stellen – außer sie gehe mit ihm herum. In der Stillrunde komme es schon eher vor – weil er eben Abwechslung habe. Ich werfe ein: „und auch Sie haben dort einen Austausch". Sie lächelt und meint, das sei ja das Problem, dass sie sowenig Ansprache hätte. Ich gebe ihr die Deutung, dass ich glaube, dass das interessanteste für Valentin, wenn er wach ist, das Gesicht seiner Mutter und seines Vaters sei. Das menschliche Gesicht sei nämlich für Babys etwas ganz Tolles und Faszinierendes – Die Wachzeiten sind sehr wertvoll um hier gute Erlebnisse zu haben. Beiden Eltern leuchtet diese Deutung ein – die bewegte Kommunikation von Mimik und Sprache stellt eine gute Alternative zur bewegten Stimulation durch herumgehen dar. Sie stillt das Begehren der Seele, würde vielleicht die französische Kinderärztin Francoise Dolto sagen.

Valentin – nun schon 40 min wach und bisher ziemlich bei guter Laune

– beginnt zu Weinen. Ich frage die Eltern, was er wohl nun für ein Bedürfnis hätte. Der Vater meint: „Vielleicht soll ich ein bisschen mit ihm herumgehen", die Mutter meint: „der muss ja müde sein, er hat doch vorhin nur 20 min geschlafen". Ich frage die Eltern, wie Valentin normalerweise zur Ruhe kommt. Das sei unterschiedlich: Am häufigsten durch herumgehen; dann schläft er am Arm ein, wacht aber auf, wenn er hingelegt wird. Manchmal hilft auch der Schnuller und ihn fest im Arm halten und einwiegen. Ich schlage vor, letzteres zu probieren. Valentin saugt und schmatzt am Schnuller und beruhigt sich. Wir sprechen noch über die Alltagssituation und welche Kontaktmöglichkeiten Frau P. nützen könnte. Ich gebe ihr auch die Deutung, dass ich glaube, dass Valentin, gar nicht soviel Abwechslung brauche – vor allem dann nicht, wenn er müde ist. Dann kann auch ein zuviel an Reizen ihn überfordern und unzufrieden machen. Ich gebe die Information, dass wir bei Babys verschiedene Verhaltenszustände unterscheiden und dass ein müdes Baby auch überreizt werden kann. Zugleich plädiere ich für die Erlaubnis, dass ein Baby auch über das Weinen Spannung, loswerden darf. Am Ende der Beratungsstunde vereinbaren wir einen neuen Termin in einer Woche mit der Möglichkeit, Frau P. könne auch vorher anrufen, wenn sie mit Valentin sehr gestresst und genervt sei. Beim Hinausgehen fragt mich Frau P., ob ich es für möglich halte, dass Valentin ein Geburtstrauma habe – sie habe ihn in der Hockestellung entbunden, die Nabelschnur war aber zu kurz, so dass sie ihn nicht gleich nach dem Herauskommen an die Brust nehmen konnte. Es dauerte ca. 10 min bis die Nabelschnur auspulsiert war. Er habe ziemlich geschrieben. Sie glaubt nun, er sei sich in diesen 10 min. sehr alleine und verlassen vorgekommen. Vielleicht habe er diesen Schock nicht verkraftet und weine deshalb so viel. Ich sage ihr, dass wir heute nicht mehr die Zeit hätten, dieses Erlebnis ausführlich zu besprechen, ich aber bei unserem nächsten Termin gerne mit ihr darüber nachdenken werde.

Die zweite Beratungsstunde: Beim zweiten Termin, den wir auf den späten Nachmittag gelegt haben, damit auch Herr P. wieder dabei sein kann, ist Frau P. sehr positiv gestimmt. Sie berichtet, dass sie eine ziemlich gute Woche mit Valentin verbracht habe. Sie sei sich viel sicherer gewesen, ist nicht so schnell in Selbstzweifel und Enttäuschung geraten, wenn Valentin geweint habe und sie habe die Erfahrung gemacht, dass er nicht mehr so viel weine. Sie hat schöne Zeiten mit ihm erlebt, wo er sehr vergnüglich war und wo sie jetzt schon viel mehr mit ihm machen könne als am Anfang. Das Hauptthema des zweiten Gesprächs ist diesmal vor allem die berufliche Überlastung von Herrn P. und ein kleiner Ehezwist: Herr P. hat sich einen freien Abend Zeit für seine Freunde genommen und Frau P. hat sich leid gesehen und zurückgesetzt gefühlt. Es geht um Freiräume und Lusträume, in und außerhalb der Partnerbeziehung. Herr P. macht das Angebot, seine Frau könne die Milch abpumpen und er sorge einen Abend lang alleine für Valentin; seine Frau könne dann eine Freundin besuchen oder sonst etwas für sich unternehmen. Er könne sich auch vorstellen, dass sie einmal in der Woche das Auto haben kann und er mit dem öffentlichen Verkehrsmittel zur Arbeit fährt. Sein Arbeitsweg ist dadurch um 90 min länger. Frau P. will sich das alles noch überlegen. Sie stellt fest, dass es gar nicht so einfach ist, sich reale Wünsche zu erfüllen bzw. erfüllen zu lassen. Ich frage sie, ob sie noch über ihre Vorstellung vom Geburtstrauma von Valentin erzählen möchte. Sie sagt, ihr sei eingefallen, dass sie mit 15 Monaten ein halbes Jahr im Krankenhaus verbringen musste. Damals durfte sie ihre Eltern nur durch eine Scheibe sehen. Sie sei sich sehr verlassen vorgekommen, Nun habe sie Angst, Valentin für 10 min weinen zu lassen, wenn sie z.B. auf die Toilette müsse. Sie kann, während sie darüber spricht, jedoch sagen: „Das sind aber wohl zwei verschiedene Dinge."

An Hand dieses Beispiels aus der Beratungspraxis wird deutlich, wie der Gesprächsverlauf zwischen Psychologin und Eltern abwechselnd zwischen elterlicher Verhaltensebene und innerer Repräsentationsebene wechselt und wie eng die Handlungsebene mit der Vorstellungs- und Wahrnehmungswelt verknüpft ist. Mögliche Sichtweisen kindlichen Verhaltens werden ausgetauscht und besprochen. Über das Verstehen von Zusammenhängen entstehen neue Bewältigungsformen.

Psychologische Beratung in der frühen Kindheit in Oberösterreich und Wien

Abschließend soll noch auf zwei weitere Modelle der psychologischen Elternberatung in der frühen Kindheit hingewiesen werden. Auch wenn sie in den unterschiedlichsten Kontexten entstanden sind, nützen sie die Chance der Prävention am Lebensbeginn, wo oft nur kleine Impulse und wenige Beratungseinheiten große Wirkung erzielen können.

In sechs regionalen „Psychologischen Beratungsstellen für Eltern mit Kleinkindern" bieten Kinder- und JugendpsychologInnen der MAG 11 in Wien Eltern kostenlose Beratung bei Erziehungsfragen, Teilleistungsstörungen, in Krisensituationen, zur diagnostischen Abklärung und psychologischen Behandlung bei Verhaltens- und Entwicklungsstörungen an. Elternrunden, psychologische Vorträge im Rahmen der Elternschule und psychologische Begleitung von Eltern-Kind-Gruppen ergänzen die Beratungsangebote rund ums Elternwerden und Elternsein. Die KollegInnen arbeiten eng mit den in der Region tätigen KindergartenpsychologInnen zusammen und sind konsiliarisch für SozialarbeiterInnen und SozialpädagogInnen in Fällen tätig, in denen Kleinkinder betroffen sind.

Das Land Oberösterreich erteilte im Zuge einer Aufgabenreform 1994 der Fachabteilung Jugendwohlfahrt den Auftrag, die bestehende Mutterberatung neu zu konzipieren und die Gesundheitsprophylaxe der Mutterberatung mit einer wirksamen Sozialprophylaxe unmittelbar zu verbinden. Auch in diesem Modell ging und geht es um die Früherkennung von Verhaltensauffälligkeiten und Verhaltensstörungen bei Säuglingen und Kleinkindern in den ersten drei Lebensjahren. Die Projektphase wurde von dem damaligen Jugendamtspsychologen Dr. Helmut Fellner geleitet, der nicht nur die handlungsrelevanten Leitlinien herausarbeitete, sondern auch dafür sorgte, dass das Projekt wissenschaftlich fundiert begleitet wurde. Dafür konnte er das Ehepaar Prof. Dr. Hanus Papousek und Doz. Dr. Mechthild Papousek gewinnen, die den MitarbeiterInnen die theoretischen und praktischen Grundlagen in der Diagnostik und Behandlung von frühen Verhaltensregulationsstörungen bei Säuglingen und Kleinkindern vermittelten. Im Oktober 1996 wurden zunächst drei IGLU-Projektstellen eröffnet. In einer Begleituntersuchung von 1996 – 1998 konnte nachgewiesen werden, dass Iglu im Sinne des Präventivauftrages und der Zielvereinbarungen Problemfälle erreichen kann und tragfähige Kontakte herstellt, die im Fall von auftretenden Problemen genutzt werden (Fellner, 1999).

Damit war der Startschuss für den Weiterausbau weiterer Iglu-Bezirksleitstellen gegeben. In drei Bezirken wurde der Sozialhilfeverband als freier Jugendwohlfahrtsträger beauftragt, die Iglu-Leitstellen zu führen. Derzeit gibt es in sechs Bezirken Zentralstellen mit vier Kernangeboten: Iglu-Mutterberatung und Babytreff, Iglu-Spielstube als offener Treff für Kinder in den ersten drei Lebensjahren zusammen mit den begleitenden Bezugspersonen, Iglu-Elterntreff als offener Informationsaustausch für Eltern mit Unterstützung von betreuenden Fachkräften und ein Iglu-Raumkonzept, wonach parallele Mehrfachnutzungen möglich sind. Es ist dem Modell zu wünschen, dass dieses erfolgreiche Modell weiter ausgebaut und weiter geführt wird.

Literatur

Schoibl H (1990) Jugendwohlfahrt im Bundesland Salzburg. Strukturanalyse. Handlungskonzepte. Institut für Alltagskultur 7–12

Konzept der Stadt Wien, MAG 11 Amt für Jugend und Familie: Psychologische Tätigkeit in den Beratungsstellen für Eltern mit Kleinkindern

National Center for Infants, Toddlers and Families (Hrsg) ZERO TO THREE: Diagnostische Klassifikation 0–3. Seelische Gesundheit und entwicklungsbedingte Störungen bei Säuglingen und Kleinkindern

Vogel G (1995) Elternberatung – ein mehrperspektivischer Ansatz. Praxis der Kinderpsychologie und Kinderpsychiatrie, 44. Jhg. 1

Beckord D (1998) Präventive psychologische Arbeit mit Eltern von Säuglingen und Kleinkindern. Tagungsbericht Jugendwohlfahrtsforum 1998. Abteilung 3: Soziales, Land Salzburg

Fellner H (1999) Das Mutterberatungsprojekt Iglu der öffentlichen Jugendwohlfahrt das Landes Oberösterreich. Präsentationsbericht anlässlich der wissenschaftlichen Jahrestagung der bke 1999 in Osnabrück

Herausforderungen der psychologischen Arbeit mit Jugendlichen

Heinz Wilfing

Vorbemerkungen

Aus der Fülle möglicher Anwendungsbereiche psychologischen Wissens im Bereich der Arbeit mit Jugendlichen seien hier exemplarisch Bereiche herausgegriffen, die in den letzten Jahren in ihrer Bedeutung deutlich zugenommen haben und denen auch künftige Relevanz zukommen dürfte.

a) Die Vermittlung psychologischen Wissens als Lebenshilfe
b) Psychologisch – wissenschaftlich geleitete Aktivitäten im präventiven sozial-animatorischen Bereich
c) Kurativ – helfende Interventionen im Sinne einer psychologischen Behandlung

Wenngleich der letztere Aspekt im Verständnis eines klinisch-psychologischen Handelns und auch in der Wahrnehmung einer breiteren interessierten Öffentlichkeit primär mit dem Tätigkeitsprofil von PsychologInnen assoziiert wird, stellt er doch nur die vielzitierte Spitze des Eisbergs dar, unter der noch eine weitreichende Reihe von Handlungsmöglichkeiten zu finden sind, die freilich weniger augenscheinlich darstellbar erscheinen und denen es mitunter an Sensationswert mangelt, insbesondere etwa, wenn der Erfolg – wie es etwa für präventive Ansätze im vollen Ausmaß zutrifft – nachgerade im Nichtauftreten spektakulärer pathologischer oder konfliktbelasteter Phänomene besteht.

Zur präventiven Wirkung psychologischen Wissens

Die Vermittlung psychologischen Wissens an junge Menschen erfolgt in den Schulen, ansatzweise wohl auch schon im Bereich der Pflichtschule, wissenschaftsorientiert allerdings nur in der höheren Schule, da aber sowohl im allgemeinbildenden als auch im berufsbildenden Bereich, wenngleich im letzteren eher als Versuch, neben berufsspezifisch methodischen und technischen Fertigkeiten auch die „soft- oder social skills" zu vermitteln, die in der Berufswelt zunehmend verlangt werden und die bei der Wahrung von Chancen und bei Bewerbungen oftmals sogar den Ausschlag geben, insofern von potenziellen Arbeitgebern das technische know-how bei den BewerberInnen meist ohnehin vorausgesetzt wird bzw. Defizite in diesem Bereich oftmals schon im Screening erfasst werden und eine Teilnahme am entscheidenden Assessment so erst gar nicht zustande kommt.

Es darf dabei der Aspekt nicht übersehen werden, dass dieser schulisch-psychologische Unterricht in der Regel nicht von PsychologInnen, sondern von AbsolventInnen eines Lehramtsstudiums (häufig das bekannte „PPP") erteilt wird, was in Bezug auf die Praxiserfahrungen dieser – allerdings als solche tatsächlich „gelernten" – LehrerInnen schon eine differenzierte Sichtweise erfordert. Es sei jedoch unbestritten, dass mit einer solchen akademischen Ausbildung durchaus die Vertrautheit mit den wesentlichen Theorieansätzen und Handlungskonzepten der Psychologie als Wissenschaft verbunden ist.

Psychologischer Unterricht für junge Menschen hat zumindest zwei Ziele, auch wenn sie nicht immer gleichermaßen reflektiert werden und vielfach als implizite Ziele erscheinen mögen: Zum einen entspricht es dem allgemeinen Bildungsziel der Schule, im Rahmen einer zumindest ansatzweisen Vermittlung des „Wissens der Welt" auch psychologische Inhalte und Begrifflichkeiten zu vermitteln, was so viel und so wenig Bedeutung hat wie jede Kenntnis von zunächst abstrakt erscheinenden Bildungsgütern, die aber nach wie vor als gesellschaftlich relevant eingestuft werden und zur sozialen Statusfindung erheblich beitragen.

Jugendlichen psychologisches Wissen zu vermitteln dient allerdings noch einer weiteren Zielsetzung, der gegenüber anderen Lehrinhalten doch eine spezifische und unterschiedliche Funktion zugeordnet wird: Psychologie soll auch Lebenshilfe sein und den jungen Menschen für unterschiedliche Herausforderungen konkrete Handlungskompetenzen zumindest nahe bringen, Coping-Strategien empfehlen und ihnen für ihr Sozialverhalten im privaten und beruflichen Leben adäquate Impulse vermitteln.

Darüber hinaus sollen Schlüsselqualifikationen vermittelt und „Haltungen" durch ein geeignetes Psychologie-Curriculum bewirkt werden. Dies sind neben der generellen Sachkompetenz auch eine entsprechende Fragehaltung, Kritisches Denken, Komplexes Denken, Kompetenzmotivation, die Fähigkeit zum Transfer des Gelernten und letztlich auch eine wissenschaftliche Einstellung, die auch auf anderen Fachgebieten analog zum Tragen kommen sollte. Ein spezifisches Psychologiecurriculum, das abweichend vom traditionellen Unterricht u.a. auch die psychische Struktur der OberstufenschülerInnen und ihre Unterrichtserwartungen mit einbezog und die Schule als „sozialen Ort" selbst definierte sowie die SchülerInnen am Prozess der Lernzielgewinnung, der Konstruktion der Inhaltsstruktur und der Entwicklung einer didaktisch-methodischen Unterrichtskonzeption aktiv mitwirken ließ, wurde einer Evaluation unterzogen. Für die SchülerInnen änderten sich u.a. signifikant Bild und Funktion der Psychologie, eine deutliche kognitive und affektive „Umstrukturierung" in Richtung einer Wissenschaftsorientierung konnte gefunden werden, im Sinne einer Bedingungsanalyse aber auch ein fördernder Einfluss auf das „Denken im Alltag" (Wottawa, Thierau, 1998).

Interaktives Lernen über psychologische Zusammenhänge wird künftig nicht nur im Kontext EDV-gestützter Lernprogramme zum Begriff werden, sondern auch eine symbiotische Beziehung zwischen kognitivem Zugewinn und dem von persönlicher Betroffenheit ausgehenden Lernen auf der Erlebnisebene zum Ausdruck bringen. Insoweit kommt der Psychologie auch im schulischen Bereich künftig noch verstärkt eine sozialpräventive und psychohygienische Funktion in der Arbeit mit Jugendlichen zu.

Bedarf an jugendspezifischer Arbeitspsychologie

Einstieg und Bewährung im Beruf sind weiterhin zentrale Herausforderungen für jeden jungen Menschen, deren Bewältigung primär individuelle Persönlichkeitsdimensionen erfordert, darüber hinaus aber seit einigen Jahren wieder verstärkt auch von externen Faktoren beeinflusst wird. Die Psychologie als Wissenschaft ist hier zweifellos gefordert, Erklärungsmodelle wie auch konkret unterstützende Konzepte anzubieten. Es handelt sich zunächst um eines der nachgerade klassischen Einsatzgebiete der Psychologie, die eine Reihe von diagnostischen Instrumenten zur Erfassung von Berufsinteressen, Berufseignungen, einer allgemeinen wie tätigkeitsspezifischen Leistungsfähigkeit, Arbeitshaltung oder auch der Arbeitszufriedenheit anbietet. Es ist ein legitimes Ziel, diese Verfahren weiter zu entwickeln und hinsichtlich der Testgütekriterien permanent kritisch zu überprüfen, Verfälschbarkeiten zu minimieren und sie in der Handhabung zu vereinfachen, was heute vielfach durch das Erstellen einer Computerversion zu erreichen versucht wird.

Speziell junge Menschen, die ihre erste Berufswahl schon nach Absolvierung der Pflichtschule zu treffen haben, bedürfen einer qualifizierten Hilfestellung, auch wenn sie ihre Grenzen oftmals noch an entwicklungspsychologischen Bedingtheiten gerade jenes Lebensabschnitts erkennen müssen. Eine Längsschnittstudie (Busch, Kastner-Koller, Deimann, Hierländer, 1996) untersuchte unter Verwendung des in diesem Kontext vielfach eingesetzten BIT II die Bewältigung der Berufswahlsituation durch jugendliche AbsolventInnen des Polytechnischen Lehrganges sowie damit verbundene Langzeitfolgen für Berufsentwicklung und Arbeitszufriedenheit.

Die Untersuchung erstreckte sich über drei Berufsschuljahrgänge, sie erbrachte Verschiebungen hinsichtlich der Interessensschwerpunkte (vom zunächst dominierenden Ernährungshandwerk hin zu den Sozialberufen) und die mehrheitliche Selbsteinschätzung, zum Zeitpunkt der Berufswahl dafür noch nicht reif genug gewesen zu sein. Die prognostische Validität des BIT II zum Zeitpunkt der Berufswahl stellte sich den AutorInnen im Übrigen als wenig überzeugend dar.

Derartige Befunde weisen auf einen weiteren notwendigen Weg der psychologischen Angebote im Dienste von Jugendlichen hin: Es muss eine qualifizierte Beratung entwickelt werden, die sowohl die subjektiv-persönlichen Aspekte der Jugendlichen mit einbezieht, darüber hinaus aber auch die sozioökonomischen Gegebenheiten und die spezielle Situation der Jugendlichen am Arbeitsplatz berücksichtigt. Eine „jugendspezifische Arbeitspsychologie" muss den Prozesscharakter sowohl der Entscheidung als auch der Ausübung des Berufs über lange Zeiträume berücksichtigen sowie im Sinne von Potenzialanalysen die Voraussetzungen eines allenfalls erforderlichen oder gewünschten Berufswechsels vorweg schon kalkulieren.

Erklären, Beraten und Handeln – Psychologie und Problemfelder der Jugendarbeit

In der Jugendarbeit hat die Psychologie aber auch eine Reihe von Anwendungsbereichen, die über die Bildungs- und Berufsperspektive weit hinausgehen. Die Sozialpsychologie bietet sowohl Erklärungs- als auch Handlungskonzepte für spezifische Problemfelder einer psychosozialen Arbeit mit Jugendlichen an. Schon das Entstehen bestimmter Einstellungen und daraus resultierend vielfältiger, manchmal auch problematischer Verhaltensmuster von Jugendlichen ist aus psychologischer Sicht sowohl ein Feld qualifizierter Beforschung als auch Einsatzbereich psychologisch-wissenschaftlich fundierter Interventionsstrategien.

Ein Beispiel dafür ist die Auseinandersetzung mit dem Aspekt der von Jugendlichen ausgeübten Gewalt. Oftmals geht von – meist männlichen – Jugendlichen gewaltsames Verhalten aus, besonders wenn sich Jugendliche selbst als machtlos und sozial randständig empfinden, aber eine Möglichkeit sehen, sich als Beschützer ihrer Gruppe vor einer Bedrohung darzustellen und dabei sogar auf gesellschaftlich verfügbare Rechtfertigungen zurückgreifen können. Das könnte etwa das Entstehen rechtsextremer Jugendgewalt erklären, wenn etwa Fremde als bedrohlich erlebt und daher Zielgruppe aggressiver Handlungen werden. Sozialpsychologische Forschung kann hier zeigen, dass kognitive Elemente – die Annahme einer sozialen Rechtfertigungsnorm für eine Art verteidigender Bedrohungsabwehr – den Gebrauch von Gewalt erleichtern, ja nachgerade dazu ermutigen. Demnach müssten aber neben sozialen, ökonomischen und pädagogischen Maßnahmen vor allem auch psychologische – hier auf Kognition abzielende – Interventionsformen auch als Gegenstrategie eingesetzt werden können.

Auch die geschlechtssensible Jugendarbeit wird sich in hohem Maße als ein Feld psychologischer Aktivität entwickeln: Zunehmende Selbstbestimmung und Autonomie von Mädchen als Ziel kann nicht nur durch emotionales Engagement erreicht werden – obwohl dies schon auch ein Erfordernis dafür darstellt – sondern bedarf psychologisch fundierter Konzepte zur „sozialräumlichen" Arbeit und Umsetzung eines gendermainstream Ansatzes auch in den Bereichen von Freizeitpädagogik und offener Jugendarbeit. Anreizstrukturen zur Schaffung von demokratischen Initiativen im Jugendbereich im Sinne geschlechtssensibler Gruppen sollten gefördert werden (Scherr, 2001).

Abgesehen von – wenn auch oftmals nur im weitesten Sinne – politisch motivierter Gewalt ist aber das Umgehen mit Aggressivität generell ein zentrales Thema in der Arbeit mit Jugendlichen. Zweifellos sind Probleme in diesem Kontext gestiegen, Jugendliche sind in Aggressionshandlungen involviert, nach wie vor am häufigsten als die Opfer. In Extremfällen sind sie auch am Leben bedroht: die Tötung eines behinderten Kindes durch seinen Vater „im Wutanfall" ging erst kürzlich wieder durch die Presse. Aber auch die Gefährdung Jugendlicher durch Misshandlung unterschiedlichster – auch sexueller – Natur hat zugenommen oder wird zumindest häufiger entdeckt und thematisiert. Zunehmend sind Jugendliche aber auch als aktive Täter in Agressionshandlungen involviert. Hier kommt der Psychologie zunehmend wissenschaftlicher Erklärungsbedarf zu, sie sieht sich aber auch mit der Erwartung nach lösungsorientierten Konzepten konfrontiert (Selig, Mees, Berg, 1997). Im Ansatz gelingt dies auch, wenngleich sich der Schwerpunkt wohl immer noch auf die Beforschung von Kausalzusammenhängen bezieht und PsychologInnen bei der Präsentation von Handlungsanleitungen Zurückhaltung erkennen lassen, was vielfach durch selbstkritisch-wissenschaftliche Redlichkeit motiviert sein mag, für Ratsuchende – oft unter extremem Leidensdruck stehend – aber manchmal als enttäuschend erscheint.

Die Scheu vor direktiv angebotenen Lösungskonzepten unterscheidet

PsychologInnen nach Meinung des Autors von anderen Berufsgruppen, die dazu schneller und mit weniger Zurückhaltung bereit sind – von KlientInnen damit aber des Öfteren als „nützlicher" und „praxisnäher" erlebt werden. Eine Beratungsabstinenz, die neutral den KlientInnen Pro- und Kontra abzuwägen hilft, ihnen die Entscheidungslast aber zur Gänze allein überlässt (wobei diese Vermeidung mitunter durch Sätze wie „Ratschläge sind auch Schläge" etc. nachvollziehbar motiviert werden kann) lässt KlientInnen letztlich wieder „ratlos" zurück und motiviert sie zur Konsultation anderer in dieser Hinsicht weniger zurückhaltender, nicht unbedingt aber besser qualifizierter Berufsgruppen, welche eine erhöhte Entscheidungsbereitschaft oft schon durch ihre Namensgebung (vgl. „Lebens- und Sozialberatung") signalisieren. Hier möchte der Autor den PsychologInnen als künftige Entwicklung mehr Mut zur Verantwortungsübernahme und zum damit verbundenen Haftungsrisiko empfehlen, die wissenschaftlichen Grundlagen des psychologischen Faches ermöglichen durchaus öfters als bisher auch „direktive" Beratungskompetenz. Voraussetzung dafür ist natürlich eine weitgehende Vertrautheit mit den jeweils aktuellen Forschungsergebnissen.

Arbeitsmöglichkeiten und Wirkungsbereiche der Psychologie für die Jugend – jetzt und in nächster Zeit

Im Sinne des eingangs zitierten ersten Punktes ist es weiterhin der Bildungsaspekt, der – auch abgesehen vom schulischen Unterricht und darüber hinausgehend – im Sinne einer guten populärwissenschaftlichen Vermittlung psychologischen Wissens auch einen Lebenshilfeaspekt bedeuten und insbesondere über Medien auch große Gruppen von Jugendlichen erreichen kann. Der Autor sieht hier eine publizistische Tätigkeit von PsychologInnen in verbreiteten Presserzeugnissen durchaus als eine wünschenswerte und noch weiter zu fördernde Entwicklung, deren bewusstseinsbildende und psychohygienische Funktion keineswegs gering geschätzt werden sollte. Die Bereitschaft und die Fähigkeit, sich hier im sprachlichen Ausdruck und in der Terminologie an das vermutete Verständnis der LeserInnen anzupassen und auch der Mut zu klaren und eindeutigen fachlichen Aussagen in breiter Öffentlichkeit sind hier als spezielle Qualifikationserfordernisse zu nennen. Vielleicht in noch verstärktem Ausmaß gilt das auch für die Präsentation psychologischer Inhalte über elektronische Medien: Der Auftritt im Fernsehen – sei es in der „ExpertInnenrolle" oder auch als GestalterIn eigener Sendungen verlangt oftmals psychologisches Wissen und psychologisch fundierte Methoden, freilich auch die Fähigkeit zur öffentlichkeitswirksamen Präsentation. Der Autor würde es begrüßen, könnte einmal eine der „talkshows", in denen immer wieder Problemstellungen mit deutlich psychologischer Relevanz angesprochen werden, auch von einer Psychologin geleitet werden. Es wäre eine freilich noch zu prüfende Hypothese, ob dann eine Lösungs- orientierung stärker im Vordergrund stünde und eine Ausbeutung exhi- bitionistischer Tendenzen von mitwirkenden Gästen (Leute tun und sa- gen alles, wenn sie nur einmal im TV auftreten können ...) in geringerem Maße stattfinden würde. ATV hat ein erstes solches Format entwickelt.

Den deutlichsten Entwicklungsspielraum bietet in dieser Hinsicht si- cher das Internet: On-line-Beratungsangebote durch PsychologInnen sind schon sehr verbreitet und können im Sinne von problemspezifischer Diffe- renzierung sicher noch weiter ausgebaut werden, daneben hat natürlich auch die telefonische Hotline mit der Möglichkeit des persönlichen Ge- sprächs weiterhin Bedeutung, besonders für Kinder, aber auch generell für Menschen, die nicht nur schreiben, sondern auch noch eine Stimme hören wollen. Der Autor sieht aber darüber hinaus noch weitere Bereiche psychologischer Aktivitäten im Netz, die sich unter Edutainment zusam- menfassen lassen: Psychologische Erkenntnisse und Handlungskompe- tenzen, Konfliktlösestrategien und Lebenshilfe können auch über diese mediale Möglichkeit transportiert werden. Von PsychologInnen erstellte Computersimulationsmodelle können etwa die Dynamik einer depressi- ven Entwicklung verständlich machen oder menschliche Probleme aus interpersonellen Beziehungskonstellationen heraus darstellen und ver- stehbar machen. Freilich dienen Computersimulationen auch in der Psy- chologie in erster Linie wissenschaftlichen Zwecken (Schiepek, 1991), doch wäre es eine künftige Herausforderung für PsychologInnen, davon auch populäre und nutzerfreundliche Versionen herzustellen und somit eine Art psychologisch-lebenskundliches e-learning zu ermöglichen.

Konkrete psychologische Angebote – am Beispiel der Drogenproblematik

Der mögliche vielfältige Einsatz psychologischen Wissens im Jugend- bereich, heute und künftig, sei am Beispiel eines verbreiteten Jugend- problems dargestellt, von manchen als das derzeit vielleicht zentralste überhaupt bezeichnet, der Drogenproblematik.

Psychologie ist hier in mehrfacher Hinsicht gefordert: Die Psychologie liefert Thesen zur Entstehungsbedingung von Drogenabhängigkeit und versucht im Sinne einer Ätiopathogenese die kognitiv-emotionalen As- pekte der Sucht empirisch zu erfassen (Egger, 2003).

Die Psychologie liefert zu den Drogen Argumente: Zur nonprohibitio-
nistischen Legalisierung ebenso wie in vielfachen Darstellungen des Risi-
kopotenzials, zur sozialpsychologischen Deutung von Verbreitungsstu-
dien (Suchtmittelstudien, Schülerstudien, Jugendgesundheitsberichte
etc.) und zur psychologisch – diagnostischen Erfassung allfälliger dro-
genbedingter testmäßig messbarer Syndrome. Meist handelt es sich
dabei um Defizite im kognitiven Leistungsbereich oder auch um substanz-
induzierte psychotische Störungen. In dieser Weise können auch grund-
sätzlichere neuropsychologisch-wissenschaftliche Erkenntnisse im Rahmen einer psychologischen Beratung über potenzielle Folgen des Kon-
sums psychoaktiver Drogen eingebracht werden.

Die Psychologin ist allerdings gefordert, dies in verständlicher und für
KlientInnen annehmbarer Form zu tun. Letzteres erscheint dem Autor generell als ein Entwicklungstrend in der Funktion von PsychologInnen:
Ergebnisse wissenschaftlicher Grundlagenforschung, an deren Erarbeitung stets wohl nur eine qualifizierte Minderheit selbst aktiv beteiligt sein
wird, als Wissensanwender im Sinne einer kognitiven Brückenfunktion zu
vermitteln und den problembetroffenen KlientInnen zugänglich zu machen, damit auch die Grundlage für eine qualifizierte Psychologische
Behandlung zu schaffen, die mit der Psychotherapie wohl einige Über-
schneidung aufweist, der aber durchaus eigenständige wissenschaftliche
und methodische Identität im Sinne eines theoriegeleiteten Handelns zukommt.

Jugendlichen psychologisch entgegenkommen – Therapie, Behandlung und neue Anwendungsbereiche

Letztlich ist es aber auch die Anwendung psychotherapeutischer Methoden, die in Verbindung mit der inhaltlich und gesetzlich erforderlichen
zusätzlichen Ausbildung in nächster Zeit noch verstärkt zur Tätigkeit von
PsychologInnen werden wird. Wiewohl rechtlich und praktisch auch
einige andere Quellenberufe als geeignet erscheinen, erfüllt die psycho-
logisch-wissenschaftliche Grundqualifikation wohl doch am eindeutigs-
ten jene Kriterien, die für eine solide Befassung mit dem Verhalten und
Erleben bzw. mit deren gezielter Veränderung erforderlich erscheinen.

Neben den „traditionellen" Einsatzmöglichkeiten angewandter Jugendpsychologie in Diagnostik (Gutachten), Beratung und im Bedarfsfall
auch der Auslösung interventiver Maßnahmen, werden neue Anwendungsbereiche erschlossen werden, die für PsychologInnen eine Heraus-

forderung darstellen, ihnen aber auch bisher noch nicht oder nur geringfügig wahrgenommene Tätigkeitsfelder eröffnen. Eine dabei auftretende zentrale Frage ist die Erreichbarkeit der Jugendlichen. Die Anwendung von jugendbezogener Psychologie findet noch immer weitgehend im institutionalisierten Rahmen statt, in der Schule, der privaten Praxis, der Beratungsstelle, in Amtsräumen oder Niederlassungen sozialer Non-Profit-Organisationen.

So wie andere psychosoziale Aktivitäten auch wird ein „out-reaching" erforderlich werden, ein Erschließen von Sozialräumen und Lebenswelten, in denen Jugendliche sich aufhalten und wo sich ihre wesentlichen Lebensvollzüge abspielen. Andere Berufsgruppen im psychosozialen Spektrum haben dies schon seit längerem entwickelt, so gibt es „street work" in der Sozialarbeit, Container- und Busservice für marginalisierte soziale Gruppen, Parkbetreuung und Straßen-Animation für vorwiegend im öffentlichen Raum aufhältige Jugendliche und auch Formen aufsuchender Sozialtherapie, etwa für Opfer sexueller Gewalt.

Zweifellos erfordert dies auch kreative Varianten im Setting, doch könnten hier psychologische Interventionsformen zum Nutzen solcher Jugendlicher zur Anwendung kommen, mit denen ein Kontakt unter anderen Bedingungen nie zustande gekommen wäre. Der Schwerpunkt liegt hier im präventiven Bereich. Aspekte einer Gemeindpsychologie, einer Freizeitpsychologie und einer psychologischen Lebensraumforschung gilt es dafür im weit über das bestehende Niveau hinausgehenden Ausmaß zu entwickeln. Dazu sollen PsychologInnen auch ihren Beitrag zu verschiedenen methodischen Ansätzen einbringen: Coaching, Mediation, Empowerment, Supervision und Qualitätsmanagement sind Bereiche, die für die Jugendarbeit relevant sind, für die auch PsychologInnen zufolge ihrer fundierten Basisqualifikation besonders prädisponiert erscheinen. Solche Methoden sowohl auf traditionelle Weise als auch durch out-reaching den Jugendlichen nahe zu bringen, wird für künftige PsychologInnen eine innovative Herausforderung darstellen.

Die Jugend hat sich in den letzten Jahren – gefördert wohl auch durch eine ihr in diesem Ausmaß noch niemals vorher zur Verfügung gestandene Ausstattung mit Konsumartikeln und technologischem Equipment – mit hoher Dynamik und innerhalb kurzer Halbwertszeiträume mehrfach und grundlegend gewandelt.

Die Psychologie, will sie für die Jugend weiterhin wertvolle Dienstleistungen anbieten, muss diesen sozialen Wandel mit ebensolcher Flexibilität nachvollziehen können.

Literatur

Busch M, Kastner-Koller U, Deimann P, Hierländer J (1996) Berufswahl, Interessen und Berufszufriedenheit bei Lehrlingen. In: Jirasko M, Glück J, Rollet B (Hrsg) Perspektiven psychologischer Forschung in Österreich. WUV-Verlag, Wien

Egger JW (2003) Abhängigkeit aus psychologischer Sicht. In: Beubler E, Haltmayer H, Springer A (Hrsg) Opiatabhängigkeit. Springer, Wien New York, S 17–25

Scherr A (2001) Über Gründe und Ursachen der Attraktivität rechtsextremer Orientierungen für Jugendliche. In: Langer G, Krisch R (Hrsg) inter.jugend. kult. Anforderungen an die Jugendarbeit in der multikulturellen Gesellschaft. Verein Wiener Jugendzentren, Wien

Schiepek G (1991) Systemtheorie der Klinischen Psychologie. Vieweg Verlag, Wiesbaden, S 80–85

Selig H, Mees U, Berg D (1997) Psychologie der Aggressivität. Hogrefe Verlag, Göttingen

Wottawa H, Thierau H (1998) Lehrbuch Evaluation. Huber Verlag, Bern, S 74–79

Pädagogische Psychologie

Birgit Reimann Meisser und Matthias Brüstle

Wie antwortete der erste Geiger der Berliner Philharmoniker einst auf die Frage,
was Karajan denn dirigiert habe?
„Was er dirigiert hat, kann ich nicht sagen,
ich weiß nur, was wir gespielt haben."
(Simon 2002, S.126)

Einleitung

Die beiden AutorInnen verbinden zum einen die Kinder und Jugend-
lichen, zum anderen sind es deren Verhaltensauffälligkeiten. Diese
Kinder und Jugendlichen brauchen die Pädagogik, weil sie Kinder und
Jugendliche sind, und sie brauchen die Psychologie, weil ihre Verhaltens-
auffälligkeiten auf seelischen Verletzungen beruhen. Matthias Brüstle ist
Psychologe und Geschäftsführer des Vereins für Betreutes Wohnen in
Liechtenstein (VBW), Birgit Reimann Meisser ist Diplompsychologin beim
Kinder- und Jugenddienst des Amtes für Soziale Dienste. Beide Institu-
tionen wirken in Pädagogik und in Psychologie eng zusammen.

Die Aufgabe des *VBW* ist die Sicherstellung der sozialpsychiatrischen
und sozialpädagogischen Grundversorgung in Liechtenstein. Der VBW ist
Anbieter von stationären und mobilen Dienstleistungen sowie von nach-
fragegerechtem Wohnraum auf dem Delegationsweg. Das Unternehmen
hat sich einem grundsätzlich rehabilitativen Auftrag verpflichtet. Im VBW
arbeiten eine Psychologin und drei Psychologen. Der VBW setzt sich aus
sechs Untereinheiten zusammen, die für den pädagogischen Psychologie-
bereich maßgeblichen werden hier kurz beschrieben:

Die *Sozialpädagogische Jugendwohngruppe Vaduz (JWG)* deckt den
sozialpädagogischen Bedarf an betreutem Wohnen in Liechtenstein für
Kinder und Jugendliche ab. Die JWG bietet eine strukturierte Wohn- und
Lebensmöglichkeit. Ziel ist die förderliche Entwicklung des gesamten
Familiensystems und ein altersgemäßer Umgang mit Anforderungen des
täglichen Lebens (Arbeit, Schule, Beruf, Beziehungen ...). Im Rahmen
einer Abklärungsphase bieten wir den Einsatz psychologischer Testverfahren an. Die JWG hat verschiedene Angebote: Eine Kerngruppe für
mittel- bis längerfristigen Aufenthalt, ein Krisenzimmer für kurzfristigen

Aufenthalt (z.B. bei Gefahr im Verzug), eine spezielle Wohnform für ältere Jugendliche („Übergangswohnen"), ein Wohnmodul für jugendliche Mütter mit Kind sowie eine Außenwohngruppe mit begleitender Betreuung als Fortsetzung des Aufenthaltes. Die JWG macht das Angebot einer Nachbetreuung über den Austritt hinaus. Zudem besteht die Möglichkeit von Tagesstruktur-Aufenthalten.

Die *Sozialpädagogische Familienbegleitung (SPF)* ist eine Erziehungshilfe, bei der Familien zu Hause aufgesucht und beraten werden. Dieses Hilfs- und Unterstützungsangebot steht Familien mit Kindern in schwierigen Lebenssituationen zur Verfügung, wenn eine ambulante Beratung beim Kinder- und Jugenddienst (KJD) ergänzt werden muss. Sie ist eine konkrete Lernhilfe für Eltern bzw. Alleinerziehende in ihrer Aufgabe, die Erziehung umfassend wahrzunehmen und den Erziehungsalltag konfliktfreier und kindgerechter zu gestalten. Das „Begleitete Besuchsrecht" als gerichtlich anordenbare Maßnahme ist ebenfalls Inhalt und Aufgabe der SPF.

Der *Kinder- und Jugenddienst des Amtes für Soziale Dienste* ist für die Gewährleistung des staatlichen Anteils an der Grundversorgung im Kinder- und Jugendbereich zuständig. Dieser Bereich unterteilt sich in den Bereich der Jugendhilfe (Fallarbeit), der Jugendpflege (Förderung) und des Jugendschutzes. Die Jugendhilfe im Kinder- und Jugenddienst zielt darauf ab, familiäre Systeme darin zu unterstützen, dass sie den Bedürfnissen der Kinder und Jugendlichen gerecht werden können und greift dort ein, wo behördliche Maßnahmen zum Schutz/Wohl der Kinder und Jugendlichen notwendig sind. Dies umfasst einerseits die Beratung von Eltern, Kindern, Jugendlichen und Bezugspersonen bei Erziehungs-,

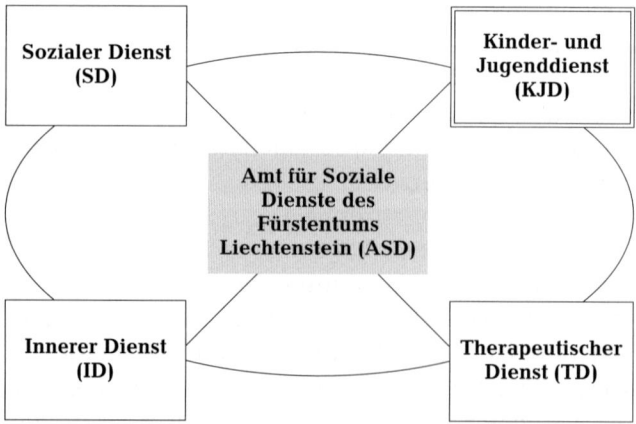

Abb. 10. Amt für Soziale Dienste als operative Dienstleistungseinrichtung und staatliche Behörde (KJD hervorgehoben)

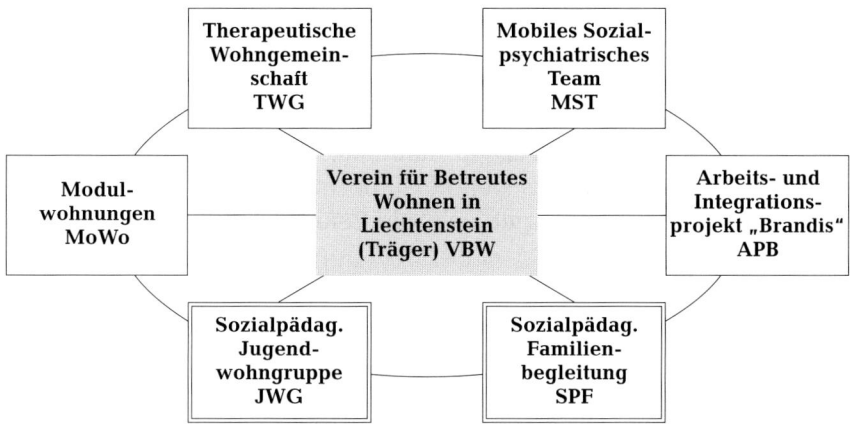

Abb. 11. Verein für Betreutes Wohnen als privates subsidiäres Verbundangebot im Delegationsauftrag (JWG und SPF hervorgehoben)

Entwicklungs- und Ablösungsproblemen und das Case-Management. Darüber hinaus führt der Kinder- und Jugenddienst auch behördliche Maßnahmen gemäß Jugendgesetz im Sinne des Kinderschutzes durch. Im KJD sind zwei Psychologinnen tätig.

Zusammenarbeit der Institutionen – anhand eines Beispiels (Ralf)

Ralf wurde vor 15 Jahren in Portugal geboren. Er wuchs überwiegend bei seiner Urgroßmutter auf. Die Ehe seiner Eltern war geprägt von Gewalt seitens des Vaters gegen die Mutter. Der Vater war zwei Jahre wegen eines Gewaltdeliktes im Gefängnis.

Beide Eltern waren berufstätig. Die Mutter arbeitete phasenweise im Ausland. Vor vier Jahren wechselte sie nach Liechtenstein, vor zwei Jahren holte sie Ralf nach. Der Wechsel nach Liechtenstein bedeutete auch die Trennung der Eheleute.

Ralf wird nunmehr seit zwei Jahren in Liechtenstein beschult. Trotz verschiedener Förderangebote nach Abklärung durch den Schulpsychologen – wie z.B. Deutschunterricht für Ausländer, integrierte Sonderschulung – hatte er Mühe, sich in der Schule zu integrieren. Er imponierte dort durch sozial inkompetentes Verhalten, Konzentrationsstörungen und Antisozialität. Er war in der Klasse und in Gruppensituationen allgemein nicht führbar, hyperaktiv und grob zu Mitschülern. Vorläufiger Höhepunkt war, dass er die Kleidung einer Mitschülerin in Brand setzte.

Die Schule schaltete nochmals den Schulpsychologen ein. Sie teilte außerdem mit, dass Ralf übermäßig esse, er sei inzwischen adipös geworden. Seine Mutter berichtete, dass ihre Einflussmöglichkeiten auf den Sohn ständig geringer geworden seien. Er beschimpfe sie. Phasenweise könne sie keinerlei Einfluss mehr auf Ralf nehmen. Er habe sie in letzter Zeit mehrmals geschlagen. Besser gelang seine Integration in einem Sportverein (Boxen). Von dort her gab es keine Beanstandungen.

Auftrag

Der Klassenlehrer, der gleichzeitig Schulleiter ist, erstattete Meldung an den Kinder- und Jugenddienst. Es handelte sich dabei um eine Gefährdungsmeldung, da Hinweise auf Vernachlässigung Ralfs wegen fehlender Aufsicht durch die Mutter gemacht wurden. Der Kinder- und Jugenddienst formulierte aufgrund dieser Gefährdungsmeldung den Auftrag einer umfassenden Abklärung unter Einbezug der schon vorliegenden Informationen.

Abklärung, Hypothese, Diagnose

Die Abklärung durch den KJD ergab, dass die Mutter die deutsche Sprache nicht beherrscht und ganztags berufstätig ist, teils auch am Samstag. Die Mutter empfand sich dem Sohn gegenüber hilflos und war uninformiert über sein Verhalten in der Schule. Es schien wichtig, die Mutter über die Realität in der Schule aufzuklären und an ihre Ressourcen als Mutter heranzuführen, damit sie dem Sohn kompetent und gestärkt gegenübertreten kann. Ferner war zu prüfen, ob eine Reduzierung der Arbeitszeit zugunsten der Aufsicht über Ralf möglich ist.

Der Schulpsychologe kam in seiner erneuten Abklärung zu dem Schluss, dass Ralf massive Gewaltereignisse im Elternhaus miterlebt hat und dass man ihn aufgrund häufigen Wechsels der Bezugspersonen als broken-home-Kind ansehen müsse. Er sei mit hoher Wahrscheinlichkeit traumatisiert und habe kein Bild von Beständigkeit, Beziehung, Nähe.

Aufgrund der Abklärungen und nach Würdigung aller Informationen kommt der Kinder- und Jugenddienst zu dem Schluss, dass bei Ralf vermutlich eine Störung des Sozialverhaltens mit zugrunde liegender Bindungsstörung vorliegt. Der BMI von 30 zeigt Adipositas.

Involvierte Stellen waren Schule (Klassenlehrer, Ergänzungslehrer), Kinder- und Jugenddienst und Schulpsychologischer Dienst.

Hilfeplan

Aufgrund von Hypothese und Diagnose formuliert der Kinder- und Jugenddienst für den Hilfeplan das Ziel: Ralfs Verhalten im sozialen Kontakt soll korrigiert werden. Die Mutter soll beraten und gestärkt werden, damit sie Ralf in die erforderliche Richtung erziehen kann. Der Kinder- und Jugenddienst schlug vor:

1. Einsatz der Sozialpädagogischen Familienbegleitung (SPF). Es wurde eine spanischsprechende Begleiterin aufgeboten.
2. Einzeltherapie von Ralf beim Schulpsychologen (dieser ist auch Kinder- und Jugendpsychotherapeut).

Ablauf/Anpassung des Hilfeplans durch das Arbeitsergebnis der SPF

Ralf ist unzureichend beaufsichtigt, daher vernachlässigt; es besteht Verwahrlosungstendenz. Berufliche Situation der Mutter ist nicht veränderbar. Die Mutter lebt Ralf gegenüber im Abgabemuster, ist psychophysisch erschöpft. Hier muss die Zielformulierung des Hilfeplans ergänzt werden: Ralf benötigt eine kontinuierliche und verlässliche Aufsicht und Betreuung. Dringender Handlungsbedarf in Richtung Einrichtung einer Tagesstruktur für Ralf. Der Kinder- und Jugenddienst richtet die Tagespflege in der Sozialpädagogischen Jugendwohngruppe (JWG) ein. SPF zieht sich sukzessive zurück, weil die Familienarbeit von der JWG mit übernommen wird. Nach anfänglicher Skepsis ist Ralf gern in der JWG. *Arbeitsergebnis der Einzeltherapie* ist: Ralf ist motiviert, zusätzlich sollte eine Maltherapie begonnen werden, um die sprachliche Ebene zu entlasten. Das führt zur Einrichtung einer Maltherapie und Fortsetzung der Einzeltherapie.

Das Abgabemuster der Mutter verstärkt sich (ausgelöst durch einen neuen Lebenspartner). Ralf ist nun auch in der Nacht und am Wochenende allein. Die Mutter nutzt ihre zurückkehrenden Kräfte durch die Entlastung von der Erziehungsaufgabe zur Festigung der neuen Partnerschaft. Die eingerichtete Tagesstruktur für Ralf reicht nicht mehr aus. Trotz Erziehungsberatung fixiert sich die Mutter immer mehr auf ihre Berufs- und Partnerrolle. Konfrontiert mit ihrer Aufsichtspflicht stimmt sie der ständigen Unterbringung von Ralf in der JWG zu. Ralf begrüßt diesen Schritt sehr. Ende SPF.

Arbeitsergebnisse der Maltherapie/Einzeltherapie

Gute gegenseitige Beziehungsaufnahme, Gegenübertragungsphänomene treten auf, intensive Arbeit an seinen Lebensthemen möglich. Gute

Prognose. *Arbeitsergebnisse der JWG*: Ralf ist motiviert, dort zu sein und nimmt Beziehung zu seinem persönlichen Betreuer auf (erste Bindungs-gestaltung). Er integriert sich gut in der Wohngruppe, es zeitigen sich erste Erfolge für Erlangung sozialer Kompetenz, es gibt entsprechende Rückmeldungen aus der Schule und von Gruppenwochenenden in der JWG. Ralf kann Ordnung halten, sieht vermehrt Zusammenhänge und Wechselwirkung von seinem Verhalten und dem Verhalten anderer. Ralf arbeitet an seinem Essverhalten.

Involvierte Stellen zu dem Zeitpunkt waren die Sozialpädagogische Jugendwohngruppe (JWG), Schulpsychologe, Maltherapeutin und Kin-der- und Jugenddienst.

Case-Management nach dem Hilfeplan

Grundlage für die Erstellung des Hilfeplans ist die Abklärung und – falls möglich – Diagnosefindung. Sind mehrere Stellen mit der Abklärung befasst, stellt sich schon zu diesem Zeitpunkt die Frage des Case-Managements. Die Abklärungsergebnisse sollten sofort zusammenge-führt werden. Es empfiehlt sich, eine nicht direkt mit dem Klienten ar-beitende Stelle mit dieser Zusammenführung zu beauftragen. Die Distanz zum Klienten/in gibt die Freiheit, auch unpopuläre Maßnahmen in Verwirklichung des Hilfeplans ohne Beziehungsverlust bei/m Klienten/in durchzusetzen. Bei Vernachlässigung oder Verwahrlosung ist auch früh an die Möglichkeit zu denken, dass es zum Schutz des Kindes zu einer behördlichen Weisung kommen könnte. Auch dafür muss der Case-Manager „den Rücken frei haben". Im Fall von Ralf hat der Kinder- und Jugenddienst die Rolle des Case-Managers übernommen.

Die Hauptentscheidungsbefugnis in Alltagsbelangen (pädagogische Arbeit) muss zweckmäßigerweise bei der Stelle liegen, die dem Alltag des Klienten am nächsten ist. In Ralfs Fall ist das die Jugendwohngruppe; diese muss zum schnellen Handeln ermächtigt sein, aber auch, um dem Klienten ein starkes Gegenüber sein zu können. Weil die primäre Verant-wortung für Ralf bei der Mutter liegt, muss diese in den Entscheidungs-prozess miteinbezogen bzw. muss ihr beratend zur Seite gestanden wer-den.

Der Hilfeplan sieht bei zunehmender Spezialisierung von Einrichtun-gen und Fachpersonen mehrere Helfer vor. Der Case-Manager muss da-rauf achten, dass die Auftragsvergabe an jeden Einzelnen so klar und prägnant ist, dass es möglichst wenige Überschneidungen gibt. Auch ist es naheliegend, einen Helfer zu verabschieden, wenn seine Aufgabe sinn-vollerweise von einem anderen mit übernommen werden kann. Im Fall von Ralf wurde die SPF aus der Arbeit entlassen, weil die Familienarbeit von der JWG mit übernommen wurde. Ebenfalls wurde der Ergänzungslehrer entlassen, weil im neuen Schuljahr Ralfs Situation seinem jetzigen Entwicklungsstand angepasst werden soll.

So muss ein überschaubares, für das jeweilige Anliegen kompetentes Helfernetz entstehen, das aber auch tatsächlich vernetzt ist, d. h. es gibt klare Aufträge und damit Zuständigkeiten, gute Kompetenzen und deutlich geregelte Entscheidungsbefugnisse. Der Case-Manager ist zuständig für die regelmäßige Zusammenführung der Informationen bzw. für die Organisation des persönlichen Austauschs der Helfer. Die gewünschte Überschaubarkeit lässt zunächst daran denken, das Helfernetz möglichst klein zu halten. In der heutigen Zeit der Spezialisierung der Helfer ist das aber nicht immer möglich. Fallkompetenz braucht meist mehrere Spezialisten.

Ein guter Case-Manager wird dafür sorgen, dass alle im Interesse des betroffenen Kindes gedeihlich zusammenwirken können. In seiner Rolle als Fachperson, die nicht gleichzeitig direkt in der Klientenarbeit tätig ist, kann ihm auch eine supervisorische Aufgabe zukommen. Er muss darauf gefasst sein, dass auch „finanzielle Fäden" bei ihm zusammenlaufen.

Theoretische Überlegungen zur Pädagogischen Psychologie

Pädagogische Psychologie

Die Pädagogische Psychologie tut sich in definitorischer Hinsicht seit jeher hinsichtlich Abgrenzung zu anderen psychologischen Arbeitsfeldern (Sozial-, Entwicklungs-, Lernpsychologie, aber auch Differenzielle Psychologie einschließlich entsprechender Diagnostik sowie Klinische Psychologie) sehr schwer (vgl. Dorsch, 2003; Weidenmann, 1993; Nolting, 1992), zumal sie auch vielfach als Teilgebiet der Angewandten Psychologie angesehen wird. Darüber hinaus kann Pädagogische Psychologie nicht nur als (Arbeits)Gebiet, sondern auch als Betrachtungsweise gesehen werden (Nolting, 1992).

„Die Rolle einer Wissenschaft wie der Pädagogischen Psychologie besteht primär darin, ein Praxisfeld systematisch zu erkunden und dazu vielfältige Informationen anzubieten, während es immer eine schöpferische Leistung des Praktikers bleibt, für das jeweilige Problem geeignetes Wissen auszuwählen und nutzbar zu machen" (ebda, S. 21).

In diesem Zusammenhang verweisen wir auch auf die – zumindest in den deutschsprachigen Ländern, die universitäre Ausbildungen anbieten – nicht geordneten bzw. abgestimmten Begriffsverhältnisse. In der Regel sind die Grundabschlüsse in Psychologie mit dem deutschen „Diplom-Psychologen" (einer inhaltlich wie formal sehr neutralen Bezeichnung) vergleichbar. Andererseits gibt es national sehr unterschiedliche Rahmenbedingungen, die auf eine Vertiefung vor Abschluss des Studiums bzw. postgradual verweisen. So gibt es in Österreich den „Klinischen Psychologen" und/oder den „Gesundheitspsychologen" sowie den nicht auf Psychologen beschränkten Titel „Psychotherapeut". In Deutschland teilen sich diesen Titel Ärzte, Psychologische Psychotherapeuten und approbierte Kinder- und Jugendlichenpsychotherapeuten. Spannend ist aber, dass es im deutschen Hauptstudium Psychologie drei eher anwendungsorientierte Prüfungsfächer (Arbeits- und Organisationspsychologie, Klinische Psychologie und Pädagogische Psychologie) und zwei methodenorientierte Prüfungsfächer (Diagnostik und Intervention, Evaluation und Forschungsmethodik) (Homepage des BDP) als Voraussetzung zum Abschluss gibt. In der Schweiz wird eine postgraduale Approbation durch den Appendix „FSP" (für Föderation der Schweizer Psychologinnen und Psychologen) durch eben die FSP verliehen (z.B. „Kinder- und Jugendpsychologe FSP"). In keinem der Länder wird aber unseres Wissens die Pädagogische Psychologie als Arbeitsgebiet oder zusammenfassende, praktische Arbeitsbezeichnung angewandt.

Grundsätzlich gibt es unterschiedliche Auffassungen zum Verhältnis zwischen der Wissenschaft „Pädagogische Psychologie" und der pädagogischen Praxis (Weidenmann, 1993).

Allein aus historischer Sicht lassen sich drei Positionen unterscheiden:
1. Pädagogische Psychologie als verkürzte Allgemeinpsychologie für Praktiker
2. Pädagogische Psychologie als Anwendung psychologischer Theorien und Befunde auf Probleme der Pädagogischen Praxis
3. Pädagogische Psychologie als Theorie pädagogischer Praxis

Systemtheorie

Ähnlich komplex im Sinne einer Definition verhält es sich mit dem Begriffskonvolut der Systemtheorie. Systemisches Denken hat in den unterschiedlichsten Bereichen Einzug genommen. Jede Disziplin nimmt für sich in Anspruch, „systemisch" zu denken und handeln, bei systemischem Denken ist von einer Basiskompetenz die Rede. Die Systemtheorie bildet dabei den theoretischen Hintergrund, der sich aus verschiedenen Theorien der Biologie, Mathematik, Psychologie, Soziologie und anderen Wissenschaftsdisziplinen entwickelt hat.

Die Systemtheorie ist ein Denkansatz, in dem es um Ganzheiten geht.

Systemisches Denken ist somit eine Betrachtungsweise, die der Gefahr entgegenwirkt, sich in Einzelheiten zu verlieren. In diesem Zusammenhang muss die Kybernetik als die Lehre von den sich selbst steuernden und regulierenden Systemen genannt werden. Die kybernetische Analysemethode ist der komplexen Wirklichkeit angemessener als die (auch in wissenschaftlichen Zusammenhängen) teils noch vorherrschende Ursache-Wirkungs-Erklärung. Bei der Frage nach Beweggründen menschlichen Verhaltens ist ein einfaches „weil" als Antwort unangemessen. Systemteilnehmer (und deren Umwelt) bewegen sich in kybernetischen Regelkreisen, deren Bewegungen, gegenseitige Abhängigkeiten, Variablen und Wechselwirkungen von für die Behandlung ausschlaggebender Bedeutung sind. Im interdisziplinären Kontext ist allerdings eine Präzisierung der systemischen Begrifflichkeiten notwendig.

Ralf betreffend ist die Anerkennung oder Annahme der Systemtheorie, der wir uns verpflichtet fühlen, eine conditio sine qua non. Vor allem begründen wir das durch den Umstand, dass Systempartner mit sehr unterschiedlicher Motivation, stark differierenden kulturellen Bedürfnissen und zunächst diametral verschiedenen Ansprüchen des inhaltlichen Eingriffs in das ständig wachsende System beteiligt sind.

Die Systemtheorie – wie die Bindungstheorie – verlangt im Umgang mit (solchen) Systemen einen ausgewogenen Einsatz der Kräfte. Es sind in Ralfs Fall mütterliche Gefühle, Aufträge von Lehrern, Erkenntnisse von Fachleuten, medizinische Umstände und staatliche Aufsichtspflicht zu berücksichtigen. Jeder Zug eines Systempartners bedingt die Erwartung einer neuen, nicht vorhersehbaren (Re-)Aktion. Schlussendlich aber – und das steht nach wie vor im Mittelpunkt der bisherigen Aktivitäten und schließlich auch dieses unseres Aufsatzes – ist die Pädagogische Psychologie als ein Leitfaden für unser Handeln zu berücksichtigen.

Bindungstheorie

Die Geschichte Ralfs ist ein Beispiel für neuerdings gehäuft auftretende Fälle, in denen früh erlebte Gewalt, fehlende Liebe einer Bezugsperson, häufiger Wechsel von Bezugspersonen, Demütigungen und damit verbundene tiefe emotionale Verletzungen zu Verhaltensauffälligkeiten führen. Diese Kinder wirken häufig irritiert, aggressiv, selbstdestruktiv und delinquent. Diese frühen Defizite in der Entwicklung haben gravierende Auswirkungen auf die Bindungsentwicklung. Hier wurde auch in Ralfs Leben der Boden für eine Bindungsstörung gelegt.

Bindung ist kein Selbstzweck, sondern ein System, das die Evolution übernommen hat, damit es entscheidende physiologische und psychologische Aufgaben bei der Ontogenese erfüllt. Bindung ist einfach und komplex zugleich. Bindung ist wertvoll für das Überleben, da die Nähe zur Fürsorgeperson nicht nur größere Sicherheit bietet, sondern auch weitere Vorteile wie Nahrung und eine stabile Ordnung. Diese wiederum ist Basis für die Ausbildung eines erkundenden Verhaltenssystems (Exploration).

Bindung und Explorationssystem sind auf subtile Weise miteinander verknüpft, wobei die Bindungsfigur die unabdingbare sichere Basis bietet, von der aus das Kind die Welt erkunden kann. Bekanntlich bricht das Explorationsverhalten eines Kindes abrupt ab, wenn das Kind feststellt, dass die Bezugsperson vorübergehend abwesend ist. Deshalb kann man davon ausgehen, dass sich eine sichere Bindung vorteilhaft auf eine Reihe kognitiver und sozialer Fähigkeiten auswirkt. Bindungsverhalten wird ausgelöst, wenn das Furchtsystem des Kindes aktiviert wird, z.B. Lärm, Unbekanntes. Kann die Bindungsfigur nicht aufgesucht werden, empfindet das Kind Angst.

Die drei Verhaltenssysteme Bindung, Exploration und Furcht regulieren die Entwicklungsanpassung des Kindes; durch ihr Zusammenspiel kann das Kind Neues lernen und sich entwickeln, ohne zu weit oder zu lange fortzubleiben. Diese Überlegungen haben Implikationen für die Betreuung und Behandlung bindungsgestörter Kinder. Ralfs Veränderungschancen liegen in einer pädagogischen und psychotherapeutischen Therapie, in der entwicklungs- und bindungsstabilisierende Bedingungen geschaffen werden. Den halt- und strukturgebenden Rahmen mit dauerhaftem Kontakt zu einer Bezugsperson und mehreren Fachpersonen, die ihm Lernen im Milieu ermöglichen, bietet die Jugendwohngruppe. Die vertiefte Arbeit an seinen traumatischen Erfahrungen bieten die beiden Therapien, die zwei verschiedene Zugänge zu Ralf suchen.

Für die Betreuung und Behandlung bindungsgestörter Kinder ist für die Helfer wichtig, ein inneres Bild der intrapsychischen Dynamik zu haben. Helfer sollten sich vergegenwärtigen, dass den von diesen Kindern gezeigten Phänomenen Angst zugrunde liegt. Es handelt sich dabei um eine zweifache Angst; nämlich einmal die Angst, verlassen zu sein, und dazukommend die Angst, verlassen zu werden. Diese Angst ist tief verwurzelt und oft unbewusst, daher zunächst nicht steuerbar. Sie entstand auch bei Ralf in früher Kindheit durch seine traumatischen Erlebnisse und den schweren Disharmonien im nächsten sozialen Umfeld. Möglicherweise war auch eine gestörte gegenseitige affektive Abstimmung zwischen Eltern und Kind vorhanden. Diese Angst prägt die kindliche weitere Entwicklung und ebenso die zwischenmenschlichen Erfahrungen und überträgt sich auf alle späteren sozialen Bezugspersonen.

Ralf benötigt in der Jugendwohngruppe eine klare Strukturierung, Klärung, Konfrontation und Grenzsetzung, er benötigt aber auch – und das ist kein Paradox – flexibles Reagieren. Flexibilität ist besonders wichtig, weil Kinder wie z.B. Ralf sich oft allein erzogen haben, ihnen ist die Situation des Erzogenwerdens fremd. Da war kein verlässliches Gegenüber, folglich muss man sie langsam mit einem Gegenüber vertraut machen, also sich mit ihnen auseinandersetzen, bereit sein, bereit zum Erklären, Klären, Verhandeln.

Anwendung psychologischer Theorien

Wir verstehen Pädagogische Psychologie als Anwendung psychologischer Theorien und Befunde auf Probleme der Pädagogischen Praxis. „Hiernach soll sich die Pädagogische Psychologie nicht nur mit der bloßen Vermittlung von Wissen an die Praktiker begnügen, sondern für pädagogisch-psychologische Theorien Anwendungsmöglichkeiten suchen bzw. ausgehend von konkreten Praxisproblemen spezifische Theorien heranziehen" (Weidenmann, 1993, S. 494). Es handelt sich jedenfalls um ein deduktives Verhältnis von Theorie und Praxis.

Der Hilfeplan bzw. die zur Anwendung kommenden Interventionen müssen dem inneren Bild und der Geschichte des Klienten entsprechen. Die Helfer treten an, eine Bindungsnachentwicklung zu ermöglichen. Betreuungspersonen und Therapeuten müssen zuerst also eine sichere Basis zur Verfügung stellen, sie müssen halten und auch aushalten können, was gleichzeitig auch beinhaltet, sich einzulassen. Das Kind muss bleiben dürfen! Diese Grundhaltung muss das Denken und Fühlen der Helfer durchdringen.

Eine der Voraussetzungen für das Gelingen der pädagogischen und psychologischen Betreuung ist, dass alle Helfer zur Zielformulierung stehen und sozusagen auf dem Weg dorthin „die Linie halten". Durch die Nachbeelterung und die Kontinuität in der Betreuung muss z.B. der bei Ralf vorhandene Mangel ein Stück weit kompensiert werden, er muss neue Alltagserfahrungen wie z.B. Durchsetzungsfähigkeit ohne Gewalt machen können und er muss Beziehung aufnehmen können ohne Angst vor Abbruch. So soll er in einem langen Prozess befähigt werden, sich sozial kompetent zu verhalten und Beziehung leben zu können. Auch wenn das „Linie halten" nur eine Bedingungsvariable ist, so ist sie von zentraler therapeutischer Bedeutung. Die Helfer müssen sich dieser professionellen Verantwortung bewusst sein.

Schlussgedanke und Ausblick

Die Psychologie als zentrale Lehre menschlichen Zusammenlebens erweist sich in dem konkreten Fall als Brückenbauerin zwischen Bedürfnisträgern und anderen Handelnden, die Pädagogische Psychologie im Speziellen kann sich im breiten Feld der Arbeit mit Kindern und Adoleszenten als Meta-Disziplin, als Grundlagendisziplin (zum Verständnis) für gelingendes Case-Management, nachhaltige Interventionen und fruchtbarer Erkenntnisse verstehen. Das meint, dass die Pädagogische Psychologie Grundlagendisziplin für andere akademische und nichtempirische Disziplinen und Fachrichtungen sein kann, i.S.v. welche Prognosen für die Förderung der individuellen Entwicklung zu erwarten sind. Wünschenswert für die Entwicklung der Pädagogischen Psychologie wäre die Erkenntnis, sich auf diese „Bescheidenheit" zurückzuziehen und sich allenfalls darin zu spezialisieren.

Literatur

Dorsch F (2003) Psychologisches Wörterbuch. Huber, Bern Stuttgart Toronto

Fonagy P (2003) Bindungstheorie und Psychoanalyse. Klett-Cotta, Stuttgart

Hofmann R (2002) Bindungsgestörte Kinder und Jugendliche mit einer Borderline-Störung. Klett-Cotta, Stuttgart

Nolting HP, Paulus P (1992) Pädagogische Psychologie. Kohlhammer, Stuttgart Berlin Köln

Simon FB (2002) Die Kunst, nicht zu lernen. Und andere Paradoxien in Psychotherapie, Management, Politik ... Carl-Auer-Systeme, Heidelberg

Tatzer E, Pflanzer S, Krisch K (2000) Schlimm verletzt. Krammer, Wien

Weidenmann B (1993) Pädagogische Psychologie. In Schorr A (Hrsg) Handwörterbuch der Angewandten Psychologie. Die angewandte Psychologie in Schlüsselbegriffen. Deutscher Psychologenverlag, Bonn

Brüstle M, King A (1997) Die Arbeit in einer Sozialpädagogischen Jugendwohngruppe in Liechtenstein. In Pulverich G (Hrsg) Psychologie und Therapie bei Kindern und Jugendlichen. Deutscher Psychologenverlag, Bonn

Psychologie in der Jugendwohlfahrt

Belinda Mikosz

Historische Wurzeln

Am 27. April 1917 wurde mit dem Beschluss des Wiener Gemeinderates nicht nur die Grundlage für die Jugendfürsorge, sondern auch für den Beruf des Erziehungsberaters geschaffen. August Aichhorn und der Heilpädagoge sowie Psychologe Franz Winkelmayer leisteten Pionierarbeit in Bezug auf die Betreuung von verwahrlosten Jugendlichen und den Ausbau von Erziehungsberatungsstellen – keine leichte Aufgabe in einer Zeit, in der die Rechte der Kinder kein Thema und die wirtschaftliche Situation nicht besonders rosig waren. 1925 wurde auf Initiative von Julius Tandler die *Kinderübernahmestelle*, die lange Zeit als *„Juwel der modernen Kinderfürsorge"* galt, weil dort zumindest eine ausreichende medizinische und pflegerische Betreuung für Säuglinge gewährleistet wurde, eröffnet. Tandler konnte mit dieser Initiative ein erfolgreiches Projekt zur Verringerung der bislang hohen Säuglingssterblichkeit umsetzen.

Die Kinderpsychologie, damals eine sehr junge Wissenschaft, war relativ unbedeutend. Kinder wurden gezüchtigt, zur Mitarbeit angehalten und die Auswirkungen von Separation, Wechsel der Bezugspersonen und Vernachlässigung auf die kindliche Psyche waren noch nicht hinreichend untersucht. Die Forschungsergebnisse von *Karl und Charlotte Bühler* sowie *Hildegard Hetzer* haben die Wiener Jugendwohlfahrt stark beeinflusst. An der *Kinderpsychologischen Station* wurden Kinder erstmals nach den neuen wissenschaftlichen Erkenntnissen psychologisch untersucht und behandelt. Die Leitung der Kinderpsychologischen Station oblag einer/einem PsychologIn, was ein deutliches Zeichen dafür war, dass sich die Psychologie als Fachdisziplin etabliert hatte.

Die politischen Strömungen der Jahre *1938 bis 1945* und die kriegsbedingten Änderungen in den sozialen Strukturen fanden auch in der psychologischen Arbeit ihren Niederschlag. Die von uns durchgeführten Recherchen über die Rolle der PsychologInnen in dieser Zeit führten zu keinen nennenswerten Ergebnissen. Allein die Tatsache, dass bei 80% der vorgestellten Kinder und Jugendlichen von den betreffenden PsychologInnen „gemeinschaftswidriges Verhalten" diagnostiziert worden ist, weist auf eine ungerechtfertigte Stigmatisierung von Minderjährigen hin. Wir müssen also davon ausgehen, dass sich auch die PsychologInnen der damaligen Zeit, wie so viele andere auch, nicht ihrer sozialen Verantwortung bewusst waren, sondern die fragwürdigen Werthaltungen des Nationalsozialistischen Regimes zum Schaden der KlientInnen zumindest teilweise übernommen haben.

Ab dem Jahr 1946 wurden nur noch PsychologInnen als „Erziehungs-beraterInnen" angestellt und 1953 wurde ein abgeschlossenes Hochschulstudium mit dem Hauptfach Psychologie als Anstellungserfordernis in der Dienstordnung des Magistrats der Stadt Wien festgeschrieben. 1958 gab es 11 MitarbeiterInnen beim Psychologischen Dienst der Stadt Wien, die neben ihrer Tätigkeit im stationären Bereich auch den Ausbau von ambulanten Angeboten forcierten. 1965 wurden die Kinder- und Jugendpsychologischen Beratungsstellen wienweit eröffnet. Mit ihrer Installierung und einer Vielzahl von weiteren Reformen wurde eine neue Entwicklung eingeleitet, die als „Wiener Weg der Jugendwohlfahrt" allgemeine Anerkennung gefunden hat.

Die in der Jugendwohlfahrt tätigen PsychologInnen brachten ihre Fachkompetenz nicht nur im Rahmen ihrer Tätigkeit als DiagnostikerInnen und BehandlerInnen von Kindern sowie deren Familien ein, sie leisteten in der Abteilung auch wertvolle Arbeit im Zusammenhang mit der Erstellung von neuen Konzepten, der Aktualisierung ihrer Angebote sowie der Schulung und Beratung von MitarbeiterInnen innerhalb und außerhalb der Jugendwohlfahrt. Bis 1998 wurde die Anzahl der Dienstposten beim Psychologischen Dienst auf 31 aufgestockt. 37 PsychologInnen waren im ambulanten und stationären Bereich der Wiener Jugendwohlfahrt voll- oder teilzeitbeschäftigt und konnten ihre Angebote bedarfs- und nachfrageorientiert erweitern. Beispielhaft können Legasthenikertrainings, konzentrative Bewegungstherapie, Autistenbehandlung, professionelle Scheidungsberatung sowie Konfliktregelung, Elternschulung und sonderpädagogische Betreuungskonzepte für Kinder mit besonderen Bedürfnissen, die damals entwickelt und angeboten wurden, angeführt werden.

1999 wurde erstmals eine Kürzung der Dienstposten vorgenommen und im Jahr 2000 mussten weitere 4 Dienstposten an die neu etablierte MA11A abgetreten werden. Der Kindergartenbereich wurde von der Jugendwohlfahrt getrennt und einige MitarbeiterInnen des Psychologischen Dienstes, die ihre Arbeitsschwerpunkte vermehrt in diesen Bereich legen wollten, wechselten in die neue Abteilung. In diese Zeit fiel zudem die Schließung der Kinderpsychologischen Station, des Beratungs- und Therapiezentrums im Julius-Tandler-Familienzentrum und des Psychologisch-Pädagogischen Zentrums. Ein Abschiednehmen von traditionellen und bewährten Angeboten, das den bis dahin so erfolgsgewohnten PsychologInnen ganz sicher nicht leicht gefallen ist.

Dienstposten zu verlieren ist natürlich nicht erfreulich, besonders dann nicht, wenn gleichzeitig auch die Sinnhaftigkeit und Brauchbarkeit der psychologischen Angebote hinterfragt wird. In einer solchen Situation gibt es zwei Möglichkeiten: Man kann den Standpunkt vertreten, dass die Jugendwohlfahrt historisch gesehen durch die Psychologie profitiert hat und daher keine Veränderung notwendig ist oder man kann die Herausforderung und Konkurrenz seitens der anderen Berufsgruppen annehmen sowie verbesserte Strukturen schaffen, sich auf Kernkompetenzen besinnen und eine Neupositionierung vornehmen.

Der psychologische Beitrag zur Jugendwohlfahrt heute

Seit 2000 haben die JugendamtspsychologInnen viele Anstrengungen unternommen, um – im Sinne einer verbesserten Kundenorientierung nach innen wie nach außen – ihre Dienstleistungen zu verbessern und transparent darzustellen. Begonnen hat dieser Prozess mit der Regionalisierung des Psychologischen Dienstes und der Installierung von TeamleiterInnen. Waren die PsychologInnen früher „Einzelkämpfer vor Ort", so eröffnete die regionale Struktur die Möglichkeit des fachlichen Meinungsaustausches im KollegInnenkreis, das Entwickeln von regionalspezifischen psychologischen Angeboten und Projekten. Die statistische Erfassung der psychologischen Tätigkeiten wurde neu gestaltet und gleichzeitig verbindliche Standards für die psychologische Tätigkeit in der Jugendwohlfahrt vorgeschrieben.

Lean Management, Effizienz- und Effektivitätssteigerung sowie Maßnahmen zu Kostenreduktion sind keine Schlagworte mehr, sondern Realität geworden. PsychologInnen leisten ihren fachlichen Beitrag für die Produktpalette der Jugendwohlfahrt. Sie arbeiten präventiv im Bereich der sozialen Dienste, z.B. in den Eltern-Kind-Zentren. Sie unterstützen die SozialarbeiterInnen in den Regionalstellen Soziale Arbeit mit Familien im Rahmen der Unterstützung zur Erziehung sowie bei Abklärungsverfahren und sind ebenso im Bereich der vollen Erziehung tätig. Um diese unterschiedlichen Aufgaben professionell erfüllen zu können, sind permanente Fortbildung, Supervision und Intervision, aber auch die Arbeit in Qualitätszirkeln Voraussetzung.

Öffentliche Jugendwohlfahrtsträger erbringen, gesetzlich vorgesehen und politisch gewollt, Leistungen sozialer Hilfe im Interesse des „Kindeswohls". Diese sehen auch den Einsatz fachpsychologischer Kenntnisse

und Verfahren vor. Durch die Einrichtung der JugendamtspsychologInnen hat die Psychologie eine durch Aufgaben öffentlicher Jugendwohlfahrt geforderte, jeweils organisationsspezifisch akzentuierte,
professionelle Ausdifferenzierung gefunden.

PsychologInnen bieten individuelle Beratung für Eltern, Kinder und
Jugendlichen bei familiären Krisen, in Fällen von Scheidung und Trennung, bei Erziehungsproblemen, bei traumatischen Erfahrungen sowie
Verlusterlebnissen an. Der Psychologische Dienst verfügt über die neuesten Testverfahren und setzt diese im Zusammenhang mit der klinisch-
psychologischen Begutachtung fachgerecht ein. Videounterstützte Erziehungsberatung gehört genauso zu den modernen Angeboten wie die psychologische Internetberatung für Jugendliche. PsychologInnen stehen
SozialarbeiterInnen und SozialpädagogInnen im Sinne eines multiprofessionellen Arbeitsansatzes beratend zur Verfügung, moderieren verschiedenste Arbeitssitzungen und bieten Supervision sowie Coaching an.

Ein ganz neues Aufgabengebiet ist die Feststellung des Therapie-
bedarfes für Kinder und Jugendliche sowie die Verwaltung des dafür
vorgesehenen Budgets. Seit Juli 2002 sind auch zwei FachärztInnen
aus dem Bereich Kinder- und Neuropsychiatrie dem Psychologischen
Dienst zugeordnet und 2003 kam es zur Aufstockung um einen weiteren
Dienstposten, der für den Bereich der vollen Erziehung dringend benötigt
wurde.

In den letzten Jahren haben die JugendamtspsychologInnen ihre
Öffentlichkeitsarbeit forciert, um Familien vermehrt anzusprechen und
rechtzeitig zu informieren. So wurden Informationsblätter zum Thema
„Erziehungsfragen sind ganz natürlich ..." veröffentlicht (auch online im
Internet verfügbar), das Bilderbuch „Wer,wie,wo,was, eine Psychologin,
wer ist denn das?" kostenlos an interessierte Eltern abgegeben und zahlreiche Fachartikel sowie ein Video über die Tätigkeit der JugendamtspsychologInnen veröffentlicht. Außerdem erschien 2001 das Fachbuch
Psychologie in der Jugendwohlfahrt, das sich noch immer einer regen
Nachfrage erfreut. Die Kontakte mit den Medien nehmen jährlich zu,
JournalistInnen schätzen die fachlich fundierten Statements der JugendamtspsychologInnen sehr. Dies hat auch dazu geführt, dass die PsychologInnen aufgefordert wurden, regelmäßige Gastkommentare in öffentlichen Periodika, wie im Vormagazin, Citymanager oder Donauzentrum-
Bezirkszeitung, zu verfassen.

Die gute Arbeit des Psychologischen Dienstes zeigt sich auch in den
steigenden Fallzahlen, Eltern haben vielfach keine so großen Schwel-
lenängste mehr, psychologischen Rat in Anspruch zu nehmen und kommen entweder aus eigener Initiative oder nachdem sie vom/von der zuständigen SozialarbeiterIn oder SozialpädagogIn motiviert worden sind.

Faktum ist, dass sich die Jugendamtspsychologie zu einer eigenständigen Fachrichtung entwickelt hat. KlientInnen sind aus unserer Sicht nicht als Objekte zu betrachten, denen rezeptartig Wege zur Lösung ihrer Probleme bzw. zur Erreichung ihrer Handlungsziele verordnet werden müssen, sondern sie sollen in die Lage versetzt werden, ihre eigenen Fähigkeiten zu aktivieren bzw. zu erweitern, um handelnd an der Bewältigung ihrer Probleme mitwirken zu können.

Zu den Grundhaltungen der PsychologInnen in der Jugendwohlfahrt gehören Akzeptanz, Empathie und Echtheit. Psychologische Beratung in der Jugendwohlfahrt bewegt sich in einem Spannungsfeld zwischen Therapie und Erziehung, zwischen Lenkung und Hilfe zur Selbsthilfe. Die Methode der psychologischen Beratung und Behandlung setzt auf eine verstehende, symmetrische und kooperierende Interaktion zwischen PsychologIn und KlientIn mit dem Ziel, Probleme zu klären und Lösungen zu fördern. PsychologInnen in der Jugendwohlfahrt sind nicht nur Klinische- und GesundheitspsychologInnen, sie verfügen mehrheitlich über eine Psychotherapieausbildung und zahlreichen Zusatzqualifikationen, was für eine eklektische Arbeitsmethodik von großem Vorteil ist.

Aufgabenstellungen der PsychologInnen in der Jugendwohlfahrt

Die psychologische Tätigkeit in der Jugendwohlfahrt kann allgemein als Ausübung einer Querschnittskompetenz beschrieben werden: mit Psychologie als fundierter Wissenschaft, Jugendwohlfahrt als Zielbereich und Professionen bzw. Betreuungseinrichtungen als KooperationspartnerInnen. Die von MAG ELF-PsychologInnen im Zusammenhang von Jugendwohlfahrtsmaßnahmen angebotenen Leistungen können unter vier Aspekten der Kooperation mit Einrichtungen der Sozialarbeit und Sozialpädagogik beschrieben werden:

Unterstützung der Primärbetreuung

Ausgehend von einer Fragestellung geht es zunächst um gemeinsame Erarbeitung einer Problembeurteilung und um Konkretisierung der psychologischen Fragestellung. Inhaltlich steht die Kooperation in einer Vielzahl möglicher Themen offen, wie die Einschätzung von KlientInnenverhalten, der allgemeinen Zieldefinition der Hilfestellung, der klientInnengerechten Interaktion von BetreuerInnen und KlientInnen, der Prozessgestaltung und einer problemlösungsbezogenen-ressourcenorientierten Ausrichtung der Hilfestellung sowie der Nachfrage nach speziellen psychologischen Hilfestellungen für KlientInnen.

Ergänzende psychologische Arbeit mit KlientInnen

In diesem Zusammenhang bringen PsychologInnen klinisch-psychologische Leistungen wie Diagnostik, Beratung und Behandlung oder Gesprächshilfen/Moderation, Mediation sowie Leistungen in Form von Stellungnahmen in Pflegschaftsfragen, bei Gefährdungen und Vernachlässigung, Gruppenarbeit, Vortragstätigkeit usw. zur Anwendung.

Psychologische Entscheidungshilfe bei klientInnenbezogenen Organisationsentscheidungen

Hier geht es um eine organisationsinterne ExpertInnentätigkeit, insbesondere in Form von Entscheidungshilfen zur individuellen Hilfeplanung und Vorschläge zur Fremdplatzierung von Kindern.

Mitwirkung an (innovativen) Gestaltungen der Betreuungsorganisation

Wo die Organisation auf der Ebene regionaler Strukturen, aber auch auf der Ebene der Dezernate oder der Abteilung vor zusätzliche Aufgaben gestellt ist, bieten PsychologInnen auf Nachfrage, aber auch in eigener Initiative, Beiträge verschiedenen Inhalts an (Problemanalysen, Organisationsberatung, Konzept- und Organisationsentwicklung, Projektarbeit, Konfliktmanagement usw.).

Hinzu kommen Leistungen, die als organisationskulturelle Folgewirkung jugendamtspsychologischer Tätigkeit beschrieben werden können:

- PsychologInnen leisten einen steten Beitrag zum „Import" von Wissen und Know-how in die Praxis der Organisation.
- Die Positionierung als „interne Außenstehende" – ohne eigenen „Versorgungsauftrag", aber mit problemlösungsbezogener Beteiligung an speziellen Aufgaben – macht sie oft auch im Alltag der Organisation zu GesprächspartnerInnen, die konfliktentlastend wirken und zur Regeneration der Hilfeorientierung beitragen.
- Der methodische Aspekt wissenschaftlicher Psychologie impliziert eine Verknüpfung von helfender und selbstreflektiv forschender Einstellung. PsychologInnen repräsentieren nicht nur im jeweiligen Tätigkeitsfeld eine Berufsrolle, die sowohl durch eine handelnde als auch eine beobachtende Haltung gekennzeichnet ist, sie nehmen auch ihre soziale Verantwortung wahr und zeigen veränderungswürdige Entwicklungen rechtzeitig auf.

Insgesamt können PsychologInnen somit als Ressource verstanden werden, welche Orientierung am Leitbild der MAG ELF unmittelbar in den Arbeitsprozessen, also im klientInnenbezogenen Handeln, Verstehen, Planen sowie Entscheiden auf fachspezifische Weise unterstützt und organisationsinterne Entwicklungen mitunterstützt.

Ausblick

Die Psychologie ist zu einer erfolgreichen Disziplin geworden. Sie ist in der Lage, die Herausforderungen der Zukunft anzunehmen und der ständig steigenden Nachfrage nach psychologischem Wissen und psychologischen Methoden durch die Gesellschaft gerecht zu werden. Zu den bereits seit längerem etablierten Anwendungsbereichen der Psychologie sind PsychologInnen in vielen Arbeitsfeldern wie z.B. Gesundheit, Recht, Umwelt, Sport, Medien, Arbeitsmarkt, Verkehr, Wirtschaft, Katastrophenschutz, netzbasierte Wissenskommunikation und Politik erfolgreich tätig.

Auch für die in der Jugendwohlfahrt tätigen PsychologInnen ist die aktuelle Situation für eine Fortentwicklung durchaus günstig. Es gilt, offen zu bleiben gegenüber Veränderungen und unsere soziale Verantwortung dahingehend wahrzunehmen. Wir müssen uns über traditionelle Fachgrenzen hinweg kundig machen und internationale Forschungsergebnisse, die für den Bereich der Jugendwohlfahrt relevant sind, in die Alltagspraxis einfließen lassen und verstärkt mit universitären Einrichtungen und Fachhochschulen zusammen arbeiten. Die in der Praxis stehenden PsychologInnen benötigen die Grundlagenforschung als Voraussetzung für die Qualitätssicherung ihrer Arbeit genau so, wie die theoretische Wissenschaft gut beraten ist, nicht ganz auf den Praxisbezug zu verzichten. Die Psychologie ist in besonderer Weise berufen, geeignete Instrumente für Evaluationen jeden methodischen Zuschnitts und jeder gewählten Zielgruppe einzusetzen, welche zu zuverlässigen und gültigen Ergebnissen führen.

Zu den wichtigsten Phänomenen des sozialen Wandels zu Beginn unseres Jahrhunderts zählen sicher die Globalisierung der Wirtschaft und die damit verbundene Migrationsbewegung. Ebenso der demografische Wandel, der dazu geführt hat, dass der Anteil der alten Menschen zu Ungunsten der jungen steigt und der sich angesichts der wirtschaftlich schwierigen Lage sehr leicht zu einem Konflikt zwischen den Generationen auswachsen könnte. Ethnische Vielfalt wird zuzulassen sein, um die demografische Situation und damit den Wohlstand zu stabilisieren. Erkenntnisse aus der Sozialpsychologie bieten die Grundlage für Interventionsverfahren, die Kooperationen zwischen unterschiedlichen sozialen Gruppen fördern und Konflikte vermeiden lassen. Eine weitere Herausforderung für PsychologInnen stellen die Biogenetik und die Evolutionsbiologie dar. Die soziale Verantwortung der PsychologInnen wird darin bestehen, Verhalten nicht einseitig aufgrund von genetischen Befunden zu interpretieren, sondern bei der Verhaltensbeurteilung von Kindern und Jugendlichen das subtile Zusammenspiel zahlreicher psychosozialer Faktoren zu berücksichtigen.

Daneben werden sich auch neue Aufgaben im Bereich der Arbeits- und Organisationspsychologie sowie der Pädagogischen Psychologie ergeben. In der Interdisziplinarität liegt die Zukunft. Das gilt für die wissenschaftliche Forschung genauso wie für die in der Praxis tätigen PsychologInnen. Innerhalb der MAG ELF wirkt die Psychologie in die Nachbardisziplinen wie Sozialarbeit oder Sozialpädagogik hinein, wird aber ihrerseits auch von diesen im Sinne einer nutzbringenden Anwendung beeinflusst.

Unser Ziel für die Zukunft muss es sein, vermehrt solide Expertisen für die Analyse und Bewältigung der anstehenden Probleme in der Jugendwohlfahrt zu erarbeiten, innovative inhaltliche sowie strukturelle Konzeptionen vorzulegen und darauf zu achten, dass das durch angewandte Forschung generierte Handlungswissen verantwortungsbewusst gehandhabt und eingesetzt wird. Wir werden in den kommenden Jahren daran gemessen werden, wie gut wir den Nutzen unserer Arbeit in der Abteilung darstellen können, tun wir das nicht, werden wir externe Steuerungsmechanismen provozieren. Soziale Verantwortung zu übernehmen heißt für PsychologInnen – und nicht nur für die in der Jugendwohlfahrt tätigen – auf gesellschaftspolitische Veränderungen zu reagieren, Fehlentwicklungen rechtzeitig zu diagnostizieren und sich dafür einzusetzen, dass für Familien mit Kindern, die sich oft an der unteren Einkommensgrenze befinden, auch weiterhin kostenlose psychologische Angebote im Rahmen der Jugendwohlfahrt angeboten werden.

Frauen und feministische Einflüsse in der Psychologie

Sabine Fabach

Wichtige Weichenstellungen

Frauen nahmen vor allem seit Beginn des 20. Jahrhunderts sichtbaren und nachhaltigen Einfluss auf die Entwicklung der Psychologie und Psychotherapie.

„Es ist auffallend, dass es sowohl in der Jungschen Psychologie als auch in der Psychoanalyse vorwiegend Frauen waren, die *neue Konzepte von Weiblichkeit und Männlichkeit* bzw. von Animus und Anima vorgelegt haben" (Christioffel, 1989, S. 197). Dies lag wohl daran, dass der Anteil der weiblichen Analytikerinnen in den diversen Schulen, wie auch noch heute, sehr groß war. Und es liegt auf der Hand, dass viele Frauen mit den vorherrschenden Konzepten von Weiblichkeit und Männlichkeit nicht einverstanden waren. Denn die androzentrischen Sichtweisen der damaligen Zeit verwiesen das weibliche Selbstbewusstsein, ihre Aktivität und Kreativität als phallische Entgleisungen in die Sphäre des Ungesunden. Der Spielraum für Frauen in diesem Konzept des – Männlich ist gleich aktiv und Weiblich ist gleich passiv – war sehr gering.

Die neuen Theorien dieser Autorinnen veränderten das Konzept von Weiblichkeit und Männlichkeit insofern, dass *„beide Prinzipien als menschliche Möglichkeiten"* (Christioffel, 1989, S. 198) *in Frauen und Männern vorhanden sind.* Eine weitere wichtige Erneuerung lag in der verstärkten *Gewichtung gesellschaftlicher und kultureller Einflüsse* auf die Entwicklung von Frauen und Männern. Die Kritik an der Haltung der naturgegebenen Weiblichkeit der Frauen mit all den damit verbundenen Zuschreibungen war eines der Hauptthemen der Feministischen Theorien im 20. Jahrhundert und hatte damit großen Einfluss auf die gesamtgesellschaftlichen Veränderungen der Geschlechterverhältnisse.

Kritische Psychologinnen machten gemeinsam mit Wissenschaftlerinnen aus anderen Disziplinen die hoch ambivalente Einstellung der männlichen Wissenschaft zum weiblichen Körper und Sexualität sichtbar, die sich in der Rollenzuweisung der Frau als Mutter, Hure und Madonna am deutlichsten zeigte. Die Erfüllung der Frau habe in Heirat und Mutter-

schaft zu liegen, alles andere wurde pathologisiert und abgewertet. Die
Wissenschaft, somit auch die Psychologie, untermauerte mit ihren Thesen
diese Normierungen. Die Psychiatrie war die massivste Diziplinierungs-
maßnahme für ungehorsame Frauen und auch die letzte Station für
Frauen, die an der geforderten Rolle zerbrochen sind.

„Die komplexen kulturellen Einstellungen zum weiblichen Körper – er
sei sexuell, hässlich, geheimnisvoll, ungewöhnlich, dunkel, blutig und
übel riechend – schlagen sich im Selbstgefühl jeder Frau nieder" (Eichenbaum, Orbach, 1984, S. 56). Erst die Überwindung der patriarchalen Denk-
muster in Psychologie und Wissenschaft lassen ein wirkliches psychologisches Verständnis von Frauen zu.

In den 60er und 70er Jahren lehnten sich Millionen von Frauen in
Selbsterfahrungsgruppen, in Organisationen und Protestaktionen gegen
die ihnen zugewiesene soziale Rolle auf. Viele psychologische Studien
zeigten die Auswirkungen dieser gesellschaftlichen Normen auf die Psyche der Frauen. Broverman u.a. (1972) veranschaulichten in ihrer Studie,
dass die Definition psychischer Gesundheit auf „Gefühlen des Wohlbefindens aufgrund einer positiven Selbsteinschätzung beruht" und dass die
Verinnerlichung der weiblichen Rolle den Frauen die Möglichkeit einer
positiven Selbsteinschätzung versagt. Diese Studie bringt das *Paradoxon
der traditionellen Psychologie und Psychotherapie* gut auf den Punkt. Die
Psychologie untersucht und behandelt Frauen innerhalb ihres Frauen-
bildes, ohne zu berücksichtigen, dass genau dieses Frauenbild krank
macht.

Die zweite Frauenbewegung rückte somit die Psychologie der Frau in
den diskursiven Mittelpunkt und forderte, psychisches Leid von Frauen
nicht mehr als individuelles Problem zu bewerten, sondern als Folge der
widersprüchlichen Erwartungen und Normen zu verstehen. Damit schaffte sie eine breite Basis, auf der Frauen ihre Selbstbestimmung und ihre
Bedürfnisse auch in anderen Bereichen einfordern konnten. Neue Abtrei-
bungsgesetze, Kritik an der Gehaltsdifferenz und den geringeren Auf-
stiegschancen für Frauen und neue Scheidungsgesetze sind Beispiele für
große Veränderungen, die aufgrund der vielen neuen Erkenntnisse in
Gang gesetzt wurden.

In den psychotherapeutischen und analytischen Ausbildungsstätten
und im universitären Bereich dringen diese neuen Sichtweisen nur langsam ein. Themen wie „die sozialen Rollen von Frauen und Männer",
„Sexualität" und „Leiblichkeit" werden, wenn überhaupt, als freiwillig
zu wählende Randbereiche zwar angeboten, sind aber selbst heutzutage
vielerorts noch kein selbstverständlicher und notwendiger Teil der Ausbildung.

Viele psychologische Forschungen basierten auf einer *rein männlichen*

Datenbasis, die Ergebnisse hingegen wurden als gültig für beide Geschlechter angenommen im Sinne von „Mann ist gleich Mensch." Forscherinnen forderten daher vehement, das Geschlecht als Faktor mitzuberücksichtigen und erweiterten viele dieser Studien um weibliche Probandinnen. Diese neuen Erkenntnisse fanden aber nur schwer Eingang in die bedeutenden psychologischen Fachzeitschriften und Kongresse.

Eine Vielzahl von Forscherinnen im letzten Drittel des 20. Jhdts. beschäftigt sich mit *neuen Forschungsthemen,* die den Faktor Geschlecht als wichtigste Fragestellung definierten. So wurden eine Vielzahl von neuen Erkenntnissen im zwischenmenschlichen Verhalten möglich, wie z.B. das unterschiedliche Sprachverhalten von Frauen und Männern, deren Umgang mit Dominanz und Aggression, die Unterschiede in den Motivationsstrategien von LehrerInnen gegenüber Mädchen und Jungen (Parlee, 1979). Auch die *Untersuchungsmethodik an sich wurde* einer kritischen Analyse unterzogen. Die traditionellen Untersuchungsmethoden, die mittels experimenteller Techniken immer „objektivere" und „härtere" Fakten einforderten, standen den „weicheren", kontextorientierten Methoden der feministischen Wissenschaftlerinnen sehr ablehnend gegenüber. Feministinnen kritisierten *das Dogma der Objektivität* als eine Verschleierung der männlichen Perspektive und forderten die kritische Offenlegung des Standpunktes der Forschenden (siehe Klinger, 1990) bez. Fragestellung, der Auswahl der ProbandInnen, der Untersuchungsmethode u.a. Denn „Objektivität" ist ein beliebiges Konstrukt, wenn der jeweilige Standpunkt, vom dem das zu Untersuchende betrachtet wird, nicht offengelegt wird.

Vielen feministischen Forscherinnen wurde der psychologische Forschungsrahmen zu eng und sie öffneten sich anderen Disziplinen. Interdisziplinäres Arbeiten stellte sich vor allem bei gesellschaftlich tabuisierten Themen wie sexueller Missbrauch, Gewalt in der Familie und Machtmissbrauch als unbedingt erforderlich heraus. So waren es vor allem engagierte Frauen, die das Thema sexuelle Übergriffe und Missbrauch in Psychotherapie und pädagogischen Abhängigkeitsfeldern öffentlich thematisierten und hier eine breite und heftige Diskussion initiierten. Ethikkommissionen entstanden und klare Richtlinien zum Schutz von KlientInnen wurden erarbeitet.

Neue Arbeitsbereiche entstehen

Basierend auf den neuen Erkenntnissen feministischer Wissenschaft entstanden *Einrichtungen,* deren explizites Ziel die Unterstützung von Frauen und die Parteilichkeit für Frauen waren: Gewaltschutzeinrichtungen wie die Frauenhäuser, Beratungseinrichtungen zu den Themen

Vergewaltigung, sexueller Missbrauch, Gewalt gegen Frauen, Arbeitslosigkeit oder allgemeine Frauenberatungsstellen, die neben Beratung und
frauenspezifischer Psychotherapie auch rechtliche und sozialarbeiteri-
sche Unterstützung anbieten, wurden erkämpft. Mit anfänglichem großen
ehrenamtlichen Engagement schafften es viele soweit öffentliche Akzeptanz zu finden, dass sie allmählich von staatlicher Seite finanziell getragen wurden.

Diese Einrichtungen, anfangs misstrauisch als männerfeindliche Orte
beäugt, gehören heute schon fast selbstverständlich in das soziale Angebot einer jeden größeren Stadt, auch wenn die Bereitschaft zur Finanzierung in den letzten Jahren wieder rückläufig ist und viele Einrichtungen ums Überleben kämpfen bzw. schon aufgeben mussten.

Diese Beratungseinrichtungen erkannten von Anfang an, dass eine
rein psychologische Intervention zu kurz greift. Sozialarbeiterisches,
rechtliches und gesellschaftspolitisches Know-How und Strategien erweiterten die psychologischen Herangehensweisen. Ohne eine Veränderung der rechtlichen und gesellschaftlichen Rahmenbedingungen für
Frauen können psychologische Unterstützungen nicht fruchten. Dies
führt einerseits zu einer vermehrten interdiziplinären Zusammenarbeit als
auch zur Ausweitung der Arbeitsaufgaben von Psychologinnen.

Neue Leitlinien für die psychologische und therapeutische Arbeit mit
Frauen wurden aufgrund der in den Beratungsstellen gesammelten Erfahrungen entwickelt:

– *Abkehr von der Individualisierung der Probleme von Frauen,* ihr Leiden ist die gesunde Reaktion auf zu hohe Anforderungen und widersprüchliche Erwartungen (Kinder, Haushalt und Beruf managen, aber
  gleichzeitig aufmerksam, fürsorglich und immer hilfsbereit zu sein),
  finanzielle Abhängigkeiten und Gewalt- und Missbrauchserfahrun-
  gen. „Nicht die Frau ist verrückt, sondern die Welt, in der sie lebt."
  Gesellschaftliche Rahmenbedingen werden ein wichtiger Faktor in der
  psychologischen Arbeit mit Frauen und Kindern.
– *Parteilichkeit:* Die Frau muss der Psychologin vertrauen können und
  wissen, dass sie auf ihrer Seite steht und ihre Interessen unterstützt.
– *Selbstbestimmungsrecht:* Die Frau trifft selbst die Entscheidungen
  über ihr Leben und über die Schritte, die sie unternehmen will. Ziel ist,
  dass die Frau selbst wieder die Entscheidungsmacht und die Kontrolle
  über ihr Leben zurückerhält.
  Psychologische Unterstützung darf damit immer nur *Hilfe zur Selbsthilfe* sein, die Frau selbst ist die *Expertin* für ihr Leben, für ihre Gefühle
  und Bedürfnisse.

Die derzeitige Situation im Berufsfeld

Die Arbeitssituation in den Fraueneinrichtungen war aufgrund der mangelnden Finanzierung, der enormen Belastungen der Aufgabenstellung und der hohen Erwartung an Engagement untereinander nie einfach. In den letzten Jahren hat sich die finanzielle Situation aber wieder zunehmend verschlechtert, so dass bereits einige Einrichtungen gezwungen waren, ihre Pforten zu schließen.

Aufgrund der generell unsichereren Finanzierungen sind die Mitarbeiterinnen gezwungen, viel Zeit in die Existenzsicherung ihrer Einrichtung zu investieren. Weiters verschärfen die SubventionsgeberInnen immer mehr ihr Anforderungsprofil und greifen massiv in die Selbstbestimmung der Einrichtungen ein. Erfolgskriterien und -statistiken schreiben Ziele und eine Administration vor, die in vielen Fällen der Regel der Anonymität und Selbstbestimmung der Klientinnen entgegenläuft. Psychologische Arbeit braucht einen Frauraum, in dem sich die Klientinnen wieder finden können, ihre Ziele und Kräfte wieder entdecken können. Durch diese immer enger gesteckten Rahmenbedingungen (zur Verfügung stehende Zeit, Zielvorgaben usw.) wird dieser so notwendige Freiraum beschnitten. Einzelne Schwerpunktthemen wie „Gewalt gegen Frauen", erfahren zum Teil mehr Unterstützung, obwohl die entsprechenden Einrichtungen ebenfalls an ihrer Kapazitätsgrenze arbeiten.

Im psychotherapeutischen Bereich wirken sich die Sparmaßnahmen der Krankenkasse gerade für Frauen gravierend aus, da Frauen generell mit einem geringeren Einkommen auskommen müssen. Kostenlose Therapieplätze, die frauenspezifische Therapie anbieten, sind nur nach einer langen Wartezeit zu bekommen.

Frauenspezifische Psychotherapie etabliert sich zunehmend einerseits als eigenständige Psychotherapieform als auch als besondere Grundhaltung innerhalb der anerkannten Therapierichtungen. Selbstständig tätige frauenspezifische Therapeutinnen haben sich bereits einen fixen Platz im therapeutischen Angebot erobert, vor allem in den größeren Städten. Das frauenspezifische Weiterbildungsangebot für Therapeutinnen ist zwar nicht sehr groß, aber mit hoher Qualität und international vernetzt.

Als wichtigste Arbeitgeberin für Psychologinnen mit feministischen Hintergrund fungieren nach wie vor die Frauenberatungsstellen (mit und ohne Themenschwerpunkt), die Gewaltschutzeinrichtungen sowie die Qualifizierungseinrichtungen für arbeitslose Frauen, für Wiedereinsteigerinnen und junge Frauen. Arbeitsmöglichkeiten für Therapeutinnen mit explizit feministischen Standpunkt sind eher gering. Hier sind es vor allem die Selbstständigen, die das Angebot tragen.

Allgemeine Anerkennung

Die Forderungen und Sichtweisen von frauenspezifischen Psychologinnen sind zum Teil bereits als Alltagswissen verankert und auch große Firmen öffnen sich langsam speziellen Frauenförderungprogrammen. Einrichtungen speziell für Frauen sind im psychosozialen Feld keine Besonderheit mehr.

Leider gibt es aber immer noch viele Vorurteile und Widerstände gegen alles was die Bezeichnung „feministisch" oder „frauenspezifisch" hat. Das wird wohl noch länger so bleiben, da feministische Psychologinnen und Psychotherapeutinnen auch in Zukunft die gesellschaftlichen und wissenschaftlichen Strukturen und Machtverhältnisse kritisch hinterfragen werden.

Literatur

Brovermann IK, Vogel SR, Broverman DM, Clarkson FE, Rosenkrantz PS (1972) Sex Role Stereotypes: A Current Appraisal. Journal of Social Issues 28: 2

Christioffel Judith (1998) Neue Strömungen in der Psychologie von Freud und Jung. Impulse von Frauen. Walter-Verlag, Olten

Eichenbaum L, Orbach S (1984) Feministische Psychotherapie: Auf der Suche nach einem neuen Selbstverständnis der Frau. Kösel-Verlag, München

Klinger C (1990) Bis hierher und wie weiter? Überlegungen zur feministischen Wissenschafts- und Rationalitätskritik. In: Krüll M (Hrsg) Wege aus der männlichen Wissenschaft. Perspektiven feministischer Erkenntnistheorie. Centaurus Verlagsgesellschaft, Pfaffenweiler

Parlee B Mary (1979) Psychologie und Frauen. Psychologie & Gesellschaftskritik. 7. Jhg, Heft 2/3, 1983, S 87–107

Was ist Angehörigenarbeit? Neue Wege der psychosozialen Begleitung von Angehörigen von Psychosekranken

Maria Dorothea Simon

Die Lage der Angehörigen von chronisch psychisch Kranken

Ich möchte im Folgenden einen neuen Typ von Familienarbeit – der *Angehörigenarbeit* – beschreiben. Es ergibt sich hier ein weites Feld für psychologische Tätigkeit, das hier am Beispiel von Schizophreniekranken expliziert wird, jedoch mit Möglichkeiten der Anwendung, die weit über diese Diagnose hinausgehen.

Die ersten Erfahrungen über die Probleme von Angehörigen von Psychiatriepatienten konnte ich 1977 machen. Damals entstanden auch in Österreich im Sog der 68er-Studentenbewegung eine Reihe von Basisgruppen, etwa die Vereinigungen „Kritische Medizin" und die „Demokratische Psychiatrie", die sich für die Reform der Anstaltspsychiatrie einsetzten. Der Ruf lautete: „Freiheit heilt!" Tatsächlich setzte damals, spät aber doch, auch in unserem Land die Psychiatriereform ein, was insbesondere die Öffnung der großen psychiatrischen Anstalten bedeutete. Hand in Hand mit der sogenannten Enthospitalisierung sollte eine extramurale Struktur für die psychiatrische Versorgung „vor Ort" aufgebaut werden. Diese ambulanten Einrichtungen blieben aber nur bruchstückhaft und unzulänglich. Bald zeigte sich, dass Freiheit allein nicht heilt.

Es entstand nunmehr eine paradoxe Situation. Jahrzehntelang hatten die Angehörigen, insbesondere die Mutter, als jene gegolten, die das Entstehen einer Psychose verursacht hatten. Bei der Ausbildung von Psychotherapeuten, Psychologen oder Sozialarbeitern galt die Vorstellung, die Familie sei der Herd von psychischer Krankheit förmlich als axiomatisch. Zeitgleich mit der Abwertung der Angehörigen entstand eine gegenläufige Tendenz. Mit der Öffnung der großen psychiatrischen Anstalten und dem Fehlen außerstationären Alternativen zur Behandlung und Betreuung von Langzeitkranken, griff man auf die Familien als dem natürlichen Hilfssystem zurück. Man schätzt, dass mehr als die Hälfte der chronisch Kranken bei ihren Angehörigen lebt bzw. dass sich diese um sie kümmern. Es kann daher mit Sicherheit behauptet werden, dass die Angehörigen die Hauptlast der Psychiatriereform aufgebürdet bekamen. Sie waren damit doppelt schwer belastet: Durch die Enthospitalisierung auf ihre Kosten und durch die verächtliche Behandlung durch viele Fachleute, die aufgerufen gewesen wären, ihnen zu helfen. Erst nach und nach kam die Einsicht, dass die Familien statt Häme Wertschätzung, Schulung, Information und handfeste Hilfen brauchen. Ein neues Tätigkeitsfeld – die Angehörigenarbeit – entstand. Doch bis es so weit war vergingen Jahre.

Die Angehörigen griffen zur Selbsthilfe

Die betroffen Familien gehörten von Anfang an zu den eifrigsten Verfechtern der Psychiatriereform – aber bitte nicht allein zu ihren Lasten. Sie griffen zur Selbsthilfe, indem sie sich zusammenschlossen – als Antwort auf die schlechten Erfahrungen der Vergangenheit. Dies war die ursprüngliche Form der Angehörigenarbeit.

Im Grunde genommen haben die Fachleute Angehörigenarbeit von den Betroffenen selbst gelernt. Die österreichische Angehörigenorganisation *Hilfe für Angehörige psychisch Erkrankter (HPE)* wurde 1977 gegründet. Heute gibt es einen Dachverband der Angehörigenvereine, in dem alle Bundesländer vertreten sind. Er hat etwa 3000 Mitglieder in zahlreichen Ortsgruppen, gibt die Zeitschrift *Kontakt* heraus und führt eine stark frequentierte Beratungsstelle (Simon, 1989). HPE ist dem Europäischen Angehörigenverband *EUFAMI*, mit Sitz in Belgien, und dem Weltverband *World Federation for Schizophrenia and Allied Disorders (WFSAD)*, mit Sitz in Kanada, angeschlossen.

In Österreich fand die Angehörigenbewegung bei den Fachleuten nur mit der üblichen Verzögerung Akzeptanz. Ein Meilenstein war das Buch *Die andere Seite der Schizophrenie – Patienten zu Hause*, herausgegeben von *Heinz Katschnig* (Erstauflage 1976), das auf Publikationen der englischen Angehörigenorganisation basiert.

Ein Paradigmenwechsel

Die neue Angehörigenarbeit ist die fachliche Begleitung für die betroffenen Familienmitglieder und anderen informellen Helfer. Sie unterscheidet sich in vieler Hinsicht von der üblichen Art der Familientherapie. Der entscheidende Unterschied besteht darin, dass die Familientherapie Wurzeln in einer tiefenpsychologischen Sicht (Stichwort: „Schizophrenogene Mutter") bzw. in einer systemischen Sicht (Stichwort: „Patient Familie) hat, aus der sich zwar neue Formen der Familienarbeit entwickelt haben, in der die Angehörigen nicht mehr als Verursacher angesehen und pathologisiert werden, jedoch dennoch diese Wurzeln nicht gänzlich überwunden scheinen. *Asmus Finzen* (1994), der Leiter der Sozialpsychiatrischen Abteilung der Universitätsklinik Basel, hat in einem Übersichtsreferat über „Die schizophrenogene Mutter – langer Abschied von einem Mythos" das Beharrungsvermögen der überholten Vorstellungen anschaulich beschrieben und belegt. Ein kompletter Paradigmenwechsel in der Arbeit mit Familien von psychisch Kranken setzt sich im deutschsprachigen Raum nur langsam durch und blieb bis heute von vielen Familientherapeuten und Psychotherapeuten sowie von den psychotherapeutischen Ausbildungsinstituten unbeachtet.

Wie ist die Notwendigkeit einer neuen Sichtweise zu begründen?

Angehörigenarbeit beruht auf dem Grundsatz, dass die Familie die Erkrankung in keinem Sinn verursacht hat, und diese daher auch nicht durch irgend eine familientherapeutische Intervention geheilt werden kann. Die Ansprüche müssen bescheidener sein. Alles andere ist Wunschdenken.

T. Hubschmid (1984) von der Sozialpsychiatrischen Universitätsklinik Bern, einer der Pioniere der Angehörigenarbeit, stellt fest,

– dass es nicht gelungen ist psychodynamische Konstrukte wie Doublebind, Mystifikation, Überbehütung, Sündenbockrolle des Patienten, Delegation u.a.m. trotz zahlreicher Untersuchungen überzeugend zu validieren;

– dass die viel versprechenden Hypothesen nicht zu den erwarteten Therapieerfolgen geführt haben. Nicht nur ist es nicht gelungen etwa eine Schizophrenie durch Eingriffe auf der Familienebene zu heilen, sondern man hat erkannt, dass die ausgesprochenen oder unterschwelligen Schuldzuweisungen nicht nur nichts zur Kapazität der Familie ihre Probleme zu lösen beitragen, sondern dass sie vielmehr antitherapeutisch sind;

– dass durch die rasanten Fortschritte der Neurobiologie, Neurochemie und Gen-Forschung sowie durch die großangelegten und sorgfältigen dänischen Adoptionsstudien Hypothesen über die überwiegend *biogene* Verursachung von Psychosen zunehmend an Glaubwürdigkeit gewonnen haben.

– Dies führt zu anderen als den traditionellen Behandlungszielen und Formen der Intervention.

Alternative Behandlungsmodalitäten

Es sei betont, dass man zwischen *Ursachen* und *Folgen* der Erkrankung unterscheiden muss, denn es ist ebenfalls unbestritten, dass die Erkrankung vielfältige psychologische und soziale Folgen für die Betroffenen wie auch für ihre Angehörigen hat, die geeignete psychosoziale Interventionen erfordern. In der Angehörigenarbeit liegt das Schwergewicht nicht auf der Frage, wie die Erkrankung entstanden ist (eine Frage, die niemand beantworten kann), sondern auf dem „Hier und Jetzt" und wie es weitergehen soll.

Es ist davon auszugehen, dass bei der Schizophrenie als Grundstörung eine Überempfindlichkeit für Reize vorliegt, die zu Wahrnehmungsstörungen und in weiterer Folge zu wahnhaften Erlebnissen führt. Zwar konnten bisher keine spezifischen Umwelt- und Milieufaktoren als Auslöser für den Ausbruch einer Psychoseerkrankung nachgewiesen werden. Empirische Befunde, ursprünglich aus England (z.B. *Brown*, 1972), später oft repliziert und im Wesentlichen bestätigt, stellten hingegen fest, dass zwischen dem Verlauf einer Schizophrenie (Rückfallhäufigkeit) und dem emotionalen Klima in der Familie ein Zusammenhang besteht. Eine besondere Rolle als Auslöser für akut psychotische Episoden spielt dabei Stress. Das Vermitteln von Wissen über das Wesen der Erkrankung und die Techniken des Stress-Managements spielen daher bei der neuen Familienarbeit eine wesentliche Rolle. Man kann sie am ehesten als Formen von Schulungsarbeit charakterisieren. Weitere wichtige Aufgaben sind die Mobilisierung des Selbsthilfepotentials der Familie in Zusammenleben mit einem kranken Menschen („Coping"), und ganz allgemein die Verbesserung der Lebensqualität aller Betroffenen.

Mit dem „Freispruch der Familie"(*Dörner*, 1987) geht auch ein anderer Umgangsstil einher. Die Angehörigen werden ernst genommen, als „Experten in eigener Sache" angesehen und es wird ihnen mit Respekt begegnet.

Formen der Angehörigenarbeit

Pioniere der neuen Familienarbeit sind unter anderen *Carol M. Anderson* (1986), die in den USA die sogenannten *psychoedukativen* Schulungskurse für Angehörige entwickelt hat und *I.R.H. Falloon* (1988), der eine Art Familien-Verhaltensmodifikation (Behavioral Family Therapy) entwickelt hat, deren Spezifikum es ist, dass alle Kontakte zwischen Berater und Familie in deren Heim stattfinden.

Angehörigenarbeit findet in verschiedenen Settings statt. Es gehört heute schon zum guten Ton, dass in psychiatrischen Kliniken und sozialpsychiatrischen Stationen Angehörigengruppen geführt werden. *Katschnig* (1989) hat eine Typologie der Angehörigenarbeit entworfen. Er unterscheidet zwischen „patientenzentrierter" Angehörigenarbeit (in Institutionen) und „angehörigenzentrierter" Angehörigenarbeit (durch Selbsthilfeeinrichtungen) sowie zwischen „expertendominierter" und „angehörigendominierter" Angehörigenarbeit. Die Übergänge zwischen den Typen sind in der Praxis fließend.

Psychoedukative Kurse, die von Angehörigen entwickelt wurden und von Angehörigen wie auch von Fachleuten moderiert werden können sind beispielsweise das Programm von *Ken Alexander* (1991) und der Kurs *von Carol Castles* (1994). Der Hauptgewinn für diese Art von Arbeit liegt wohl im Atmosphärischen. Die Mitarbeiter stehen nicht unter dem Druck eigener Erwartungen Unmögliches vollbringen zu können. Sie können den Ratsuchenden offen begegnen und mit ihnen unser Wissen und Unwissen teilen. Sie können durch partnerschaftliche Begegnung und Anerkennung ihrer Leistung die Schuldgefühle der Angehörigen lindern und ihr Selbstwertgefühl stärken. Sie bringen sie mit Leidensgefährten zum Erfahrungsaustausch und gegenseitiger Unterstützung zusammen und vermitteln ihnen solcherart das Gefühl, nicht allein gelassen zu sein.

Die Rolle von Psychologen bei der Angehörigenarbeit

Bereits jetzt sind Psychologen an Kliniken und in gemeindenahen psychiatrischen Einrichtungen in die Teams integriert, bei uns leider seltener als im westlichen Ausland. Es wäre allerdings Platz für viel mehr, wenn sich genügend gut Ausgebildete finden würden. Heute sind die meisten von ihnen allerdings, Autodidakten, weil die vorhandenen Ausbildungsstätten nicht das entsprechende Rüstzeug für die neue Familienarbeit vermitteln.

Psychologen werden gebraucht als Moderatoren für Angehörigengruppen, als Berater in psychosozialen Familienberatungsstellen, als psychosoziale Begleiter, die in Familien aufsuchend tätig sind (*Case Worker, Key Worker*) und als „Geburtshelfer" für neue Angehörigengruppen. Es wäre eine lohnende Aufgabe in diesem zukunftsträchtigen Feld Schulungen für Begleiter von Familien mit kranken Mitgliedern anzubieten. Entsprechend abgewandelt, wären auch Schulungen für derartige Helfer bei anderen chronischen Krankheiten vonnöten..

Literatur

Abosh B, Collins A (Hrsg) (1996) Mental illness in the family. University of Toronto Press, Toronto

Alexander K (1991) 14 Principles for relatives. Wilkinson Books, Australien

Anderson CM (1986) Schizophrenia and the family. Guilford Press, New York

Brown GW (1972) Influence of family life on the course of schizophrenic disorders: a replication. British Journal of Psychiatry 241–158

Atkinson JM, Cola DA (Hrsg) (1995) Families coping with schizophrenia

Castles C (1994) The Relatives Support Course. Mental Health Foundation (Northern Ireland)

Dörner K (1987) Freispruch der Familie. Psychiatrie-Verlag, Bonn

Falloon IHR (1988) Behavioral family management in coping with functional psychosis: principles, practice and recent developments. Int. Journal f. Mental Health 17 (1): 35–47

Finzen A (1994) Die schizophrenogene Mutter – langer Abschied von einem Mythos. Psychosoziale Umschau 1, Bonn

Hubschmid T (1984) Was wissen wir über Familientherapie bei Schizophrenen? In: Familientherapie, Angehörigenarbeit und Selbsthilfegruppen. Janssen Symposium

Hubschmid T (1994) Im Rücken der Angehörigen – Rehabilitative Familientherapie als Schizophreniebehandlung ohne Heilungsanspruch. In: Deger-Erlenmaier H (Hrsg) Wenn nichts mehr ist, wie es war. Psychiatrie-Verlag, Bonn, S 60–71

Katschnig H (Hrsg) (1976) Die andere Seite der Schizophrenie – Patienten zu Hause. 1. Auflage, Urban & Schwarzenberg

Katschnig H, Konieczna T (1989) Neue Formen der Angehörigenarbeit in der Psychiatrie. In: Die andere Seite der Schizophrenie. Patienten zu Hause. 3. Aufl. Psychologie Verlags Union, S 207–227

Lefley HP, Johnson DL (Hrsg) Families as allies in the treatment of the mentally ill. American Psychiatric Press

Lefley HP, Johnson DL (Hrsg) (2002) Family interventions in mental illness – international perspectives. Praeger

Simon MD (1992) Psychosoziale Beratung für Angehörige von Psychose-Kranken. Psychologie in Österreich 1–2: 9

Anschriften von Angehörigenorganisationen

Österreich: Hilfe für Angehörige psychisch Erkrankter (HPE-Österreich), Bernardgasse 36, 1070 Wien. Tel. 01/526 4202

Europäische Föderation von Organisationen von Angehörigen psychisch Kranker (EUFAMI). Groeneweg 151, B-3001, Heverlee, Belgien

World Fellowship for Schizophrenia and Allied Disorders (WFSAD), 124 Merton St., Suite 507, Toronto, ON M4S 2Z2, Kanada

Psychologie in der Behindertenarbeit am Beispiel der Ambulatorien der VKKJ

Georg Steiner

1975 schlossen sich einige Eltern von körperbehinderten Kindern in Wien zusammen, weil es damals so gut wie keine zufrieden stellende Therapie für behinderte Kinder gab. Es gab an der Univ.-Kinderklinik unter Univ.-Prof. Dr. Hans Asperger zwar eine Abteilung für Entwicklungsdiagnostik und Physiotherapie und unter Univ.-Prof. Dr. Andreas Rett die Neuropsychiatrische Abteilung für Kinder und Jugendliche mit Behindertenzentrum (in der heutigen Rothschild-Stiftung des Neurologischen Krankenhauses Rosenhügel), aber diese konnten den Bedarf an Diagnostik, Beratung und Therapie nicht in adäquatem Maße abdecken. Es wurde die VKKJ – Vereinigung zugunsten körper- und mehrfach behinderter Kinder und Jugendlicher für Wien, Niederösterreich und das Burgenland gegründet.

Man suchte zunächst für ein Therapieambulatorium geeignete Räumlichkeiten und fand diese in einem Souterrain-Lokal in der Märzstraße im 15. Bezirk. Es gelang, einige Sponsoren für das Projekt zu gewinnen und so konnte 1978 das Ambulatorium Märzstraße eröffnet werden (Kopper, 1989). Die Finanzierung der therapeutischen Leistungen erfolgt durch Verträge mit dem Hauptverband der Österr. Sozialversicherungsträger und den Landessozialämtern. Das erste therapeutische Team in der Märzstraße bestand aus dem ärztlichen Leiter, Prim. Dr. Christoph Lesigang, einer weiteren Ärztin, einem Psychologen, zwei Physiotherapeutinnen, einer Logopädin und einer Ergotherapeutin.

Der Bedarf an Therapieambulatorien war dann offensichtlich so groß, dass in den letzten 25 Jahren insgesamt 8 Ambulatorien errichtet wurden: 1978 Ambulatorium Märzstraße, 1980 Ambulatorium Wr. Neustadt, 1983 Ambulatorium Strebersdorf, 1991 Ambulatorium Mistelbach, 1995 Ambulatorium Amstetten, 2002 Ambulatorium Fernkorngasse und 2003 Ambulatoirum Neunkirchen. Weiters wurde 1990 ein Ambulatorium für behinderte Jugendliche und Erwachsene in 1170 Wien, Rhigasgasse 6 gegründet. Insgesamt sind bei der VKKJ heute mehr als 200 MitarbeiterInnen beschäftigt. Die geschäftliche Leitung der Ambulatorien erfolgt derzeit von DI Michael Wurdak.

Entwicklung des Leitbildes im Ambulatorium

Erfolgsorientierte Phase

Der enorme Fortschritt auf dem Gebiet der Medizin führte dazu, dass die Säuglingssterblichkeit sank. Zu früh geborene Kinder, Babys, die einen Sauerstoffmangel bei der Geburt hatten und andere Risikokinder überlebten viel öfter, behielten aber auch oft nachhaltige Schädigungen, z.B. Cerebralparesen. In den frühen 70er Jahren war man noch sehr optimistisch, diese Schädigungen durch eine möglichst früh einsetzende Therapie und Förderung heilen zu können.

Man kann diese Zeit auch die *erfolgsorientierte Phase* bezeichnen. Psychologische und pädagogische Gedanken und Methoden ergänzten und bereicherten das medizinische Konzept. Die Psychologie erhielt ihren festen Platz in einem multiprofessionellen Team gemeinsam mit MedizinerInnen, PsychotherapeutInnen, PhysiotherapeutInnen, ErgotherapeutInnen, LogopädInnen, MusiktherapeutInnen, RhythmikerInnen, MaltherapeutInnen und HeilpädagogInnen.

In dieser Phase blieben die Denkweisen der kurativen Medizin bestimmend. Behinderung wurde als die Summe von definierbaren funktionellen Defiziten gesehen, für deren Beseitigung oder Besserung spezifische Trainingsmaßnahmen geeignet sind.

Mehr oder weniger wurde eine Analogie hergestellt: Behinderung = Krankheit, Übungsbehandlung = Arznei. Man ging von der Vorstellung aus, dass das sich entwickelnde Gehirn des Kindes eine fast grenzenlose Möglichkeit der Reparatur oder Kompensation angeborener Schäden besitze, wenn es nur die nötigen Außenreize in Form von Therapie und Förderung bekäme. Deshalb sollten vor allem in den ersten Lebensjahren möglichst viele therapeutische Maßnahmen durchgeführt werden – nach der Devise: „Je mehr Übung, desto besser der Erfolg". Hans Schlack reflektierte diese Entwicklung bereits 1989 in seiner Festrede beim 10-jährigen Bestehen des Ambulatoriums kritisch.

Das kooperativ-interaktionell orientierte Modell

Aufgrund zunehmender Erfahrung in der Arbeit mit behinderten Kindern und deren Familien kam man dann jedoch Mitte der 80er Jahre zur Erkenntnis, dass diese Annahmen in dieser Konsequenz nicht haltbar waren. Dieser Paradigmenwechsel vollzog sich natürlich nicht nur in den Ambulatorien der VKKJ, sondern auch in der Auseinandersetzung mit ähnlichen Institutionen im In- und Ausland bei diversen Kongressen und Symposien. Erwachsen gewordene Behinderte beklagten sich, dass man ihre Behinderung immer wieder wegtherapieren wollte und sie nicht in ihrer Persönlichkeit akzeptiert hatte. Auch kleinere Kinder entwickelten gegen das „rund um die Uhr" therapiert zu werden große Widerstände und man musste auch zur Kenntnis nehmen, dass man die Plastizität und Regenerationsfähigkeit des Gehirns überschätzt hatte. Die erfolgsorientierte Phase wurde vom *kooperativ-interaktionell orientierten Modell* abgelöst.

Die These „je früher und je mehr Therapie, umso besser" war nicht weiter haltbar. Es resultierten daraus oft schwere Eltern-Kind-Interaktionsstörungen und bei vielen Kindern entwickelte sich eine Verweigerungshaltung.

So kam man zur Erkenntnis, dass Kinder in der Therapie unbedingt als mitbestimmende Partner ernst genommen werden müssen. Kind und Erwachsener beeinflussen einander gegenseitig und nehmen aufeinander Einfluss. Auf der Seite der TherapeutInnen ist „Responsivität" gefordert, eine Haltung, die dem Kind Raum und Zeit für eigene Aktivitäten lässt. Das Gegenteil dieser Einstellung, autoritäre Kontrolle und ein Übermaß an Anregung und Angeboten erwiesen sich als „sekundär neurotisierend" und führten oft zu schlechten Ergebnissen.

In unserem auch jetzt gültigen Leitbild geht es also darum „... die lebendige Begegnung mit unseren kleinen Patienten und ihren Familien zu finden und eine defizitorientierte Betrachtungsweise zu überwinden. Eine Therapie wird dem behinderten oder entwicklungsgefährdeten Kind nur dann gerecht, wenn wir vermeiden, dass das Kind einseitig an die Erwartungen und Erfordernisse einer nicht behinderten Welt angepasst werden soll. Wir haben das Kind als eigenständige Persönlichkeit zu begreifen, sein individuelles Tempo zu akzeptieren und gemeinsam mit dem Kind und seiner Familie nach geeigneten Bewältigungsstrategien zu suchen. Gleichzeitig sollen wir die bestmöglichen medizinischen und therapeutischen Fachkompetenzen zur Verfügung stellen", so steht es im Leitbild der Organisation.

Eine solche Einstellung führt aus unserer Sicht insgesamt zum bestmöglichen Ergebnis, auch wenn wir natürlich wahrnehmen, dass man in der jetzigen Zeit leider sehr wenig dafür übrig hat. Sparmaßnahmen führen oft zum Auftrag, durch Reparaturmaßnahmen eine Normalisierung mit möglichst wenigen Therapieeinheiten herbeizuführen. Dabei wird die individuelle und gesellschaftliche Not von sozial Schwächeren (behinderte Menschen gehören hier besonders dazu) übersehen.

Das Aufgabenfeld der PsychologInnen

Begonnen wurde die Arbeit im Ambulatorium im Gründungsjahr 1978 mit einem Psychologen. Der Wichtigkeit der Psychologie wurde sehr bald Rechnung getragen, weil kurz danach schon eine zweite Kollegin angestellt wurde. Mittlerweile umfasst die Berufsgruppe der PsychologInnen, verteilt auf alle Ambulatorien, derzeit ca. 20 MitarbeiterInnen. Fast alle PsychologInnen sind sowohl eingetragene klinische und GesundheitspsychologInnen und PsychotherapeutInnen. Ihr Aufgabenfeld beinhaltet:

1. Klinisch-psychologische Diagnostik
2. Elternberatung
3. Psychologische Behandlung
4. Psychotherapie.

Die Aufgabengebiete klinisch-psychologische Diagnostik und Elternberatung will ich hier noch näher beschreiben:

Klinisch-psychologische Diagnostik

Die häufigsten Fragestellungen betreffen den intellektuellen, psychischen und sozialen Entwicklungsstand im Hinblick auf eine Beratung bei Schul- und Kindergartenfragen (z.B. Schulentscheidungen) oder die Hilfestellung bei Entwicklungsstörungen bzw. Verhaltensauffälligkeiten, wie Bettnässen, Essstörungen, Einschlafprobleme, aggressives Verhalten des Kindes, Kontaktschwierigkeiten u.a.

Wir verwenden dazu anerkannte Testverfahren – Persönlichkeitstests, Fragebögen, Intelligenztests und zur umfassenden Differentialdiagnostik auch neuropsychologische Verfahren. Da wir immer wieder mit Kindern konfrontiert sind, die mit herkömmlichen Testverfahren nicht testbar sind, weil sie sehr stark retardiert und/oder psychisch schwer gestört sind, führen wir bei Bedarf auch Verhaltensbeobachtungen mit freien Spielsituationen durch. Gerade behinderte Kinder haben manchmal eine lange Geschichte an Überforderung hinter sich, sodass sie, wie auch oben schon beschrieben, zur Leistungsverweigerung neigen. Diese Kinder erscheinen manchmal retardierter, als dies ihrer tatsächlichen Intelligenzkapazität entspricht (sekundäre neurotische Leistungshemmung). In unserer Arbeit ist erfreulich, dass wir uns relativ viel Zeit für die Diagnostik nehmen können und dadurch das Kind in seiner Gesamtheit all seiner Bedürfnisse, Fähigkeiten und Möglichkeiten genau kennen lernen können. Wir wollen das Kind hinsichtlich seiner Persönlichkeit und Individualität möglichst gut verstehen. So ist für uns die Erfassung der emotionalen Situation und auch das Verständnis der Rolle des Kindes innerhalb der Familie sehr wichtig. Wir sind uns unserer Verantwortung gegenüber dem

Kind und den Eltern bewusst. Besonders tiefenpsychologische und systemische Sichtweisen sind hier hilfreich. Durch psychologische und psychotherapeutische Unterstützung der Familie versuchen wir Autonomieprozesse, die sowohl für das Kind als auch für die Familie von Vorteil sind, in Gang zu setzen. Am Ende der Diagnostik findet immer eine ausführliche Testbesprechung statt und es können noch mehrere Beratungsgespräche angeboten werden. Bei Bedarf werden auch Befundberichte erstellt.

Elternberatung

Entsprechend dem Hauptkonzept unserer Behandlung sehen wir das Kind mit seinen Fähigkeiten und Schwierigkeiten im Rahmen seines gesamten Umfeldes. Daher ist es uns sehr wichtig, dieses Umfeld, d.h. vor allem die Eltern in die Therapie miteinzubeziehen.

Wenn Eltern ein behindertes Kind bekommen haben, geht es also oft nicht nur darum, das richtige therapeutische Angebot für das Kind herauszufinden, sondern auch die Eltern in dieser neuen Situation zu begleiten.

Dafür sind folgende Betreuungsmöglichkeiten gegeben:
– Betreuung des Elternpaares
– Betreuung eines Elternteils
– Familientherapie
– Müttergruppen
– Vätergruppen
– Elterngruppen.

In einigen Ambulatorien gibt es auch Elterngruppen mit einem besonderen Schwerpunkt, z.B. Schlaf-, Schrei-, Essproblematik oder Verhaltensauffälligkeiten bei Kindern. Oder es gibt Schwerpunkte für spezielle Syndrome (z.B. Down-Syndrom). Weiters für Geschwisterproblematik, für Adoptiv- und Pflegeelternthematik und Eltern-Kind-Interaktionsstörungen.

Wichtige Ziele der Elternberatung sind

– Verarbeitung des Traumas und der Trauer, ein behindertes Kind zu haben,
– Begleitung der Eltern, die ihnen ermöglicht, die schwierige Situation anzunehmen,
– neue Lösungsmöglichkeiten zu erarbeiten, die in der Familie wieder ein emotionales Gleichgewicht herstellen können, damit die optimale Autonomieentwicklung aller Familienmitglieder möglich wird.

Literatur

Kopper R (1989) Eltern behinderter Kinder helfen sich selbst. In der Broschüre „10 Jahre Ambulatorium Märzstraße", Zusammenfassung der Ansprachen des Festabends am 20. 4. 1989

Schlack H (1989) Behandlung behinderter Kinder – Konzepte im Wandel. In der Broschüre „10 Jahre Ambulatorium Märzstraße"

Steiner G, Dieter J, Schwärzler P, Tamir Y (1999) „Testpsychologie" in der Broschüre „20 Jahre Ambulatorium Märzstraße"

Steiner G, Dieter J, Schwärzler P, Tamir Y (1999) „Elternarbeit" in der Broschüre „20 Jahre Ambulatorium Märzstraße"

Liste von Therapieeinrichtungen für behinderte Kinder und Jugendliche in Österreich in denen auch PsychologInnen angestellt sind. Neben den unten angeführten Institutionen sind auch in den Kinderspitälern Einrichtungen zur Entwicklungsdiagnostik und für die Therapie behinderten Kindern angeschlossen:

Wien

Entwicklungsdiagnostische Stellen der MA 15. 1100 Wien, Gellertgasse 42–48. Tel.: 01/605 34/108 60 und 1180 Wien, Währinger Gürtel 141, Tel. 01/369 56 50 und 01/369 55 50

Zentrum für Entwicklungsförderung des Vereins Wiener Sozialdienste: 1220 Wien, Langobardenstr. 189, Tel. 01/288 15

Ambulatorien der „Vereinigung zugunsten körper- und mehrfachbehinderter Kinder und Jugendlicher (VKKJ) und Ambulatorium Märzstrasse: 1150 Wien, Märzstraße 122, Tel. 01/982 61 54, 01/985 45 91

Ambulatorium Strebersdorf 1210 Wien, Jara Benesgasse 16, Tel. 01/292 14 99, 01/292 65 55

Ambulatorium Fernkorngasse 1100 Wien, Fernkorngasse 91, Tel. 01/607 298

Ambulatorium Rhigasgasse für behinderte Jugendliche und Erwachsene
1170 Wien, Rhigasgasse 6, Tel. 01/485 57 26

Niederösterreich

Ambulatorium „Sonnenschein", 3100 St. Pölten, Birkengasse 53, Tel. 02742/753 050

Ambulatorium „Haus der Zuversicht", 3830 Waidhofen an der Thaya, Badgasse 5, Tel. 02842/53 70 60

Ambulatorien des „Vereines für ganzheitliche Förderung bewegungsgestörter, mehrfachbehinderter Kinder und Jugendlicher, 3910 Zwettl, Propstei 44, 02822/513 47

Ambulatorium für ganzheitliche Förderung und Entwicklungsdiagnostik, 3950 Gmünd, Spitalgasse 7, Tel. 02852/543 68

Ambulatorium St. Martin, 3400 Klosterneuburg, Martinstrasse 14

Ambulatorien der „Vereinigung zugunsten körper- und mehrfachbehinderter Kinder und Jugendlicher:

Ambulatorium Amstetten: 3300 Amstetten, Anton Schwarzstraße 10, Tel. 07472/256 90

Ambulatorium Mistelbach 2130 Mistelbach, Pater Heldestraße 10, Tel. 02572/37 40

Ambulatorium Wiener Neustadt: 2700 Wiener Neustadt, Ungargasse 31, Tel. 02622/275 69 und 02622/291 86

Burgenland
Sozialtherapeutisches Zentrum der Institution „Rettet das Kind-Burgenland".
7700 Eisenstadt, Neusiedlerstraße 60, Tel. 02682/720 90
angeschlossen sind mobile heilpädagogische Dienste in Frauenkirchen, Mattersburg, Oberwart, Stegersbach, Oberpullendorf und Güssing

Steiermark
Ambulatorium für körper- und mehrfach behinderte Menschen „Mosaik GmbH"
der steirischen Vereinigung zugunsten behinderter Kinder und Jugendlicher,
8020 Graz, Wiener Straße 148, Tel. 0316/68 98 66, www.behindert.or.at
Therapieaußenstellen in: 8600 Bruck/Mur, Pöglhof 7, Tel. 03862/519 14
8260 Fürstenfeld, Hundeggerstr. 10, Tel.: 03382/537 82 (Sonderpäd. Zentrum)
8160 Weiz, Kernstockstraße 5 (Volksschule)

Kärnten:
Ambulatorium Kinderhaus Seedorf „Rettet das Kind", 9871 Seeboden, Seebacherstr. 4, Tel. 04762/24 79

Oberösterreich
Medizinisch-therapeutisches Zentrum der Caritas im Kinderdorf St. Isidor,
4020 Leonding bei Linz, Tel. 0732/679 10
Evangelisches Diakoniewerk 4210 Gallneukirchen, Martin Boosstraße 4,
Tel. 07235/632 510

Salzburg
Ambulatorium der „Lebenshilfe", 5020 Salzburg, Ernest Thunstraße 9,
Tel. 0662/874 44 00

Tirol
Univ. Kinderklinik f. Kinder- und Jugendheilkunde, 6020 Innsbruck, Anichstr. 35,
Tel. 0512/504 34 84
„Elisabethinum" Förderzentrum f. körper- und mehrfachbehinderte Menschen,
6094 Axams, Mailsweg 2, Tel. 05234/682 770

Vorarlberg
AKS – Arbeitskreis für Vorsorge, „Kinderdienste" und Sozialmedizin mit Niederlassungen in Bregenz, Lustenau, Bürs und Egg, 6850 Dornbirn, Frühlingstr. 11,
Tel.: 05572/213 160

Psychologie in der Behindertenarbeit am Beispiel der Organisation Jugend am Werk

Ute Jordan

Allgemeine Leitlinien von Jugend am Werk (JAW)

Jugend am Werk ist eine Organisation, die sich Jugendlichen und benachteiligten Menschen widmet. Die Begleitung zur Selbstständigkeit als Grundlage für ein unabhängiges und erfülltes Leben steht im Vordergrund. Diese allgemeine Zielsetzung ist Grundlage der Arbeit in allen vier Bereichen von Jugend am Werk:
– Lehrwerkstätten
– mobile Berufsausbildung
– Werkstätte für behinderte Menschen
– Wohnen für behinderte Menschen

Der Verein begann seine Tätigkeit unmittelbar nach dem 2. Weltkrieg, als die Beschäftigungs- und Ausbildungsstrukturen für junge Menschen zum Großteil zerstört waren. Mit Ernteeinsätzen, Aufräumungsarbeiten und der Beseitigung von Bombenschutt erlebten Jugendliche sinnvolle Arbeit als Grundlage für einen neuen Start ins Leben. Lehrlinge, die im Krieg ihre Ausbildung abbrechen mussten, konnten diese in Lehrwerkstätten von JaW fortsetzen. Verschiedene Kursangebote dienten den jungen Menschen zur Orientierung und Vorbereitung für den Eintritt ins Berufsleben.

Anfang der 60er Jahre richtete JaW für Jugendliche mit einer Behinderung, die nach dem Schulabschluss eine Beschäftigung suchten, die ersten Werkstätten ein und eröffnete kurze Zeit später in Wien auch die erste Wohngemeinschaft für Menschen mit Behinderung. So wurde Jugend am Werk bereits mit einiger Erfahrung Gründungsmitglied der ARGE Wohnplätze. Seit 1970 werden Menschen mit geistiger Behinderung im Wohnbereich ambulant betreut.

Spezielle Leitlinien im Behindertenbereich

Hier sind an erster Stelle die Begleitung und Förderung zur größtmöglichen Selbstständigkeit zu nennen. Es sind die notwendige Betreuung und die dafür erforderlichen Rahmenbedingungen anzubieten, um ein erfülltes Leben zu ermöglichen. Je größer die Selbstständigkeit und Selbstverantwortlichkeit eines Menschen sind, desto mehr wird die Betreuung von Begleitung abgelöst. Die weitestgehende Teilnahme am allgemeinen und gesellschaftlichen Leben ist zu sichern.

JaW setzt auch einen Schwerpunkt bei der Begleitung von Menschen mit schwersten Behinderungen. Auch diese Personengruppe, die allzu leicht übersehen bzw. als unproduktiv etikettiert wird, hat ein Recht auf Betreuung, Begleitung und individuelle Förderung. Mit der Teilnahme am Programm der Gemeinde Wien zur Ausgliederung von LangzeitpatientInnen mit Behinderung aus dem Otto Wagner Krankenhaus (vormals Psychiatrisches Krankenhaus Baumgartner Höhe) und der Einrichtung spezieller Wohngruppen hat JaW einmal mehr sein Know-how im Bereich Wohnen bewiesen. Gleichzeitig entwickeln auch die Werkstätten individuelle Tages- und Beschäftigungsstrukturen, die sich an den basalen Bedürfnissen dieser Zielgruppe orientieren.

Für Jugend am Werk sind folgende Prinzipien und Leitlinien maßgebend:

Normalisierung: Im Artikel 7 Absatz 1 des Bundesverfassungsgesetzes heißt es: „Niemand darf wegen seiner Behinderung benachteiligt werden. Die Republik (Bund, Länder und Gemeinden) bekennt sich dazu, die Gleichbehandlung von behinderten und nicht behinderten Menschen in allen Bereichen des täglichen Lebens zu gewährleisten."

Für Menschen, die Dienste von Jugend am Werk in Anspruch nehmen, bedeutet dies:
– Recht auf Arbeit bzw. sinnvolle Beschäftigung
– Verwirklichung selbst gewählter Ziele
– Tages-, Jahres- und Lebenslauf vergleichbar mit der „Normalbevölkerung"
– Akzeptanz als Kunde bzw. Kundin mit spezifischen Anliegen

Integration: Trotz Unterschieden in der individuellen Lebenssituation haben Menschen mit geistiger Behinderung ein Recht auf Teilhabe am öffentlichen Leben (z.B. Nutzung kultureller Angebote).

Selbstbestimmung: Betroffene sind ExpertInnen in ihren eigenen Belangen. Die Aufgabe von Jugend am Werk besteht in der Unterstützung, Bedürfnisse zu artikulieren, Wünsche nach Möglichkeit umzusetzen und in der Begleitung zur größtmöglichen Selbstständigkeit. Selbstbestimmt leben bedeutet für Menschen mit geistiger Behinderung, eigene Entscheidungen zu treffen, sozial verantwortlich zu handeln und die Konsequenzen tragen zu lernen. Der Mensch mit geistiger Behinderung bestimmt Umfang und Form der Betreuung bzw. Begleitung und überprüft für sich, ob dies mit dem Angebot von JaW übereinstimmt. Menschen mit Behinderung haben das Recht, eigene Erfahrungen zu machen. Dies ist nicht im Stil eines „Laissez-faire" zu verstehen, sondern betont die Wichtigkeit einer verantwortungsvollen Begleitung zu mehr Selbstbestimmung.

Lebensqualität: Alle Menschen – unabhängig vom Grad ihrer Behinderung – können sich entsprechend ihren Neigungen, Fähigkeiten und Wünschen weiter entwickeln. Ihre Eigenständigkeit als Frau oder Mann wird respektiert. Eine Partizipation am gesellschaftlichen Leben in all seinen Bereichen ist dabei das Ziel und das Mehr an Gestaltungsmöglichkeiten steigert die Lebensqualität.

Wahlmöglichkeit: Durch die Vielfalt an Angeboten kann der Mensch mit geistiger Behinderung mit Unterstützung und geeigneter Beratung selbst Regie in seinem Leben führen, z.B. bei der Auswahl von Wohnort, Arbeit und Freizeitgestaltung.

Sicherheit: Der Mensch mit geistiger Behinderung kann auf die Kontinuität und Zuverlässigkeit des Betreuungsangebots vertrauen.

Individualität: Mit Unterstützung kann der Mensch mit geistiger Behinderung seine selbst gewählten Ziele verwirklichen und in der gewünschten Form im Alltag seinen individuellen Lebensstil entwickeln. Das Augenmerk wird auf Kompetenzen gerichtet, die Kompensation von Defiziten tritt in den Hintergrund.

Empowerment: Als Experte seiner selbst ist der Mensch mit geistiger Behinderung fähig, seine Bedürfnisse zum Ausdruck zu bringen und zu befriedigen, sofern sie nicht die Grenzen anderer Menschen verletzen. Der/die professionelle HelferIn gibt die erforderliche Unterstützung.

Die Arbeit der Psychologinnen bei JaW

Im Jahre 1980 begann mit Herrn Dr. Walter Schaffraneck erstmals ein Psychologe mit seiner Arbeit bei JaW. Ab diesem Zeitpunkt wurden laufend PsychologInnen eingestellt, da zunehmend die Wichtigkeit dieser Berufsgruppe für Menschen mit Behinderung erkannt wurde. Zur Zeit arbeiten im Beratungsteam von JaW zwei Psychologinnen, davon ist eine Klinische – und Gesundheitspsychologin. Weiters gehören zum Beratungsteam ein Sozialarbeiter sowie eine Sonder- und Heilpädagogin.

Die psychologische Behandlung und Betreuung unserer KundInnen knüpft am Schlagwort „Empowerment" an: Der Mensch mit Behinderung ist ein Experte seiner selbst und bringt seine Bedürfnisse zum Ausdruck. Dies kann auf verschiedene Weisen geschehen und sich über das gesamte Verhaltensrepertoire, das einem Menschen zur Verfügung steht, erstrecken. Den KundInnen steht es frei, ob sie nach einem Gespräch mit dem (der) Wohn- bzw. WerkstättenbetreuerIn mit den Psychologinnen selbst in Verbindung treten oder ob ein Erstkontakt mit einer Psychologin über den Betreuer/die Betreuerin geknüpft wird.

Bei schweren Behinderungen sind die Betreuungspersonen immer auf nonverbale Äußerungen, aber auch mehr oder weniger gravierende Veränderungen im Verhalten der KundInnen angewiesen, um einen eventuellen Erstkontakt mit einer Psychologin herzustellen.

Aufgabengebiet der Psychologinnen bei JaW

- *Psychologische Diagnostik:*
  Klinisch psychologische Diagnostik
  Prozess- und Förderdiagnostik: Herausfinden von Stärken und Schwächen
  Stellungnahmen, Befund- und Gutachtenerstellung sowie Empfehlungen
- Beratung von KlientInnen, BetreuerInnen und Angehörigen, basierend auf der psychologischen Diagnostik, Aufzeigen von Ressourcen und Alternativen
- Behandlung von KlientInnen: Anwendung psychologischer Behandlungsmethoden zur Prävention, Behandlung und Rehabilitation von Einzelpersonen und Gruppen
  Kurzinterventionen (z.B. auch Gruppenangebote, Trainings), Empfehlung und Vermittlung an längerfristige Behandlungsangebote; bei Bedarf Herstellen von Therapiemotivation.
  Kriseninterventionen; Stützung in Krisensituationen, Setzen geeigneter Maßnahmen
- Lebensbegleitung: Unterstützung in psychologisch relevanten Lebensabschnitten (life assistance), z.B. Pubertät, Ablösung, Krankheit, Alter, Trauer, Sterbeprozess
- Schulung von MitarbeiterInnen in Seminaren, Workshops, in Teams und in persönlichen Kontakten
- Erstellung von Konzepten zur Förderung und Entwicklung einzelner KlientInnen
- Aufarbeiten von Literatur, Besuch von Seminaren und Kongressen, um Erkenntnisse aus dem aktuellen Forschungsstand in die Arbeit integrieren zu können.

Die Verwendung herkömmlicher Testverfahren zur psychologischen Diagnostik erweist sich bei unseren KundInnen – insbesondere wenn eine starke Retardierung oder starke psychische Beeinträchtigung vorhanden ist – als nicht oder nur schwer durchführbar. In diesem Fall bieten die Psychologinnen eine Beobachtung des/der KlientIn vor Ort in Zusammenarbeit mit den BetreuerInnen von Wohnbereich und/oder

Werkstätte an. In vielen Fällen ist auch eine Zusammenarbeit mit ÄrztInnen (u.a. für medikamentöse Einstellung), Krankenhäusern, Ämtern, Behörden, SachwalterInnen, SozialarbeiterInnen, anderen Einrichtungen für Menschen mit Behinderung und therapeutischen Einrichtungen erforderlich.

Für KlientInnen, die tagsüber in einer Werkstätte tätig sind und die bei den Eltern bzw. alleine wohnen, werden in Krisenfällen auch Hausbesuche angeboten.

Die Psychologinnen bei JaW sind über ein Diensthandy erreichbar. Dies ermöglicht in Notfällen ein rasches Einschreiten und eine hohe Flexibilität bezüglich der Einsätze.

Wenn bei einem/einer KlientIn aufgrund von Selbst- und/oder Fremdgefährdung medizinische Hilfe oder ein stationärer Aufenthalt indiziert ist, können die PsychologInnen entweder die Unterstützungspersonen in ihrem Vorgehen begleiten oder selbst eine Begutachtung durch den Amtsarzt und eine eventuelle Einweisung in eine psychiatrische Klinik initiieren.

Die Wichtigkeit und Effizienz der Zusammenarbeit der PsychologInnen mit anderen Berufsgruppen innerhalb des Vereins selbst und in und anderen Institutionen zeigt sich immer wieder in positiven Rückmeldungen seitens des Betreuungspersonals über eine Verbesserung der Situation. Oft sind es kleine Schritte und geringfügige Veränderungen, die für den Menschen mit Behinderung ausschlaggebend zur Verbesserung seines Wohlbefindens beitragen. Manchmal müssen aber auch größere Hürden bewältigt werden, um mit und für unsere KundInnen die von Ihnen gewünschte Lebensqualität zu erlangen. Es ist dabei das Ziel der psychologischen Arbeit bei JaW, Menschen mit Behinderung durch bestmögliche Unterstützung die Grundlage für ein erfülltes und selbst bestimmtes Leben zu ermöglichen.

Anhang

Weitere Institutionen in Österreich, deren Hauptaufgabengebiet die Betreuung, Pflege und Integration von Menschen mit Behinderung darstellt:

Balance, Verein für chancengleiche Ausbildung und Integration behinderter Menschen. Hochheimgasse 1, 1130 Wien, Tel. 01/804 87 33, FAX:01/804 87 33 – 6006, GIN; Verein für Gemeinwesenintegration und Normalisierung. Wichtelgasse 20/4/4–7, 1160 Wien, Tel. 01/485 25 92

Regenbogenhaus. Regenbogen – Verein zur gegenseitigen Hilfe. Hadikgasse 50, 1140 Wien. Tel. 01/894 62 47, FAX 01/894 56 06, E-Mail: a9501000@unet.univie.ac.at

Integrativer Bildungsverein für Menschen mit (mehr oder weniger) Behinderung. Längenfeldgasse 13–15, 1120 Wien. Mobil 0676/319 96–06,07, FAX 01/914 04 44, E-Mail: biv.integrativ@blackbox.at

Sozialservice Tirol. Bundessozialamt – BSB für Tirol, Herzog Friedrichstraße 3, 6010 Innsbruck. Tel. 0512/56 31 01, FAX 0512/58 26 09

IMPULSE – Sozialverein Völs. Karl Fischer Gasse 2, 6176 Völs. Tel. 0512/30 27 17, FAX 0512/30 27 17

Bundessozialamt Vorarlberg. Bundesamt für Soziales und Behindertenwesen, Rheinstraße 32, 6901 Bregenz. Tel. 05574/68 38, E-Mail: bundessozialamt. vlbg@basb.gv.at

Bundessozialamt Steiermark, Bundesamt für Soziales und Behindertenwesen, Babenbergerstraße 35, 8021 Graz. Tel.: 0316/70 90, FAX: 0316/70 90 – 501, E-Mail: bundessozialamt.stmk1@basb.gv.at

DIE BRÜCKE. Kommunikationszentrum für behinderte und nichtbehinderte Menschen, Grabenstraße 39°, 8010 Graz, Tel. 0316/67 22 48, FAX 0316/67 22 48–4, Di 10.00–13.00

Familienberatung. Lebenshilfe Salzburg, Itzlinger Hauptstraße 34, 5020 Salzburg. Tel. 0662/45 82 96, FAX 0662/45 82 96

Kriseninterventionszentrum pro mente OÖ. Hessenplatz 9, 4020 Linz. Tel. 0732/ 21 77, 21 78, FAX 0732/78 81 09–20

Psychosoziales Zentrum Mistelbach, Marienplatz 1, 2130 Mistelbach. Tel. 02572/25 86, FAX 02572/25 86–16, E-Mail: psychosoz.zentrum@aon.at

Bundessozialamt Kärnten, Bundesamt für Soziales und Behindertenwesen. Kumpfgasse 23–25, 9010 Klagenfurt. Tel. 0463/58 64, FAX 0463/312 56 – 4, E-Mail: bundessozialamt.ktn@basb.gv.at

Behindertenheim Dornau, Verein Freunde der Dornau, Nr. 87, 7503 Neumarkt. Tel. 03362/73 33, FAX 03362/73 33–16

ExpertInnen aus Erfahrung. Selbsthilfe und Psychologie

Carmen Unterholzer

Noch vor 40 Jahren war sie ein zarter Trieb der Antipsychiatriebewegung und der basisdemokratischen Bürgerinitiativen. Heute gilt sie als wichtige Säule im Gesundheitssystem: die Selbsthilfebewegung. In Kellerlokalen von Kommunikationszentren, Kammern von Nachbarschaftshilfswerken und Küchen von Sozialeinrichtungen eigneten sich alkoholsüchtige, depressive, krebskranke Menschen und ihre Angehörigen das 12-Schritte-Programm an. Schritt 1: Die Einsicht, dass die Krankheit, die Sucht mächtiger ist als ich. Schritt 2: Meine Bereitschaft, Hilfe anzunehmen. Schritt 3: Mein Entschluss, mein Leben nicht mehr der Krankheit, der Sucht zu unterwerfen. Schritt 12: Ich habe die elf Schritte verinnerlicht und bin bereit, sie an andere weiterzugeben.

Das Programm, das die Anonymen Alkoholiker in den 30er Jahren des 20. Jahrhunderts entwickelt hatten, hat sich für viele Betroffene bewährt. „Gemeinsam sind wir stark" galt als Motto zu Beginn der Bewegung. Sich gegenseitig unterstützen, andere aus ihrer Isolation herausholen, Erfahrungen austauschen – diese Anliegen standen in den 70er Jahren im Vordergrund. Doch mit den Jahren wuchs das Selbstbewusstsein. In den Selbsthilfegruppen erkannten die „Experten aus Erfahrung", wie sie sich inzwischen nennen, ihre Kompetenzen. Sie holten die Götter in Weiß von ihrem Expertenhimmel herunter, stellten sie neben sich und tauften sie um in „Experten aus Beruf". Durch die Auseinandersetzung mit ihrer Störung oder Krankheit haben sich die Betroffenen wichtiges Wissen angeeignet. Sie sammeln Erfahrungen und Informationen, sie verfügen über effiziente Copingstrategien, sie sind Fachleute für Fragen des Alltags und der Lebensgestaltung. Nun nehmen sie ihre Angelegenheiten selbst in die Hand, verfolgen ihre Interessen, setzen sie durch. Sie artikulieren selbstbewusst Bedürfnisse, mischen sich ein, werden gesundheitspolitisch aktiv – sie fordern Geld, Forschung und Aufmerksamkeit. Die hilflosen Patienten von einst haben Keller, Kammern und Küchen verlassen, schnell den weltweiten Raum des Internets erobert und das Wissensmonopol der Gesundheitsexperten gesprengt. Betroffene sprechen von „Empowerment", von der Selbstbemächtigung und -befähigung, Fachleute von „mündigen Laien" und Medien von „neuen Power-Patienten".

Aus dunklen Kellern in die deutsche Gesetzgebung

Selbsthilfe als Bewältigungsstrategie für Menschen in Not hat es immer schon gegeben. Aber erst Ende des 19. Jahrhunderts schlossen sich erste große Betroffenenverbände im Gesundheits- und Behindertenbereich zusammen. Der Beginn der modernen Geschichte der Selbsthilfebewegung wird auf das Jahr 1935 datiert, als sich in den USA die ersten Gruppen der Anonymen Alkoholiker bildeten. Zwei Jahre zuvor war die Prohibition aufgehoben worden, der Alkoholkonsum stieg beträchtlich. (Matejcek, 1998, 21). Die wirtschaftliche Depression und die daraus resultierende soziale Not zwangen die Betroffenen zur Eigeninitiative. Daraus entstand eine Bewegung, die rasante Verbreitung fand. Anonymous-Gruppen mit ihrem 12-Schritte-Programm sind heute weltweit zu den unterschiedlichsten Themen zu finden.

Nach dem Zweiten Weltkrieg kam es in Europa zu einer Gründungswelle von Betroffenenverbänden. Beispielsweise spielten Kriegsopferverbände eine wesentliche Rolle, wenn es darum ging, Kriegsversehrte wieder in die Gesellschaft einzugliedern, Witwen und Waisen zu versorgen. Die vielfältigen Versorgungslücken in den 50er und 60er Jahren ließen vor allem in Deutschland weitere Organisationen für Behinderte und chronisch Kranke durch Betroffene oder deren Angehörige entstehen. Österreich zog in den 70er Jahren nach (Maier, 2002, 6).

Was vor 70 Jahren zaghaft mit dem 12-Schritte-Programm begann, wurde im Laufe der Jahrzehnte vielfältiger und stärker. Ende der 70er, Anfang der 80er Jahre wuchs die Selbsthilfebewegung in Deutschland – und etwas verspätet auch in Österreich – durch den Psycho-Boom deutlich an (Matzat, 1999, 118). Zur Kenntnis genommen wurde die Bewegung trotzdem noch nicht, „von den Fachleuten nicht, von Politik und Verwaltung nicht" (Matzat, 2003, 324). Verändert hat sich dies in Deutschland ab dem Zeitpunkt, als Selbsthilfegruppen Gegenstand der Forschung wurden. Als die ersten Forschungsprojekte – 1977 an der Psychosomatischen Universitätsklinik in Gießen, 1979 an der Medizinischen Soziologie der Universität Hamburg – öffentliches Echo fanden, wendete sich das Blatt. 1992 tauchte der Begriff „Selbsthilfegruppen" erstmals in der deutschen Gesetzgebung auf, als den Krankenkassen die Möglichkeit eingeräumt wurde, diese Gruppen zu fördern. Im Jahr 2000 wurden sie durch die Gesundheitsreform gestärkt, da in der Gesetzgebung verankert wurde, dass Selbsthilfegruppen und ihre Organisationen finanziell zu unterstützen sind und deren „maßgebliche Spitzenvertreter" gemeinsam mit den Kassen die Inhalte der Förderung beschließen. Die vorgeschriebene Selbsthilfegruppenförderung mit 0,51 Euro pro Versichertem wurde allerdings noch nicht realisiert, 2001 betrug die Förderung lediglich 0,19 Euro (Matzat, 2003, 325).

Heute sind Selbsthilfegruppen eine alltägliche Realität. In Deutschland wird ihre Zahl auf 70.000 bis 100.000 geschätzt, die darin engagierten Menschen auf zwei bis drei Millionen. Der Psychologe und Selbsthilfeforscher Jürgen Matzat stellt einen aussagekräftigen Vergleich an: „Die im Deutschen Bundestag vertretenen Parteien haben ca. zwei Millionen Mitglieder." (2003, 295)

Was einst als „stille Revolution" – so bezeichnete der frühere Selbsthilfe-Papst Michael Lukas Moeller die Bewegung – begann, hat sich zur stattlichen vierten Säule des Gesundheitswesens entwickelt. Jürgen Matzat registriert für Deutschland einen deutlichen Einstellungswandel gegenüber Selbsthilfegruppen: Sie seien aus der alternativen Ecke geholt worden und zum anerkannten Partner im Gesundheitswesen avanciert (Matzat, 2003, 324). Woran es allerdings weiterhin mangelt: an Selbsthilfeforschung – ihr Zustand ist „äußerst beklagenswert" (Matzat, 2003, 294).

Maßlos überschätzt oder missbilligend unterschätzt? Selbsthilfe in Österreich

Von der vierten Säule spricht in Österreich noch niemand, obwohl die Zahl der Selbsthilfegruppen und -organisationen auch hierzulande beträchtlich ist. Über 1400 schätzt Andrea Lins vom Fonds Gesundes Österreich. Aber entweder werden sie maßlos überschätzt oder missbilligend unterschätzt (Beck, Lins, 2002, 3). In Österreich spricht man noch davon, dass man ein „selbsthilfefreundliches Klima" schaffen müsse (siehe www.fgoe.org/sigisi.htm). Deshalb wurde vor 10 Jahren SIGIS gegründet – die Service- und Informationsstelle für Gesundheitsinitiativen und Selbsthilfegruppen, Dachverbände und Kontaktstellen. Angesiedelt ist die Organisation im Fonds Gesundes Österreich, ihre Aufgabe ist es, bestehende Dachverbände und Kontaktstellen zu vernetzen, die Gründung neuer Stellen zu unterstützen, zu beraten und MitarbeiterInnen von Kontaktstellen und Dachverbänden zu professionalisieren. Die zweite, wichtige Institution ist die „Arbeitsgemeinschaft Selbsthilfe Österreich". In ihr sind themenübergreifend die regionalen Selbsthilfe-Dachverbände und Kontaktstellen zusammengeschlossen. Sie ist jene Organisation in Österreich, die Lobbying für Selbsthilfegruppen betreibt, die die Anliegen der Selbsthilfegruppen in die entsprechenden Gremien auf Bundesebene einbringt, die Entscheidungsträger berät.

Die einzelnen Selbsthilfegruppen sind sehr unterschiedlich in der Art,

wie sie auftreten, agieren und sich organisieren. Gemeinsam ist ihnen das
Anliegen: Leidenserfahrungen erfolgreich zu bewältigen und eigenverantwortlich für die Gesundheit zu sorgen. Voraussetzung für ein gutes
Funktionieren sind Prinzipien wie Freiwilligkeit, Eigenverantwortlichkeit
und Gleichberechtigung. Durch die Gruppe wird die gesellschaftliche und
persönliche Isolation, die Krankheit, Behinderung oder psychische Beeinträchtigung oft zur Folge haben, zumindest zeitweise aufgehoben. Was
die Gruppencharakterisierung betrifft, nehmen SelbsthilfeexpertInnen
unterschiedliche Klassifizierungen vor. Karina Matejcek beispielsweise
unterscheidet sieben verschiedene Typen: von der psychologisch-therapeutischen über die bewusstseinsverändernde bis hin zur ausbildungs-
orientierten Selbsthilfegruppe (Matejcek, 1998, 17f). Jürgen Matzat beschränkt sich auf drei Grundtypen, die im Folgenden hier kurz skizziert
werden.

– Anonymous-Gruppen haben das 12-Schritte-Programm der Anonymen Alkoholiker übernommen. Aber auch deren andere „Gruppen-
  regeln" gelten. A-Gruppen sind „offen" – jederzeit können neue Betroffene hinzustoßen. Die Mitglieder verraten in der Regel lediglich
  ihre Vornamen, ihre Vorgeschichte sowie der familiäre und berufliche
  Kontext bleiben ausgespart. Ihre Redebeiträge leiten sie mit einer Art
  Bekenntnis ein, sie schildern ihr Schicksal, berichten über Bewältigungsversuche und Rückfälle, über Ängste und Pläne. Die Gesprächs-
  regeln in den A-Gruppen verbieten nachzufragen oder Ratschläge zu
  erteilen. „Dennoch finden natürlich psychologische ‚Resonanzphäno-
  mene' statt. Was eben von anderen gesagt wurde, löst kognitive und
  vor allem emotionale Reaktionen bei den Zuhörern aus und wird ihre
  nächsten Redebeiträge beeinflussen", schreibt Jürgen Matzat (2003,
  304). Gruppenmitglieder, die ihre Krise oder ihre Krankheit bewältigt
  haben, sind lebendige Hoffnungsträger, sie spornen an, selbst gesund
  zu werden. So arbeiten in fast allen Bundesländern die Al-Anon-
  Gruppen, so arbeiten aber auch die „Anonymen Arbeitssüchtigen"
  (Wien, Niederösterreich), die Sexsüchtigen „SLAA – Sex- and Love-
  Addicts" (Steiermark, Wien, Tirol) und die „Anonyme Selbsthilfegruppe Angst und Depression" (Niederösterreich).

– Gesprächs-Selbsthilfegruppen werden auch als „Gruppentherapie ohne Therapeut" bezeichnet. Sie setzen auf zweierlei: auf die Heilkraft
  des Wortes und auf Prozesse in der Gruppe. Sie nutzen die Potenziale,
  die im Gruppensetting liegen: die Übertragung im psychoanalytischen
  Sinne, die Bearbeitbarkeit von beobachtbaren Beziehungsmustern in
  der Gruppe, die unterschiedlichen Rollenangebote und die Chance,
  Feedback auf das eigene Verhalten zu erhalten.

Sowohl die A-Gruppen als auch die Gesprächs-Selbsthilfegruppen sind nach innen orientiert und politisch möglichst abstinent. Anders die dritte Gruppe, die

– Selbsthilfeorganisationen, die gesundheits- und sozialpolitisch aktiv sind. Sie nehmen Einfluss auf Politik, Gesetzgebung und Medien, sie vertreten als überregionale Zusammenschlüsse die Interessen der Betroffenen nach außen. Für ihre Mitglieder fungieren diese Dachorganisationen als Lobby. Information sei die ganz große Stärke der Selbsthilfeorganisationen, meint Matzat (2003, 309), der selbst Leiter der Kontaktstelle für Selbsthilfegruppen in Gießen ist: „Hier wird einer der zentralen Mängel unseres Medizinsystems zumindest teilweise kompensiert. (…) In zwei Schlagworten: Information und Kommunikation, das sind (…) aus Patientensicht die beiden schlimmen Lücken in unserer gesundheitlichen Versorgung." In Deutschland entstanden viele Selbsthilfeorganisationen in den 70er Jahren, Österreich zog erst in den 90ern mit der Gründung von SIGIS nach, 2000 wurde die Arbeitsgemeinschaft Selbsthilfe Österreich geschaffen.

Helfen heilt – Zur Wirksamkeit der Selbsthilfe

Wissenschaftliche Studien über die Wirksamkeit von Selbsthilfe sind rar. Schreiben SelbsthilfeforscherInnen über die „Heilkraft" dieser Gruppen, greifen sie – in Ermangelung eigener Studien – auf Ergebnisse der Psychotherapieforschung zurück. Matzat verweist auf die von Klaus Grawe postulierten vier zentralen Wirkfaktoren (Ressourcenaktivierung, Problemaktualisierung, aktive Hilfe zur Problembewältigung und motivationale Klärung) und fügt hinzu: „Es dürfte klar sein, dass in allen vier Dimensionen, insbesondere der ersten und der dritten, Selbsthilfegruppen den Betroffenen eine außerordentlich hoffnungsvolle Perspektive bieten." (Matzat 1999, 126)

Er nennt weitere Wirkprinzipien aus der Psychologie und der Psychotherapie, die er – als teilnehmender Beobachter seit 20 Jahren – in Selbsthilfegruppen erlebt hat. Einige davon sollen hier kurz skizziert werden.

– Modell-Lernen: Die Coping-Strategien der anderen Gruppenmitglieder werden erlebt, hilfreiche übernommen, andere vermieden.

– Verstärkungsmechanismen: Wenn es TeilnehmerInnen gelingt, sich auf für sie sinnvolle Weise zu verändern, erhalten sie von den anderen in der Gruppe Lob und Anerkennung.

– Verbalisierung emotionaler Inhalte: Gefühle wie Ängste, Verzweiflung, Wut werden oft in der Gruppe zum ersten Mal bewusst erlebt und durch Benennung besser verarbeitbar. ÄrztInnen und andere Fachleute haben dafür oft keine Zeit oder werden als desinteressiert erlebt, Familie und Freunde möchte man nicht über Gebühr beanspruchen. Sehr häufig berichten Selbsthilfegruppenmitglieder, dass sie nirgendwo so persönlich über ihr Kranksein sprechen können wie in der Gruppe.

– Identifikatorische Resonanz: Michael Lukas Moeller bezeichnet damit einen Prozess, der jenem der Einfühlung, der Empathie nicht unähnlich ist. Es geht um ein unbewusstes inneres Mitschwingen, das sich zwischen Menschen einstellen kann, die Gleiches durchleiden.

– Helfen-hilft-Prinzip: Für kranke, beeinträchtigte Menschen ist die Erfahrung, anderen Betroffenen helfen zu können, durch das Erfahrene und Erlittene eigene Kompetenz zu erlangen, von eminenter Bedeutung. Üblicherweise fühlen sie sich durch ihre Krankheit unterlegen – gegenüber dem Versorgungssystem, gegenüber den „Gesunden". Körperliche und psychische Beeinträchtigungen beschädigen das Selbstwertgefühl, lassen das Selbstvertrauen schwinden. In der Gruppe werden sie wieder gebraucht, sie sind wieder gefragt – gerade wegen ihres Handikaps, das sie hierher brachte.

– Social support: Unterstützung, Wertschätzung und Ermutigung durch die Zugehörigkeit zu einer Gruppe wurden als zentrale gesundheits- und rehabilitationsfördernde Faktoren erkannt. Gerade dann, wenn herkömmliche Netze zerfallen, bieten Selbsthilfegruppen ein neues Netzwerk, in dem Herzen ausgeschüttet und neue Freundschaften geknüpft werden.

– Locus of control: Die „privaten" Krankheitstheorien über die Entstehung, den Verlauf und die Heilung werden in den Selbsthilfegruppen kommuniziert. Hier suchen und praktizieren die Mitglieder eigene Möglichkeiten, aktiv das eigene Schicksal zu meistern (Matzat, 1999, 125).

Um eine realistische Einschätzung dessen zu gewinnen, was Selbsthilfegruppen leisten können, hat der Fonds Gesundes Österreich 1999 eine Studie in Auftrag gegeben. Herbert Janig, Leiter der Abteilung für Psychologische Grundlagenforschung des Instituts für Psychologie an der Universität Klagenfurt, untersuchte die Wirkung von Selbsthilfegruppen auf die Persönlichkeit und die Lebensqualität ihrer Mitglieder. 458 Selbsthilfegruppen-TeilnehmerInnen – Frauen nach Krebs, Anonyme Alkoholiker, Menschen mit Multipler Sklerose, mit Diabetes, mit Depressionen und Angsterkrankungen und Angehörige psychisch Erkrankter – wurden befragt. Den größten Teil ihrer Zeit verwenden Selbsthilfegruppen mit Erfahrungsaustausch über den praktischen Umgang mit der Erkrankung, mit Gesprächen über eigene Gefühle. „Drei Viertel der angegebenen Tätigkeiten in den Gruppen beziehen sich auf ‚Binnenaktivitäten': Information, Beratung, gegenseitige Hilfestellung und wechselseitiger Erfahrungs- und Meinungsaustausch, aber auch Selbststärkung und Bewältigungsverhalten. (...) Selbsthilfegruppen orientieren sich (...) an ihrer herkömmlichen Aufgabe – nämlich ihren TeilnehmerInnen Hilfe zur Selbsthilfe zu geben", schreibt Janig in der Zusammenfassung der Studie (Janig, 2002, 8).

Vor allem drei Motive geben Mitglieder für die Teilnahme an Gruppen an:
– die tiefe Verzweiflung und das Alleingelassensein nach der Diagnose oder der Operation
– das Bedürfnis Hilfe zu erhalten und selbst helfen zu können
– der Wunsch, andere Betroffene kennen zu lernen, mit ihnen Meinungen, Erfahrungen und Informationen auszutauschen.

Als stärkste Veränderung durch die Selbsthilfegruppe nennen Mitglieder die Tatsache, besser Bescheid zu wissen – über ihre Erkrankung und über Behandlungsmethoden. Wesentlich verändert haben sich aber auch das Gefühl der Isolation und der Eindruck, als Erkrankte nun besser verstanden zu werden. Gegenüber ExpertInnen treten Selbsthilfegruppenmitglieder selbstbewusster auf. Langjährige TeilnehmerInnen tendieren zu größerer Ausgeglichenheit und angemessenerer Reaktion auf Stresssituationen. „Selbsthilfegruppen tragen ganz entscheidend zur Stärkung der Bewältigungsressourcen ihrer TeilnehmerInnen durch Vermehrung des Wissens und der Erfahrung, durch Stärkung der Kompetenz und Sicherheit bei", resümiert Janig. Befragt danach, wer für das Wohlbefinden einen wichtigen Beitrag leistet, definieren die Befragten die Gruppe als gleich bedeutsam wie PartnerInnen und Kinder. Erst danach folgen professionelle HelferInnen wie FachärztInnen und PsychologInnen. Der aktuelle Gesundheitszustand und das psychische Wohlbefinden der Selbsthilfemitglieder steigen mit zunehmender Dauer der Teilnahme an den Gruppenaktivitäten. TeilnehmerInnen, die noch nicht lange erkrankt sind und sich schon bald, nachdem sie ihre Diagnose erfahren haben, einer Gruppe angeschlossen haben, beurteilen ihren aktuellen Gesundheitszustand deutlich besser als Gruppenmitglieder, die erst Jahre nach Erhalt der Diagnose einer Selbsthilfegruppe beigetreten sind. Erstere berichten über ein gutes psychisches Wohlbefinden und über eine positive Gemütslage.

Wie sieht es aber mit unerwünschten Nebenwirkungen aus? Es gibt sie und ExpertInnen weisen auch darauf hin. Menschen, die für Selbsthilfegruppen und -organisationen arbeiten, zeichnen sich durch ein hohes Maß an Engagement aus. Sie verfügen in der Regel nicht über Korrektive wie Intervision oder Supervision, auf die professionelle HelferInnen oft zurückgreifen können. Die eigene Betroffenheit, die Hoff-

nung auf Verbesserung der psychosozialen Umstände, die unklare Rollen-
trennung (Wann bin ich Unterstützte, wann Unterstützende?) können das
so genannte Helfer-Syndrom auslösen. Viele „SelbsthelferInnen" leiden
unter Überlastung und Burn-Out. Die „Berufsbetroffenen" gehen ganz in
dieser Rolle auf, sie organisieren ihr gesamtes Leben, ihre Familie und
Freunde um die Krankheit, um die Störung. Dabei bleibt kaum mehr
Platz für ein Leben abseits der Beeinträchtigung. Manchmal arten
Selbsthilfegruppen zu „Kaffeekränzchen" aus und Mitglieder beginnen
sich zu langweilen. Matzat weist darauf hin, dass dies Abwehrstrate-
gien zur Vermeidung von Konflikten und heißen Themen sein können
(1999, 19).

In Zeiten explodierender Gesundheitskosten und massiver Einspa-
rungen im Gesundheitsbereich besteht die Gefahr, dass die Selbsthilfe
zum „billigen Jakob" der psychosozialen Versorgung verkommt. Wozu
kostspielige Nachbetreuungen, wenn es kostengünstige Selbsthilfegruppen gibt?

Konkurrenz oder sinnvolle Ergänzung? Zum Stellenwert der Selbsthilfe im System Psychologie

In Selbsthilfegruppen laufen Prozesse ab, die traditionellerweise Aufgabengebiete der Psychologie und der Psychotherapie sind. Braucht es
dann noch Fachleute für Körper und Seele? Ja, meint Herbert Janig:
„Selbsthilfegruppen sind keine Alternative zur medizinischen Behandlung, sind kein Ersatz für andernorts im Gesundheitswesen möglicherweise nicht geleistete Arbeit. Selbsthilfegruppen erbringen eine zusätzliche und eigenständige Leistung für PatientInnen." (2002, 4) Matzat
glaubt, dass Selbsthilfegruppen in manchen Fällen Psychotherapie ersetzen können. „Wir wissen noch wenig darüber, in welchen (...)." (Matzat
1999, 126) Weniger hänge es von Diagnosen ab, als viel mehr von individuellen Ressourcen. Der Experte schreibt der Selbsthilfebewegung aber
korrektive Funktion des Gesundheitswesens zu. Sie decke ab, was
ÄrztInnen, PsychologInnen und PsychotherapeutInnen nicht leisten können. Dabei beeinflussen Selbsthilfegruppen
– die Beziehung des Betroffenen zu seiner Krankheit oder Störung, zu
    seinem Schicksal und weiteren Lebensweg (Stichwort: Krankheitsein-
    sicht, -verarbeitung, Coping etc.) (Matzat, 2002, 92). Die psychologi-
    sche Forschung hat belegt, dass unvorhergesehene Lebensereignisse
    mit traumatisierenden Folgen leichter bewältigt und weniger belas-
    tend erlebt werden, wenn man für sie Mitverantwortung übernehmen
    kann. Selbsthilfegruppen bieten dafür ein gutes Forum.

- die Beziehung der Betroffenen zu den jeweiligen BehandlerInnen (Stichwort: mündige PatientInnen). Der verbesserte Informationsstand reduziert Verwirrung, Desorientiertheit, Panik und erleichtert die Kommunikation mit Fachleuten. Die Krankheit und die Auseinandersetzung damit „professionalisieren" die Betroffenen. Viele TeilnehmerInnen von Selbsthilfegruppen sind mit der Behandlung und Betreuung in Krankenhäusern und bei niedergelassenen ÄrztInnen unzufrieden. Sie beklagen die mangelnde Gesprächsbereitschaft, das geringe Wissen über die Begleitumstände der Erkrankung und die spärliche Erfahrung mit seltenen Krankheiten. Das gleichen Gruppen aus, indem sie ÄrztInnen ihres Vertrauens, die als kompetente InformatInnen geschätzt werden, einladen.
- die Beziehung zwischen der Gemeinschaft der zu Versorgenden und dem Versorgungssystem (Stichwort: Partizipation). Selbsthilfegruppen treten als emanzipierte und gut informierte PartnerInnen des Gesundheitswesens auf, sie fordern mehr Öffentlichkeit und Forschung für ihre Krankheit, für ihre Beeinträchtigung (Matzat, 2002, 92).

Aber nicht nur Betroffene profitieren von Selbsthilfegruppen. Auch Profis im Gesundheitssystem nutzen Zeitschriften, Informationsbroschüren und Websites der Selbsthilfeorganisationen, die den neuesten Stand der Forschung präsentieren, neue Therapiemöglichkeiten porträtieren, Fachleute und Spezialkliniken empfehlen.

Neue Tendenzen der Selbsthilfe: Netzinitiativen, trialogischer Austausch und Anti-Anorexia-Liga

Das Internet hat das Wissensmonopol von ÄrztInnen und ForscherInnen gesprengt. Zunächst waren es vereinzelte Betroffene, die Websites gestalteten und dort ihre Erfahrungen und ihr Wissen anderen zur Verfügung stellten. So wie Katrin Jaeger, die seit ihrem 12. Lebensjahr an Depressionen leidet. „Ich habe viel über meine Krankheit gelernt und ich möchte diese Erfahrungen weitergeben", schreibt sie auf ihrer Website (www.schwarze-rose.de). Sie will Mut machen, „zu den Depressionen zu stehen und zu kämpfen – gegen sie und für ein lebenswertes Leben." Die Resonanz ist überwältigend – gleich in den ersten zehn Monaten verzeichnete die Website 1300 BesucherInnen (Jaeger, 1998, 49). UserInnen erhalten Verhaltenstipps bei akuten Krisen, Unterstützung für Angehörige und Adressen von Newsgroups. Ähnlich ist das Anliegen von Gerald Hohos, den jahrelang Panikattacken plagten. „Als ehemaliger Betroffener habe ich auf der Website meine Schritte aus der Hölle dargestellt, um vielleicht so manchem, der sich immer noch in der Elendslage

befindet, Mut zu machen, diesen oder einen ähnlichen Weg zu gehen."
(www.panik.at1.at) Ähnlich ist auch der Service, den er UserInnen bietet:
Bücher, Chatforen und Selbsthilfegruppen vor Ort.

Je selbstbewusster die Betroffenen wurden, je besser sie sich vernetz-
ten, desto professioneller wurden ihre Netzaktivitäten. Nur mehr selten
begnügen sie sich heute mit einfachen Websites, nun gestalten sie auf-
wändige und komplexe Internetportale und versorgen Besucher mit umfassenden Informationen und vielfältigem Service: Erfahrungsberichte,
neue Forschungsergebnisse, alternative Behandlungsmethoden. Sie gründen Diskussionsforen und legen Mailinglisten an, empfehlen Fachleute,
Literatur und Seminare, sie lancieren Anti-Stigmakampagnen. Manche
von ihnen bieten Selbsthilfegruppen online an – soziale Netzwerke mit
einigen Besonderheiten: Sie sind ortsunabhängig und da die TeilnehmerInnen völlig anonym bleiben, ist die Schwelle beizutreten, relativ
niedrig.

Dass auch Online-Selbsthilfegruppen für TeilnehmerInnen wirksam
sind, belegt eine Studie von Gerald Kral und Caroline Presslich (2003).
Sie untersuchten, ob und inwieweit Selbsthilfeangebote im Netz für
UserInnen unterstützenden Charakter haben. Dazu befragten sie 533
BesucherInnen des größten deutschsprachigen Online-Forums für Ess-
störungen (www.hungrig-online.de) nach der Auswirkung ihrer Teil-
nahme. Immerhin gab ein Drittel an, dass der Besuch der Website ihre
Therapiemotivation erhöht hat.

Komplexe Internetportale sind aber selten nur mehr alleinige Angelegenheit von Betroffenen. Beispielsweise sind bei www.stimmenhoeren.de
professionelle HelferInnen in die Netzaktivitäten involviert. Gegründet
wurde das Netzwerk „Stimmen hören" von psychoseerfahrenen Menschen, der Erfahrungsaustausch zwischen Betroffenen, Angehörigen und
„fortschrittlichen" Fachleuten ist ihnen ein großes Anliegen. Nur im tria-
logischen Prozess könne ein neues Verständnis der Erkrankung entwickelt werden, können Fallen vermieden werden. Der „Trialog" ist ein „naher Verwandter" der Selbsthilfegruppen. Seine Ziele sind – ähnlich jenen
der Betroffenengruppen – einerseits der Informations- und Erfahrungsaustausch, andererseits das Überwinden von Sprachlosigkeit und
Isolation der beteiligten Gruppen. Ähnlich ist auch der Umgangsstil: part-
nerschaftlich und gleichberechtigt. Von 1994 bis 1996 dauerte der erste
Wiener Trialog, er wurde durch einen umfassenden Erfahrungsbericht dokumentiert. Die AutorInnen – eine Angehörige, ein Betroffener und eine
Psychiaterin – betonen die neuen Rollen der Betroffenen, ihrer Freunde
und Familien und der professionellen HelferInnen: „Nur im ständigen
Austausch miteinander können wir uns in dieser komplexen Situation orientieren und ihre Chancen nützen. Dazu brauchen wir neue Kommuni-

kationen. Diese müssen in neuen ‚Kommunikationsräumen' erarbeitet und entwickelt, erlebt und erlernt werden." (Amering, Hofer, Rath 1998, 233)

Eine Weiterentwicklung des Selbsthilfegedankens ist die Anti-Anorexia-Liga, die von Stephen Madigan und David Epston – beide narrative Psychotherapeuten, der eine Kanadier, der andere Neuseeländer – gegründete wurde. Diese „Unterstützungsgemeinschaft" sammelt Briefe, Interviews und Aufsätze von ehemals essgestörten Menschen, in denen sie von ihrer Krankheit berichten, und erzählen, was ihnen beim Gesundwerden geholfen hat. Diese „therapeutischen Archive" sind anderen Betroffenen über das Internet (www.narrativeapproaches.com) zugänglich. Die archivierten Materialien sollen helfen, die Isolation zu durchbrechen und Hoffnung zu schöpfen (Geyerhofer, Unterholzer, 2003, 51). David Epston definiert dabei die Rolle der TherapeutIn völlig neu: Sie ist „Archivarin", die gesammeltes Wissen und Erfahrungen von KlientInnen Menschen zur Verfügung stellt, die aktuell an Essstörungen leiden.

Literatur

Amering M, Hofer H, Rath I (1998) Trialog – Ein Erfahrungsbericht nach 2 Jahren „Erster Wiener Trialog". In: Meise U, Hafner F, Hinterhuber H (Hrsg) Gemeindepsychiatrie in Österreich. Verlag Integrative Psychiatrie, Innsbruck, S 231–252

Beck B, Lins A (2003) Vorwort. In: Fonds Gesundes Österreich (Hrsg) Wirkung von Selbsthilfegruppen auf Persönlichkeit und Lebensqualität. (SIGIS-Doku), Wien, 1

Geyerhofer S, Unterholzer C (2003) „Meine Symptome aus dem Mund eines anderen". Ehemalige KlientInnen als Ressource in der Psychotherapie. In: Systeme 1: 47–65

Grawe K (2000) Grundriss einer Allgemeinen Psychotherapie. In: Hochgerner M, Wildberger E (Hrsg) Was heilt in der Psychotherapie? Überlegungen zur Wirksamkeitsforschung und methodenspezifischen Denkweise. Facultas, Wien, S 55–89

Epston D, White M, „Ben" (1995) Consulting your consultant: A means to the co-construction of alternative knowledges. In: Friedman S (ed) The reflecting team in action. Guilford Press, New York, pp 277–313

Janig H (2002) Wirkung von Selbsthilfegruppen auf Persönlichkeit und Lebensqualität. In: Fonds Gesundes Österreich (Hrsg) Wirkung von Selbsthilfegruppen auf Persönlichkeit und Lebensqualität. (SIGIS-Doku), Wien, S 5–20

Jaeger, K (1998) Im virtuellen Selbsthilfenetz. Erfahrungsbericht einer Betroffenen. In: Janssen, L (Hrsg) Auf der virtuellen Couch. Selbsthilfe, Beratung und Therapie im Internet. Psychiatrie-Verlag, Bonn, S 40–53

Kral G, Presslich C, Nedoschill J (2003) Analyse und Evaluation von Selbsthilfe-Ressourcen im Internet (www) anhand eines Forums für Menschen mit Essstörungen. Psychologie in Österreich 23: 48–55

Maier M (2002) Aus Erfahrung lernen. In: Fonds Gesundes Österreich (Hrsg) Aus Erfahrungen lernen. SIGIS-Tipps (Broschüre), Wien, S 6–58

Matzat J (1999) Selbsthilfe als therapeutisches Prinzip. In: Günther P, Rohrmann E (Hrsg) Soziale Selbsthilfe: Alternative, Ergänzung oder Methode sozialer Arbeit? Universitätsverlag C. Winter, Heidelberg, S 105–227

Matzat J (2002) Die Selbsthilfe als Korrektiv und „vierte Säule" im Gesundheitswesen. In: Forschungsjournal Neue Soziale Bewegung: Partizipation und Mitgestaltung. Wege aus der Intensivstation Gesundheitswesen 3: 89–97

Matzat J (2003) Bürgerschaftliches Engagement im Gesundheitswesen – unter besonderer Berücksichtigung der Patienten-Selbsthilfebewegung. In: Deutscher Bundestag (Hrsg) Bürgerliches Engagement und Sozialstaat. Leske + Budrich, Opladen, S 289–331

Moeller M (1996) Selbsthilfegruppen. Anleitungen und Hintergründe. Rowohlt, Reinbek bei Hamburg

Psychologie im Dienste der Gesellschaftsorganisation/im öffentlichen Interesse

Psychologie und gesellschaftliche Praxis am Beispiel von Kinder- und Jugendpolitik
Neue Arbeitsgebiete durch gesellschaftliches Engagement und Kreativität

Josef Christian Aigner

Seit Beginn meines Studiums in den bewegten 70er Jahren war es für mich immer eine Selbstverständlichkeit gewesen, mittels des erworbenen Wissens und der erworbenen Reflexions- und Kritikfähigkeit als Psychologe (und Psychoanalytiker) auch gesellschaftliche Veränderungen als Ziel des beruflichen Engagements von PsychologInnen vorauszusetzen. Leider sahen das viele HochschullehrerInnen auf den psychologischen Instituten anders bzw. sie sehen es *nicht* oder denken einfach nicht an solche Dinge: für sie ist und war Wissenschaft und wissenschaftliche Berufsvorbildung, wie sie die Universität leisten soll, lediglich eine Spielart mehr oder weniger wirksamer und anerkannter Methoden. Bestenfalls sollten diese Methoden einzelnen Individuen, Organisationen der Wirtschafts- und Arbeitswelt usw. zu besseren Lebens- und Vehaltensbedingungen verhelfen. Das ganz alltägliche Lebensfeld von Individuen innerhalb menschlicher Zusammenlebens- und Gemeinschaftsformen jedoch blieb dabei meist völlig ausgespart.

Dabei waren die Universitäten – allen voran die sozialwissenschaftlichen Studienrichtungen, als welche sich die Psychologie (v.a. am Universitätsstandort Salzburg) damals doch verstand – in Österreich (mit etwas Verspätung im Vergleich zur deutschen 68er-Bewegung) in einer bislang nicht wieder eingetretenen Aufbruchsstimmung. Und es waren – wiederum am Beispiel Salzburgs – an erster Stelle PsychologiestudentInnen, die letztlich an der Gründung interessanter, heute kaum mehr wegzudenkender Initiativen und Institutionen im psychosozialen Bereich führend beteiligt waren und die eine kritische Instanz gegenüber Missständen – z.B. im Rahmen der Psychiatriereform – darstellten.

Praxis-Projekte von Studierenden

So erinnere ich mich gut, wie wir als PsychologiestudentInnen – mit maßgeblicher Unterstützung des damals schon aktiven Wiener Unfallchirurgen Werner Vogt – den wegen seiner NS-Vergangenheit bis heute umstrittenen Psychiater Heinrich Gross an einem Vortrag in der Landesnervenklinik Salzburg hindern wollten (zu dem ihn der ebenfalls „NS-kontaminierte" Klinikchef Univ.-Prof. Dr. Harrer eingeladen hatte). Aber auch die maßgeblichen Repräsentanten der „Demokratischen Psychiatrie", insbesondere Franco Basaglia, waren (auf Einladung des in Salzburg lehrenden Psychoanalytikers Univ.Prof. Dr. Igor A. Caruso) anregende Gesprächspartner auf dem Weg zu gesellschaftlichem Engagement von PsychologInnen. Caruso war es auch, der durch sein Interesse an diversen sozialen Brennpunkten Studierende dazu ermunterte, als BegründerInnen sozialer Einrichtungen aktiv zu werden: die heute fast überall existierende Institution der Obdachlosenhilfe etwa (in Salzburg damals als „Treffpunkt" bekannt) war eine Gründung von Studierenden und jungen PsychologInnen. Auch das Wohngemeinschaftswesen für die psychiatrische Nachsorge, für verwahrloste Jugendliche u.a.m. ging teilweise auf das Engagement von PsychologiestudentInnen zurück. Im Bereich der Befassung mit Straftätern und der Bewährungshilfe – unterstützt und angeregt durch Univ.Prof. Dr. Sepp Schindler, der damals an der Salzburger Psychologie wirkte – gab es namhaftes Engagement von PsychologiestudentInnen, das später auch in entsprechenden Anstellungen und Führungspositionen gipfelte. Nicht zuletzt hat der Sexualwissenschaftler Ernest Borneman, der damals in Salzburg (ebenfalls durch Caruso ermöglicht) lehrte, eine ganze Reihe von Studierenden (auch den Autor) zu sexualwissenschaftlichem, -politischem und -therapeutischem Engagement angeregt, das ebenfalls institutionelle Früchte zeitigte: die Sexualberatungsstelle Salzburg, ihres Zeichens eine der ersten in Österreich überhaupt, wurde fast ausschließlich von AbsolventInnen des Psychologiestudiums gegründet und wird bis heute von PsychologInnen betrieben.

Doch genug dieser Erinnerungen, die einem heute gern als Sentimentalitäten ausgelegt werden, obwohl sie letztlich als Aufrütteln dazu gedacht sind, dass auch heute derartige Engagements psychologisch Tätiger denkbar sind und wären (dazu etwas später).

Psychologie als Veränderungsfaktor?

Meine eigenen Erfahrungen als an der Umsetzung psychologischer Erkenntnisse und der daraus ableitbaren „psychohygienischen" Standards interessierter Psychologe führten mich – durch ein Engagement auf einer grünalternativen Liste bei den Gemeinderatswahlen 1990 in der Vorarlberger Landeshauptstadt Bregenz – in die Politik: obwohl bzw. weil ich nicht mit diesem Mandat gerechnet hatte, wollte ich politisch wenigstens das ein Stück weit umzusetzen versuchen, wovon ich als Fachmann etwas verstehe und was mir damals als zweifacher Vater kleiner Kinder auch ein persönliches Anliegen war: die Frage nämlich, wie Kinder in einem Gemeinwesen möglichst gut und entwicklungsfördernd leben können. Dabei kam mir mein Engagement im Vorstand des Österreichischen Kinderschutzbundes (begründet vom bekannten Wiener Kinderarzt Univ.-Prof. Dr. Hans Czermak) entgegen: dort hatte ich mich schon länger mit Faktoren der erzieherischen, psychischen aber auch der strukturellen Gewalt gegen Kinder beschäftigt – ein Thema, das für PsychologInnen und PädagogInnen natürlich naheliegend und sehr wichtig wäre (und leider – mit Ausnahme der Problematik des sexuellen Missbrauchs – immer noch recht wenig wahrgenommen wird, wie die Vorlesungsverzeichnisse heimischer Universitätsinstitute belegen).

Als Psychologe war es mir deshalb immer ein Anliegen, wichtige Fragen, die unser Wissen über Kinder und Jugendliche (aber auch über menschliche Lebensbedingungen allgemein) betreffen, auch in die Politik zu tragen: was wissen wir zum Beispiel nicht alles aus der Entwicklungspsychologie, was Kindern gut täte, und wie wenig davon wird in der Gestaltung kindlicher Lebensräume beachtet?! Nehmen wir nur einmal ein Beispiel aus der Schule als Lebensraum für Kinder her: die Frage der Gruppengröße bzw. der Klassenschülerhöchstzahlen, die durch die Sparpolitik wieder nach oben getrieben wird, müsste jedem/jeder KollegIn den Zorn ins Gesicht treiben: ohne Rücksicht auf basale Erkenntnisse der Gruppendynamik und der Lernpsychologie werden da vom Kindergarten an bis in die höheren Schulen viel zu große Gruppen zusammengepfercht. Das Diktat der Sparökonomie ignoriert diese Dinge einfach, obwohl PolitikerInnen gleichzeitig von den Kindern und ihrer Bildung und Erziehung als unserem wichtigsten Zukunfts-„Kapital" (sic!) schwadronieren.

„Schulpsychologie" in diesem Sinne könnte deshalb durchaus eine Disziplin sein bzw. werden, die weniger nur entstandenen Problemen hinterherhinkt und fast ausschließlich diagnostisch und reparativ tätig ist, sondern zu einer beratend-prophylaktischen Disziplin mutiert, mit Hilfe derer viele Probleme erst gar nicht in ihrer Schärfe entstehen müssen und so mit Sicherheit auch kostengünstiger angegangen werden können (freilich sollten dann die SchulpsychologInnen keine wie immer weisungsabhängigen Beamten der Landesschulräte sein).

Oder nehmen wir die Frage der Kinderbetreuung: obwohl heute allerorten relativ massive Verwahrlosungstendenzen (Schlüssel-Kind-Syndrom) aufgrund mangelnder elterlicher Betreuungsmöglichkeiten (durch die expandierende Doppel-Berufstätigkeit) beklagt werden, schert sich die Politik kaum einen Deut um ein wirklich flächendeckendes Angebot an Kinderbetreuungsplätzen. Überhaupt wäre es ein lohnenswertes Unterfangen, die psychologischen Konsequenzen der veränderten Berufs-, Partnerschafts- und Beziehungsbiographien für die Entwicklung von Kindern, Jugendlichen und Erwachsenen zu untersuchen und entsprechende Vorsorge dafür zu treffen, dass hier nicht gesellschaftliche Dissonanzen innerhalb der Entwicklungen der postmodernen Gesellschaft zu vermeidbarem psychischen Elend führen.

Kinderpolitik und „Ökologie der Seele"

Zur „Kinderpolitik" im engeren Sinne: man unterscheidet hier Politik *von*, *für* und *mit* Kindern. Dies schließt alle möglichen Formen direkter Kinder- und Jugend-Partizipation (z.B. Kinder- und Jugendparlamente) ebenso ein wie betreute Formen der Mitwirkung von Kindern in kommunalen Planungsprozessen bis hin zu engagiertem Lobbyismus und Ombudstätigkeiten für Heranwachsende (z.B. Kinder- und Jugendanwaltschaften). Hier täte sich ein breites Arbeitsfeld auch für engagierte PsychologInnen auf.

So unterziehen mancherorts sensible Gemeindeväter und -mütter sich und ihre Entscheidungen zuvor einer „Kinderverträglichkeitsprüfung": alle baulichen, verkehrstechnischen und sonst denkbaren Planungsvarianten müssen vor ihrer Beschlussfassung einen Weg nehmen, auf dem ExpertInnen beraten und prüfen, ob das geplante Vorhaben für die jüngste Generation der BewohnerInnen auch wirklich förderlich und sinnvoll ist. Die „Psychologie des Wohnens" etwa, für die es nach meinem Überblick einzig an der deutschen Fern-Universität Hagen eigene Studienbriefe und Kurse gibt, ist ein recht unterentwickeltes und dennoch hochbrisantes Fachgebiet, was das Zusammenleben der Generationen betrifft, und so manchem Bauträger täte eine entsprechend fachkundige Beratung mehr als Not.

Weiters geht's in Städten und Gemeinden und in der kommunalen Kinderpolitik auch um ganz handfeste Dinge, wie zum Beispiel sinnvoll-kreative Spielplatz- oder aggressionshemmende Schulhofgestaltung, die Kindern und Jugendlichen helfen könnten, ihre Freiräume anders zu nutzen. Auch hierbei könnten Psychologie und Pädagogik eine zentrale Rolle in der Beratung der Planung und Evaluation der Vorhaben politischer Entscheidungsinstanzen spielen – was in der Bundesrepublik Deutschland in Form von institutionellen Kinderbeauftragten auch schon in manch kleineren Städten hier und dort geschieht. Fragen des Spielens aber auch der sinnvollen Freizeitbeschäftigung und der hierfür notwendigen Vorrichtungen sind wichtige Themen, bei denen PsychologInnen ihre Kompetenzen einsetzen können.

Der Wiener Sozialpsychologe und Sozialpsychiater Hans Strozka hat einmal auf die Frage, wie er zur Ökologiebewegung im klassischen Sinn stehe, geantwortet: „Es gibt auch eine *Ökologie der Seele*", für die er mehr als engagiert sei. Um das scheint es mir zu gehen: dass PsychologInnen und die Verantwortlichen in ihren Ausbildungsstätten an den Universitäten gewahr sind, dass sie im Bereich der Politik und des Zusammenlebens der Menschen einen ganz wesentlichen Auftrag wahrnehmen könnten: die seelische Entwicklung in ihrer unleugbaren dialektischen und/oder widersprüchlichen Beziehung zu gesellschaftlichen Entwicklungstendenzen der modernen Gesellschaft zu einem zentralen Gegenstand ihres Lehrens und Forschens zu machen. Dadurch würden Psychologinnen und Psychologen auch – wie an einigen unserer Beispiele deutlich wird – neue Arbeitsmarktfelder eröffnet.

Der Versuch einer Anstiftung zur „Gemeindepsychologie"

Heinz Karlusch

Was ist Gemeindepsychologie?

„Community Psychology" ist seit der Konferenz von Swampscott (USA) im Jahre 1965 als 27. Sektion im Amerikanischen Berufsverband der Psychologen (American Psychological Association) organisiert und institutionalisiert. Ein wesentlicher Ausgangspunkt zur Entstehung dieses psychologischen Ansatzes war die Unzufriedenheit klinischer Psychologen in den „Community Mental Health Centers" mit den individualistischen Paradigmen in Forschung, Untersuchung und Behandlung klinischer Phänomene. Traditionell tätige klinische Psychologie und Psychotherapie tendierte in diesen Zentren aus der Sicht der Kritiker dazu, soziale Probleme zu individualisieren. Die sich nun etablierenden Gemeindepsychologen richteten hingegen ihr Augenmerk auf die Einbettung der Individuen in ihren sozialen Kontexten, durch die gegebenenfalls rechtliche Benachteiligung, rassistische und sexistische Diskriminierung, Stigmatisierung, Armut, Konflikte, etc. hervorgerufen wurden und dadurch den gesundheitlichen Status der Individuen beeinflussten. Ähnlich wie in den USA begannen in den 70er Jahren auch in Deutschland klinische Psychologen eine ökosozial orientierte Perspektive bei der psychologischen Befassung mit Gesundheit und Krankheit einzunehmen. Bedeutsam für diese Zeit der Neuorientierung im Umgang mit Störung und Krankheit war das viel gelesene Buch von Heinrich Keupp und Manfred Zaumseil, das 1978 unter dem Titel „Die gesellschaftliche Organisierung psychischen Leidens" im Suhrkamp-Verlag (Frankfurt/ Main) erschien. Keupp und Zaumseil erweiterten mit diesem Werk das Selbstverständnis klinischer Psychologen insofern, als das neben der Beachtung individuell-personaler psychologischer Konstrukte der Blick auch auf die Beziehung zwischen psychosozialem Helfer und Klienten, auf institutionelle Gegebenheiten der psychosozialen Infrastruktur, auf interdisziplinäre und multiprofessionelle Kooperation, auf die aktuellen sozialpolitischen Maßstäbe und Regelungen, auf sozialepidemiologische und gesellschaftliche Bedingungen etc. zu richten ist.

Gemeindepsychologie interpretiert seither den Gesundheitszustand des Individuums bedingt durch das Spannungsfeld zwischen individuellen Bedürfnissen und (Lösungs-)Kompetenzen des Individuums auf der einen Seite und gesellschaftliche, sozialstrukturelle (restriktive) Bedingungen auf der anderen Seite. Dabei will sich die gegenwärtige Gemeindepsychologie nicht allein mit psychischer Gesundheit im engeren Sinn befassen, sondern bewegte sich zu einem breiteren Verständnis von Gesundheit im Sinne der WHO-Gesundheitsdefinition von 1948: „Gesundheit ist der Zustand des umfassenden körperlichen, geistigen und sozialen Wohlbefindens und nicht nur das Freisein von Krankheit und Gebrechen. Sich des bestmöglichen Gesundheitszustandes zu erfreuen, ist eines der Grundrechte jedes Menschen ohne Unterschied der Rasse, Religion, der politischen Überzeugung, der wirtschaftlichen oder sozialen Stellung." Damit wird das Wohlergehen des Einzelnen – nicht nur im biomedizinischer Hinsicht – im Zusammenhang mit dem sozialen Umfeld und den gesellschaftlichen Rahmenbedingungen zum Focus der gemeindepsychologischen Betrachtung.

Als „Gemeinde" werden von der Gemeindepsychologie nun im erweiterten Verständnis die sozialen Lebenswelten verstanden, die die Ressourcen zum Wohlergehen des Einzelnen ermöglichen – insbesondere die, die der Stärkung von Gemeinschaft, Bindung und sozialer Unterstützung dienen. „Die Gemeinde ist das für das Subjekt sozialräumlich konkret verfügbare Ensemble von materiellen, ökologischen und sozialkulturellen Ressourcen" (Herriger, 1997). Individuen sind nicht nur Teil des sozialen Systems, sondern Person und sozialer Kontext sind untrennbar miteinander verbunden. Sozialer Kontext bedeutet, dass die Individuen immer Teil von sozialen Gruppierungen sind – kleineren oder größeren, die mehr oder weniger voneinander unabhängig und getrennt sind, sich aber auch personell und strukturell überschneiden können – wie etwa Freundeskreis, Familie, Arbeitsplatz, Schule, Freizeitklub, städtische und ländliche Umwelt, etc. Es wird dabei unterstellt, dass menschliches Denken, Fühlen und Verhalten einerseits Produkt der sozialen Umwelten sind, aber dass auch menschliches Reagieren und Handeln den sozialen Kontext beeinflussen und unter Umständen verändern kann. So stehen nun soziale Umwelt(verhältnisse) und Individuen mit ihren subjektiven Deutungsmustern und je spezifischen Problembewältigungspotenzialen im Mittelpunkt der gemeindepsychologischen Perspektiven. Norbert Herriger (1997) führt zur Programmatik der Gemeindepsychologie aus, dass das gemeindepsychologische Vorgehen auf eine Optimierung der Person-Umwelt-Transaktionen abzielt, so dass die Adressaten der professionellen Hilfestellung lebensweltliche Ressourcen wahrnehmen, aufgreifen und nutzen sowie gegebenenfalls gemeinsam mit anderen Betroffenen aktivieren bzw. (er)schaffen können.

Liberale Pluralität in Kultur und Lebensformen, selbstbezogene Vereinzelung durch erhöhte Mobilität und gesteigert geforderte Flexibilität auf dem Hintergrund der Marktkräfte und Marktansprüche des neoliberalen, globalisierten Kapitalismus, Abnahme an Loyalität, Bindung und sozialen Verantwortlichkeiten, Ellbogen-Mentalität und Vereinsamung gelten als gesellschaftliche Megatrends der Gegenwart. Bindungen, Freundschaften, Vertrautheiten, identitätsstiftende Zugehörigkeiten in länger bestehenden Gruppen und sichere Quellen informaler sozialer Unterstützung in Belastungs- und Notsituationen sind zunehmend für mehr und mehr Personen keine selbstverständlich vorhandenen Gegebenheiten. Die Menschen müssen unter diesen Bedingungen bewusster zum aktiven Initiator und aktiven Pfleger ihrer Kontakt-, Bekanntschafts-, Freundschafts- und Nachbarschaftsbeziehungen werden. Bildung, Einkommen, beruflicher Status, psychosoziale Kompetenzen, etc. erleichtern die Bewältigung dieser Aufgabe. Befinden sich solche Komponenten unter einem signifikanten Niveau, dann wird das Gelingen einer produktiven Selbstorganisation für eine fördernde und stützende soziale Mikrowelt fraglich. Eine Gesellschaft, die durch die von ihr vorangetriebene, permanente Freiheitsentfaltung ihrer Mitglieder nicht die Grundlagen allen sozialen Zusammenlebens – Solidarität und Gemeinsinn – zerstören will, provoziert die Sehnsucht nach einer gemeinsam geteilten, einheitsstiftenden Wertebasis, charakterisiert etwa durch Solidarität, Partizipation, Respekt vor der Würde des Anderen, u.a.m. Die sozialphilosophische Strömung des Kommunitarismus erlebt diesseits und jenseits des Atlantiks eine Renaissance. Dieser Ansatz versucht das Verhältnis von Individuum und Gesellschaft neu zu fassen. Der Kommunitarismus kann in dieser Welt der Postmoderne nicht mehr am Traum einer allumfassenden Gemeinschaftlichkeit mit einhellig geteilten Werteweltvorstellungen festhalten. Kommunitaristische Positionen und Leitbilder formulieren Prinzipien, nach denen den Menschen in allen Schichten und Gruppen der Bevölkerung, wo immer möglich, vielfältige Partizipation und soziale Teilhabe, vielfältiger Zugang zu „Mitgliedschaften" in Zugehörigkeitsgemeinschaften und unterstützende Anregung zur psychosozialen Befähigung Betroffener, zu eröffnen ist (Herringer, 1997). Die Kommunitarismus-Bewegung energetisiert und aktualisiert gemeindepsychologische Konzepte.

Karen Duffy und Frank Wong (2000) versuchen gegenwärtige Gemeindepsychologie in den USA so zu definieren: „Community Psychology focuses on social issues, social institutions, and other settings that influence groups and organizations (and therefore the individual in them). The goal is to optimize the well-being of communities and individuals with innovative and alternate interventions designed in collaboration with affected community members and with other related disciplines inside and outside of psychology." In den deutschsprachigen Ländern Österreich, Liechtenstein, Schweiz und Deutschland ist die Gemeindepsychologie nicht berufsverbandlich institutionalisiert. Allerdings existiert in Deutschland die Gesellschaft für gemeindepsychologische Forschung und Praxis (GGFP), die ein eingetragener und gemeinnütziger Verein mit Sitz in Dortmund ist. Sie hat es sich zum Ziel gemacht, gemeindepsychologische Denkweisen in Wissenschaft, Praxis und Politik zu fördern. Ihre Grundwerte und Vorgangsweisen beschreibt sie folgendermaßen (GGFP, 2003):

„Die Pflege von Ressourcen und die Stärkung individueller bzw. kollektiver Kompetenzen verknüpft sich mit den grundlegenden Rechten auf ein menschwürdiges Leben und mit all jenen Voraussetzungen, die ein solches möglich machen: Erhalt unserer Lebensgrundlagen, soziale und wirtschaftliche Gerechtigkeit, Recht auf Unterschiedlichkeit, politische Mitsprache und soziale Verantwortlichkeit (Gemeinsinn); alles in allem Lebensbedingungen einer zivilen Gesellschaft."

„Diese Grundwerte und Orientierungen verpflichtet Gemeindepsychologie vor allem zu folgenden Maßnahmen:
– Analysen krankmachender und förderlicher Lebensbedingungen
– Prävention und Gesundheitsförderung
– Stärkung sozialer Stützsysteme und partizipativer Strukturen
– Förderung gesundmachender Lebensbedingungen in sozialen Netzwerken, Arbeit, Schule und Freizeit.
– Aufbau individueller und kollektiver Kompetenzen
– entsprechende Qualifizierung von Arbeitsfeldern der psychosozialen Versorgung.
– Förderung einer pluralistisch eingestellten und zugleich partizipativ organisierten gemeindepsychologischen Wissenschaft."

„Die Arbeitsschwerpunkte der GGFP sind:
– Die Organisation von Fachtagungen, Fort- und Weiterbildungen.
– Die Erarbeitung und Verbreitung innovativer sozial- und gesundheitspolitischer Analysen und Konzepte
– Die Einmischung in aktuelle politische und soziale Aktivitäten.
– Besonderer Schwerpunkt ist der entsprechende Umbau einer psychosozialen Versorgung und ihrer sozialpolitischen Grundlagen.
– Die Planung und Durchführung von Praxis- und Forschungsprojekten.
– Die Verbreitung von Publikationen (Herausgabe von gemeindepsychologischen Buchreihen und Periodika).
– Die Stärkung von Öffentlichkeitsarbeit im Sinne der Vereinsziele (in

besonderem Maße die Aufklärung über die sozialökologischen Zusammenhänge von Gesundheit und Krankheit).
– Die Kooperation und Vernetzung mit nationalen und internationalen Organisationen und Körperschaften mit ähnlichen Zielsetzungen (z.B. Zusammenarbeit mit der Society for Social Action and Research)."

Gemeindepsychologie will zweierlei: zum einen will sie komplexe soziale Situationen auf unterschiedlichen Ebenen erforschen – von den Interaktionen der Menschen als Einzelne und in Gruppen (Mikroebene) über Bedingungen, Wirkungen und Einwirkungen von Menschen in Organisationen, Institutionen und Gemeinwesen (Mezzoebene) bis zu ökonomischen, medialen, kulturellen, ideologischen und anderen gesellschaftlichen Einflüssen und Auseinandersetzungen (Makroebene) – und will zum anderen Aktionsprogramme entwickeln, die das Leben der Individuen in ihren sozialen Umwelten und Systemen verbessern können. Gemeindepsychologie will im Rahmen interdisziplinärer und multiprofessioneller Zusammenarbeit explizit zum Wohlergehen des Einzelnen UND des Gemeinwesens durch Einflussnahme auf soziale Verhältnisse und nicht allein durch individuumsbezogene Interventionen beitragen.

Wie wird in der Gemeindepsychologie geforscht?

Frühe wissenschaftliche Untersuchungen können aus heutiger Sicht mit Zielsetzungen und Vorgehensweisen gemeindepsychologischer Forschungen zumindest in Aspekten als vergleichbar betrachtet werden.

In ihrem 1922 erschienenem Buch „Wege zu einer Fürsorgewissenschaft" plädierte Ilse Arlt – sie war die Gründerin der ersten professionellen Ausbildung für Sozialarbeit in Wien – für eine Abkehr der bis dahin – und gelegentlich auch heute noch – üblichen Armutsforschung, die sich eigentlich bloß auf deskriptives Auflisten von Mängeln beschränkte, und für eine Neuorientierung zu einer „Gedeihensforschung", die die Erfüllung wichtiger menschlicher Bedürfnisse und die Herstellung der dazu nötigen Bedingungen vor Augen haben sollte. Diese Ansätze klingen sehr modern, wenn man an Stichworte und Konzepte wie „Empowerment", „euthyme Interventionen", „Kompetenz- und Ressourcenorientierung" im Gegensatz zu „Defizitorientierungen" bei Problemerfassungen", und ähnliche Konzepte denkt. Ilse Arlt hatte sich selbst nicht als Psychologin bezeichnet, doch in ihren Arbeiten war sie es (vgl. Karlusch, 1998).

Charlotte Bühler berief ihre erste Assistentin Hildegard Hetzer, die selbst als ehemalige Arlt-Schülerin eine Fürsorgerinnen-Ausbildung hatte, zu psychologischen Forschungsarbeiten an die Wiener Kinderübernahmestelle. In diesem Hause waren Säuglinge, Kleinkinder und reifere Kinder aufgenommen worden, die niemanden hatten, die sich um sie angemessen gekümmert hätten. In ihrem 1929 herausgegebenen Buch „Kindheit und Armut" zeigte die Psychologin und Forscherin Hildegard Hetzer die Entwicklungsrückstände von Anstaltskindern auf. Damit gelang es ihr aber auch, über die Diagnose von individuellen Ausstattungsmerkmalen hinaus den Einfluss des sozialen Umfeldes in die wissenschaftliche Diskussion einzubringen. Es ist eines der frühen Werke, in denen Psychologie den Einfluss ökonomischer und gesellschaftlicher Bedingungen anführte (vgl. Karlusch, 1998).

1931 bis 1932 führten Marie Jahoda, Paul F. Larzersfeld und Hans Zeisel (1975) eine prominente Studie „Die Arbeitslosen von Marienthal" durch, die als früher Prototyp gemeindepsychologischen Forschungsvorgehen betrachtet werden kann (vgl. Bergold, 2000). Den historischen Hintergrund der Untersuchung bildeten die wirschaftlichen Nöte der Zwischenkriegszeit, insbesondere die hohe Arbeitslosigkeit im Dorfe Marienthal in der Nähe von Wien. Material der Auswertung waren Katasterblätter von allen 478 beforschten Familien des Dorfes, Fragebögen über die Gestaltung der vorhandenen Zeit, ausführliche Lebensgeschichten, Anzeigen und Beschwerden bei der Wirtschaftskammer betreffend Schattenwirtschaft, Protokolle von ärztlichen Untersuchungen und ähnlichem, Schulaufsätze, Wahlergebnisse, Geschäftsbücher des Konsumvereins, Mitgliederverzeichnisse von Vereinen, Bevölkerungsstatistik, Haushaltungsstatistiken und historische Angaben über wichtig erschienene Institutionen des Ortes in Form von Interviews. Die Forschergruppe bezeichnete ihre Studie als soziographisch. Sie verstand darunter das empirische Belegen von Begriffssystemen, das Zusammenführen von statistischen Daten und „sozialer Reportage". Dazu kamen qualitative und quantitative Methoden zum Einsatz.

Diese Studie gilt als klassisch qualitative, weil die Forschung nicht mit festen Theorien oder einem strengen Methodenplan begonnen wurde, sondern mit offenen Fragen, die im Verlaufe unterschiedliche Methoden provozierten. Hervorzuheben ist, dass die Untersucher sich nicht neutral gegenüber der beforschten Bevölkerung verhielten. Sie wollten Vertrauen gewinnen und übernahmen konstruktive Funktionen im Ort wie etwa die Organisation von Kleidersammlungen, aktive Unterstützung zum Erhalt ärztlicher Versorgung, Arbeit mit einer Gruppe Jugendlicher usw. Die untersuchten Personen sollten nicht „Objekte" der Forscher sein, sondern zu „Forschungspartnern" werden. Die Forschung sollte nicht einzig der akademischen Reflexion dienen, sondern in Kooperation mit den Betroffenen fundierte Strategien entwickeln helfen, die zur Unterstützung der Menschen in solchen belasteten Situationen dienen können.

Das Schwerpunktheft des „American Journal of Community Psychology, 1998, No. 4" ist ausschließlich der Darstellung und Diskussion von qualitativen Verfahren in gemeindepsychologischen Untersuchungen gewidmet. Jarg B. Bergold (2000), Professor am Institut für klinische Psychologie und Gemeindepsychologie an der Freien Universität Berlin, plädiert für den Einsatz qualitativer Methodik als die Methode der Wahl für die aktuelle gemeindepsychologische Forschung und führt in einer Übersicht wichtige Charakteristika gemeindepsychologischer Forschungsstrategien an wie Alltagsnähe, Mehrperspektivität, Parteilichkeit, Empowerment und Partizipation, Prozesshaftigkeit.

Alltagsnähe

Wegen der Bedeutung des alltäglichen sozialen Kontextes finden gemeindepsychologische Untersuchungen nicht im Labor statt. Die Forscher befinden sich deshalb unmittelbar in der Lebenswelt der Menschen und versuchen den Menschen und die stattgefundenen und ablaufenden Prozesse im Wechselspiel der sozialen Zusammenhänge und Strukturen zu erfassen, um Perspektiven für Entwicklungsmöglichkeiten zu gewinnen.

Mehrperspektivität

Das Aufsuchen unterschiedlicher Beteiligten-Perspektiven und die Thematisierung ihrer Divergenzen erlaubt einerseits die unterschiedlichen Interessen der Beteiligten offen zu legen und andererseits durch die Analyse der Differenzen eine umfassende Erkenntnis über den Gegenstand zu erhalten, so dass Möglichkeiten des Vorgehens sichtbar werden, die möglicherweise bisher nicht wahrnehmbar waren. Denzin (1989, zit. nach Bergold, 2000) hat die Strategie der „Triangulation" beschrieben, die zur Herstellung von Mehrperspektivität und damit zur Erzeugung von produktiven Differenzen genutzt werden kann.

Parteilichkeit

Eine der grundlegenden Prinzipien der Gemeindepsychologie ist es, Partei für diejenigen zu ergreifen, die im sozialen System benachteiligt sind. Sehr bewusst werden Lebensbereiche zum Forschungsthema gemacht, in denen gesellschaftliche Ausgrenzung herrscht und deren Mitglieder unterprivilegiert sind. Parteilichkeit bezieht sich auf die Bestimmung des Forschungsgegenstandes und auf die Suche nach einer Interventionsperspektive. Gemeindepsychologie vertritt engagiert die parteiliche Wertorientierung, ein Mehr an Chancengleichheit im Zugang zu materiellen, sozialen, kulturellen und politischen Ressourcen zu fördern (vgl. Keupp, 1990). Meritt et al. (1999, zit. nach Bergold, 2000) halten nach einer kritischen Befassung mit der Geschichte der „Society for Community Research and Action" in den USA fest: „The division has increasingly listened to the differentiated voices of women, ethnic minorities, students, younger community psychologists, and applied community psychologists. These constituencies persist in calling for equal opportunities for participation, respect, and recognition within the division and the field". Keupp (1987, zit. nach Bergold, 2000) präzisiert das methodische Vorgehen: „Selbstverständlich darf Parteilichkeit nicht bedeuten, dass Daten so gesammelt werden, dass nur gewünschte Ergebnisse präsentiert werden können. Parteilichkeit in dem hier vorgestellten Sinn ist die bewusste Reflexion und Wahl des Forschungsinteresses."

Partizipation und Empowerment

Der amerikanische Gemeindepsychologe Julian Rappaport (1984) plädiert dafür, psychische und soziale Prozesse aus der Perspektive zu betrachten, wie sie dazu beitragen, die Möglichkeiten von Menschen und sozialen Umwelten, Institutionen und Gemeinschaften zu steigern, ihr Leben selbst zu gestalten: „Empowerment is viewed as a process: the mechanism by which people, organizations, and communities gain mastery over their lives". Empowerment ist also sowohl für Individuen wie für soziale Einheiten ein Prozess der Kontrollvermehrung, ein Zustand der Kontrollausübung, eine Wahrnehmung, dass man seine Anliegen realisiert, und ist das Spektrum der Fähigkeiten, die zum Erreichen der Ziele dienen. Empowerment geht davon aus, dass viele Fähigkeiten beim Menschen bereits vorhanden oder zumindest möglich sind, vorausgesetzt, es werden konkrete Möglichkeiten zum Handeln wahrgenommen und erprobt. Dies verlangt oft nach einem veränderten Blick auf die Wirklichkeit, der nicht Defizite sondern Stärken, Ressourcen und Potenziale fokusiert. Es verlangt aber auch nach Experten, die nicht die Autonomie einschränkenden Zügel in der Hand halten, sondern die Beforschten als Partner verstehen. Eine den gemeindepsychologischen Prinzipien sehr zugeordnete partizipative Methodik stellen die Ansätze des „Intervention Research" (Freyer und Feather, 1995, zit. nach Bergold, 2000), der klassischen Aktionsforschung (Haag et al., 1972, zit. nach Bergold, 2000) und der in der Sozialarbeit entwickelten „Praxisforschung" (Heiner, 1988) dar.

Prozesshaftigkeit

Gemeindepsychologische Fragestellungen befassen sich oft mit Prozessen der Veränderung. Dazu benötigen die Forscher eine Methodik, die in der Lage ist, dynamische Prozesse zu erfassen, um z.B. angeben zu können, auf welche Weise Entwicklungen angeregt und gefördert werden. Qualitative Methoden zur Prozess- und Veränderungsanalyse haben in der klinischen Psychologie und Psychotherapie sowie in der Entwicklungspsychologie bereits lange Traditionen, wie etwa Einzelfallstudien (Thomae, 1991, zit. nach Bergold, 2000), biographische Methoden (Straub, 1989), Auswertung von Gedichten und Tagebüchern (Hoppe-Graff, 1998), narrative Interviews (Schütze, 1983) und problemzentrierte Interviews (Witzel, 1985), aber auch in der qualitativen Sozialforschung werden klassische Ansätze aktualisiert und weiter entwickelt, z.B. ist die Erfassung von Veränderung mit Hilfe dialektischer Methoden in der „Kritischen Theorie" der „Frankfurter Schule" erfolgt worden und wird neuerdings von Kleining (1995, zit. nach Bergold, 2000) in Form des von ihm als „Dialogprinzip" genannten Vorgehens dargestellt.

In seiner Abschlussüberlegung stellt Bergold (2000) fest: „Gemeindepsychologie birgt für qualitative Methodiker die Herausforderung, sich mit der Reflexion von hoch komplexen Forschungssituationen auseinandersetzen zu müssen, an denen auch die Beforschten als Forschungspartner partizipieren, und auf diese Weise gezwungen zu sein, kreativ neue Formen methodischen Herangehens zu entwickeln. Hierzu gehört auch die Entwicklung einer Methodologie zur Integration von qualitativen und quantitativen Methoden, die notwendig erscheint, um der Komplexität des Gegenstandes gerecht zu werden."

Gemeindepsychologische Strategien in der Praxis

Das Gesundheitsthema ist seit den Anfängen der Gemeindepsychologie ein zentraler Bestandteil der Theorie und Praxis.

Ansätze der Gemeindepsychologie finden in der Ottawa-Charta der WHO ihre Wiederspiegelung, durch die 1986 ein massiver Impuls für ein neues – salutogenetisches – Gesundheitsbewusstsein (Antonovsky, 1979, 1997) gesetzt wurde, der seither die Gesundheitspolitik und Experten und Professionelle aus dem Gesundheits- und Sozialbereich herausfordert. Die Charta formuliert: „Gesundheitsförderung zielt auf einen Prozess, allen Menschen ein höheres Maß an Selbstbestimmung über ihre Gesundheit zu ermöglichen und sie damit zur Stärkung ihrer Gesundheit zu befähigen. Um ein umfassendes körperliches, seelisches und soziales Wohlbefinden zu erlangen, ist es notwendig, dass sowohl Einzelne als auch Gruppen ihre Bedürfnisse befriedigen, ihre Wünsche und Hoffnungen wahrnehmen und verwirklichen sowie ihre Umwelt meistern bzw. sie verändern können."

Deutlich besteht bei dem Gesundheitsverständnis dieser Charta eine enge Affinität zum Empowermentansatz, der aus der Gemeindepsychologie (Rappaport, 1984, 1985) hervorging. Wie schon weiter oben ausgeführt zielt Empowerment auf die Stärkung von Kompetenzen, Eigenverantwortlichkeit und Selbsthilfefähigkeit von Personen und Gruppen ab, um den Menschen zu ermöglichen, eine größere Kontrolle über die Bedingungen des eigenen Lebens zu gewinnen und Belastungen und Konflikte in produktiv-konstruktiver Weise zu bewältigen. Gesundheitsförderung ist auf den gesunden, selbstbestimmten Umgang mit dem eigenen Körper, mit dem Selbst und auf ein befriedigendes Zusammenleben mit anderen gerichtet. Um dies zu erreichen, setzt Gesundheitsförderung nicht allein auf das einzelne Individuum, sondern konzentriert sich auch auf die gesundheitlichen Rahmenbedingungen, unter denen Personen und Kollektive ihr Leben planen und realisieren, da sie ein umfassendes Verständnis von Gesundheit vertritt und zu einem gesellschaftlich orientierten Reformkonzept der Gesundheitsförderung anregt (vgl. Hurrelmann und Schnabel, 1997). Strategien der Gesundheitsförderung beinhalten somit auch soziales, gesellschaftsbezogenes und politisches Handeln.

Die Ottawa-Charta nennt als grundlegende Handlungsstrategien der Gesundheitsförderung advocacy, enable, mediate.

– *Advocacy* (Anwaltschaft für Gesundheit): es sollen politische, ökonomische, kulturelle, biologische, ökologische, soziale und individuellpersonale Faktoren durch aktives, „anwaltschaftliches" Eintreten positiv beeinflusst werden

– *Enable* (Empowerment, Befähigen): Strategien sollen die Menschen befähigen, ihr größtmögliches Gesundheitspotenzial zu verwirklichen. Dies beinhaltet die Herstellung und Aktivierung der Ressourcen des Individuums (z.B. körpereigenes Immunsystem, Wissen, Bewältigungsstrategien, stabile Identität, autonome Entscheidungsfähigkeit), des sozialen Umfeldes (z.B. soziale Zugehörigkeit, Teilhabechancen für Arbeit, Wohnung, Verdienst, etc.) und der gesellschaftlichen Rahmenbedingungen (z.B. Transparenz, Mitwirkungsmöglichkeiten).

– *Mediate* (Verbinden, Vermitteln): Verantwortliche der Politik, der Wirtschaft, der Medien, von NGO's, von Verbänden und Initiativen, etc. sowie Experten und Professionelle sollen im Interesse der Gesundheitsförderung koordiniert und zur besseren Kooperation unterstützt werden.

Im Schlussteil der Charta wird dazu aufgerufen, eine starke Allianz zur Förderung und um Ausbau der öffentlichen Gesundheit zu bilden, sich in diesem Interesse international zu vernetzen und sich lokal zu engagieren. Als besonders wichtige Ansätze zur Förderung der Gesundheit werden u.a. der Settingansatz, der Empowermentansatz, die Gesundheitsbildung und Kombinationen von Programmen mit Nachhaltigkeitsansprüchen. Auf zwei Ansätze soll in diesem Rahmen näher eingegangen werden.

Settingansatz

„Settings" sind Lebens- und Handlungsräume bzw. soziale Systeme mit gleichen Rahmenbedingungen, in denen Menschen leben, lernen, arbeiten, spielen, konsumieren, etc. Sie können hinsichtlich Art und Komplexität sehr unterschiedlich sein und stellen z.B. familiäre Lebensformen, Schulen, Arbeitsplätze, Hobby-Vereine, Organisationen bis zu internationalen Konzernen, aber auch Gemeinwesen wie Dörfer, Städte, u.a.m. dar. Am Settingansatz orientieren sich einige sehr bekannte, meist von der WHO initiierte Gesundheitsförderungsprojekte wie „Gesunde Städte", „Gesundheitsförderliche Schule", „Gesundheitsförderliches Krankenhaus", „Gesunde Kommunalverwaltung" u.a.

Im Settingansatz wird die volle Partizipation aller Beteiligten des Settings angestrebt. Auch wenn das Setting als Ganzes Ziel der Gesundheitsförderung ist, bedarf es in der konkreten Umsetzung doch Entscheidungen, die zu Eingrenzung und Konzentration auf Teilbereiche (Schlüsselbereiche, Schlüsselpersonen) des Settings führen. Wie diese Eingrenzung entschieden wird, kann bereits den Erfolg oder Misserfolg der Vorgehensweisen und der Zielerreichung bestimmen. Die Interventionen im Settingansatz sollen sowohl beim einzelnen Menschen als auch bei den Strukturen des sozialen Systems erfolgen und sie sollen Anregungen zur Selbstentwicklung („individuelles Selbstmanagement", „lernende Organisation") hinsichtlich der Gesundheitsförderung enthalten. Die Interventionen erscheinen besonders wirksam, wenn das Motiv der Gesundheit mit anderen Motiven (z.B. Imageverbesserung, Organisationsentwicklung, Produktivität) verknüpft werden kann.

Empowermentansatz

Empowerment als zentrales Konzept der Gemeindepsychologie zur Wahrnehmung und Aktivierung der eigenen und der sozialen Ressourcen zur Erreichung persönlicher und gemeinschaftlicher Ziele und zum Wachstum persönlicher und kollektiver Kompetenzen findet gerade in der Gesundheitsförderung breite Anwendung. „Ein zentraler Programmpunkt der Gemeindepsychologie zielt auf präventive Aktivitäten, die sich sowohl auf das Umweltsystem (Arbeits- und Lebensbedingungen, Umweltbedingungen) als auch auf das personale System (z.B. Sozialisation) beziehen können. Mit präventiven Strategien soll sowohl eine Reduktion von Alltagsbelastungen als auch eine Verbesserung von Bewältigungsressoucen erreicht werden. Ambulante psychosoziale Beratungsdienste, die bürgernah im Lebenszusammenhang der Menschen verankert werden, können durch ihr Aktivitätsspektrum nicht nur die Beratung einzelner Personen und ihrer Familien leisten, sondern sie können Initiativen zur Netzwerkförderung ergreifen (z.B. Nachbarschaftshilfen, Selbsthilfegruppen, Treffpunktarbeit), sie können präventive Krisenarbeit organisieren (z.B. Familien vor einer Scheidung) und sich auf Krisenintervention in akut sich zuspitzenden Belastungssituationen konzentrieren" (Keupp, 1990, vgl. dazu auch Röhrle und Sommer, 1995).

Empowermentprozesse vollziehen sich auf drei stets vielfältig ineinander verschachtelten Ebenen, der individuellen Ebene, der Gruppenebene und der institutionellen Ebene (Herriger, 1997). Bespielhaft für Interventionsformen, die das Individuum stärken können, sei aus den zahlreichen Varianten der Biographie- und Erinnerungsarbeit der „biographische Dialog" nach Rose und Black (1985, zit. nach Herriger, 1997) erwähnt. Solche und andere Erinnerungsarbeit soll z.B. ermöglichen, dass an Stelle permanenter, festgefahrener negativer Selbstattribuierungen („Versager") Erinnerungsspuren auftreten, in denen Erfahrungen von Selbstwert und Wertschätzung wichtiger Anderer eingebettet sind. Und die sich in die Zukunft weiter erzählen lassen und ein Neuanfangen der eigenen Geschichte iniiieren können (vgl. Stark, 1996). Die Empowermentprozesse auf kollektiver Ebene sind eigeninitiierte Prozesse der Selbstorganisation (Kiefer, 1981). Sie können angeregt und unterstützt werden, indem z.B. „Gelegenheitsstrukturen" geschaffen werden, über die etwa freiwilliges soziales Engagement von Bürgerinnen und Bürgern realisiert werden kann, etwa durch ehrenamtliche Mitarbeit, durch bürgerschaftliche Initiativen, im Rahmen von Bürgerforen, etc. (vgl. Keupp, 2002; Schaurhofer, 2002). Der Empowerment-Diskurs verbindet sich neuerdings mit Konzepten der Organisationsentwicklung. Institutionen, die z.B. eigenverantwortliche Mitarbeiter brauchen, die Burn-Out-Syndromen vorbeugen wollen, die innovatives Potenzial aktivieren wollen, u.a.m., können durch Implementation von Empowermentprozessen in ihre Arbeitsorganisation bei den Mitarbeitern stärkende Veränderungen herbeiführen, die das autonome und kreative Potenzial fördern (Herriger, 1997; Karlusch, 1992, 1996).

Interdisziplinäre und multiprofessionelle Kooperation

Der Quellenberuf der Gemeindepsychologie war im Ursprung die klinische Psychologie. Mittlerweile arbeiten viele Gesundheitspsychologen mit gemeindepsychologischen Strategien. Ziele und Vorgehensweisen der Gemeindepsychologie haben heute in jeweils unterschiedlichem Ausmaß und unterschiedlicher Weise gemeinsame Schnittmengen mit zunehmend mehr Experten aus verschiedenen Berufsgruppen wie eben aus der klinischen Psychologie (Zaumseil, 2003), der Gesundheitspsychologie, der Jugendwohlfahrtspsychologie (Karlusch, 2001), der Arbeits- und Organisationspsychologie (Karlusch 1996; Herriger, 1997), der Sozialarbeit (Mühlum et al., 2003), der Medizin, der Rehabilitation und aus vielen anderen Gesundheitsberufen. Gemeindepsychologische Strategien und Konzepte werden vielfach in Aus- und Fortbildungen in unterschiedlicher Intensität in viele Berufsbilder des Sozial- und Gesundheitsbereiches integriert, wie natürlich umgekehrt auch die Gemeindepsychologie von den Entwicklungen in verwandten Berufen befruchtet wird.

Gemeindepsychologie steht seit ihrem Entstehen in den Community Mental Health Centers, die interdisziplinär eingerichtet waren und sind, in Kooperation und Ergänzung mit anderen beruflichen Spezialisierungen. Im gemeinsamen Interesse am Klienten ist das konstruktive Zusammenwirken über die Berufsgrenzen hinaus aber immer neu zu optimieren. Dies erfordert den partnerschaftlichen Respekt, die Neugier auf die jeweiligen fachlichen Perspektiven und Möglichkeiten und die Fähigkeit der situationsangemessenen Koordination und Abstimmung der Vorgehensweisen. Ein monodisziplinärer Alleinvertretungsanspruch auf komplexe Themenbereiche und Aufgabenstellungen führt zu Konfrontationen, die zur Verteidigung jeweilig eigener Positionen, Einflusssphären und Entwicklungschancen ausgetragen werden und damit oft Energien für fachliche Klärung und angemessener Kooperation verlieren lassen. Die transdisziplinäre Ausrichtung und die Bereitschaft zur wechselseitigen Unterstützung in Theorie und Praxis mag weiterhin die wünschenswerte Kooperation zwischen den verwandten Berufen fördern und möge den Kolleginnen und Kollegen der psychosozialen Praxis erhalten bleiben.

Literatur

Antonovsky A (1997) Salutogenese. Zur Entmystifizierung der Gesundheit. Dgvt, Tübingen

Bergold Jarg (2000) Über die Affinität zwischen qualitativen Methoden und Gemeindepsychologie. Forum Qualitative Sozialforschung/Forum: Qualitative social research, 1 (2) (On-line Journal). htpp://qualitative-research.net/fqs/fqs-d/2-00inhalt-d.htm

Duffy KG, Wong Frank Y (2000) Community Psychology. Allyn and Bacon, Boston

GGFP (2003) Kontaktadresse GGFP e.V. c/o Albert Lenz; Kielstrasse 2; 44145 Dortmund; E-Mail: Albert.Lenz@t-online.de

Heiner M (Hrsg) (1988) Praxisforschung in der sozialen Arbeit. Lambertus, Freiburg

Herriger N (1997) Empowerment in der sozialen Arbeit. Kohlhammer, Stuttgart

Hoppe-Graff S (1998) Tagebücher, Gespräche und Erzählungen: Zugänge zum Verstehen von Kindern und Jugendlichen. In: Kelle H (Hrsg) Lehrbuch Entwicklungspsychologie. Huber, Bern

Hurrelmann K, Schnabel PE (1997) Was wird in zehn Jahren von der Ottawa-Charta zur Gesundheitsförderung übrig sein? In: Heinemann H (Hrsg) Die Ottawa-Frage. VAS Verlag, Frankfurt

Jahoda M, Lazersfeld PF, Zeisel H (1975) Die Arbeitslosen von Marienthal. Ein soziographischer Versuch. Suhrkamp, Frankfurt/Main

Karlusch H (1996) Empowermentzirkel in der öffentlichen Jugendwohlfahrt. Soziale Arbeit 9–10. DZI, Berlin

Karlusch H (1998) Stärken, Potentiale, Zukunftsperspektiven der Psychologie in der Jugendwohlfahrt. In: Mikosz B (Hrsg) Bericht über die 45. Tagung der Österreichischen Jugendamtspsychologen. MA 11, Wien

Karlusch H (2001) Jugendwohlfahrtspsychologie oder Jugendwohlpsychologie. In: Klammer G, Mikosz B (Hrsg) Psychologie in der Jugendwohlfahrt. WUV, Wien

Keupp H, Zaumseil M (1978) Die gesellschaftliche Organisierung menschlichen Leidens. Suhrkamp, Frankfurt/Main

Keupp H (1990) Gemeindepsychologie. In: Speck O, Martin KR (Hrsg) Sonderpädagogik und Sozialpädagogik. Handbuch der Sonderpädagogik, Bd. 10. Berlin

Keupp H (2002) Kommunale Förderbedingungen für bürgerschaftliches Engagement. Politik und Zeitgeschichte B9/2002 (www.buergerengagement.de)

Mühlum A, Franzkowiak P, Köhler-Offierski A, Paulus P, Zuhorst G (2003) Soziale Arbeit und Gesundheit. Versuch einer Positionsbestimmung. Deutsche Gesellschaft für Sozialarbeit. Internet: www.deutsche-gesellschaft-fuer-sozialarbeit.de/texte1

Rappaport J (1984) Studies in empowerment: introduction to the issue. In: Rappaport J, Swift C, Hess R (Ed) Studies in empowerment. Haworth Press, N.Y.

Rappaport J (1985) Ein Plädoyer für die Widersprüchlichkeit: ein sozialpsychologisches Konzept des „empowerment" anstelle präventiver Ansätze. In: Verhaltenstherapie und psychosoziale Praxis 17: 85

Röhrle B, Sommer G (Hrsg) (1995) Gemeindepsychologie. Bestandsaufnahmen und Perspektiven. Tübingen

Schütze F (1983) Biographieforschung und narratives Interview. Neue Praxis 13

Stark W (1996) Empowerment. Neue Handlungsperspektiven in der psychosozialen Praxis. Lambertus, Freiburg

Straub J (1989) Historisch-psychologische Biographieforschung. Ansanger, Heidelberg

Witzel A (1985) Das problemzentrierte Interview. In: Jüttemann G (Hrsg) Qualitative Forschung in der Psychologie. Grundfragen, Verfahrensweisen, Anwendungsfelder. Beltz, Weinheim

Zaumseil M (2003) Einführung in die Gemeindepsychologie. Freie Universität, Berlin.

Internet: www.fu-berlin.de/psychologie/klinische/zaumseil/gp-plan.pdf

Politik und Gefühl

Kilian Franer

„Was in Österreich mit Psycho – beginnt, ist in der Öffentlichkeit unten durch"
(Stefan Rudas, Oktober 2002)

Einleitung

Ein neuer Dialog zwischen Wissenschaft, Kunst und Politik wurde als ein neues Veranstaltungsformat in Herbst 2002 ins Leben gerufen. Damit sollten und sollen Fragen im Verhältnis von Politik und Psychologie in den öffentlichen Diskurs eingebracht werden. Politik und Psychologie werden als untrennbar miteinander verbunden angesehen. Psychologie ist zentrales Element der „Kunstform" Politik schon seit jeher gewesen, noch bevor Psychologie als Begriff bzw. als Wissenschaft existierte. Dieser Dialog versteht sich als der Versuch der wechselseitigen geistigen Bereicherung dieser verschiedenen gesellschaftlichen Bereiche.

Mit Politik und Gefühl wurde an das m.E. bahnbrechende Werk Josef Haslingers (1987) angeknüpft: „Politik der Gefühle. Ein Essay über Österreich." Dieses Buch beschäftigte sich unter anderem – sehr fundiert und analytisch – mit dem so genannten „Populismus". Seine essayistische Arbeit war eigentlich die erste nach dem Auftauchen Haiders auf der politischen Bühne in Österreich, die diesem Phänomen und seiner Bedingtheit durch das gesellschaftliche und politische Umfeld bzw. seiner speziellen österreichischen historischen Konstellation gerecht wurde. Zu diesem Zeitpunkt hatte sich z.B. der Sozialpsychologe Klaus Ottomeyer verdienstvoll mit dieser (damals) neuen Form des „rightwingerism" auseinandergesetzt. Doch bezeichnender Weise wurde Haslinger als österreichischer (Roman-)Autor – somit eigentlich als Künstler – der Sach- bzw. – eher müsste man sagen – Gefühlslage am ehesten gerecht.

Die von ihm initiierte Gefühlsreflexion des österreichischen zoon politicon rüttelte auch an einem bisher sorgsam gehegten Paradigma der hiesigen, sich als aufgeklärt verstehenden politischen Kultur demokratischer PolitikerInnen: Seit 1945 galt es als common sense, dass Faschismus und rechtsextreme Tendenzen in der Gesellschaft durch anhaltend negative volkswirtschaftliche Entwicklungen verursacht würden. Die wirtschaftliche Prekarisierung und Marginalisierung breiter Bevölkerungsschichten

würden diese – weil sie nichts mehr zu verlieren hätten – für Rechtsextre-
mismen anfällig machen.

Dieser Befund wurde häufig verkürzt gedacht und diskutiert („Das
Sein bestimmt das Bewusstsein") und geriet quasidogmatisch zu einem
„Austro-Vulgärmaterialismus", besonders – durchaus wohlmeinend – von
der Sozialdemokratie. Jahrzehntelang galt: Wenn es den Leuten (halbwegs) gut geht, sind sie gegenüber faschistoiden oder rechtsextremen
Ideologien mehr oder weniger immun. Grundsätzlich ist dieses Theorem
sicherlich zutreffend. Freilich, der Teufel steckt in den Details, welche
nicht unerheblich sind – gleichsam „die Herrschaft der Nebenwirkungen"
(Beck, 1993). Es wurde jahrzehntelang verabsäumt, sich ernsthaft und
sorgsam mit den so genannten „Überbauphänomenen" auseinander zu
setzen und die Ergebnisse dieser (kaum stattgefundenen) Arbeit auch in
die praktische Tagespolitik einfließen zu lassen.

Die gesellschaftliche Krise um 1968 und in den folgenden Jahren, die
als ein solcher „Überbaukonflikt" auftauchte, konnte von der Sozialdemokratie gut bewältigt werden, wobei sogar einige der damals neu ins Spiel
kommenden Elemente integriert wurden. Diese Bewältigung und Teil-
integration hatte die Linke insgesamt gestärkt und als kultureller gesellschaftlicher Hegemon hervorgehen lassen und sie war letztendlich deshalb erfolgreich, da der wirtschaftliche „Unterbau" der Gesellschaft
(noch) intakt war: „Wirtschaftswunder", Prosperität und Vollbeschäftigung. Also im Großen und Ganzen kein Grund zur Angst für die/den
Einzelnen.

Die Krise der 80er Jahre war anders beschaffen: Vollbeschäftigung und
realwirtschaftliche Prosperität waren „Auslaufmodelle". Sie wurden nicht
absichtslos von den Apologeten des Marktradikalismus anglo-amerikani-
schen Zuschnitts für obsolet erklärt. In der Folge brach der Ostblock zusammen. Das versetzte den Kapitalismus in die komfortable Lage, den ihm
jahrzehntelang auferlegten Zwang los zu sein, sich in der Konkurrenz der
Systeme – als besser, weil menschenfreundlicher – bewähren zu müssen.
„Der Löwe lief frei umher" (Beck, 1993) und fast keiner der professionellen Kommentatoren bemerkte es.

Damit und mit der Beschleunigungsdynamik der zweiten Modernisierung und Individualisierung zerbröselte viel Altvertrautes, Sicher-
heiten lösten sich auf. Arbeitslosigkeit begann zu grassieren, um nicht
mehr zu verschwinden. Sie wurde seither Bestandteil des Lebensalltags.
Angst begann durch die Ritzen und Fugen der Gesellschaft einzudringen,
um sich seither dort breit zu machen. Fragen wie: Wohin soll das alles
führen? und Wozu das Ganze? tauchten auf – auch bei so genannten
„bildungsfernen" Bevölkerungsgruppen – und warten bis heute auf Antworten.

Haslingers „Politik der Gefühle" hat die österreichischen Facetten davon sehr zutreffend skizziert. Er gab uns auch den Anstoß, Antworten nicht nur in der scientific community sondern auch bei den Kunstschaffenden zu suchen.

Deshalb versuchten wir auch einen Dialog zwischen Wissenschaft, Kunst und Politik – so auch der Untertitel der Diskussionsserie – als neues Format des Diskurses in unserem Land zu etablieren. Darin ist auch der Versuch zu sehen, diesen eigentlich zutiefst politischen Diskurs in die Politik zurück zu holen, die „Politisierung des Politischen": „Kunst erklärt den Menschen die Welt in einziger und unmittelbarer Weise, weil sie der Essenz des ‚humanums' und der ‚Lebenswelt' entspringt" (Petzold, 1999).

Psychotherapeutische Versorgung – gesellschaftliche, rechtliche und ökonomische Rahmenbedingungen

Psychotherapie ist wichtig. Das ist unumstritten. Geht man jedoch in die Materie weiter, scheiden sich die Geister. Bereits bei der Frage „Was ist eine *gute* Psychotherapie?" fallen die Antworten sehr unterschiedlich aus, jedenfalls verwirrend für die Rat- und Hilfesuchenden. Überhaupt stehen diese vor einer ganzen Reihe offener Fragen. Einerseits sind es Fragen bezüglich der Auswahl des richtigen Therapieansatzes, der/des richtigen Therapeuten/in – der Passung: TherapeutIn und PatientIn müssen sich über Ziel und Weg der Behandlung einig sein können – über die Wirksamkeit und Dauer der Psychotherapie, bis hin zur nicht unwichtigen Frage: Kann ich mir das überhaupt leisten? Andererseits haben auch diejenigen, die PsychotherapeutIn werden wollen, viele offene Fragen, was die Ausbildung, ihre Kosten, die Standesvertretung aber auch ihr späteres Einkommen betrifft.

Nicht zuletzt ist das öffentliche Gesundheitssystem vor allem durch die Krankenkassen repräsentiert. Diese sollen nicht nur bezahlen, sondern sie sind auch ihren Kunden gegenüber verantwortlich, dass das, was ihnen angeboten wird, auch etwas qualitativ Vertretbares und Zielführendes ist.

Das Eingangszitat von Stefan Rudas, das aus dieser Diskussion stammt, belegt augenfällig, dass bei jenem Thema eine allgemeine gesellschaftliche Bewusstseinsbildung – noch immer – von Nöten ist. Für die/den EndverbraucherIn von Psychotherapie ist es gar nicht so einfach, sich zuerst einmal entgegen den häufig entgegengebrachten Vorurteilen ihres/seines persönlichen Umfelds, zu einer professionellen Hilfe – einer Therapie – durchzuringen. Und hat sie/er das erfolgreich hinter sich gebracht, beginnt das „Spiel" um die Finanzierung der Seelenkur. Wer reich ist, hat kein Problem, sie/er zahlt – sagen wir siebzig Euro pro Stunde (die meist nur 45 oder 50 Minuten dauert). Doch die meisten können das gar nicht so einfach finanzieren. Die Wiener Gebietskrankenkasse bezahlt zwar einen Teil der Kosten, aber eben nur einen Teil, meist weniger als die Hälfte. Dann gibt es verschiedene Vertragsregelungen, abhängig bei welchem Verband die/der TherapeutIn organisiert ist. Und z.B. für Paartherapie wird nur in ganz seltenen Ausnahmefällen bezahlt, egal wie – durchaus körperlich – krankmachend die Beziehungskonstellation auch sein mag. Für die – sich zumeist in einer akuten Notsituation befindenden – Kundschaft von Psychotherapie ist das insgesamt eine ziemlich unbefriedigende Situation.

Eigentlich müssen die öffentlichen Hände massives Interesse daran haben, dass seelische Probleme zeitgerecht behandelt werden. Unterbleibt das nämlich, ist die Wahrscheinlichkeit hoch, dass es entweder auf Grund somatischer Symptome, oder wegen devianter, sozial problematischer bzw. selbstschädigender Verhaltensweisen zu einer Eskalation kommt, was bei den Betroffenen und/oder ihrem Umfeld zu vermeidbarem Leid führt. Die dann nötigen medizinischen oder sozialen Maßnahmen resp. sozialen Interventionen, verursachen weitaus höhere Kosten, als wenn die Psychotherapie schon zu Beginn – wie jede andere medizinisch-therapeutische Behandlung – finanziert worden wäre. Hier zu sparen, heißt sparen am vollkommen falschen Platz. Dies ist auch deshalb so problematisch, da die Krankenversicherungsträger gegenwärtig von der Regierungspolitik finanziell ausgehungert werden und somit keinerlei Mittel für die so nötigen Maßnahmen vorhanden sind.

Ein anderer wichtiger Punkt ist die Qualitätssicherung in der Psychotherapie:

1. Strukturqualität – wie Prüfungsvorschriften für PsychotherapeutInnen, Supervision und ihre Weiterbildung, aber auch, ob es genügend TherapeutInnen gibt;
2. Prozessqualität – sind gesetzte Maßnahmen richtig? Wie lange ist die Wartezeit auf Therapie? Wie lange ist die Verweildauer in der Therapie? Terminänderungen? Fehlstunden? Abbruchraten? TherapeutInnen-PatientInnen-Beziehung – wie kann man diese messen? Konflikte – wie werden diese gelöst?
3. Ergebnisqualität – Behandlungsziel erreicht?

Einerseits ist es für die KlientInnen wünschenswert, dass die TherapeutInnen die beste nur mögliche Ausbildung haben. Umgekehrt scheinen hier sich die Lobbies beim Gesetzgeber durchgesetzt zu haben, die weit über das Ziel hinausgeschossen sind: Der Stundenaufwand, und somit der pekuniäre Aufwand, der für Therapieausbildungen getätigt wer-

den muss, ist ganz einfach zu hoch. Diejenigen, die seinerzeit darauf ge-
drängt hatten, diese Latte für die AusbildungskandidatInnen so hoch zu
legen, hatten in der Regel selbst einen weitaus geringeren Ausbildungsaufwand und würden von sich vermutlich nicht behaupten, deshalb
schlechte PsychotherapeutInnen zu sein. Es drängt sich der Verdacht auf,
dass hier eine Eigendynamik in zweierlei Hinsicht wirksam geworden ist:

1. Wer „drinnen" war (Ausnahmen bestätigen die Regel), den konnte die
   Eintrittsbarriere in den Beruf PsychotherapeutInnen gar nicht hoch genug sein: Je höher – desto weniger Konkurrenz am heiß umkämpften
   KlientInnen-Markt.
2. Diejenigen, die die ExpertInnen waren, die über das – hohe – Ausmaß
   von Ausbildungsaufwand zu entscheiden hatten, profitieren selbst im
   hohen Ausmaß davon, da sie als Ausbildungsanbieter gut daran ver-
   dienen. (Auch hier bestätigen Ausnahmen die Regel.)

Es wurde angeregt, sich für eine bewusstseinsbildende Kampagne für
Psychotherapie einzusetzen – ähnlich wie z.B. für die Krebsvorsorge.

Neid: der geheime Herrscher? Ein Gefühl
und seine private und öffentliche Wirksamkeit

Anders als beim Psychotherapie-Thema ist Neid in der Politik ein
Querschnittsthema: Dieses Gefühl ist ganz privat im Leben eines/r jeden
einzelnen wirksam. Deshalb übt es erheblich mehr Einfluss auf das gesellschaftliche und (tages-)politische Geschehen aus, als gemeinhin angenommen wird. Zentrale Thesen dazu lieferte der Frankfurter Psychologieprofessor und Psychoanalytiker Rolf Haubl, der Autor von „Neidisch
sind immer nur die Anderen." Er skizzierte, dass im wesentlichen zwei
(politisch relevante) Coping-Strategien Neid betreffend zum Tragen kommen: Die destruktive Neidverarbeitung, die dem/der anderen nichts
gönnt und so weit gehen kann, dass sie das begehrte Gut – das einer/m
selbst zu besitzen verwehrt ist – zerstört. Dabei ist es egal, ob es sich um
materielle oder immaterielle Neidobjekte handelt und auch ob die/der
Beneidete legitimer Weiser darüber verfügt oder nicht. Fatal daran ist,
dass in unserer Gesellschaft ein unausgesprochenes – katholisch indu-
ziertes – Neidverbot existiert. D.h. es wird zwar geneidet – und das nicht
selten recht kräftig – aber dieser Sachverhalt muss der Öffentlichkeit, häufig sogar sich selbst gegenüber, geleugnet werden: Neid wirkt „unter-
gründig", das aber um so resistenter, weil nicht thematisierbar. Er wird
rationalisiert, in dem für neidisches Verhalten irgendwelche scheinbar
„sachlichen" Begründungen bzw. Vorwände vorgeschoben werden.

Auf der anderen Seite gibt es den „anspornenden Neid" – er motiviert

den Neider dazu, dass geneidete Gut selbst zu erwerben. Er stachelt somit den persönlichen Ehrgeiz erheblich an. In Haubls Buch wird Neid
auch als ein historisch „sozialdemokratisches Gefühl" zitiert. Dieser
Diagnose kann insofern gefolgt werden, soweit es sich um die zweite –
anspornende – Form der Neidbewältigung handelt. Verkürzt gesagt: Den
Armen soll durch eigene Leistung die Möglichkeit geboten werden, selbst
zum begehrten Gut – nämlich dem Wohlstand – zu kommen.

Das destruktive Neid-Modell ist der Motor und eines der Geheimnisse
der Wirksamkeit des so genannten Populismus. Er ist ohne diesen Motor
nicht denkbar. „In Österreich wird einem sogar der Krebs geneidet" – dieses Zitat vom Kabarettisten Hans-Peter Heinzl kurz vor seinem Tod bringt
es auf den Punkt. Ein Beispiel dazu: So mies kann es einem Flüchtling gar
nicht gehen, dass ihm der Hass-Neid dieses kleine Bisschen, was er mit
viel Glück von der öffentlichen Hand bekommt und das zum Sterben zu
viel und zum Leben zu wenig ist, noch streitig macht und wegnehmen
will.

Der österreichische Rechtspopulismus sieht überall „Privilegierte", die
sich vorzüglich als Neidobjekte eignen. Die Neid-Meute (Canetti, 2000)
folgt johlend dem Neid-Führer auf der Jagd nach zu Beneidenden.

JedeR einzelne politscheR AkteurIn ist dazu aufgefordert (sich)
Rechenschaft abzulegen: „Wie hältst du es mit dem Neid?" Letztendlich
entscheidet dieses Verhalten über die gesellschaftspolitische und psychische Tiefendimension der Kultur, die in die Tagespolitik eingebettet ist.

Politik und Sinnangebote

Jahrhunderte lang hatte Religion gemeinsam mit – oder in Konkurrenz
zur – Politik das Monopol auf Sinnstiftung. Man sagte: „Brot und Spiele"
und bot darüber hinaus und „ganz nebenbei" Lebenssinn. Mehrere Entwicklungen haben die bis dato sinnstiftenden gesellschaftlichen Agentu-
ren ihres Potenzials beraubt.

Durch die grausamen Diktaturen im Europa des 20. Jahrhunderts –
hierzulande durch die Nazi-Barbarei – war die Kompetenz der Politik, umfassenden Lebenssinn bieten zu können, vollkommen diskreditiert worden. Zu viel an Missbrauch, unter anderem mit Idealen vieler Menschen,
war hier betrieben worden (Reich, 1971). Die Politik hatte „das Klavier
zerstört, auf dem sie gespielt hatte". Die Menschen hatten den Glauben
verloren, auch in religiöser Hinsicht. Eine zweite Dynamik tat ihr übriges:
Die Modernisierung entzauberte die Gesellschaft in all ihren Bereichen
vollständig. Die Zweckrationalität regiert(e) alle Lebensbereiche. Materieller und technischer Fortschritt, wie auch Wohlstand dominierten die

Tagesordnung. Für die Fragen: Wofür das alles? und Wohin soll der Weg gehen? blieb keine Zeit.

Die in den 80er Jahren aufkommende New-Age- bzw. Esoterik-Bewegung (Wölflingseder, 1992), die in abgeschwächter Form bis heute anhält, dokumentiert sehr augenscheinlich, dass hier offenbar etwas sehr wesentliches der conditio humana vernachlässigt worden ist: Das gemeinsame Suchen nach Antworten auf die Sinn-Fragen des Lebens, die zumeist auch eine spirituelle Dimension hat. Dieser Sinn-Lücke bemächtigte sich – wie kann es anders in einer kapitalistischen Gesellschaft sein – der Sinn-Markt.

Doch immer stärker wird auch die Bewegung, die – jenseits aller Parteigrenzen – von der Politik ebenso, wie von den etablierten Religionen Sinnangebote einfordert: Lebenssinn ist zu wichtig, um ihn der Esoterikszene, obskurantistischen Kreisen oder politischen (Rechts-)Extremisten zu überlassen. Offenbar haben wir Menschen so etwas wie ein Bedürfnis nach Spiritualität, das weitgehend ungestillt blieb und bleibt. Demokratische und aufgeklärte Politik steht noch vollkommen am Anfang, hier Antworten und Angebote zu finden. „Politik und Sinnangebote" ist als der Versuch zu verstehen, einen ersten (kleinen) Schritt dahin zu machen, den allerdings noch viele weitere folgen müssen.

Coaching und Supervision in der Politik

Was denn unter Coaching und was unter Supervision genau zu verstehen sei, daran scheiden sich die Geister – auch der ExpertInnen – nicht nur, aber besonders wenn es um die Zielgruppe politisches Personal geht. Klar ist jedenfalls, dass Coaching als Methode eingesetzt wird. Ursprünglich als Gruppendynamik-Trainer ausgebildet, hatte ich diese Aufgabe für meine „Kundschaft" mehrere Jahre selbst wahrgenommen. Coaching, das hier angeboten wurde und wird, versteht sich als Perfomance-orientiertes Mediencoaching. D.h. die Wirkung des Coachees auf JournalistInnen als ganz spezifische, weil vermittelnde, Zielgruppe einerseits und auf die MedienkonsumentInnen andererseits steht im Mittelpunkt des Coaching-Prozesses.

Mittlerweile hat der Begriff Coaching eine inflationäre Verwendung erfahren. Er kam ursprünglich aus dem Sport, wo der Coach als intimer Ratgeber für alle fachlichen und persönlichen Belange des Sportlers fungiert, und bedeutete so viel wie maßgeschneidertes intensives (Einzel-)Training. In der Managementliteratur bezeichnet Coaching eine Beratungsform für Führungskräfte in Betrieben, Verwaltungssystemen und in sozialen Dienstleistungseinrichtungen (Schreyögg, 2000).

Sehr vieles kann heute als Coaching bezeichnet werden: Vom „Finanz-Coaching" – was nichts anderes ist als die gute alte Anlageberatung im sprachlich modernem Outfit – bis zum „Job-Coaching", einer Kurs-Zwangsmaßnahme für Arbeitslose, um diese für einige Zeit aus der Statistik zu retuschieren.

Coaching wird auf freiwilliger Basis angeboten, eine conditio sine qua non dieses Bereichs, wobei es häufig – aber nicht nur – von neu in das Mandat kommenden PolitikerInnen angenommen wird, zumeist in Form von Einzel-Trainings, manchmal auch – wenn selbst so gewünscht – in 2er- oder 3er-Gruppen. (Hier kann ich nur über die Arbeit in der sozial-demokratischen Fraktion im Wiener Rathaus sprechen, ob und in welcher Form es von anderen Fraktionen auch angeboten wird und ob auch frei-willig entzieht sich meiner Kenntnis, wäre aber ein durchaus spannendes Thema für ein vergleichendes Forschungsprojekt.)

Ich selbst habe als Entwicklungsbeauftragter meine Rolle vom Coach zum „head hunter", der die jeweils bestqualifizierten bzw. geeignetsten Coachs „aufspürt", gewandelt, weil es nicht gut wäre, dass die Organi-sation mehr als zwei bis drei Jahre den gleichen (Medien-)Coach hat. Allzu leicht können sich Betriebsblindheiten einschleichen.

Supervision ist eine Beratungsform, die berufliche Zusammenhänge thematisiert (Schreyögg, 2000). Sie wurde bisher kaum angeboten – ver-standen als Methode zur Bearbeitung intrapsychischer Probleme, oder auch zur Psychohygiene für PolitikerInnen, letztendlich auch als Mittel der Qualitätssicherung in der Politik. Vor etlichen Jahren wurde ein Anlauf gemacht, Gruppensupervision zu veranstalten. Das Angebot wur-de von einigen wahrgenommen, verlief aber im Sande, da hier andere Motive als die oben genannten für die Teilnahme eine Rolle spielten und Supervision somit eigentlich nicht ihre autochthone Wirkung entfalten konnte. Nun ist geplant, ein neues Supervisionsprojekt zu implementie-ren. Es soll ausschließlich Einzelsupervision (oder auch dyadische Super-vision) angeboten werden, um etwaige Interferenzen von vorne herein durch das Setting auszuschalten.

Als notwendig dürfte sich erweisen, an der Feldentwicklung von Supervision zu arbeiten, nicht zuletzt deshalb, da Supervision (nicht nur) in Österreich sehr Therapie-zentriert (theoretisch) gedacht und praktiziert wird. Das ist weiters nicht verwunderlich, hat Supervision doch in Europa den Ursprung in therapeutischen und helfenden Berufen. D.h. dieses Projekt kann gleichzeitig mit dazu beitragen, einen Schritt zu leisten, da-mit sich Supervision von der Therapie-Abhängigkeit in Richtung eigen-ständige Disziplin emanzipieren kann.

Macht, Angst, Vorurteile

„Ganz besonders in Österreich ist dieses Wechselspiel (zwischen Herrschern und Untertanen, Anmerkung K. Franer) noch durch einen besondern Begriff verstärkt, den man hierarchische Ordnung nennt (Ringel, 1990)".

Vorurteile scheinen in einer Gesellschaft wie der gegenwärtigen überlebensnotwendig zu sein – zur raschen Orientierung des Individuums in komplexen Situationen. Jedoch werden diese vorläufigen Urteile später häufig keiner Überprüfung auf ihre Stimmigkeit hin mehr unterzogen und werden anstatt eines evidenzbasierten Urteils übernommen. Sie verfestigen sich somit.

Arno Gruen (1989) bezeichnet „die Machtpolitik mächtiger Männer als Ausdruck innerer Leere." Demokratie braucht das öffentliche Gespräch. In der Diskussion um Macht, Angst und Vorurteile geht es schließlich auch darum, ob und unter welchen Bedingungen es einen angst- und somit letztendlich herrschaftsfreien Dialog im Sinne von Jürgen Habermas (1981) gibt bzw. geben kann.

Geschlechterdiskurs.
Vom Überleben in der Postmoderne

Die bisherigen Höhepunkte der Entwicklung der (österreichischen) Frauenbewegung waren in den 70er und 80er Jahren des 20. Jahrhunderts. Sie hat viel erreicht, wofür Generationen zuvor gekämpft hatten. Ihr Aufstieg ging in Österreich Hand in Hand mit dem der Sozialdemokratie und auch der Frauen in der Sozialdemokratie. Was für engagierte Vorkämpferinnen heiß umkämpfte Themen waren, interessiert viele jüngere Frauen nur mehr wenig. Entweder ist all das selbstverständlich für sie, oder die – nach wie vor manifest existierende – Benachteiligung von Frauen in vielen gesellschaftlichen Bereichen wird kaum als kollektives – sondern als individuelles – Problem wahrgenommen. Der Leistungsgedanke hat bei den Frauen ebenso Einzug gehalten, wie schon Jahrzehnte zuvor bei den Männern. Nicht zuletzt haben die vergangenen Parlamentswahlen in Österreich hier der politischen Landschaft ein neues Antlitz gegeben.

Wie sieht das Frauenbild bzw. das Bild des Geschlechterverhältnisses von heute aus? Geht es nur mehr um Karrieren einzelner oder gibt es noch verbindende Problemlagen, die Solidarität stiften können? Welche individuelle und welche gemeinsame politische Bewältigungsstrategien sind sichtbar? Oder muss zur Kenntnis genommen werden, dass das Patriarchat in einem modernen Outfit wieder die Oberhand gewonnen hat und die Herstellung der tatsächlichen Gleichberechtigung zwischen den Geschlechtern auf eine unbestimmte Zukunft vertagt werden muss? Wie kann die tatsächliche Gleichstellung der Postmoderne gestaltet werden und vor allem funktionieren?

Stadtpsychologie.
Das Bild der Stadt in unseren Köpfen und Herzen

Die Stadt besteht nicht nur aus Gebäuden, Straßen, Parks etc. – also kurz der „Hardware". In den Vordergrund des Interesses rückt, was bisher nur als Hintergrund, quasi als Bühnenbild diente, vor dem sich das menschliche Handeln abspielte: die von Menschen gemachte Lebensumwelt Stadt.

Wir verbringen den größten Teil unserer Lebenszeit in einem künstlichen Umfeld, das andere Menschen unter bestimmten Gesichtspunkten entworfen haben. In den meisten Fällen wurde das schon vor längerer Zeit für lediglich vorgestellte Benutzer konzipiert. Dabei geht es um den Wohnalltag in Gebäuden, um das soziale Miteinander und das subjektive Befinden Einzelner und von Gruppen im öffentlichen Raum, um das Wechselspiel von Mensch und künstlicher Umwelt. Die Stadtpsychologie als Wissenschaft ist besonders in Wien beheimatet. Sie erarbeitet Bilder gemeinsam mit den Betroffnen und interpretiert diese.

Zusammenfassend kann gesagt werden, dass das Projekt „Politik und Gefühl" – die Resonanz der Fachöffentlichkeit bestätigt dies – ein erfolgreicher Versuch war, psychologische Themen ins politische Gespräch zu bringen, mit GesprächspartnerInnen, die sonst kaum in diesen Kontext diskutieren. Somit kann jedenfalls als Zwischenergebnis verbucht werden, dass es gelungen ist, das eine oder andere Vorurteil – wenn schon nicht abzubauen, dann zumindest – zu verkleinern.

Literatur

Beck U (1993) Die Erfindung des Politischen. Zu einer Theorie reflexiver Modernisierung. Frankfurt am Main
Canetti E (2000) Masse und Macht. Frankfurt am Main
Gruen A (1989) Der Wahnsinn der Normalität. Realismus als Krankheit: eine grundlegende Theorie zur menschlichen Destruktivität. München
Habermas J (1981) Die Theorie des kommunikativen Handelns. Frankfurt am Main
Haslinger Josef (1987) Politik der Gefühle. Ein Essay über Österreich. Frankfurt am Main

Haubl R (2001) Neidisch sind immer nur die Anderen. Über die Unfähigkeit, zufrieden zu sein. München

Petzold H (1999) Das Selbst als Künstler und als Kunstwerk – rezeptive Kunsttherapie und die heilende Kraft „ästhetischer Erfahrung". Kunsttherapie – Zeitschrift der Praxis künstlerischer Therapien, Düsseldorf

Reich W (1971) Die Massenpsychologie des Faschismus. Köln

Ringel E (1990) In: Huemer P, Schurz G (Hrsg) Unterwerfung. Über den destruktiven Gehorsam. Wien Darmstadt

Schreyögg A (2000) Supervision. Ein integratives Modell. Lehrbuch zu Theorie und Praxis, Paderborn

Wölflingseder M (1992) Gesellschaftliche Veränderung – von oben – von unten. Linz

Jugendamtspsychologie – eine Form angewandter Psychologie

Reinhard Neumayer

Rückblick auf die Entwicklung

Die Wiederaufbauzeit nach dem Ende des zweiten Weltkriegs zeigte sich nicht nur durch Reparatur von Kriegsschäden, sondern auch durch Gestaltungswillen mit Zukunftsaspekten. Gerade im Bereich der Gesetzgebung wurden Initiativen gesetzt, die zum Aufbau neuer Strukturen unter Einbindung wissenschaftlicher Kenntnisse führten. Im Bereich Jugendwohlfahrt sollte neben der klassischen Armenfürsorge und Waisenkinderbetreuung (eine durch Kriegsfolgen zahlenmäßig wesentlich angestiegene Aufgabe) auch der präventive Teil gestärkt werden. In das Bundesjugendwohlfahrtsgesetz 1951 fand daher erstmals der Begriff: „Erziehungsberatung" Eingang. Damit war Beratung von Eltern in Erziehungsfragen schon vor der großen Eskalation gemeint, also bevor das Jugendamt zum Einschreiten gezwungen gewesen wäre.

Aus verfassungsrechtlichen Gründen mussten die Länder dem Bundesgesetz jeweils ein Landesausführungsgesetz folgen lassen, in dem die faktische Umsetzung und die allenfalls erforderlichen regional unterschiedlichen Formen dieser Umsetzung festzulegen waren.

Es ist daher kein Zufall, dass die auf dieser gesetzlichen Basis in den Ländern entstandenen und (zumindest anfangs) von der öffentlichen Hand bereit gestellten Beratungsdienste nun auch ihren 50 jährigen Bestand feiern (z.B. Oberösterreich, 2001; Niederösterreich und Steiermark, 2004). Ebenfalls kein Zufall ist es, dass diese Erziehungsberatungsdienste einen wesentlichen, wenn nicht sogar ausschließlichen Schwerpunkt in der Psychologie entwickelten. Hier lässt sich an einigen Beispielen gut zeigen, wie die letzten Jahrzehnte zu einem Wandel von der Beratung sich selbst meldender KlientInnen zu umfassenden Amtssachverständigendiensten aus dem Fachgebiet der Psychologie geführt haben.

Einige Beispiele aus Bundesländern und Städten

In *Niederösterreich* wurde ein heilpädagogischer Kinderfacharzt mit der Einrichtung eines derartigen mobilen Dienstes beauftragt. Er selbst übernahm die Umsetzung zunächst mit einer Jugendfürsorgerin (heute: Diplomsozialarbeiterin). Aber schon bei der ersten personellen Erweiterung kam eine Psychologin hinzu. Mittlerweile umfasst dieser Dienst nur noch Klinische und GesundheitspsychologInnen, während die medizinischen Fragestellungen, wie sie in der Startphase des Dienstes noch häufig aufgetreten sind, nunmehr von niedergelassenen Ärzten oder Ambulatorien für Entwicklungsdiagnostik bearbeitet werden. Die Fragestellungen an die Fürsorgerin eines reisenden Erziehungsberatungsdienstes entfallen mittlerweile, da die Jugendabteilungen an der Bezirksverwaltungsbehörde selbst als Informationsdrehscheibe fungieren und solche Fragen mit dem eigenen Personal abdecken.

Aber auch in *Oberösterreich* begann die Entwicklung mit der Beauftragung einer Ärztin, Erziehungsberatung einzurichten. Auch hier ging es um einen mobilen Dienst und auch in diesem Bundesland wurde in weiteren Ausbauschritten die Einbindung von PsychologInnen als wesentliche fachliche Bereicherung erachtet. Letztlich zeigen sich, ähnlich wie in NÖ, in der aktuellen Organisation des Dienstes nur mehr FachpsychologInnen und keine ÄrztInnen mehr.

Etwas anders verlief die Entwicklung in *Tirol*. Dort wurde ein psychologischer Amtssachverständigendienst für die Jugendämter aufgebaut und parallel dazu eine weitere Angebotsform etabliert: die Erziehungsberatung des Landes. Im Sachverständigendienst sind dort nur PsychologInnen tätig, während die Erziehungsberatung eine etwas breitere Palette von Berufen aufweist: es finden sich hier PsychologInnen genau so wie PädagogInnen.

Werfen wir nun einen Blick auf die *Steiermark*: Das Jugendwohlfahrtsgesetz hat auch hier zur Einrichtung eines Beratungsdienstes geführt. Anfänglich wurde diese Aufgabe durch einen Erziehungsberater für das ganze Bundesland, später durch den Ausbau zu einem zentral angesiedelten, aber mobil tätigen psychologischen Dienst wahrgenommen. Die Novelle des Jugendwohlfahrtsgesetzes führte dann in der Steiermark zur Verankerung der „Amtspsychologen" im Gesetz und zur Vorschrift, gewisse Fragestellungen (etwa Fremdplatzierungen von Kindern außerhalb ihrer Familie) jedenfalls durch diese AmtspsychologInnen begutachten zu lassen. In den 90er Jahren wurde der Dienst dann zu einem psychologisch-therapeutischen Dienst und zu einer anerkannten Ausbildungsstelle für klinische und GesundheitspsychologInnen weiter entwickelt.

In Kärnten zeigt sich ein völlig anderer organisatorischer Ansatz: Ausgehend von einer Krankenanstalt mit einer Heilpädagogischen Abteilung wurden hier so genannte „Sprechtage" eingeführt, die vom Personal der Krankenanstalt bestritten wurden. Diese heilpädagogischen Sprechtage wurden in den Bezirksstädten angeboten und erlaubten es den Ratsuchenden ambulant die medizinischen, psychologischen und auch sozialarbeiterischen Fachkräfte des Krankenhauses zu konsultieren ohne nach Klagenfurt fahren zu müssen. Dieser Dienst stellte auch die wesentliche fachliche Ressource für die Jugendämter dar. Später kamen aber andere Angebote in öffentlichem Auftrag hinzu: die Arbeitsgemeinschaft der Sozialhilfeverbände stellte einen ambulant und mobil tätigen und zunächst als „Pädagogisch-psychologischen Dienst (PPD)" bezeichneten Fachleutepool zur Verfügung, mit dem vor Ort in Bezirksstädten und anderen größeren Orten psychologische Beratung, später auch Behandlung angeboten werden konnte. Mittlerweile heißt der Dienst „Psychologisch-psychotherapeutischer Dienst", womit seine Aufgaben nochmals präziser beschrieben werden.

Das Land *Salzburg* errichtete 1954 für Zwecke der Erziehungsberatung ein Heilpädagogisches Institut mit einer ärztlichen Leiterin, einer Psychologin und zwei Sozialarbeiterinnen. Dieses Team war für die Dauer von 10 Jahren für die Erziehungsberatung und selbst schulpsychologische Aufgaben in Stadt und Land Salzburg zuständig. Parallel dazu wurde eine heilpädagogische Beobachtungsstation eingerichtet und in der Folge das ambulante Erziehungsangebot durch Personalaufstockung bei den PsychologInnen verdichtet. Nach weiteren 10 Jahren, also 1974, kamen auch noch die Aufgaben der Familienberatung der nunmehr statt Institut als „Referat für Familien- und Erziehungsberatung" benannten Einrichtung zu. Sie steht als Sonderform im Bundesländervergleich in fachlichem Kontakt und in Kooperation mit der Jugendwohlfahrt, ist aber nicht in diese eingegliedert.

In *Linz* wurde bereits 1948 eine ortsfeste, städtische Erziehungsberatungsstelle etabliert. Zunächst von einem Psychologen, der AHS-Lehrer war, alleine geführt, kam es später zu einem Ausbau zu einem Institut für Erziehungsberatung mit Anstellung weiterer PsychologInnen, zur Angliederung einer heilpädagogischen Ambulanz (1953) und einer Eheberatungsstelle (1958). Es vereint, wie in Salzburg, die Sparte einer Familienberatungsstelle (seit 1974) und auch die Beratung und Begutachtung von Fragestellungen der städtischen Jugendhilfe, der es auch baulich ersichtlich durch Übersiedlung in das „Jugendwohlfahrtshaus" zugehört. Naturgemäß fehlt aber – wieder im Vergleich zu Salzburg – der mobile Einsatz in der Fläche eines Bundeslandes. Die Leitung obliegt einem klinischen Psychologen und der MitarbeiterInnenstand umfasst PsychologInnen sowie PsychotherapeutInnen.

Gemeinsamkeiten trotz vieler Unterschiede

Trend zur Sachverständigenrolle

Die Entwicklung in so gut wie allen psychologischen Diensten im Bereich der öffentlichen Jugendwohlfahrt lässt deutlich den Trend von der einstigen Erziehungsberatung zur Sachverständigenrolle für Jugendämter erkennen. Und hier zeigte sich als durchaus einheitlicher Trend die Ausrichtung auf die Berufsgruppe der PsychologInnen, später der Klinischen und GesundheitspsychologInnen.

Dabei soll nicht übersehen werden, dass die Erziehungsberatung, siehe Tirol, auch weiterhin ihre eigenständigen Aufgaben hat. Allerdings wird es zunehmend weniger als Aufgabe der öffentlichen Hand gesehen, diesen Bereich selbst abzudecken, sondern werden vor allem Selbstmelder an niedergelassene PsychologInnen oder an einschlägige Beratungseinrichtung in anderer Trägerschaft weiter verwiesen.

Die Beratung, die in der Nachkriegszeit noch einige Elemente der nachträglichen Versorgung von unbetreuten oder fehl versorgten Kindern mit besonderen Bedürfnissen hatte, musste da oft mehr auf Sachzwänge (gibt es überhaupt ein passendes Hilfsangebot?) Rücksicht nehmen, als auf die Belastbarkeit und Motivation der Klientenfamilie (Nicht etwa: Welches von mehreren fachlich qualifizierten, in der Nähe gelegenen Angeboten kann mit verträglichem Zeitaufwand und für die Familie kostengünstig in Anspruch genommen werden?). Aber schon damals wurden die Fragen an die PsychologInnen nicht ausschließlich von interessierten, Rat suchenden Eltern gestellt, sondern in einem erheblichen Teil der Fälle von den Fürsorgerinnen, später DiplomsozialarbeiterInnen, der Jugendämter. Diese traten an Stelle der Eltern (im Auftrag der Amtsvormundschaft) oder auch wegen fehlender bzw. den Kindern schadender Eltern (im richterlichen Auftrag) auf. Dieser zuvor bereits erwähnte Trend zur Sachverständigenrolle für die Jugendabteilungen verstärkte sich zunehmend und führte auch zum vermehrten Einsatz von PsychologInnen (statt der heilpädagogischen Fachärzte, die mehr im Behindertenbereich tätig waren).

Trend zu mehr Prävention

Wie schon dargestellt, haben sich die Mangellagen aus der Nachkriegszeit hinsichtlich der Versorgung mit differenzierten Schul- und Kindergartenformen gebessert. Es stehen auch in ländlichen Gebieten mehr und besser qualifizierte medizinische Angebote (Mutter- bzw. Elternberatung, KinderfachärztInnen, Einrichtungen zur Entwicklungsdiagnostik und Frühförderung und dergleichen) zur Verfügung. Daher kommt es auch häufiger zu einer direkten Inanspruchnahme solcher Einrichtungen und damit zum Wegfall zahlreicher zuvor an den Erziehungsberatungsdienst gestellten Anfragen.

Gleichzeitig findet sich auch eine Hinwendung zu vermehrt präventiven Überlegungen im Beratungsansatz: Die Familien sollen schon mit geeigneten Informationen über Kinderentwicklung und Kinderziehung versorgt werden, ohne dass überhaupt bereits ein Problem aufgetaucht wäre. Als Anwendungsbeispiele sollen hier Elternschulen, Eltern-Kind-Zentren und die IGLU-Modelle aus Oberösterreich in Erinnerung gerufen werden.

Arbeit mit motivierten und nicht motivierten KlientInnen

Beratung und insbesondere Erziehungsberatung wendet sich vor allem an interessierte KlientInnen. Gab es früher oft Erwartungshaltungen der Eltern, eine rezepthafte Anleitung zur Lösung des aufgezeigten Erziehungs- oder Beziehungsproblems zu bekommen, so finden sich heute mündigere und selbstbewusstere Ratsuchende: es geht daher mehr um eine auf Ressourcen der Familie statt auf deren Defizite orientierte Erarbeitung von Veränderungsmöglichkeiten. Eine weniger vom Glauben an die „Götter in Weiß" geprägte Herangehensweise zeigt sich also auch hier. Dabei darf aber der Hinweis nicht fehlen, dass im Aufgabenfeld der Jugendwohlfahrt und somit der dort tätigen psychologischen Dienste keineswegs nur kooperations- und veränderungswillige Eltern und Kinder als KlientInnen auftreten. Es geht auch um Beispiele, in denen das Kindeswohl nur mehr außerhalb der bisherigen Familienkonstellation sicherzustellen ist und es geht auch um Fälle, in denen die PsychologIn Vorschläge erstellen soll, die eventuell von der Behörde gerichtlich gegen den Willen der Eltern durchzusetzen sind!

In solchen Fällen unterscheidet sich die Tätigkeit von JugendamtspsychologInnen massiv von KollegInnen, die auf Krankheitseinsicht, Compliance und/oder Kontraktfähigkeit der Eltern von Kindern, um deren Wohl es gehen soll, bestehen, bevor sie überhaupt tätig werden.

Aufnahme von therapeutischen Leistungen in den Leistungskatalog einiger psychologischer Dienste

Wenn schon nicht im Bundesjugendwohlfahrtsgesetz festgelegt so findet sich doch in manchen Ländergesetzen ein Passus, der Psychotherapie für Kinder anzubieten als Aufgabe der öffentlichen Jugendwohlfahrt aufzeigt. Darauf hin haben einige Dienste (u.a. Wien, Steiermark und Kärnten) ihr Aufgabenfeld so erweitert, dass sie durch eigenes Personal nicht

nur Diagnostik und Beratung, sondern auch Psychotherapie anbieten. Es
handelt sich dabei regelmäßig um Psychologinnen, die über die erforderliche zusätzliche Qualifikation als Psychotherapeutin verfügen. Somit
wurde aus der oft ersten Anlaufstelle, an die sich Eltern mit ihren Fragen
gewandt haben und die dann nach einem Clearingverfahren an die für
Behandlungen zuständige Einrichtung weiter verwiesen wurden, ein
Anbieter, der selbst einen Beitrag zur psychotherapeutischen Versorgung
von Kindern und Jugendlichen leistet.

Die Veränderung in den Fragestellungen im Wandel der Jahrzehnte

In weitgehender Übereinstimmung berichten MitarbeiterInnen der angeführten Dienste von einer derartigen Veränderung. Standen in den
Anfangszeiten der Dienste nach dem zweiten Weltkrieg vor allem Fragen
der „Verwahrlosung" von Kindern und Jugendlichen im Vordergrund, so
änderte sich das Bild im zu Ende gehenden zwanzigsten Jahrhundert vor
allem durch die Enttabuisierung der Themata „Gewalt in der Familie"
und „Missbrauch (im erweiterten familiären Umfeld)". Fragestellungen
an die PsychologInnen in oder für die Jugendwohlfahrt zielen dabei
durchaus nicht nur auf die geeignete Aufarbeitung von lang zurück liegenden Schädigungen, sondern durchaus auf den Umgang mit aktuellen
Vorfällen. Hier werden die PsychologInnen über eine Begutachterrolle für
die Jugendämter hinaus zu Mitwirkenden im Krisenmanagement bei der
Abwehr oder Verhinderung weiterer Gefährdungen von Kindern. Der
Ausbau von so genannten „Kinderschutzzentren", also spezialisierten Be-
ratungs- und Therapieeinrichtungen für Kinder und Jugendliche, die von
derartigen Themen betroffen sind, verdeutlicht diesen Trend.

Fragestellungen zur Schullaufbahn, zu differenzierten Eignungsfest-
stellungen sowie zur Berufsberatung zählen seit der Einrichtung spezieller Angebote durch andere Träger (wie Schulpsychologischer Dienst des
Bundes oder Psychologischer Dienst im Arbeitsmarktservice) nicht mehr
zu den Aufgaben der JugendamtspsychologInnen.

Die Aufgabenstellungen der Jugendwohlfahrt und somit auch der psychologischen Dienste haben sich auch durch die Migrations- und Flücht-
lingsbewegungen der jüngeren Vergangenheit verändert. Vermehrt stehen auch Fragen der so genannten zweiten und dritten Generation von in
Österreich ansässigen aber aus anderen Kulturen stammenden Mitbür-
gerInnen im Vordergrund. Hier ist spezifische Beratungskompetenz sowie geeignete Ausrüstung mit diagnostischen Verfahren erforderlich soweit die sprachliche Kommunikation überhaupt hergestellt werden kann.

Nur am Rande soll auf die Besonderheiten hingewiesen werden, die sich etwa ergeben, wenn ein auffällig gewordener Jugendlicher (z.B. nach Jugendschutzbestimmungen), der seit der Geburt in Österreich ist und gut Deutsch spricht, seinen nicht gut oder gar nicht Deutsch sprechenden Eltern Zweck und Inhalt einer ihn betreffenden Beratung oder gar Maßnahme vermitteln soll.

Beiträge zur Qualitätssicherung

Besonders bei reisenden psychologischen Diensten, die fallweise auch direkt zu den Familien in die Wohnung kommen, wird immer wieder zu prüfen sein, ob sie bei nicht vergleichbaren Rahmenbedingungen für ihre Arbeit den selben Kriterien etwa hinsichtlich der Anwendung von testdiagnostischen Verfahren genügen müssen, wie ortsfeste Einrichtungen, vielleicht sogar mit stationär untergebrachten KlientInnen.

Die darüber laufende Diskussion bewegt sich zwischen den Polen:

– Es kann eben nur stark eingegrenzte Fragestellungen aber dafür qualitativ bestens abgesicherte Ergebnisse geben.

– Oder es braucht ein Screening unter den aktuell vorliegenden Bedingungen, um überhaupt an die KlientInnen und deren Problemlage heran zu kommen, weil die Betroffenen erfahrungsgemäß oft nicht motiviert werden können, eine ortsfeste mit besten Standards versehene Stelle zuverlässig und mehrmals sowie manchmal auch mit Kosten verbunden aufzusuchen.

Jedenfalls sind die Anforderungen an die PsychologInnen sowohl formal (in den meisten Diensten ist die Weiterbildung zur Klinischen und GesundheitspsychologIn bereits Anstellungserfordernis) als auch inhaltlich (Themenvielfalt versus SpezialistInnentum) stark angestiegen. Der Wunsch an die mit Forschung hauptsächlich befasste Fachkollegenschaft lautet dem gemäß: Wir brauchen neben den erforderlichen finanziellen Ressourcen (für die Politik und Gesellschaft, letztlich in Form der Dienstgeber zuständig sind) vor allem auch weiterhin aktuelle, wissenschaftlich fundierte und praxisgerechte Werkzeuge für unsere Arbeit!

Wenn zum Schluss noch die Frage auftaucht, wohin es nach diesen etwa 50 Jahren angewandter Psychologie in der Jugendwohlfahrt weiter gehen könnte, so ist es nicht einfach, eine gemeinsame Entwicklung abzuschätzen: Einerseits findet sich eine immer weiter gehende Professionalisierung im Beratungs- und Sachverständigenbereich. Andererseits zeichnet sich aber in manchen Ländern auch eine verstärkte Einbeziehung der PsychologInnen in Tätigkeitsbereiche mit konzeptiver Aufgabenstellung und/oder Controllingfunktionen für Projekte und Einrichtungen und Maßnahmen ab. Offensichtlich wird das Know-how dieser Berufsgruppe auch über den Einzelfall hinaus geschätzt.

Anmerkung: Der Autor dankt den leitenden KollegInnen der angeführten Dienste für ihre Informationen und Unterstützung.

Der Psychologische Dienst im Rahmen des Arbeitsmarktservice

Doris Luf-Machacek

Historische Wurzeln

Bald nach Einrichtung der Arbeitsämter in Österreich in den 20er Jahren entstand als Sonderdienst der AMV (Arbeitsmarktverwaltung) der Psychologische Dienst. Die Entwicklung dieser Abteilungen war in den letzten Jahren in den einzelnen Bundesländern recht unterschiedlich. Die folgende Darstellung bezieht sich überwiegend auf den Wiener Raum.

Ursprünglich war die Tätigkeit der neu gegründeten Arbeitsämter rein auf die Vermittlung von freien Stellen ausgerichtet. Die rasche und treffsichere Besetzung des Arbeitsmarktes war und ist bis heute eine der Kernaufgaben der AMV bzw. des AMS. Zunächst nur für Jugendliche wurde zusätzlich eine ausführliche Berufsberatung angeboten, die zum Ziel hatte, geeignete Lehrlinge an die Betriebe zu vermitteln. Mittels psychologischer Tests – die vom psychologischen Dienst durchgeführt wurden – wurde das Auswahlverfahren für Jugendliche ergänzt. Somit gab es zunächst nur für Jugendliche das Angebot, den Berufswahlprozess mit den geeigneten psychologischen Verfahren zu unterstützen.

Erst ab etwa 1970 wurde mit der Beratung von Erwachsenen bei Berufswechsel oder -verlust begonnen. Psychologische Kompetenz wurde analog zur verstärkt eingesetzten Beratung ein immer wichtigerer Bestandteil in der vielschichtigen Aufgabenerfüllung des AMS. Die Zahl jener Personen, die neben dem Wunsch nach Informationen auch ein Beratungs- und Betreuungsbedürfnis haben und bei denen im Vorfeld der eigentlichen Vermittlungsaktivitäten eine eingehende Auseinandersetzung mit ihren speziellen und individuellen Problemlagen notwendig ist, ist nach wie vor steigend.

Der Bedarf an psychologischer Kompetenz hat sich vor allem im Rahmen der unmittelbaren KundInnenbetreuung in den letzten Jahren parallel zur allgemeinen Entwicklung am Arbeitsmarkt enorm erhöht und das Tätigkeitsfeld des Psychologischen Dienstes hat sich dem entsprechend inhaltlich stark ausgeweitet. In Wien entstand mit der Einführung der „Psychologischen Sprechtage" – eine Beratung, die direkt in den

Regionalen Geschäftsstellen stattfindet – ein neuer Aufgabenschwerpunkt.

Psychologische Aufgabenstellungen im AMS Wien

Innerhalb der Organisation des AMS Wien kann man die Aufgaben des Psychologischen Dienstes folgendermaßen zusammenfassen:

Psychologische Berufsdiagnostik

Die psychologische Berufsdiagnostik wird angeboten als Gruppentest mit nachfolgender Einzelberatung oder bei Bedarf im Rahmen von individuellen Einzelterminen. Im Normalfall wird eine Gruppentestung mit maximal 20 Erwachsenen bzw. Jugendlichen abgehalten. Ziel der „Eignungsuntersuchungen" ist die Erarbeitung individuell passender Ausbildungs- und/oder Berufswege, zur Optimierung der Chancen für eine (Re)Integration in den Arbeitsmarkt.

Die Durchführung diagnostischer Gespräche und die Anwendung bestimmter Testverfahren im engeren Sinne (auch EDV-unterstützt) ist zumeist in den gesamten Betreuungsverlauf eingebettet, was eine individuelle Abstimmung auf die jeweilige Problemlage des Kunden/der Kundin ermöglicht.

Die psychologische Berufsdiagnostik wird durchgeführt, wenn KundInnen vor der Frage der Berufswahl („Primärprophylaxe") oder vor einem Berufswechsel („Sekundärprophylaxe") stehen und dafür die Feststellung von Interessen, Motivation und Eignung notwendig erscheint. Sie soll zur genauen Abklärung der Stärken sowie der persönlichen und sozialen Gegebenheiten der zu beratenden Person dienen. Um einen differenzierten Betreuungsplan entwerfen zu können, ist im Rahmen der psychologischen Arbeit eine genaue Abklärung der Kompensationsmöglichkeiten zum Ausgleich etwaiger Schwächen oder Defizite sinnvoll. Damit kann die Eignungsuntersuchung im Sinne einer psychosozialen Diagnostik eingesetzt werden und speziell zur Abklärung der Förderungsmöglichkeiten (vom AMS zur Verfügung gestellte Maßnahmen zur Weiterbildung bzw. zur Bewerbungsunterstützung oder externe Weiterbildungen) verwendet werden.

Sie dient zur Unterstützung des/der BeraterIn des AMS, wenn diese/r zu keiner klaren Einschätzung der Leistungsfähigkeit und/oder Persönlichkeit der Person gelangen kann, wenn ein bestimmtes Persönlichkeitsbild diagnostisch abgeklärt werden soll oder wenn der persönliche Eindruck des Beraters/der Beraterin von anderen bereits vorliegenden Unter-

lagen (z.B. externe Gutachten, medizinische Befunde) über den Kunden/
die Kundin abweicht.

Diagnostik wird weiters angewendet, wenn der/die Ratsuchende keine oder einander widersprechende Berufswünsche äußert bzw. wenn die
Vorstellungen des Kunden/der Kundin von den am Arbeitsmarkt vorhandenen Gegebenheiten so stark abweichen, dass eine berufliche Umsetzung nicht möglich erscheint. Die berufliche Diagnostik kann sowohl seitens des Beraters/Beraterin als auch auf Wunsch des Kunden/der Kundin
eingeleitet werden.

Zielgruppen der Eignungsuntersuchung können sein:
– Jugendliche (Pflicht-, Berufs-, FachschülerInnen)
– Lehrabbrecher, oftmalige Lehrstellen-Wechselnde
– Erwachsene (Personen aller Ausbildungsniveaus, WiedereinsteigerInnen)
– behinderte Personen (Jugendliche und Erwachsene mit gesundheits-
  bedingten psychischen und/oder somatischen Problemen, beruflicher
  Problematik wie Berufserkrankungen, Berufs- und/oder Freizeitunfäl-
  len).

Unterstützung des Service für Unternehmen bei der Lehrlingsauswahl

In Zusammenarbeit mit der Regionalen Geschäftstelle Jugendliche unterstützt der Psychologische Dienst bei der Auswahl geeigneter Lehrlinge.
Dabei werden Jugendliche in größeren Gruppen einer ausbildungsbezo-
genen Testung unterzogen und anhand der Testergebnisse die passenden
Lehrstellensuchenden vorselektiert.

Unterstützung der Personalabteilung bei der Rekrutierung des AMS-internen Personals

Durch geeignete Verfahren wird die Personalabteilung der Landesgeschäftsstelle bei der Optimierung der Personalauswahl unterstützt. Die
Personalvorauswahl erfolgt in einem stufenweisen Verfahren, in dem der
Psychologische Dienst zunächst die Aufgabe einer allgemeinen Abklärung mittels Intelligenzleistungstests übernommen hat. Danach erfolgt
eine Befassung in einem Assessmentcenter.

Die „Psychologischen Sprechtage"

Diese dienen den BeraterInnen an den einzelnen regionalen Geschäftsstellen in jenen Bereichen, in denen psychologisches Fachwissen

in der Beratung und Vermittlung notwendig ist – zur genaueren Abklärung und zur Formulierung eines differenzierten Betreuungsplans.

Der Kontext psychologischer Leistungsangebote

Wesentlich ist, dass der Psychologische Dienst in der Regel direkt von
den einzelnen Berater/innen vor Ort zur Unterstützung der Betreuungsarbeit herangezogen wird. Das bedeutet, dass der eigentliche Arbeits-
auftrag für die PsychologInnen in diesem Tätigkeitsfeld durch die BeraterInnen erfolgt. Die Beratung und Betreuung von Rat- und Arbeitssu-
chenden im Rahmen der Sprechtage hat eine hohe Priorität bei der
Arbeitsplanung des Psychologischen Dienstes. Sie umfasst
– die Durchführung von Einzel- und Teamberatungen
– die längerfristige Betreuung von KundInnen mit erhöhtem Betreuungsbedarf
– das Führen von Vorgesprächen und Klären von bestimmten Fragestellungen und Problemlagen der einzelnen KundInnen vor einer Intervention
– die Nachbesprechung der Ergebnisse aus den durchgeführten Beratungsgesprächen bzw. Testungen
In interdisziplinärer Zusammenarbeit mit (psycho)sozialen Einrichtungen wie z.B. Schuldnerberatungsstellen, Frauenberatungsstellen, Drogenberatungsstellen, medizinischen Ambulanzen, Rehabilitationseinrichtungen usw. werden Betreungspläne und -ziele erstellt, die mittel- bis
langfristig zu einer Eingliederung in ein geregeltes Arbeitsverhältnis führen sollen.

Da eine ständige Zunahme von KundInnen mit psychischen und sozialen Problemen, die in unterschiedlichen Manifestationen zum Ausdruck kommen, zu beobachten ist, trägt dieses Angebot der PsychologInnen nicht nur zur Entlastung der KundInnen, sondern auch zur Unterstützung der BeraterInnen in deren oft schwierigen und komplexen
Arbeitssituationen im AMS bei.

Die Betreuung von in Langzeitarbeitslosigkeit geratenen KundInnen
erfordert eine sehr individuelle Zugangsweise, die erst langfristig das Ziel
einer Reintegration in den Arbeitsmarkt haben kann. Im Vorfeld und als
zentrale Aufgabe des psychologischen Dienstes wird eine oft auf verschiedenen Ebenen nötige Stabilisierung der Personen eingeleitet.

Die im Optimalfall am Ende der Betreuung stehende Vermittlung an
eine konkrete Arbeitsstelle bzw. die konkrete Unterstützung bei eigeninitiativen Bewerbungen wird dann von dem/der zuständigen Berater/in
übernommen.

Der Psychologische Dienst des AMS

Die Dienstleistungen des Psychologischen Dienstes des Arbeitsmarktservice werden österreichweit angeboten. Während bei der Art der psychologischen Angebote keine wesentlichen Unterschiede zwischen den einzelnen Bundesländern bestehen, sind die Organisationsstrukturen doch sehr verschieden. Der problemlose Zugang der KundInnen zu den psychologischen Angeboten des Arbeitsmarktservice wird durch Sprechtage des Psychologischen Diensts in den Regionalen Geschäftsstellen des AMS gewährleistet. Jede Geschäftstelle kann die Dienste der AMS-PsychologInnen, die für die jeweilige Region zuständig sind, in Anspruch nehmen. Die AMS-PsychologInnen sind meist der Landesgeschäftsstelle zugeordnet und betreuen mehrere regionale AMS-Geschäftsstellen. Es wurden in Abhängigkeit von den geografischen Voraussetzungen auch psychologische Stützpunkte in einzelnen AMS-Geschäftsstellen eingerichtet, um die notwendige Kundennähe zu erreichen.

Die fachliche Koordination der psychologischen Dienstleistungen liegt bei der Abteilung Beratungs- und Vermittlungsservice in der AMS-Bundesgeschäftsstelle. Die Sicherung von einheitlichen fachlichen Mindeststandards vor allem bezüglich der eingesetzten berufsdiagnostischen Verfahren ist dabei ein zentrales Anliegen. So werden z.B. österreichweit einheitliche EDV-unterstützte Testverfahren eingesetzt.

Der Psychologische Dienst des AMS Wien

– unterstützt die BeraterInnen in jenen Bereichen, in denen psychologisches Wissen und die Anwendung psychologischer Methoden zu einer Verbesserung der Beratungs- und Vermittlungsleistungen im AMS beitragen.
– befindet sich im AMS Jugendliche – Psychologischer Dienst 1050 Wien, Redergasse 1
– besteht aus einem Team von sechs FachpsychologInnen und einer Sekretärin
– bietet Psychologische Berufsdiagnostik und Psychologische Beratung
– arbeitet an den regionalen Geschäftsstellen in Form von Sprechtagen mit AMS-BeraterInnen zusammen

Die Entwicklung der modernen Suchtprävention in Österreich

Alfred Uhl

Die Anfänge der Suchtprävention in den 60er Jahren

Als illegale Drogen Ende der 60er Jahre unter dem Begriff „Rausch-gift" unter kräftigem Zutun der Massenmedien zu einem stark emotiona-lisierten Thema wurden, lag der Schwerpunkt der präventiven Aktivitä-ten auf Abschreckung und normativer Beeinflussung. In diesem Sinne wurde 1973 in Österreich z.B. eine von öffentlicher Seite initiierte groß an-gelegte Medienkampagne unter dem Titel „Halt! Rauschgift ist Selbst-mord" gestartet. Der Umgang mit diesem neuen Phänomen war anfangs hauptsächlich von manipulativen und repressiven Maßnahmen bestimmt. Dem lag ein ausschließlich *ergebnisorientiertes, technokratisches* Grund-verständnis im Sinne einer *Fremdbestimmung* der Zielgruppe zugrunde. Die Zielpersonen wurden als *Objekte* gesehen, deren Einstellungen und Verhaltensweisen es zu verändern galt.

Die Professionalisierung der Suchtprävention

Seit damals hat sich aber sehr viel verändert. Die anfangs auch weit-gehend unkoordinierten Präventionsmaßnahmen mündeten in die Etablierung einer eigenen Disziplin „Drogen- und Suchtprävention", die sich in den letzten Jahren zusehends fachlich professionalisierte. In fast allen österreichischen Bundesländern sind kompetente Präventionsfach-stellen entstanden, die mit den für die Prävention zuständigen Behörden auf Bundes- und Landesebene, mit den pädagogischen Akademien, mit den Präventionsexperten der Exekutive und mit der Suchtforschung eng kooperieren. So ist z.B. ein vom Unterrichtsministerium initiiertes und fi-nanziertes Handbuch unter dem Titel „Suchtprävention in der Schule" gemeinsam mit den ExpertInnen der oberösterreichischen Suchtpräven-tionsstelle und mit MitarbeiterInnen des Ludwig-Boltzmann-Instituts für Suchtforschung entwickelt worden (Paulik et al., 2002), und auch das Leit-

bild der österreichischen Fachstellen für Suchtprävention wurde von diesen gemeinsam mit dem Ludwig-Boltzmann-Institut für Suchtforschung
erarbeitet (Uhl und Springer, 2002). Die Suchtprävention baute ursprünglich auf die aus der Medizin stammende Idee der Seuchenprophylaxe auf
und hat sich inzwischen zu einem hochgradig interdisziplinären Feld entwickelt, das auf der angewandten Seite von PädagogInnen, SozialarbeiterInnen und PsychologInnen geprägt ist und auf der theoretischen Seite
vor allem von PsychologInnen, SoziologInnen und MedizinerInnen determiniert wird.

Von Kontrolle und Manipulation zu Förderung und Emanzipation

Nach den durchwegs negativen Erfahrungen mit Abschreckungsmaß-
nahmen, die einer Realitätsprüfung durch konsumerfahrene Jugendliche
nicht standhielten, und nach der ebenfalls nicht sehr erfolgreichen normativen Beeinflussung ergab sich in der Suchtprävention eine inhaltliche
Verschiebung der Schwerpunkte in Richtung *Lebenskompetenzsteigerung* und *sachliche Informationsvermittlung.* Der professionelle Umgang
mit den Phänomenen Missbrauch und Sucht hat sich über die letzten Jahrzehnte hinweg in Österreich kontinuierlich von einer *manipulativ-repres-
siven* Strategie in Richtung Gesundheitsförderung entwickelt, die in den
Zielpersonen keine Objekte, sondern selbstständige Subjekte sieht. Die
Ottawa Charta der WHO (1986), in der der Begriff „Gesundheitsförderung" definiert wird, legt ganz klar fest, dass den VerfasserInnen ein
demokratisch/emanzipatorischer Ansatz vorschwebt. Diese Definition
geht Hand in Hand mit der Definition des Begriffs „Gesundheit", wie er
sich in der 1946 erstellten WHO-Verfassung findet: d.h. „Gesundheit" als
„Zustand vollständigen körperlichen, geistigen und sozialen Wohlbefindens".

Das Menschenbild der modernen Suchtprävention

Hinter dieser Umorientierung in der Suchtprävention manifestiert sich
eine grundlegende Veränderung des impliziten Menschenbildes. Es geht
hier um eine weltanschauliche Grundhaltung, die nicht nur für die Suchtprävention, sondern für jegliche Erziehung von Bedeutung ist. Diametral
gegenüber stehen sich ein *„demokratisch-emanzipatorisches Menschenbild"* im Sinne der Ottawa-Charta und ein *„autoritär-kontrollierendes
Menschenbild",* das stark von der auf Kontrolle und Repression fixierten

amerikanischen und nordeuropäischen Alkohol- und Drogenpolitik beeinflusst ist. Zentral für den die österreichische Suchtprävention derzeit prägenden *„demokratisch-emanzipatorischen Gesundheitsförderungsansatz"* ist die Überzeugung, dass die überwiegende Mehrzahl der Kinder und Jugendlichen später autonom richtige Entscheidungen treffen wird, wenn man sie in jungen Jahren darin unterstützt Lebenskompetenz zu entwickeln, sie umfassend und ausgewogen informiert, sie ermutigt Entscheidung zu treffen, sie anleitet ein glückliches Leben anzustreben und mit Risiken sinnvoll umzugehen. Schlagworte für diesen gegenwärtig sehr populären Ansatz sind z.B. „Empowerment", Partizipation" oder „Risikokompetenz". Die Zielpersonen werden in ihrer konkreten Lebenslage akzeptiert, ihre *persönliche Autonomie* wird nicht in Frage gestellt, und Entscheidungen werden ihnen letztendlich weitestgehend selbst überlassen. Die Zielpersonen werden dabei als *Subjekte* wahrgenommen, im Sinne von InteraktionspartnerInnen, bei denen man die Fähigkeit fördern will, Lebensbedingungen selbst aktiv zu ändern und zu verbessern, um damit die Wahrscheinlichkeit des Flüchtens in ausweichendes und selbstzerstörerisches Verhalten zu verringern. Ein deklariert *emanzipatorisches* Grundverständnis im oben beschriebenen Sinne liegt ausdrücklich auch den für das österreichische Schulsystem verbindlichen dreizehn Unterrichtsprinzipien zugrunde (Uhl, 2002b).

Die Grundlage des „autoritär-kontrollierenden Ansatzes" ist hingegen die Überzeugung, dass die Mehrzahl der Kinder und Jugendlichen später nur dann richtige Entscheidungen treffen wird, wenn man sie im Rahmen der Erziehung kontrolliert, „gefährliche Informationen" zensuriert, sie bevormundet und ihnen Lustverzicht sowie Risikoverringerung durch Enthaltsamkeit nahe legt. Auch wenn letzterer Ansatz zur Zeit in der professionellen österreichischen Suchtprävention keine relevante Rolle spielt, sollte man sich dennoch bewusst sein, dass dieser Zugang international noch keinesfalls überwunden ist. Sogar die WHO, die vehement den Gesundheitsförderungsansatz propagiert, unterstützt in Zusammenhang mit Alkohol und Nikotin (z.B. Edwards, 1997) durchaus Sichtweisen, die der Gesundheitsförderung diametral entgegenstehen. Interessant ist dabei, dass dieser eklatante Widerspruch in der Grundorientierung der WHO von ExpertInnen kaum offen angesprochen und erörtert wird.

Die Entscheidung zwischen diesen beiden Zugängen ist auch von eminenter demokratiepolitischer Bedeutung. Wer nämlich annimmt, dass die Mehrheit der Bevölkerung gar nicht in der Lage ist, nach ausreichender Förderung und Information selbstbewusst richtige Entscheidungen treffen zu können, weist implizit, aber konsequent die Grundidee der „Demokratie" zurück. Der/die Betreffende sympathisiert dann – in der Regel

ohne sich dessen bewusst zu sein – mit einer Pseudodemokratie, in der
Eliten die breite Bevölkerung durch subtile Kontrolle und Zensur in die
gewünschte Richtung manipulieren.

Zwei Strömungen in der Suchtprävention

Im Rahmen der emanzipatorisch orientierten Suchtprävention lassen
sich grob zwei Hauptströmungen ausmachen:
– Eine Strömung, die einen „ausschließlich substanz- und suchtunspe-
   zifischen Zugang" fordert und spezifische inhaltliche Auseinandersetzungen über psychoaktive Substanzen und Suchtmechanismen weitestgehend ablehnt. Diese betrachtet Suchtprävention als implizites
   Teilgebiet der Gesundheitsförderung und vertritt, dass allein Lebenskompetenzsteigerung, im Sinne der Schlagworte „Kinder stark machen" oder „Empowerment", die Wahrscheinlichkeit für den problematischen Konsum legaler und illegaler Drogen sowie für süchtiges
   Verhalten verringern kann.
– Eine weitere Strömung, die einen „Gesundheitsförderungs- plus Infor-
   mationsvermittlungszugang" repräsentiert, vertritt zwar auch, dass
   Lebenskompetenzsteigerung eine ganz zentrale Komponente professioneller Drogen- und Suchtprävention darstellen sollte, meint aber,
   dass auch Wissen über psychoaktive Substanzen und Suchtmechanismen als wichtiger Bestandteil der Lebenskompetenz zu verstehen ist.
   Hier wird vertreten, dass Informationsvermittlung bei Aktivitäten, die
   ausdrücklich als „Drogen- und Suchtprävention" angekündigt sind,
   keinesfalls ausgeklammert werden sollte bzw. gar nicht ausgeklammert werden darf.
   Nachdem Kinder und Jugendliche zunehmend fordern über psychoaktive Substanzen kompetent informiert zu werden und unbestreitbar ist,
dass kompetente Lebensbewältigung auch das entsprechende Grundlagenwissen voraussetzt, gewinnt letztere Position in der Fachdiskussion
zusehends an Boden. Daraus ergeben sich für die Suchtprophylaxe aber
auch nicht zu unterschätzende neue Problemfelder. Wer das Thema
„Drogen" nicht anspricht, läuft nicht Gefahr als Experte im Spannungsfeld zwischen VertreterInnen sich ausschließender polarisierter Meinungen klar Position beziehen zu müssen. Wer eine klare Position bezieht und
sachlich und ausgewogen informiert, kann leicht zwischen die Fronten
geraten und von den einen als Dramatisierer und von den anderen als
Verharmloser gebrandmarkt werden. Bei der emotionell noch immer stark
besetzten Drogenthematik kann das dann leicht zu recht unangenehmen
Situationen für den/die ProphylaktikerIn führen.

Trend von der Primärprävention hin zur Sekundärprävention

Abgesehen von der erwähnten Aufwertung der Vermittlung von Sucht- und Drogenwissen als Ergänzung zu den ziemlich unumstrittenen Elementen der allgemeinen Gesundheitsförderung, kann man derzeit noch eine weitere Entwicklung in der Suchtprävention feststellen. Im Bewusstsein begrenzter Ressourcen für Suchtprävention ist nämlich eine Entscheidung darüber nötig, ob man die Mittel vor allem im primärpräventiven Sinn sehr breit streuen will, oder ob man diese im sekundärpräventiven Sinn verstärkt auf Risikogruppen fokussieren soll. Und hier kann man eine wachsende Tendenz sekundärpräventiver Aktivitäten zu Lasten primärpräventiver feststellen.

Ausblick

Die einfache laienhafte Auseinandersetzung mit Substanzmissbrauch und Sucht ist nach wie vor geprägt von Forderungen nach Patentlösungsvorschlägen, die zwar zunächst sehr plausibel anmuten, die sich bei einer fundierten Analyse aber als logisch und empirisch inadäquat erweisen (Uhl, 2002a). Nur durch konsequente und konzertierte Aktivitäten aller professionell mit der Materie befassten ExpertInnen ist es möglich, diesen Forderungen sachlich fundiert entgegenzutreten und einen Raum für die Durchsetzung sinnvoller Ansätze zu schaffen. In diesem Sinne kann man positiv feststellen, dass es in Österreich gelungen ist mit den vereinten Kräften der professionellen SuchtprophylaktikerInnen, der zuständigen EntscheidungsträgerInnen aus Behörden und VertreterInnen der Suchtforschung wissenschaftlich fundierte und auf Praxiserfahrung aufbauende Konzepte zu entwickeln, die nunmehr in Fachkreisen weitgehend unumstritten sind und auch zusehends von der breiten Öffentlichkeit akzeptiert werden.

Man kann beim Erreichten allerdings nicht stehen bleiben. Infolge des wachsenden Stellenwerts der Suchtprävention entsteht eine zusehends unübersichtlichere Praxis, die laufend analysiert und hinterfragt werden sollte, um einen Wildwuchs zu verhindern. Von großer Bedeutung für die Zukunft wird es sein, die hinter der Praxis stehende Theorie verstärkt zu explizieren, zu systematisieren und einer kritischen wissenschaftlichen Überprüfung zu unterziehen. In Zusammenhang damit sind unterschiedliche Forschungsdisziplinen von Psychologie über Soziologie, Pädagogik und Medizin bis zur Werbe- und Kommunikationswissenschaft gefordert. Es ist anzunehmen und zu hoffen, dass die wissenschaftliche Psychologie

– ganz besonders die Gesundheitspsychologie – in diesem interdisziplinären Kontext auch in Zukunft eine bedeutende Rolle spielen wird.

Literatur

Edwards G (Hrsg) (1997) Alkoholkonsum und Gemeinwohl. Enke, Stuttgart
Paulik R, Rabeneder-Fink I, Uhl A, Bretbacher I, Svoboda U, Schmidbauer R,
    Schwarz U, Springer A, Gschwandtner F, Lagemann A, Seyer S (2002)
    Suchtprävention in der Schule. Bundesministerium für Bildung, Wissenschaft
    und Kultur, Wien
Uhl A (2002a) Schutzfaktoren und Risikofaktoren in der Suchtprophylaxe. In:
    Röhrle B (Hrsg) Prävention und Gesundheitsförderung Bd. II. DGVT, Tübingen
Uhl A (2002b) Medien und Suchtprophylaxe. Medienimpulse. Beiträge zur Me-
    dienpädagogik 11 (41): 61–71
Uhl A, Springer A (2002) Professionelle Suchtprävention in Österreich: Leitbild-
    entwicklung der österreichischen Fachstellen für Suchtprävention. Bundesmi-
    nisterium für Soziale Sicherheit und Generationen, Wien
WHO (1984) The WHO-Constitution. Geneva
WHO (1986) Ottawa Charta. Geneva

Psychologie im österreichischen Strafvollzug

Fridolin Matauschek

Einleitung

Obwohl in verschiedenen Bereichen unseres Lebens immer häufiger psychologisches Wissen praktische Anwendung findet, wird der psychologisch-therapeutischen Arbeit im Strafvollzug von vielen Bereichen der Gesellschaft immer noch (oder gerade wieder) erhöhte Skepsis entgegen gebracht. Die Bedeutung einer in einem Mindestausmaß ermöglichten und gesicherten psychosozialen und psychologischen Versorgung im Strafvollzug wird häufig ebenso unterschätzt wie das Ausmaß an psychischen Problemen, die bei Inhaftierten bestehen oder während der Haft auftreten. Die jüngsten Entwicklungen im Strafvollzug, wie etwa die Auflösung des über Jahrzehnte separat geführten Jugendgerichtshofes und die in den letzten Monaten stark angestiegenen Haftzahlen, werden von Experten durchwegs mit Sorge verfolgt.

Die von Gratz (1999, S. 11) erfolgte Einschätzung der Situation scheint nichts an ihrer Aktualität verloren zu haben: „Die bisherigen Erfolgspositionen des österreichischen Strafvollzuges: pragmatische Flexibilität im Einzelfall und bei neuen Entwicklungen Abfangen von krisenhaften und konfliktträchtigen Entwicklungen durch persönliche Auseinandersetzungen mit den jeweiligen Gefangenen nach dem Grundsatz ‚leben und leben lassen' erscheinen zumindest mittelfristig gefährdet." Ein Beispiel dafür ist die Forcierung der passiven, äußeren Sicherheit (technische und bauliche Vorkehrungen, Einsatz neuer Waffen) gegenüber Maßnahmen zur Erhöhung der inneren Sicherheit (Gestaltung des Kontakts zwischen Inhaftierten und Personal). Diesen Tendenzen steht das Bemühen des Fortbildungszentrums Strafvollzug gegenüber, mit einer Reihe von Veranstaltungen sowohl eine Reflexion der Arbeit als auch eine kontinuierliche Kompetenzsteigerung des Personals zu ermöglichen.

Rahmenbedingungen für psychologische Arbeit im Strafvollzug

Insgesamt arbeiten derzeit über 60 Psychologinnen und Psychologen in den Justizanstalten, einige in der Position des Anstaltsleiters. Für den Strafvollzug an momentan über 8000 Inhaftierten und ungefähr 600 im Maßnahmenvollzug untergebrachten Personen stehen 29 Justizanstalten zur Verfügung. Davon dient die überwiegende Zahl als landesgerichtliche Gefangenenhäuser für den Vollzug der Untersuchungshaft und kurzer Freiheitsstrafen (Strafzeit bis zu einem Jahr). Weiters werden mehrere Justizanstalten für erwachsene Männer und drei für den Maßnahmenvollzug geführt. Eine Justizanstalt wird für Frauen und eine für jugendliche Männer geführt.

Die gesetzlichen Grundlagen für den heutigen Strafvollzug werden in erster Linie durch die große Strafrechtsreform aus dem Jahr 1975 gebildet, die mit dem Wirken des damaligen Justizministers Dr. Christian Broda in enger Verbindung stehen. Anstelle der Unterscheidung zwischen Arrest- und unterschiedlich verschärften Kerkerstrafen trat eine Differenzierung nach verschiedenen Vollzugsformen. Dabei kam es zur Einführung des Maßnahmenvollzugs für psychisch kranke Rechtsbrecher und für drogenabhängige Straftäter, die vor Einführung des Maßnahmenvollzugs in Abteilungen der psychiatrischen Krankenhäuser untergebracht waren. Das Strafrechtsänderungsgesetz von 1987 hat die bedingte Entlassung erleichtert, indem generalpräventive Entscheidungskriterien (Ausspruch einer Strafe, um der Begehung strafbarer Handlungen durch andere entgegen zu wirken) dabei an Bedeutung verloren. Mit dem Jugendgerichtsgesetz aus dem Jahr 1988 wurde eine Reihe von Diversionsmaßnahmen, darunter der außergerichtliche Tatausgleich, erfolgreich etabliert. Die Strafvollzugsnovelle im Jahr 1993 hatte zum Ziel, die Rechtsstellung der Strafgefangenen zu verbessern, um damit die Chancen und Möglichkeiten der sozialen Integration zu erhöhen (z. B. Erweiterung des Brief- und Besuchsverkehrs, Verlassen der Anstalt zum Zweck der Berufsausübung, Inanspruchnahme ambulanter Behandlungsmaßnahmen).

Eine weitere Entwicklung der letzten Jahre, die zu einem allgemein erhöhten sozialtherapeutischen, psychologischen und auch medizinischen Betreuungs- und Behandlungsbedarf geführt hat, ist die kontinuierlich steigende Zahl an Inhaftierten, die keine berufliche Ausbildung und keinen Schulabschluss haben, die psychiatrische Vorbehandlungen oder eine Suchtproblematik aufweisen und die sich in einem schlechten körperlichen und psychischen Zustand befinden. Ähnlich dieser Entwicklung ist ein drastischer Anstieg an Einweisungen in den Maßnahmenvollzug festzustellen, der Fragen zur gegenwärtigen Versorgung schwer psychisch Kranker durch die Allgemeinpsychiatrie aufwirft.

Arbeitsfelder der Psychologie

Charakteristisch für die psychologische Arbeit im Strafvollzug ist es, dass sie in einer Institution mit Organisationsaspekten der bei Goffman beschriebenen „totalen Institution", in der Menschen primär kontrolliert und verwaltet werden, stattfindet (ausführlich dazu: Kette, 1991). Das heißt, der für psychologische Behandlung und Therapie wichtige Aspekt der Individualisierung trifft mit dem Gefängnis auf durch diese Institution geschaffenen Rahmenbedingungen, die eher zu einer Deindividualisierung beitragen. Sich in dem daraus entstehenden und für die Betreuungsdienste immer wieder erlebten Spannungsfeld so zu positionieren, dass Interventionen möglich sind und zu erwünschten Veränderungen führen, stellt eine in dieser Arbeit bedeutende, oft aber unterschätzte Leistung dar. Die psychologische Arbeit im Strafvollzug umfasst ein breites Spektrum an Aufgaben, das hier zusammengefasst dargestellt wird:

Psychologische Diagnostik und Begutachtung (Stellungnahme)

In vielen Situationen des Strafvollzugs treten Fragen auf, die eine psychodiagnostische Abklärung bzw. eine klinisch-psychologische Untersuchung notwendig machen. Aufgrund der großen Heterogenität der Insassenpopulation muss dabei das gesamte Spektrum der traditionellen Leistungs- und Persönlichkeitsdiagnostik abgedeckt werden. Zunehmende Bedeutung erhält die neuropsychologische Diagnostik unter anderem aufgrund eines beträchtlichen Anteils an Inhaftierten mit langjährigem Substanzmissbrauch. Im Maßnahmenvollzug bilden klinisch-psychologische Befunde ergänzend zum psychiatrisch-diagnostischen Prozess die Grundlage der Behandlungsplanung und sind Teil der routinemäßigen Verlaufsdokumentation. Im Bereich des Vollzugs von Haftstrafen finden Ergebnisse der psychologischen Diagnostik Eingang in so genannte Stellungnahmen des psychologischen Dienstes, die eine Entscheidungsgrundlage bilden für die Auswahl des Vollzugsortes bei langen Haftstrafen, die Planung des Strafvollzugs hinsichtlich adäquater Betreuungs- und Behandlungsmaßnahmen, die Einschätzung der Gefährlichkeit im Hinblick auf Ausgänge und Haftunterbrechungen, die Eignungsfeststellung für berufliche Ausbildungen sowie für gerichtliche Entscheidungen vor einer allfälligen (bedingten) Entlassung.

Neben der psychologischen Diagnostik ist in letzter Zeit die Erstellung von Prognosen zu Rückfallrisiko und Gefährlichkeit mittels Prognoseinstrumenten eine wichtige Aufgabe geworden. Die Anwendung von Manualen (HCR-20, PCL) entspricht dabei dem internationalen Trend, Forschungsergebnisse aus dem Bereich der Rückfalls- und Gefährlichkeitseinschätzung in die Praxis umzusetzen. In Zusammenhang damit ist auch die Einrichtung einer zentralen Dokumentations- und Koordinationsstelle für Sexualstraftäter durch das Bundesministerium für Justiz zu sehen.

Psychologische Behandlung und Krisenintervention

Im Strafvollzug werden unter dem Begriff der psychologischen Behandlung sehr unterschiedliche Interventionsformen zusammengefasst, die von stützender Begleitung bis hin zu strukturierten Behandlungsprogrammen reichen. In der Praxis kommt es oft vor, dass sich Rahmenbedingungen, Problemstellungen und Interventionsziele rasch verändern, ein dadurch erschwerter Behandlungs- und Betreuungsprozess aber oft gerade deshalb sinnvoll erscheint. Mit dem weitgehend pragmatischen Einsatz eines breiten Repertoires an Interventionsformen, wird jene Haltung in der Arbeit mit Inhaftierten deutlich, die eine tragfähige, stabile Beziehung zum Klienten, nicht zuletzt im Sinne einer Krisenvorbeugung, über das Erreichen unmittelbarer Trainingsziele stellt.

Eine der wohl wichtigsten Aufgaben der Psychologinnen und Psychologen im Strafvollzug ist es, Krisen von Inhaftierten vorzubeugen: mögliche problematische Entwicklungen frühzeitig zu erkennen, Krisenintervention durchzuführen und den von diesem Ereignis betroffenen Personen entlastende Auseinandersetzung mit dem Geschehenen anzubieten. Dabei zeigt sich immer wieder, dass effektive Suizidprävention, neben angemessener personeller Ausstattung, in hohem Ausmaß davon abhängt, wie die Betreuungsdienste in das Gesamtsystem der Justizanstalt integriert sind. In der Justizanstalt Innsbruck hat die Zahl der Suizidversuche und Selbstbeschädigungen nach Einführung eines in England entwickelten Ansatzes („Listener"-Projekt) zur direkten Suizidprävention, bei dem auch dafür geeignete, geschulte und laufend supervidierte Insassen vor allem neu aufgenommenen Inhaftierten durch eine spezielle Kontaktgestaltung Unterstützung anbieten, abgenommen.

Die inhaltlichen Schwerpunkte psychologischer Behandlung variieren zwischen den Justizanstalten, in Abhängigkeit von der expliziten Verankerung eines Behandlungskonzepts, den personellen Ressourcen und der Vollzugsform deutlich. Während bei psychologischer Betreuung im Bereich der Untersuchungshaft meist Probleme im Vordergrund stehen, die sich aus der Haftsituation ergeben, sollten bei Insassen mit langen Haftstrafen einzelne Behandlungsschritte unter Berücksichtigung der bevorstehenden Haftdauer angeboten und in der Phase der Entlassung intensiviert werden. Zu dieser Zeit befinden sich die Inhaftierten in einer Form des gelockerten Strafvollzugs (vermehrte Ausgänge, Arbeitsplatz außerhalb der Justizanstalt), der deutlich erhöhte Anforderungen (Verlässlichkeit bei Vereinbarungen, Alkohol- und Drogenabstinenz) an sie stellt und eine rasche Entwicklung effektiver Bewältigungsstrategien erfordert.

Ein höherer Stellenwert als in allen anderen Bereichen kommt der Behandlungsorientierung und dem Resozialisierungsanspruch im Jugendstrafvollzug zu. Um eine Rückfälligkeit in die Kriminalität zu verhindern, muss hier auf mehreren Ebenen (schulische und berufliche Ausbildung, Handlungs- und Erlebnisorientierung im gesamten Lernarrangement, tatsächliches Einüben und konkretes Erleben stehen im Vordergrund) versucht werden, Entwicklungsdefizite zu verringern. Einen Schwerpunkt stellt dabei die Auseinandersetzung mit Gewalt und Aggression der jungen Menschen dar, deren Gewaltaffinität sich durch meist jahrelange Erfahrung verfestigt hat.

Die gesetzliche Unterscheidung und örtliche Trennung des Maßnahmenvollzugs hinsichtlich zurechnungsunfähigen (§ 21/1 StGB, diagnostisch überwiegen psychotische Störungen), zurechnungsfähigen (§ 21/2 StGB, diagnostisch überwiegen Persönlichkeitsstörungen) psychisch kranken und entwöhnungsbedürftigen (§ 22 StGB) Rechtsbrechern führt auch zu entsprechenden inhaltlichen Schwerpunkten in der Behandlung. Soweit es die Rahmenbedingungen des Justizvollzugs ermöglichen, wird die psychiatrische Behandlung psychotischer Patienten durch psychologische und soziotherapeutische Rehabilitationsmaßnahmen ergänzt (Übungen zur Förderung kommunikativer und sozialer Fertigkeiten, kognitiven Leistungssteigerung u.a.). Bei der Behandlung von Patienten mit schweren Persönlichkeitsstörungen und deviantem Verhalten – dazu zählen die im Maßnahmenvollzug untergebrachten Sexualstraftäter – kommen immer häufiger spezifisch auf die Straffälligkeit ausgerichtete Interventionsformen zur Anwendung (Kury, 1998, 87 ff), die sich methodisch eher an bereits früher etablierten (kognitiv-behavioralen) Konzepten der allgemeinen Straftäterbehandlung als an traditionellen (psychodynamischen) Konzepten der Psychotherapie orientieren.

Prinzipien für eine erfolgreiche Straftäterbehandlung, die in die aktuelle Diskussion wiederholt Eingang gefunden haben, werden von Lösel (1997, 190 ff) zusammengefasst: Theoretisch fundierte Behandlungskonzepte (Hypothesen sollten auf einem problembezogenen Erklärungs- und Änderungswissen beruhen), dynamische Straftäter-Diagnosen (Statusdiagnosen müssen durch entwicklungsbezogene Daten ergänzt werden), Beachtung des Ansprechbarkeitsprinzips (grundlegende Beziehungsqualitäten für eine erfolgreiche Behandlung entwickeln sich bei Klienten mit antisozialen Persönlichkeitsmerkmalen schwerer), Stärkung „natürlicher" protektiver Faktoren (zu den Ressourcen, die zur Abkehr von delinquentem Verhalten beitragen können, gehören prosoziale Bezugspersonen oder etwa Erfahrungen der Selbstwirksamkeit in nicht-kriminellen Bereichen, die es, obwohl außerhalb der therapeutischen Situation liegend, zu stärken gilt). Ebenfalls deutlich wird dabei, dass spezifische Behandlungsansätze in ein sozialtherapeutisches Gesamtkonzept der jeweiligen Behandlungseinheit zu integrieren sind (Müller-Isberner, 1998), um damit das primäre Ziel der Rückfallvermeidung zufriedenstellend erreichen zu können.

Psychotherapie

Die schulenspezifische Psychotherapie war und ist im Straf- und Maßnahmenvollzug immer wieder Kritik ausgesetzt, die auf den personellen Aufwand, die dafür notwendigen Rahmenbedingungen und die prinzipielle psychotherapeutische Behandelbarkeit bestimmter Störungen zielt: der Zwangskontext, das Problem der Verschwiegenheit und die Rollendiffusion aufgrund anderer Aufgaben des Therapeuten innerhalb der Institution würden sich zumindest einschränkend auf therapeutische Effekte auswirken. Psychotherapie durch externe Psychotherapeuten, die für die Therapie in die Justizanstalt kommen, scheint die genannten Probleme zu verringern und innerhalb der Institution eine allgemein positivere Einstellung gegenüber dem psychotherapeutischen Angebot entstehen zu lassen.

Erfreulich ist der in den letzten Jahren erfolgte Aufbau forensischer Nachbetreuungsambulanzen, da gerade der Übergang von interner zu externer Behandlung eine oft kritische Phase darstellt, in der ein klares und kontinuierliches Behandlungssetting im Sinne der Rückfallprävention notwendig ist. Neben psychiatrischer Behandlung und Betreuungsmaßnahmen der Bewährungshilfe besteht hier häufig ein klarer Auftrag für die Psychotherapie.

Zusammenfassung und Ausblick

Vor dem Hintergrund eines Rückblicks auf die Entwicklung psychologischer Praxisfelder in Österreich kann man sagen, dass sich die Psychologie im österreichischen Strafvollzug unter oft schwierigen Voraussetzungen etablieren konnte und gegenwärtig einen wichtigen Beitrag für die Bewältigung auftretender Probleme und die zu treffenden Entscheidungen leistet. Wünschenswert wäre für das in den Betreuungsbereichen tätige Personal, nicht selbst die notwendigen Arbeitsbedingungen einfordern zu müssen sondern Betreuungsbedarf und festgelegten Behandlungsauftrag im Strafvollzugsalltag, unabhängig von persönlichen Haltungen dazu, eindeutig verankert zu wissen. Zu hoffen ist, dass die aktuelle kriminalpolitische Debatte nicht dazu führt, dass der Strafvollzug für die Erfüllung irrationaler gesellschaftlicher Sicherheitsbedürfnisse instrumentalisiert wird. Analysen verschiedener Experten führen zu dem Ergebnis, dass der österreichische Strafvollzug der Formulierung und schrittweisen Umsetzung längerfristig wirksamer behandlungsorientierter Konzepte und Investitionen weiterhin bedarf.

Literatur

Gratz W, Held A, Pilgram A (1999) Strafvollzug in Österreich. Deutsche Fassung aus: Smit D, Dünkel F: Imprisonment Today and Tomorrow. The Hague, London Boston, 2001

Kette G (1991) Haft – Eine sozialpsychologische Analyse. Hogrefe, Göttingen

Kury H (1998) Zum Stand der Behandlungsforschung oder: Wie erfolgreich sind Behandlungsprogramme bei Straffälligen. Zeitschrift für Forensische Psychiatrie und Psychotherapie – Werkstattschriften, 5. Jahrgang, Heft 2

Lösel F, Bender D (1997) Straftäterbehandlung; Konzepte, Ergebnisse, Probleme. In: Steller Max, Volbert Renate (Hrsg) Psychologie im Strafverfahren. Ein Handbuch

Müller-Isberner Rüdiger (1998) Ein differenziertes Behandlungskonzept für den psychiatrischen Maßnahmenvollzug. In: Wagner E, Werdenich W (Hrsg) Forensische Psychotherapie. Facultas-Universitätsverlag, Wien

Familienpsychologische Begutachtung im Auftrag der Gerichte in Österreich

Rotraut Erhard, Uta Rothmayer und **Gottfried Zobl**

Der/die PsychologIn als Sachverständige[*])

„Der Psychologe als Gutachter" war 1987 Thema eines Kongresses in Graz, bei welchem auf interdisziplinären Austausch mit Medizinern und Juristen Wert gelegt wurde. Die familienpsychologische Begutachtung nach Gerichtsauftrag erfolgte damals zum Teil im Rahmen von Beratungs- stellen des Amtes für Jugend und Familie, wie von Herta Pöch (1987, S. 92 f.) aus Graz beschrieben; zum Teil wurde sie von freiberuflichen Kollegen geleistet. Derzeit dürften die meisten Gutachten von freiberuf- lich tätigen Psychologen erstellt werden, die „allgemein beeidete und ge- richtlich zertifizierte Sachverständige" sind.

Sachverständige arbeiten auf der Grundlage des Sachverständigen- und Dolmetschergesetzes in der Novellierung 1998 (BGBl 1998/168). Voraussetzung für eine Eintragung in die Sachverständigenliste, welche von den Präsidenten der Gerichtshöfe I. Instanz als Zertifizierungsstellen geführt werden (§ 3 SDG), ist u.a. Sachkunde und Kenntnisse über die wichtigsten Vorschriften des Verfahrensrechts, weiters fünfjährige be- rufliche Tätigkeit (bei entsprechendem Hochschulstudium) auf dem bestimmten Fachgebiet unmittelbar vor der Eintragung (§ 2 DSG). Die Eignung wird durch Gutachten einer Zertifizierungskommission bei den Gerichtshöfen I. Instanz überprüft. Inhaltlich werden Psychologen nicht geprüft, jedoch über Form und Vorgangsweise bei der Erstattung von Gutachten. Der Eintrag in die Sachverständigenliste ist auf fünf Jahre be- fristet und kann nach entsprechender Überprüfung um jeweils zehn Jahre verlängert werden (§ 6 SDG). Als „Kinderpsychologe" wird man für das Fachgebiet 04.35 „Familien, Kinder- und Jugendpsychologie" eingetra- gen.

---

[*]) Aus Gründen der besseren Lesbarkeit wird auf geschlechtsspezifische Formu- lierung im Text verzichtet.

Der/die Sachverständige hat selbstverständlich auf seinem Wissensgebiet über den neuesten Stand der Forschung informiert zu sein. Kann der/die Sachverständige eine Fragestellung des Gerichts auf Grund seines Wissens- und Ausbildungsstandes nicht beantworten, hat er das Gericht auf Sachverständige eines anderen Wissensgebietes zu verweisen oder im Einvernehmen mit dem Gericht die Fragestellung zu modifizieren.

Der/die kinderpsychologische Sachverständige im Strafverfahren

Im Strafverfahren haben Begutachtungen nach kontradiktorischen Befragungen bei Verdacht auf Misshandlung oder sexuellen Missbrauch auf Grund der geänderten Gesetzeslage zugenommen. Es geht zumeist um die Feststellung der Aussagetüchtigkeit und Aussagefähigkeit von Minderjährigen (Friedrich, 1995) oder um die Glaubhaftigkeit einer Aussage (Schade u.a., 1995). In den letzen Jahren erschien zu diesem Themenkreis eine Reihe von Publikationen und Forschungsergebnisse, wie zum Beispiel über die auf den Inhalt einer Aussage bezogenen „Realkennzeichen" im Rahmen der Glaubwürdigkeitsbegutachtung minderjähriger Aussagen (Steller und Volbert, 1997). Neuerdings wird auch die Frage von Schmerzensgeldforderungen für psychische Traumata immer häufiger an den Gutachter herangetragen.

Der/die kinderpsychologische Sachverständige im Zivilverfahren

Obsorgezuteilung und Besuchsrechtsregelung sind die vom Pflegschaftsgericht am häufigsten gestellten Fragen an die Sachverständigen. Zur Diskussion stand vor einigen Jahren die Frage, ob Väter genauso gut wie Mütter für die alleinige Obsorgezuteilung befähigt sind, was derzeit prinzipiell nicht mehr in Frage gestellt werden dürfte.

Ein großes Problem stellt die Frage nach dem Besuchsrecht des nicht obsorgeberechtigten Elternteiles dar. Das Gericht beschließt einen Auftrag zur Gutachtenerstattung in der Regel erst dann, wenn andere Interventionen wie Beratungen durch das Jugendamt oder Mediation nicht zu einer Lösung geführt haben. Deshalb sind Sachverständige zumeist mit Personen konfrontiert, die gegensätzliche Interessen verfolgen und auf ihren Positionen beharren. Der Gesetzgeber war hier durch das Kindschaftsrechts-Änderungsgesetz 2001 bemüht, die Autonomie der Eltern und die Rechte Minderjähriger durch wesentliche Änderungen – u.a. Herabsetzung des Volljährigkeitsalters, Antragsrechte für mündige Minderjährige, Erweiterung der Informations- und Äußerungsrechte, usw. – zu erweitern. So bleibt die Obsorge beider Eltern aufrecht, wenn eine Ehe nach dem 30. 6. 2001 geschieden, für nichtig erklärt oder aufgehoben wurde. Die Eltern haben lediglich eine Vereinbarung darüber vorzulegen, bei welchem Elternteil sich das Kind vorwiegend aufhalten wird.

Diagnostische Anforderungen an kinderpsychologische Sachverständige

In der Diagnostik gab es schon früh Ansätze, „über eine Augenblicksdiagnose hinauszukommen und die Beziehungsdynamik zwischen den agierenden Personen, das Kind mit eingeschlossen, zu erfassen und, was noch viel schwieriger ist, aus der Analyse auf die Realisierbarkeit von Lösungen im Rahmen der gesetzlichen und durch Usus festgelegten Spielräume zu schließen" (Steinhauser, 1987, S. 95). Ein der Fragestellung adäquates Paradigma war und ist immer noch Gegenstand vieler Diskussionen. Anfangs orientierten sich viele Sachverständige vor allem an der Methodik der Kinderpsychiatrie und damit der psychiatrischen Nosologie, beispielhaft seien genannt R. Lempp und in Österreich W. Spiel. Andere Diagnoseansätze waren persönlichkeits- und entwicklungspsychologische Modelle sowie Verhaltensmodifikation (Skatsche und Keil, 1987, S. 97). Heute fließen in die Diagnostik vermehrt Ergebnisse der klinischen Psychologie, der Bindungsforschung, der systemischen Familientherapie und vor allem der Scheidungsforschung ein.

Fragestellungsspezifische Untersuchungsverfahren können nicht eingesetzt werden, da sie nicht existieren. Die in der Praxis tätigen Psychologen verwenden psychometrische und projektive Testverfahren, oft in Kombination, sowie Verhaltensbeobachtung und Exploration und die aus dem Gerichtsakt ersichtliche Vorgeschichte. Die Untersuchungen finden in der Praxis oder im Rahmen von Hausbesuchen statt. Hilfreich wäre die Entwicklung von spezifisch familienpsychologischen diagnostischen Instrumentarien, z.B. über Erziehungsfähigkeit der Eltern und Beziehungsstrukturen der Familie, wobei die bei vielen Klienten gegebene sprachliche Beeinträchtigung mitberücksichtigt werden müsste. Die Klienten haben häufig nicht Deutsch als Muttersprache und sind somit mit der Beantwortung von Fragebögen überfordert. Es besteht auch ein Mangel an gesicherten diagnostischen Verfahren für Kleinkinder in diesem Bereich.

Eine immer wiederkehrende Problematik besteht in der Obsorge- und Besuchsrechtsbegutachtung, wenn bei dieser Auseinandersetzung zwischen den Eltern ein Missbrauchsverdacht geäußert wird. Es ist einerseits vorrangig zum Schutz des Kindes vorzugehen; andererseits ist ein „Missbrauch des Missbrauchs" möglichst auszuschließen.

Diese Problematik stellt die Psychologen vor äußerst schwierige diagnostische Probleme mit größter Verantwortung.

Der Begriff des „Kindeswohls"

Bei all den möglichen Fragestellungen steht der Begriff des „Kindeswohls" im Mittelpunkt, der unterschiedlichen juristischen und psychologischen Definitionen unterliegt.

Nach Remschmid (1978) kann das Kindeswohl als die Summe der Kindesrechte und der Kindesinteressen unter angemessener Berücksichtigung des jeweiligen Kindeswillens angesehen werden und ist bei Voraussetzung folgender Faktoren gegeben:

Gesundheit, Möglichkeit zu einer störungsfreien Entwicklung und Entfaltung der Persönlichkeit, weitgehende Freiheit von Belastung, Angst und Konflikten, Möglichkeiten zu Entwicklung und Aufrechterhaltung interpersonaler und emotionaler Beziehungen, Aufwachsen in einer Familie oder familienähnlichen Gemeinschaft mit der Möglichkeit, affektive Bindungen einzugehen und Identifikationen zu vollziehen und die Sicherung der materiellen Situation in einem Umfang, dass die bislang aufgezählten Bedingungen erfüllt werden können. Als prototypische Gefährdungssituation beschreibt er Kindesmisshandlung, Deprivation und Vernachlässigung, gravierende Erziehungsmängel und Scheidungsfolgen.

Nach Ruby (1988) gehören zum Wohl des Kindes „... die Grundbedürfnisse nach Sicherheit, Geborgenheit, Liebe, Achtung, Anerkennung und Entwicklung eines ‚Urvertrauens' sowie eine ausreichende Befriedigung des Selbstbewusstseins".

Dettenborn (2001) schlägt vor, „unter familienrechtspsychologischem Aspekt als Kindeswohl die für die Persönlichkeitsentwicklung eines Kindes oder Jugendlichen günstige Relation zwischen seiner Bedürfnislage und seinen Lebensbedingungen zu verstehen."

Arbeitskreis der kinderpsychologischen Sachverständigen

Im November 1998 hat sich im BÖP der Österreichische Arbeitskreis für allgemein beeidete und gerichtlich zertifizierte Sachverständige für Kinder-, Jugend- und Familienpsychologie gegründet. Bei den regelmäßig stattfindenden Sitzungen (bisher 23) wurden u.a. Richtlinien für die Erstellung von Gutachten in diesem Bereich erarbeitet, sowie Impulse für Fortbildungsveranstaltungen im BÖP und im Österreichischen Hauptverband der allgemein beeideten und gerichtlich zertifizierten Sachverständigen Österreichs gesetzt. Weiters wurde Kontakt zu der Vereinigung der Familienrichter aufgenommen, um gemeinsame Anliegen, Fragestellungen und Vorgangsweisen zu besprechen. Für die Zukunft erscheint es notwendig, die Kommunikation unter den Sachverständigen und mit den Richtern zu intensivieren und an den Standards der Gutachtenerstellung weiterzuarbeiten.

Literatur

Berufsverband Österreichischer Psychologen und Allgemeine Unfallversicherungsanstalt (Hrsg) (1987) Der Psychologe als Gutachter, Wien

Dettenborn H (2001) Kindeswohl und Kindeswille. Ernst Reinhardt Verlag, München

Friedrich M (1998) Tatort Kinderseele. Sexueller Missbrauch und die Folgen. Überreuter, Wien

Krammer A, Schmidt W (2001) Sachverständigen- und Dolmetschergesetz, Gebührenanspruchsgesetz 1975. 3. Auflage. Manzsche Verlags- und Universitätsbuchhandlung, Wien

Schade B (1995) Die Bedeutung der kognitiven Persönlichkeitstheorie für die Forensische Psychologie am Beispiel familiengerichtlicher Fragestellungen. In: Psychologie der Lebensalter. Steinkopff, Darmstadt, S 179–185

Schade B (1993) Der Verdacht auf sexuellen Missbrauch von Kindern in familienrechtlichen Verfahren. Zeitschrift für das gesamte Familienrecht. Regensburg, Heft 10

Skatsche R, Keil N (1987) Der Psychologe als Gutachter. Berufsverband Österr. Psychologen, Wien

Steller M, Volbert R (1997) (Hrsg) Psychologie im Strafverfahren. Verlag Hans Huber, Bern

Steinhauser W (1987) Der Psychologe als Gutachter. Berufsverband Österr. Psychologen, Wien

Rothmayr U, et al (2001) Richtlinien für die Erstellung von psychologischen Gerichtsgutachten für Kinder, Jugend und Familie. Psychologie in Österreich, 20. Jahrgang, Heft 3

Warnke H, Trott G, Remschmidt H (Hrsg) (1997) Forensische Kinder- und Jugendpsychiatrie. Verlag Hans Huber, Bern

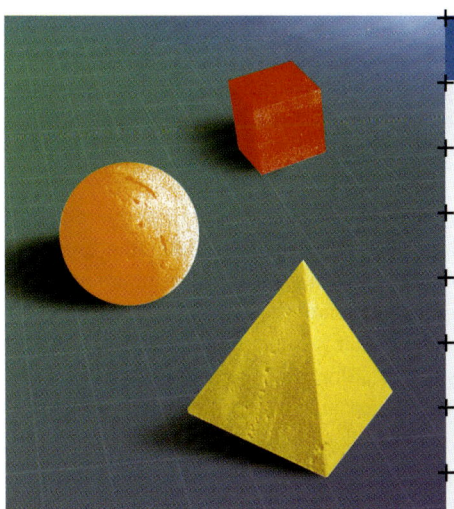
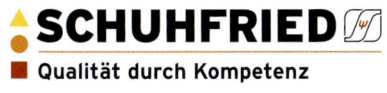

SpringerPsychotherapie

Helmut Graf

Psychotherapie in der Arbeitswelt

2003. XIII, 213 Seiten. 4 Abbildungen.
Broschiert **EUR 35,–**, sFr 59,50
ISBN 3-211-00824-1

Spezialisierungen innerhalb der Psychotherapie werden in den nächsten Jahren immer mehr an Bedeutung gewinnen. Dieser Herausforderung muss sich die Psychotherapie auch von Seiten der Wirtschafts- und Arbeitswelt stellen, zumal die psychosozialen Belastungen mittlerweile die größten Hürden zur Entfaltung der Kreativität und partnerschaftlichen Zusammenarbeit am Arbeitsplatz darstellen.

In fundierter Weise wird erstmalig ein Beitrag zur Legitimierung und Etablierung der Wirtschafts- und Arbeitspsychotherapie geleistet, wobei präventive und kurative Leistungsangebote integriert in die Organisations- und Personalentwicklung sowie in die betriebliche Gesundheitsförderung dargestellt werden. Ein besonderer Schwerpunkt wird der Fragestellung „Sinn und Motivation in der Arbeit" aus dem Blickwinkel der Logotherapie und Existenzanalyse nach Viktor Frankl gesetzt, die durch eine Studie in einem Industrieunternehmen dokumentiert wird.

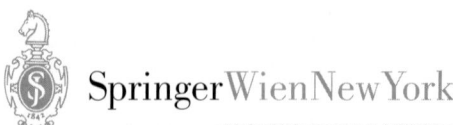

SpringerWienNewYork

P.O. Box 89, Sachsenplatz 4–6, 1201 Wien, Österreich, Fax +43.1.330 24 26, e-mail: books@springer.at, **springer.at**
Haberstraße 7, 69126 Heidelberg, Deutschland, Fax +49.6221.345-4229, e-mail: orders@springer.de, springer.de
P.O. Box 2485, Secaucus, NJ 07096-2485, USA, Fax +1.201.348-4505, e-mail: orders@springer-ny.com
Eastern Book Service, 3–13, Hongo 3-chome, Bunkyo-ku, Tokyo 113, Japan, Fax +81.3.38 18 08 64, e-mail: orders@svt-ebs.co.jp
Preisänderungen und Irrtümer vorbehalten.

SpringerPsychologie

Gerda Mehta, Klaus Rückert (Hrsg.)

Streiten Kulturen?

Konzepte und Methoden einer kultursensitiven Mediation

2004. Etwa 250 Seiten. Etwa 10 Abbildungen.
Broschiert **EUR 34,80**, sFr 59,50
ISBN 3-211-21104-7

Kultur und Herkunft, Tradition und Geschichte, soziales Denken und individualistische Züge prägen Menschen. Sie formen auch ihre Neigungen zu Auseinandersetzung, ihre Streitstile, ihre Toleranz und Flexibilität sowie ihre Motivation zu streiten, miteinander auszukommen und Feindschaften oder Ärgernisse überwinden zu wollen.

In diesem Buch zeigen AutorInnen anhand zahlreicher praktischer Beispielen auf, wie mit Hilfe von Mediation zufriedenstellende Lösungen für ein konstruktives Miteinander erreicht werden können. Neben dem theoretischen Hintergrund von interkultureller Konfliktregelung werden methodische Besonderheiten, wie etwa Techniken aus dem Improvisationstheater, Rollenspiele und typische Anwendungsfelder, z.B. die Schule und deren kulturelles Konfliktpotential, praxisrelevant, aufbereitet. Das Buch bietet somit einen guten Überblick zur interkulturellen Mediation und ist daher unverzichtbar für alle, die mit Menschen aus unterschiedlichen Kulturen arbeiten.

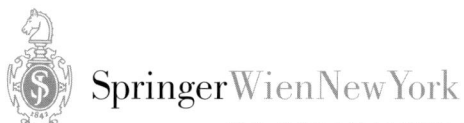

SpringerWienNewYork

P.O. Box 89, Sachsenplatz 4–6, 1201 Wien, Österreich, Fax +43.1.330 24 26, e-mail: books@springer.at, **springer.at**
Haberstraße 7, 69126 Heidelberg, Deutschland, Fax +49.6221.345-4229, e-mail: orders@springer.de, springer.de
P.O. Box 2485, Secaucus, NJ 07096-2485, USA, Fax +1.201.348-4505, e-mail: orders@springer-ny.com
Eastern Book Service, 3–13, Hongo 3-chome, Bunkyo-ku, Tokyo 113, Japan, Fax +81.3.38 18 08 64, e-mail: orders@svt-ebs.co.jp
Preisänderungen und Irrtümer vorbehalten.

Springer-Verlag
und Umwelt